Charité-Annalen – Neue Folge

Band 10   1990

D1696241

Nobelpreisträger
aus der
Berliner
Medizinischen
Schule

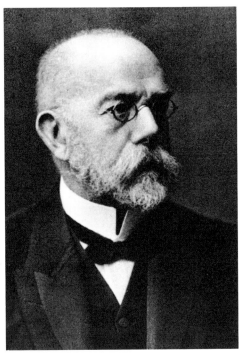

Robert Koch (1843–1910). Nobelpreis 1905 „für
seine Untersuchungen und Entdeckungen auf dem
Gebiet der Tuberkulose"

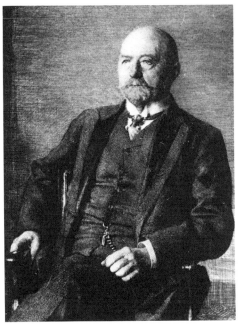

Emil von Behring (1854–1917) erhielt 1901 als erster Mediziner den Nobelpreis „für seine Arbeiten
über Serumtherapie"

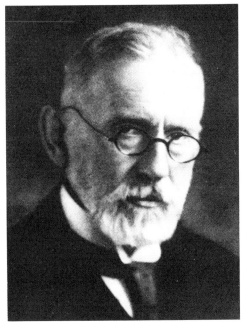

Paul Ehrlich (1854–1915). Nobelpreis 1908 gemeinsam mit Ilja I. Metschnikoff „für ihre Arbeiten
über die Immunität"

Charité-Annalen

Neue Folge

Band 10   1990

Herausgegeben von
Harald Mau

Redaktion
Friedemann Döcke

Akademie Verlag

Herausgeber:

Prof. Dr. Harald Mau
Dekan der Medizinischen
Fakultät der
Humboldt-Universität
zu Berlin

Schumannstraße 20 / 21
O-1040 Berlin

Redakteur:

Prof. Dr. Friedemann Döcke
Institut für Experimentelle
Endokrinologie der Medizinischen
Fakultät der Humboldt-Universität
zu Berlin

Schumannstraße 20 / 21
O-1040 Berlin

Das vorliegende Werk wurde sorgfältig erarbeitet. Dennoch übernehmen Autoren, Herausgeber und Verlag für die Richtigkeit von Angaben, Hinweisen und Ratschlägen sowie für eventuelle Druckfehler keine Haftung.

1. Auflage 1991

Lektorat: Christiane Grunow
Herstellerische Betreuung: Sabine Gerhardt

ISBN 3-05-501330-1
ISSN 0232-7090

© Akademie Verlag GmbH, Berlin 1991

Erschienen in der Akademie Verlag GmbH, O-1086 Berlin
(Federal Republic of Germany), Leipziger Str. 3–4

Gedruckt auf säurefreiem Papier

Satz: deutsch-türkischer fotosatz
Druck und Bindung: „G. W. Leibniz" GmbH, O-4450 Gräfenhainichen

Printed in the Federal Republic of Germany

Für die finanzielle Unterstützung bei der Herstellung dieses Bandes sind wir folgenden Vereinigungen und pharmazeutischen Firmen zu herzlichem Dank verpflichtet:

Bundesverband der
Pharmazeutischen Industrie e. V.
Postfach 11 02 51
6000 Frankfurt/Main 1

Duphar Pharma GmbH & Co KG
Postfach 16 05
Freundallee 19–23
3000 Hannover 1

Deutsche Wellcome GmbH
Im langen Felde 3–5
Postfach 13 52
3006 Burgwedel-Großburgwedel

Janssen GmbH
Raiffeisenstr. 8
4040 Neuss 21

Hoechst AG
Postfach 70 05 52
6000 Frankfurt/Main 70

Convatec von Heyden GmbH
Volkarstr. 83
8000 München 19

Boehringer Mannheim GmbH
Sandhofer Str. 112–132
6800 Mannheim 31

Vorwort

1990 war auch an der Humboldt-Universität zu Berlin das Jahr der großen Unruhe. Der Zusammenbruch eines politischen Systems war von der Auflösung des erstarrten sozialistischen Planungsgefüges begleitet. Ein Charakteristikum der Parteidoktrin bestand ja darin, die Zukunft geplant zu haben. Alle Vorstellungen über die Vorherbestimmbarkeit des Morgen, die sogenannte „wissenschaftlich begründete Prognose", wurden jedoch plötzlich wertlos: sehr zum Leidwesen von orthodoxen Glaubenspriestern und weltfremden Träumern. Auch die Bequemen, denen die kleine Sicherheit wichtiger war als das große Wagnis, waren plötzlich verunsichert. Die Möglichkeit, sich selbst zu bestimmen, den Weg zu wählen, wurde als Last empfunden. Ungeübte Fähigkeiten waren gefordert; Verwaltungs- und Planungsroutine wurde zunehmend nutzlos. Ein erstarrtes System begann zu bröckeln, und während dies geschah, mußten bereits die Trümmer sortiert und das Schlechte entfernt werden.

In dieser Phase, in der die Medizinische Fakultät mit ihren eigenen Aufräumungsarbeiten nahezu überfordert ist, Bilanz zu ziehen, ist ein waghalsiges Unterfangen. Waghalsig insofern, als sich unter der Summe der Ergebnisse manches findet, was eigentlich nicht mehr genannt sein sollte, was eigentlich nicht mehr erwünscht ist. Jedoch: Verschweigen ändert nichts. Der Wille zur Veränderung und der Wunsch nach Reformen werden nicht verhindern können, daß auch in der Zukunft noch manches unter den Zeichen der Vergangenheit läuft.

Die Fakultät suchte ihren Weg. Abwicklung oder Erneuerung? Eigentlich hieß und heißt noch heute die Frage: Erneuerung von außen oder Erneuerung von innen, durch eigene Kraft. Mehrheitlich entschlossen sich die Mitarbeiter für den zweiten Weg. Ganz sicher der schwierigere, zeitaufwendigere. Aber es ist der Weg, der den Gutwilligen, Leistungsbereiten die Chance gibt und ermöglicht, daß diejenigen, die keine Chance hatten, weil sie nicht ideologiekonform waren, rehabilitiert werden.

Der Versuch des eigenen Weges begann mit einem Versuch der Selbstbestimmung. Ein Parlament wurde gewählt. Alle Mitarbeitergruppen waren proportional vertreten. Sie sollten mitentscheiden. Die erste Aufgabe bestand im Entwurf eines Statuts, durch das die Demokratie an der Medizinischen Fakultät etabliert und die Regeln des wissenschaftlichen Lebens fixiert werden sollten. Die Übung in Sachen Demokratie war kompliziert, und sehr schnell zeigte es sich, daß die Aufstellung eines demokratischen Kodex vergleichsweise viel einfacher ist als seine Durchsetzung. Das Parlament, als erstes demokratisch legitimiertes Gremium, beschloß eine neue Leitungsstruktur und wählte einen neuen Dekan, der mit der Gesamtleitung der Fakultät beauftragt wurde.

Die eingeleitete Demokratisierung des Universitätslebens wurde beschleunigt, als die Wiedervereinigung beider deutscher Staaten Realität annahm. Diese Phase war durch den Kollaps des sozialistischen Wirtschaftssystems charakterisiert. Die Auswirkungen auf Universitäten und Gesundheitswesen waren schwerwiegend, wenn auch nicht so gravierend wie auf Industrie und Handel. Die Umstellung von der sozialistischen Planwirtschaft auf die soziale Marktwirtschaft mußte in kurzer Zeit in jeder Klinik, in jedem Institut vollzogen werden. Die zunächst geweckte Hoffnung, daß dies mit personeller Hilfe aus der Bundesrepublik zügig und ohne größere Pannen passieren könnte, erfüllte sich nicht. Personelle Hilfe kam nicht, dafür aber die Pannen.

Und: Bei vielen die Angst ums Überleben. Die Furcht, dem Leistungsdruck nicht gewachsen zu sein, dem wissenschaftlichen Wettbewerb mit besser ausgebildeten, erfahreneren Kollegen aus den alten Bundesländern nicht standhalten zu können. Verzagtheit und Resignation waren spürbar, gefördert durch die soziale Unsicherheit in vielen Wirtschaftszweigen. Der erhoffte ökonomische Höhenflug blieb aus, es zeigte sich: Einigkeit und Recht und Freiheit haben ihren Preis!

Manches Mal geriet in Vergessenheit, daß die desolate Wirtschaftssituation nicht das Resultat der bevorstehenden oder vollzogenen Wiedervereinigung, sondern das Ergebnis von 40 Jahren sozialistischer Wirtschaftspolitik war. Daß also die Vereinigung gerade noch rechtzeitig vor dem wirtschaftlichen Zusammenbruch der DDR kam. Nicht alle konnten akzeptieren, daß der Weg in die Einheit über den Artikel 23 ganz zwangsläufig mit sich bringt, daß viele Dinge, die für gut befunden worden waren, verschwinden. Aber es bringt nichts, darüber zu trauern, denn damit werden nur die bestärkt, die das Verschwinden des ersten deutschen Arbeiter- und Bauernstaates beweinen.

Das Gebiet der DDR wurde Teil der Bundesrepublik Deutschland, und damit wurden deren Gesetze gültig. Die Charité wurde Teil eines Gesundheits- und eines Hochschulwesens, die wahrscheinlich zu den besten der Welt gehören. Dies bedeutet jedoch noch nicht, daß sie vollkommen sind; manches ist nicht einmal gut. Im Gesundheits- und Sozialwesen hätten manche Regelung, mancher Ablauf übernommen werden können. Manche gute Sache wurde nur dadurch zweit- oder drittklassig, daß die ökonomische Basis einfach zu dürftig war. Und warum sollen nicht diejenigen, die vorher mit viel Kraft in einem sehr viel schlechteren System Gutes geleistet haben, in diesem besseren System noch viel mehr leisten können?

In dieser Situation sich der Evaluierung zu stellen, die Wertbestimmung von außen zu erfahren, war für manchen ein weiterer Druck. Doch siehe: Es kamen gar nicht die bösen Besser-Wessis, die alles schlecht machten, sondern es kamen Kollegen, die sachlich und sachkundig urteilten und berieten, Ratschläge gaben und die auch Mut machten.

Das Jahr 1990 wird mit der Sicherheit beendet, daß die Charité auch in Zukunft das Universitätsklinikum der ältesten Berliner Universität sein wird. In diesem Klinikum werden sich Hochschullehrer, Wissenschaftler, Krankenschwestern, Techniker und ein paar tausend weitere Mitarbeiter darum bemühen, den Ruf vergangener Zeiten wieder zu erlangen. Die Charité wird ihren Platz in der deutschen Hochschullandschaft behaupten.

Ebenso wie die vorangegangenen Bände der Charité-Annalen − Neue Folge soll auch dieser 10. Band Zeitzeuge sein. Er soll Fakten darlegen und berichten. Ohnehin bedeutet jede Rückschau, daß durch den Gesichtspunkt der Gegenwart das Verflossene gewertet wird. Die Berichterstattung soll jedoch vermeiden, durch die Interpretation der Vergangenheit die Fakten zu verändern. Es sollte nicht darüber gesprochen oder geschrieben werden, was gewollt wurde, sondern nur darüber, was getan wurde. Es sollte auch nicht gesagt werden, warum dieses unterblieb und anderes geschehen mußte. Annalen zu verfassen ist Chronistenpflicht, nicht Aufgabe von Historikern.

Trotz aller Bemühungen um Fakten und Objektivitäten muß es aber erlaubt sein zu sagen, daß dieser Band das Resultat des ernsthaften Bestrebens von mehr als fünftausend Charité-Mitarbeitern dokumentiert. In einer Zeit voller Hoffnungen und Veränderungen, mit Zweifeln um die Vergangenheit und Erwartungen an die Zukunft, geriet ein Gedanke nie in Vergessenheit: Lehre und Forschung sind dem Wohle des Menschen gewidmet.

Ich hoffe, daß der Band 10 der Charité-Annalen − Neue Folge seiner selbstbestimmten Funktion gerecht wird und wünsche ihm geneigte Leser.

H. *Mau*
Dekan der Medizinischen Fakultät
Berlin, im Januar 1991

Für die Bildvorlagen danken wir den Mitarbeitern der Zentralen Fotoabteilung der Charité (Leiter: Dipl.-Fotografiker Manfred *Boy*) Gertrud *Lewandowski*, Gerhard *Agurski*, Ursula *Erler*, Birgit *Formann*, Brigitte *Körner*, Heidrun *Lemke*, Andrea *Schmidt*, Dorothea *Schulz* und Ute *Thom*; Frau Christa *Scholz* vom Institut für Pathologie; Frau Waltraud *Harre* und Herrn Bernd *Prusowski* von der Fotoabteilung im Direktorat für Kultur und Öffentlichkeitsarbeit der Humboldt-Universität; dem Stadtarchiv Berlin sowie den Fotografen *Junge*, ADN-Zentralbild, Jürgen *Nagel*, Berlin, und Vera *Stark*, Berlin.

Inhalt

10

Entwurf des Statuts der Charité

Von M. *Höppner* und C. *Frömmel* (Vorsitzender der Statutenkommission)

Im Mai 1990 wurde mit einem Beschluß des Charité-Parlaments der Auftakt für die Erarbeitung eines Statuts der Medizinischen Fakultät der Humboldt-Universität gegeben, das die Organisations- und Leitungsstrukturen sowie die Rechte und Pflichten der Charité-Mitglieder regeln soll. Damit wird es zu einem für die Zukunft der Charité wichtigen Dokument, das die Belange jedes einzelnen Mitarbeiters und Studenten unmittelbar berührt. Aus diesem Grunde wurde zur Erarbeitung des Statutenentwurfs eine paritätisch zusammengesetzte Kommission eingesetzt, in der jeweils drei Vertreter der Hochschullehrer, der wissenschaftlichen Mitarbeiter, des mittleren medizinischen, technischen und Verwaltungspersonals sowie der Studenten zusammenarbeiteten.

Während Grundordnungen/Statuten an bundesdeutschen Hochschulen ihre Bedeutung verloren haben, da die Hochschulgesetzgebung wenig Freiräume für die eigene Gestaltung von Strukturen offenläßt, ist die Erarbeitung des Statuts der Charité in der aktuellen Situation der Versuch, die Organisations- und Leitungsstrukturen adäquat zu den Arbeitsprozessen zu gestalten sowie die eigene Identität und Tradition in den Vereinigungsprozeß beider deutscher Staaten einzubringen.

Darüber hinaus hielt sich die Statutenkommission bei ihrer Arbeit immer an das Prinzip, daß alle Paragraphen, jeder einzelne Absatz nur im Konsens aller vier Gruppen (Hochschullehrer, wissenschaftliche Mitarbeiter, Studenten, nichtwissenschaftliche Mitarbeiter) zu verabschieden ist. Und so entstand in einer konstruktiven Atmosphäre in zwei Monaten ein erster Entwurf des Statuts, der am 4. Juli bereits im Charité-Parlament beraten und inzwischen an alle Einrichtungen zur öffentlichen Diskussion und Abstimmung übergeben wurde.

Der vorliegende Entwurf beinhaltet Regelungen (71 Artikel) zu Grundsätzen der Organisation und Leitung der Charité, die sowohl der spezifischen Einheit von Lehre, Forschung und medizinischer Betreuung Rechnung tragen als auch demokratische Prinzipien des Herbstes 1989 bewahren sollen. Dadurch ist er aber auch in einigen Punkten dem derzeit geltenden bundesdeutschen Hochschulrecht, dessen Geltungsbereich – so wie es z. Z. aussieht – im Zuge der Vereinigung auch auf das DDR-Territorium ausgedehnt werden soll, nicht völlig kongruent. Doch gerade hier hätten Mitarbeiter und Studenten von Hochschulen der ehemaligen DDR etwas Eigenes einzubringen, und es lohnt sich, dafür einzutreten.

Im folgenden soll kurz auf einige der wesentlichsten Aussagen des vorliegenden Statutenentwurfs eingegangen werden:

– Das höchste Organ der Medizinischen Fakultät ist das demokratisch gewählte Charité-Parlament. 46 % der Stimmen in diesem Gremium entfallen auf die Gruppe der Hochschullehrer und jeweils 18 % auf die Gruppe der wissenschaftlichen Mitarbeiter, die Gruppe des mittleren medizinischen, technischen und Verwaltungspersonals sowie die Gruppe der Studenten.

Die Größe des Parlaments (die an bundesdeutschen Hochschulen (Konzil) maximal 61 beträgt), aber vor allem die Quotierung seiner Mitglieder entsprechen sowohl bundesdeutschem Hochschulrecht als auch dem bereits vorliegenden Entwurf des Ministeriums für Bildung und Wissenschaft nicht ganz, nach dem die Gruppe der Hochschullehrer in allen Gremien mit Entscheidungsbefugnis die absolute Mehrheit der Stimmen besitzen muß.

– Der Fakultätsrat fungiert künftig als Organ des Charité-Parlaments. Da in ihm eine absolute Mehrheit der Hochschullehrer vorgesehen ist, wurde eine gesonderte Regelung aufgenommen, die verhindern soll, daß die Interessen einer Gruppe durch bloße Abstimmung ausgeschaltet werden können.

- Die Geschäftsführende Leitung setzt sich aus dem Dekan (ohne Stimme), dem Ärztlichen Direktor, dem Kanzler sowie dem Direktor Pflegedienst zusammen.

- Der Dekan der Charité vertrat entsprechend einem früher vorliegenden Statutenentwurf die Medizinische Fakultät nach außen. Es war vorgesehen, daß er gleichzeitig Vorsitzender des Fakultätsrates und der Geschäftsführenden Leitung ist. Damit sollte er in seiner Person die Einheit von Lehre, Forschung und medizinischer Versorgung vertreten. Da der Dekan damit eine Position eingenommen hätte, die die Entwicklung der Charité ganz wesentlich bestimmt, war seine Abwählbarkeit in den Statutenentwurf aufgenommen worden, um jede Unbeweglichkeit in der Leitung der Charité zu vermeiden. Gegen diese dominierende Stellung des Dekans als Leiter der akademischen Einrichtungen und des „Krankenhauses" wurde von seiten der Landesregierung Einspruch erhoben. Entsprechend der Landeskrankenhausordnung und dem Berliner Hochschulgesetz können Klinikum und Hochschulmedizin nicht durch eine Person geleitet werden. Bemerkenswert ist, daß in dem Gutachten von Prof. H. *Ursprung* (1990) zur Hochschullandschaft ein Leiter mit umfangreichen Vollmachten für die medizinischen Hochschuleinrichtungen gefordert wird.

- Den einzelnen Einrichtungen der Charité werden in der internen Organisation ihrer Leitung große Freiheiten eingeräumt. Im Statut werden lediglich Grundsätze festgeschrieben. Die zu erstellenden Grundordnungen müssen durch den Rat der Medizinischen Fakultät bestätigt werden.

- Um die Ergebnisse von Forschung und medizinischer Betreuung realistisch einschätzen zu können, beinhaltet der Statutenentwurf ein „Review-System", nach dem der Fakultätsrat dafür Sorge trägt, daß jede Einrichtung der Medizinischen Fakultät mindestens alle 4 bis 5 Jahre durch ein unabhängiges Gutachtergremium umfassend begutachtet wird. Damit wird gleichzeitig eine Einbindung der Forschungsgruppen der Charité in die internationale Wissenschaft befördert.

- In weiteren Bestimmungen wird versucht, den universitären Charakter der Charité

(Lehre und Forschung) harmonisch zur medizinischen Patientenbetreuung zu gestalten, um so den existierenden Zielkonflikt dieser beiden Arbeitsbereiche nicht zugunsten des letzteren, wie oft in der früheren BRD beobachtet, auszutragen.

Im Anhang des Statuts sind die Regelungen zur Bildung und zur Arbeitsweise der Personalstrukturkommission an der Medizinischen Fakultät niedergeschrieben. Die Personalstrukturkommission hat die Aufgabe, in enger Zusammenarbeit mit dem Rat der Medizinischen Fakultät über eine Strukturdiskussion zu Empfehlungen für Personalentscheidungen zu kommen, um so die Erneuerung der Medizinischen Fakultät zu ermöglichen. Nach einer breiten Diskussion des vorliegenden Statutenentwurfs wurde dieser im Januar 1991 zur endgültigen Verabschiedung an das Charité-Parlament übergeben.

Berlin, im Dezember 1990

Entwurf des Statuts der Medizinischen Fakultät der Humboldt-Universität zu Berlin

(Auszüge)

Präambel

Die Charité als Medizinische Fakultät und Teilkörperschaft der Humboldt-Universität zu Berlin knüpft an die in der Zeit ihres Bestehens herausgebildeten progressiven Traditionen an. Sie bekennt sich gleichermaßen zu den ethischen Prinzipien eines tätigen Humanismus, der Freiheit von Lehre und Forschung wie auch dem bestmöglichen Dienst am kranken Menschen. Die Mitglieder und Angehörigen der Charité sind der Wahrung der demokratischen Grundrechte, der Chancengleichheit von Frau und Mann und des gleichen Rechts auf Aus- und Weiterbildung verpflichtet. Sie erfüllen ihre Arbeit sowohl im Dienst am Kranken, bei der Heranbildung von Ärzten, Zahnärzten, Diplom-Medizinpädagogen, Diplomkrankenpflegern und anderem medizinischen Personal als auch in Lehre und Forschung im Bewußtsein der Verantwortung des einzelnen für die Erhaltung und Verbesserung der Gesundheit des Menschen sowie der natürlichen Umwelt im Interesse der Menschheit.

I. Rechtsstellung, Gliederung und Aufgaben

Artikel 1 – Rechtsstellung

(1) Die Medizinische Fakultät ist Bestandteil der Humboldt-Universität zu Berlin und trägt den Namen Charité.

(2) Die Medizinische Fakultät ist eine Teilkörperschaft des öffentlichen Rechts.

(3) Die Medizinische Fakultät führt ihr eigenes Siegel.

Artikel 2 – Aufgaben

Die Medizinische Fakultät hat folgende Aufgaben:

(1) Wissenschaftliche Ausbildung und praktische Befähigung der Studenten durch freie Lehre und freies Studium.

(2) Gewinnung und Verbreitung wissenschaftlicher Erkenntnisse, Entwicklung wissenschaftlicher Methoden sowie Förderung wissenschaftlichen Denkens durch freie und unabhängige Forschung.

(3) Pflege und Förderung der medizinischen Wissenschaft und Praxis sowie Gewährleistung der Wahrnehmung ihres humanistischen Auftrages im Rahmen einer demokratischen Grundordnung im Sinne der Verfassung Deutschlands.

(4) Förderung des wissenschaftlichen Nachwuchses und der Aus- und Weiterbildung wissenschaftlich interessierter Berufstätiger.

(5) Sicherung von der Qualifikation entsprechenden gleichen Entwicklungsmöglichkeiten für Frauen und Männer.

(6) Wahrnehmung von Aufgaben des öffentlichen Gesundheitswesens durch eine der Hochschulmedizin entsprechende medizinische Versorgung.

(7) Förderung der internationalen Zusammenarbeit, insbesondere mit Ländern der 3. Welt und Osteuropas und der nationalen Zusammenarbeit mit anderen Universitäten und Hochschulen sowie wissenschaftlichen und Gesundheitseinrichtungen, insbesondere durch Austausch von Mitgliedern und Angehörigen.

(8) Unterrichtung der Öffentlichkeit über die Tätigkeit in der wissenschaftlichen Forschung und in der Aus- und Weiterbildung sowie über Möglichkeiten und Bedingungen der medizinischen Versorgung.

(9) Mitwirkung an der sozialen Förderung der Studenten unter Berücksichtigung der besonderen Bedürfnisse von Studenten mit Kindern, behinderten Studenten und ausländischen Studenten sowie Mitwirkung bei der Förderung von Kultur und Sport.

(10) Inhalt und Umfang der Aufgaben der Medizinischen Fakultät der HUB können nur im Benehmen mit dieser geändert werden.

Artikel 3 – Gliederung der Medizinischen Fakultät der Humboldt-Universität

(1) Die Medizinische Fakultät gliedert sich in:
1. Kliniken und selbständige Polikliniken
2. Institute
3. selbständige Abteilungen
4. zentrale Betriebseinheiten, insbesondere die Zentralbibliothek und die Zentralapotheke
5. wirtschaftliche und technische Betriebseinheiten
6. die Medizinische Fachschule.

(2) Die wissenschaftlichen Einrichtungen und die zentralen Betriebseinheiten (Absatz 1, Nr. 1 bis 4) stehen unter der Verantwortung des Dekans der Medizinischen Fakultät.

(3) Einrichtungen entsprechend Absatz 1, Nr. 1 bis 3 werden von geschäftsführenden Direktoren, die sich in der Regel auf eine kollegiale Leitung stützen, geführt. Als geschäftsführender Direktor einer Einrichtung kann nur ein ihr angehörender Hochschullehrer gewählt werden.

(4) Die wirtschaftlichen und technischen Betriebseinheiten stehen unter der Verantwortung des Verwaltungsdirektors.

(5) Die Gliederung der Medizinischen Fakultät kann nur im Benehmen mit dieser geändert werden.

Artikel 4 – Autonomie

Auf der Grundlage der verfassungsrechtlich gewährleisteten Freiheit von Lehre und Studium sowie Forschung ordnet die Medizinische Fakultät ihre Angelegenheiten nach Maßgabe dieses Statuts im Rahmen der geltenden Gesetze selbst.

Artikel 5 – Selbstverwaltung

(1) Zu den Aufgaben der Selbstverwaltung gehören – unbeschadet staatlicher Befugnisse – insbesondere
1. die Bestellung und Besetzung der Fakultätsorgane und -gremien,
2. die Auswahl von Hochschullehrern und die Auswahl bzw. Ernennung von weiteren Lehrkräften, von wissenschaftlichen und technischen Mitarbeitern sowie anderen Beschäftigten,
3. die Einführung, Änderung und Aufhebung von medizinischen Studiengängen,
4. das Recht, entsprechend gesetzlicher Regelungen akademische Prüfungen abzunehmen und Zeugnisse über den berufsqualifizierenden Abschluß des Studiums auszustellen,
5. das Promotionsrecht,
6. die Vornahme von Ehrungen und die Verleihung von Ehrentiteln und
7. das Recht, die Angelegenheiten der Medizinischen Fakultät der HUB durch Satzungen und Ordnungen zu regeln.

(2) Die Selbstverwaltung hat der Verwirklichung der

Freiheit von Lehre, Studium und Forschung zu dienen. Sie hat sicherzustellen, daß die Mitglieder und Angehörigen der Medizinischen Fakultät der HUB bei der Erfüllung ihrer Aufgaben die verfassungs- und hochschulrechtlich verbürgten Rechte wahrnehmen können. Sie hat der Notwendigkeit der Information, Transparenz und Kontrolle innerhalb der Medizinischen Fakultät der HUB Rechnung zu tragen.

II. Mitglieder und Angehörige der Medizinischen Fakultät

Artikel 7 – Mitglieder

(1) Mitglieder der Medizinischen Fakultät der Humboldt-Universität sind die hauptberuflich an ihr beschäftigten Mitarbeiter und die immatrikulierten Studenten.
(2) Mitglieder der Medizinischen Fakultät sind auch
1. ihre Honorarprofessoren, Honorardozenten und darüber hinaus die Gastlehrkräfte, die in erheblichem Umfang Lehraufgaben wahrnehmen,
2. ihre emeritierten und in den Ruhestand versetzten Hochschullehrer, soweit sie Lehrveranstaltungen durchführen und Prüfungen abnehmen.
(3) Bestehen mehrere Beschäftigungs- und Ausbildungsverhältnisse, ist dasjenige mit der zeitlich überwiegenden Tätigkeit entscheidend.
(4) Alle Mitglieder der Medizinischen Fakultät nehmen an der Selbstverwaltung teil.

Artikel 8 – Angehörige

(1) Angehörige der Medizinischen Fakultät sind:
1. die Ehrensenatoren,
2. die entpflichteten oder in den Ruhestand versetzten Professoren,
3. die nebenberuflich oder gastweise an der Medizinischen Fakultät Tätigen,
4. die außerplanmäßigen Professoren und Privatdozenten, sofern sie nicht hauptberuflich an der Medizinischen Fakultät tätig sind,
5. Doktoranden und wissenschaftliche Hilfskräfte, sofern sie nicht Mitglieder der Medizinischen Fakultät sind, sowie
6. Zweithörer und Gasthörer.
(2) Die Angehörigen der Medizinischen Fakultät nehmen nicht an den Wahlen zu Organen und Gremien der Medizinischen Fakultät teil.

Artikel 9 – Rechte und Pflichten der Mitglieder und Angehörigen

(1) Die Mitglieder und Angehörigen der Medizinischen Fakultät sind verpflichtet, die Freiheit von Lehre, Studium und Forschung zu wahren und die Erfüllung der Aufgaben der Medizinischen Fakultät zu fördern.
(2) Die Mitwirkung an der Selbstverwaltung der Me-

dizinischen Fakultät gehört zu den Rechten und Pflichten der Mitglieder. Diese haben die Interessen der Medizinischen Fakultät zu wahren.
Die Übernahme einer Funktion in der Selbstverwaltung kann nur aus wichtigem Grund abgelehnt werden. Entsprechendes gilt für den Rücktritt. Die Inhaber von Ämtern in der Selbstverwaltung mit Leitungsfunktion sind im Falle ihres Rücktritts oder nach Ablauf ihrer Amtszeit verpflichtet, ihr Amt bis zur Bestellung eines Nachfolgers weiterzuführen. Die Tätigkeit in der Selbstverwaltung ist ehrenamtlich, soweit nicht gesetzlich etwas anderes bestimmt ist. Während einer Beurlaubung für mehr als sechs Monate ruhen die Mitgliedschaftsrechte und Mitgliedschaftspflichten.
(3) Mitglieder der Medizinischen Fakultät, die zugleich Mitglieder des Personalrats der Medizinischen Fakultät sind, können nicht einem Fakultätsorgan oder -gremium angehören, das für Personalangelegenheiten zuständig ist. In Zweifelsfällen entscheidet das Dekanat, ob ein Organ oder Gremium für Personalangelegenheiten zuständig ist.
(4) Die Mitglieder der Medizinischen Fakultät haben sich, unbeschadet weitergehender Verpflichtungen aus dem Dienst- oder Arbeitsverhältnis, so zu verhalten, daß die Medizinische Fakultät ihre Aufgaben erfüllen kann und niemand gehindert wird, seine Rechte und Pflichten an der Medizinischen Fakultät wahrzunehmen.
(5) Die Mitglieder der Medizinischen Fakultät dürfen wegen ihrer Tätigkeit in der Selbstverwaltung nicht benachteiligt werden. Die gewählten Mitglieder sind in ihrem Wahlamt an Aufträge und Weisungen nicht gebunden.
(6) Die Mitglieder und Angehörigen der Medizinischen Fakultät haben das Recht, die Einrichtungen der Medizinischen Fakultät gemäß den hierfür erlassenen Ordnungen zu nutzen.
(7) Die Angehörigen der Medizinischen Fakultät sind bei Entscheidungen in ihren Angelegenheiten zu beteiligen. Sie haben insoweit ein Antrags- und Anhörungsrecht.
(8) Die Mitglieder und Angehörigen der Medizinischen Fakultät sind zur Verschwiegenheit in Angelegenheiten verpflichtet, die ihnen als Träger eines Amtes oder einer Funktion bekannt geworden sind und deren Vertraulichkeit sich aus Rechtsvorschriften, aufgrund besonderer Beschlußfassungen des zuständigen Gremiums oder aus der Natur des Gegenstandes ergibt.

Artikel 11 – Schlichtungsordnung

(1) Mitglieder und Angehörige der Medizinischen Fakultät können zur Beilegung von Streitigkeiten im Rahmen der Aufgaben der Medizinischen Fakultät – unbeschadet anderer Zuständigkeiten – ein Schlichtungsverfahren beantragen.

(2) Einzelheiten regelt eine Schlichtungsordnung, die der Rat der Medizinischen Fakultät beschließt.

III. Allgemeine Bestimmungen über Fakultätsorgane und -gremien sowie Wahlen

Artikel 12 – Zusammensetzung der Fakultätsorgane und -gremien

(1) Für die Vertretung in den Fakultätsorganen und -gremien (entsprechend Artikel 21) bilden
1. die Professoren und Hochschuldozenten (Gruppe Hochschullehrer),
2. die wissenschaftlichen Assistenten, die wissenschaftlichen Mitarbeiter und die Lehrkräfte für besondere Aufgaben (Gruppe der wissenschaftlichen Mitarbeiter),
3. die hauptberuflichen sonstigen Mitarbeiter sowie ihnen Gleichgestellte wie Fürsorger und Sozialarbeiter (Gruppe des mittleren medizinischen, technischen und Verwaltungspersonals) und
4. die Studenten (Gruppe der Studenten)
jeweils eine Gruppe.
(2) Für die Wahlen zu den Fakultätsorganen und -gremien müssen die Wahlordnungen für die Gruppe gemäß Absatz 1. Nr. 2 vorsehen, daß bei der Sitzverteilung Fakultätsassistenten, wissenschaftliche Mitarbeiter und Lehrkräfte für besondere Aufgaben zahlenmäßig in einem angemessenen Verhältnis zueinander vertreten sind.
(3) Art und Umfang der Mitwirkung der Mitglieder der Medizinischen Fakultät sowie die zahlenmäßige Zusammensetzung der Fakultätsorgane und -gremien bestimmen sich nach deren Aufgaben sowie nach der fachlichen Gliederung der Medizinischen Fakultät und nach der Funktion, Verantwortung, Qualifikation und Betroffenheit der Mitglieder der Medizinischen Fakultät.
(4) Muß der Vorsitzende eines Organs oder Gremiums aufgrund des Statuts einer bestimmten Mitgliedergruppe angehören, so muß dessen Stellvertreter Angehöriger derselben Gruppe sein.

Artikel 16 – Öffentlichkeit

(1) Das Charité-Parlament tagt öffentlich. Die Sitzungen des Rates der Medizinischen Fakultät sind für die Mitglieder und Angehörigen der Medizinischen Fakultät sowie für Rundfunk und Presse nach Maßgabe der verfügbaren Plätze öffentlich. Die übrigen Gremien tagen nicht öffentlich.
(2) Durch Beschluß kann die Öffentlichkeit ausgeschlossen werden. Für die Beratung und Entscheidung dieser Frage muß die Öffentlichkeit vorübergehend ausgeschlossen werden. Das Hausrecht bleibt hiervon unberührt. Personalan-

gelegenheiten, Prüfungssachen einschließlich Promotionen sowie Grundstücksangelegenheiten werden grundsätzlich in nichtöffentlicher Sitzung behandelt.
(3) Ist die Öffentlichkeit ausgeschlossen, so sind die Mitglieder des betreffenden Gremiums zur Verschwiegenheit verpflichtet.
(4) Die Medizinische Fakultät stellt sicher, daß ihre Mitglieder und Angehörigen über die Tätigkeit der Fakultätsorgane und -gremien angemessen unterrichtet werden. In diesem Rahmen sind die Tagesordnungen und die gefaßten Beschlüsse in geeigneter Form bekanntzugeben und die Niederschriften dazu zugänglich zu machen. Das gilt nicht für grundsätzlich nichtöffentlich verhandelte sowie sonstige vertrauliche Angelegenheiten.

IV. Struktur der Medizinischen Fakultät

Artikel 21 – Organe und Gremien

Die Organe der Medizinischen Fakultät sind:
1. das Charité-Parlament
2. der Rat der Medizinischen Fakultät und seine Kommissionen
3. der Dekan und die Prodekane
4. die geschäftsführende Leitung.

Artikel 22 – Aufgaben des Charité-Parlaments

(1) Das Charité-Parlament ist die höchste demokratisch gewählte Interessenvertretung aller Mitglieder der Medizinischen Fakultät.
(2) Das Charité-Parlament tagt mindestens zweimal im Jahr.
(3) Das Charité-Parlament hat im besonderen folgende Aufgaben:
1. Beschlußfassung über den Erlaß und die Änderung des Statuts
2. Wahl und Abwahl des Dekans und der Prodekane
3. Entgegennahme des jährlichen Rechenschaftsberichtes des Dekans und der Prodekane und Stellungnahme zu diesen Berichten
4. Erörterung von und Stellungnahme zu Angelegenheiten, die ihm vom Dekan oder vom Rat der Medizinischen Fakultät zugeleitet werden
5. Beschlußfassung über Satzungen und Ordnungen der Medizinischen Fakultät, soweit dieses Statut nichts anderes bestimmt
6. Zustimmung zum Haushaltsplan, einschließlich größerer Investitionen und Bauvorhaben
7. Beschlußfassung über Strukturpläne
8. Stellungnahme zur Festsetzung von Zulassungszahlen
9. Stellungnahme zur Errichtung, Änderung oder Aufhebung von wissenschaftlichen Einrichtungen und zentralen Betriebseinheiten

10. Stellungnahme zum Vorschlag des Dekans zur Ernennung des Verwaltungsdirektors, des Ärztlichen Direktors und des Direktors Pflegedienst

11. Zustimmung zu Formen akademischer Ehrungen.

(4) Über das Statut bzw. Teile des Statuts oder Änderungen des Statuts ist mit einer ⅔-Mehrheit der stimmberechtigten Mitglieder zu entscheiden.

Artikel 23 – Mitglieder des Charité-Parlaments

(1) Die Gesamtmitgliederzahl des Charité-Parlaments beträgt 195. Davon entfallen
   – 46 % auf die Gruppe der Hochschullehrer,
   – je 18 % auf die Gruppen der wissenschaftlichen Mitarbeiter, der Studenten und des mittleren medizinischen, technischen und Verwaltungspersonals.

Die gewählten Mitglieder des Parlaments bilden entsprechend ihrer Zugehörigkeit zu einer Mitgliedergruppe der Medizinischen Fakultät eine Fraktion.

Steigt die Zahl der durch ein Parlamentsmitglied zu vertretenden Mitglieder der jeweiligen Gruppe der Medizinischen Fakultät über 150 an, so ist die Zahl der Mitglieder der betreffenden Fraktion so weit anzuheben, daß die Vertretungsrate von 1 : 150 wieder erreicht ist. In diesem Fall erhöht sich die Gesamtmitgliederzahl des Charité-Parlaments.

(2) Der Dekan und die Prodekane können, auch wenn sie nicht Parlamentsmitglieder sind, an den Sitzungen des Charité-Parlaments mit Rede- und Antragsrecht teilnehmen.

(3) Es wird angestrebt, daß jede Struktureinheit durch mindestens ein Mitglied im Parlament vertreten ist. Kann dies durch die Wahl nicht erreicht werden, so können die Struktureinheiten, die nicht vertreten sind, einen Vertreter mit beratender Stimme ins Charité-Parlament entsenden.

(4) Befaßt sich das Charité-Parlament mit Fragen, die einzelne Mitglieder bzw. Einrichtungen der Medizinischen Fakultät betreffen, so haben diese das Recht, informiert und gehört zu werden bzw. sich vertreten zu lassen.

Artikel 24 – Wahl der Mitglieder, des Präsidenten und der Vizepräsidenten des Charité-Parlaments

(1) Die Mitglieder des Charité-Parlaments werden nach Gruppen getrennt in Wahlkreisen gewählt. Eine Ausnahme bilden die Gruppe der Hochschullehrer und die Gruppe der wissenschaftlichen Mitarbeiter, die gemeinsam nach getrennten Listen in den Wahlkreisen wählen. Beim Ausscheiden eines Mitgliedes des Charité-Parlaments rückt aus dem jeweiligen Wahlkreis und der betroffenen Gruppe ein Nachfolgekandidat nach. Die Mitgliedschaft im Charité-Parlament endet:

– bei Aufhebung des Arbeitsverhältnisses,
– bei Emeritierung,
– bei Exmatrikulation,
– bei Wechsel der Gruppenzugehörigkeit,
– bei längerfristiger Abwesenheit (länger als 6 Monate ununterbrochen) und
– bei Mandatsniederlegung.

Näheres legt die Wahlordnung fest, die vom Charité-Parlament erlassen wird.

(2) Das Charité-Parlament wählt aus seinen Reihen einen Präsidenten und drei Vizepräsidenten für die Amtszeit von zwei Jahren, bei Studenten für die Amtszeit von einem Jahr.

(3) Der Präsident wird in geheimer Abstimmung mit einfacher Mehrheit der stimmberechtigten Mitglieder des Charité-Parlaments gewählt. Der Präsident kann nicht gleichzeitig Sprecher einer der vier Fraktionen des Parlaments sein. Vorschlagsberechtigt ist jedes stimmberechtigte Mitglied des Parlaments.

(4) Der Parlamentspräsident kann jederzeit mit absoluter Mehrheit der stimmberechtigten Mitglieder des Charité-Parlaments abgewählt werden.
In gleicher Sitzung hat die Wahl eines neuen Präsidenten zu erfolgen.

(5) Jede Fraktion, ausgenommen die des Präsidenten, benennt einen Vizepräsidenten, der durch das Parlament mit einfacher Mehrheit bestätigt wird. Die Vizepräsidenten können nicht gleichzeitig Sprecher einer der Fraktionen des Parlaments sein.
Die jeweiligen Vizepräsidenten können jederzeit mit absoluter Mehrheit der stimmberechtigten Mitglieder abgewählt werden.

Artikel 26 – Aufgaben des Rates der Medizinischen Fakultät

(1) Der Rat der Medizinischen Fakultät ist das Exekutivorgan des Charité-Parlaments und für Angelegenheiten in Lehre, Studium, Forschung und medizinischer Versorgung zuständig, die die gesamte Medizinische Fakultät und insbesondere deren wissenschaftliche Einrichtungen betreffen. Hieraus ergeben sich vor allem folgende Aufgaben:

1. Vorschläge zur Änderung des Statuts an das Charité-Parlament,
2. Beschlußfassung über Angelegenheiten, die der Dekan dem Rat der Medizinischen Fakultät zur Entscheidung vorgelegt hat,
3. Einsetzen der Mitglieder von Kommissionen einschließlich Ernennung der Vorsitzenden,
4. Erarbeitung von Stellungnahmen der Medizinischen Fakultät zum Vorschlag für den Haushalt und zur Verteilung der nach dem Haushaltsplan zur Verfügung stehenden Stellen und Mittel,
5. Vorschläge für die Errichtung, Änderung und Aufhebung von wissenschaftlichen Ein-

richtungen und zentralen Betriebseinheiten an das Charité-Parlament.

6. Bildung und Besetzung von Ausschüssen und Kommissionen sowie Wahl von Beauftragten des Rates der Medizinischen Fakultät.

7. Beschlußfassung über Vorschläge zur Berufung von Professoren, außerplanmäßigen Professoren und Honorarprofessoren sowie über Vorschläge zur Berufung von Hochschuldozenten (Es gilt Artikel 18, Absatz 5).

8. Erledigung von Beschwerden gegen Beschlüsse von Leitungen wissenschaftlicher Einrichtungen der Medizinischen Fakultät.

9. Aufnahme und Pflege von Beziehungen zu anderen wissenschaftlichen Einrichtungen.

10. Beschlußfassung zur Verleihung von akademischen Ehrungen.

(2) Der Rat der Medizinischen Fakultät trägt dafür Sorge, daß jede Einrichtung der Medizinischen Fakultät mindestens alle 4 bis 5 Jahre durch ein unabhängiges Gutachtergremium umfassend begutachtet wird. Er nimmt die Berichte entgegen.

(4) Die Mitglieder des Rates der Medizinischen Fakultät haben das Recht, die Akten der Medizinischen Fakultät einzusehen.

Artikel 27 – Mitglieder des Rates der Medizinischen Fakultät

(1) Dem Rat der Medizinischen Fakultät gehören an:
   1. der Dekan als Vorsitzender.
   2. zwei Prodekane.
   3. acht Vertreter der Gruppe der Hochschullehrer, davon vier aus klinischen Einrichtungen, drei aus wissenschaftlichen Instituten und einer aus der Zahn-, Mund- und Kieferheilkunde. Die Zuordnung der Einrichtungen in die jeweilige Gruppe ist im Anhang 1 festgelegt.
   4. sechs Vertreter der Gruppe der wissenschaftlichen Mitarbeiter.
   5. vier Vertreter der Gruppe des mittleren, technischen und Verwaltungspersonals.
   6. sieben Vertreter der Gruppe der Studenten.

(2) Bei Entscheidungen zu Fragen, die unmittelbar die Forschung betreffen, insbesondere zur Organisation des Forschungsbetriebes, zur Förderung und Abstimmung von Forschungsvorhaben und zur Bildung von Forschungsschwerpunkten sowie zu Fragen, die unmittelbar die Lehre betreffen, insbesondere zur Organisation des Lehrbetriebes sowie zur Aufstellung und Einhaltung von Prüfungs- und Studienordnungen ist das Votum der Vertreter der Mitgliedergruppe der Hochschullehrer ausschlaggebend:
Bei Abstimmungen in diesen Fragen hat jedes Mitglied der Gruppe der Hochschullehrer zwei Stimmen.

(3) Mit beratender Stimme nehmen an den Sitzungen teil:

– der Verwaltungsdirektor,
– ein Vertreter des Personalrates,
– der Gleichstellungsbeauftragte,
– der Umweltbeauftragte.

(4) Die Angehörigen des Senats der Humboldt-Universität zu Berlin, die Mitglieder der Medizinischen Fakultät sind, können an den Sitzungen des Rates der Medizinischen Fakultät mit Rederecht, jedoch ohne Antrags- und Stimmrecht teilnehmen und sind dazu einzuladen.

Artikel 28 – Einberufung und Geschäftsordnung des Rates der Medizinischen Fakultät

(1) Der Rat der Medizinischen Fakultät wird durch den Dekan einberufen.
Er ist außerdem einzuberufen, wenn mehr als die Hälfte der Mitglieder bzw. zwei Gruppen dies unter Angabe des Verhandlungsgegenstandes verlangen.

(2) Bei Abstimmungen, die eine Gruppe von Mitgliedern der Medizinischen Fakultät in besonderer Weise betreffen, ist keine Entscheidung gegen ein einstimmiges Votum der Vertreter dieser Gruppe möglich.
In diesen Fällen entscheidet eine Vermittlungskommission, bestehend aus dem Dekan und je einem der Mitglieder des Rates der Medizinischen Fakultät aus den vier Gruppen, wie weiter zu verfahren ist.
Der Dekan hat den Vorsitz in der Vermittlungskommission. Er hat beratende Stimme und ist berechtigt, Anträge einzubringen. Die Veto einlegende Gruppe erhält eine zweite Stimme.
Durch die Vermittlungskommission ist eine Beschlußvorlage zu erarbeiten. Die entsprechende Fachkommission ist heranzuziehen. Die Vermittlungskommission entscheidet über die Beschlußvorlage mit einfacher Stimmenmehrheit. Sie ist berechtigt, die Angelegenheiten zur endgültigen Entscheidung an das Charité-Parlament zu überweisen.

(3) Befaßt sich der Rat der Medizinischen Fakultät mit Fragen, die einzelne Mitglieder bzw. Einrichtungen der Medizinischen Fakultät betreffen, so haben diese das Recht, informiert und gehört zu werden.

(4) Mindestens einmal monatlich tagt der Rat der Medizinischen Fakultät gemeinsam mit dem Klinikumsvorstand.

Artikel 29 – Wahl der Mitglieder des Rates der Medizinischen Fakultät

(1) Der Dekan wird entsprechend Artikel 32 gewählt.

(2) Die Prodekane werden entsprechend Artikel 37 gewählt.

(3) Die weiteren stimmberechtigten Mitglieder des Rates der Medizinischen Fakultät werden von

den Mitgliedern des Charité-Parlaments gewählt, die Hochschullehrer von den Hochschullehrern, die wissenschaftlichen Mitarbeiter von den wissenschaftlichen Mitarbeitern usw.

Die Gruppe der Hochschullehrer wählt ihre Vertreter aus den Kliniken, aus den Instituten und aus der Zahn-, Mund- und Kieferheilkunde gemeinsam nach getrennten Listen.

(4) Die Amtszeit der studentischen Mitglieder beträgt ein Jahr, die Amtszeit der übrigen Mitglieder entsprechend diesem Absatz beträgt zwei Jahre. Wiederwahl ist zulässig. Die Amtszeit soll vier aufeinanderfolgende Jahre nicht überschreiten.

(5) Eine Mitgliedschaft im Klinikumsvorstand schließt die Mitgliedschaft im Rat der Medizinischen Fakultät aus. Eine Ausnahme bildet der Dekan, der als beratendes Mitglied dem Klinikumsvorstand angehört.

(6) Bei vorzeitigem Ausscheiden eines gewählten Mitgliedes des Rates der Medizinischen Fakultät wird eine entsprechende Nachwahl durchgeführt.

(7) Einzelheiten regelt die Wahlordnung für den Rat der Medizinischen Fakultät.

Artikel 31 – Stellung und Aufgaben des Dekans

(1) Der Dekan leitet und repräsentiert die Medizinische Fakultät. Ihm obliegen alle Angelegenheiten, die die Medizinische Fakultät insgesamt betreffen, sofern in diesem Statut nicht ausdrücklich eine andere Zuständigkeit festgelegt ist.

(2) Der Dekan hat insbesondere folgende Aufgaben:
 1. Er vertritt die Medizinische Fakultät nach außen.
 2. Er ist der Vorsitzende des Rates der Medizinischen Fakultät und beruft dessen Sitzungen ein.
 3. Er ist beratendes Mitglied des Klinikumsvorstandes.
 4. Er erstattet dem Charité-Parlament einen jährlichen Rechenschaftsbericht.
 5. Er entscheidet, soweit er Dienstvorgesetzter ist, in dienstrechtlichen Angelegenheiten.
 6. Er ist für die Ordnung der Medizinischen Fakultät verantwortlich und übt das Hausrecht selbst oder durch von ihm generell oder im Einzelfall beauftragte Mitglieder oder Angehörige der Medizinischen Fakultät aus.
 9. Er übt mit Hilfe der von ihm dafür eingesetzten Kommissionen die direkte Kontrolle über alle laufenden Prozesse in den Einrichtungen der Medizinischen Fakultät aus. Diese Kommissionen haben das Recht, unangemeldet Zugang zu allen schriftlichen oder auf Datenträgern vorliegenden Unterlagen der jeweiligen Einrichtung zu verlangen. Die Mitglieder der Kommissionen unterliegen der Geheimhaltungspflicht.

(3) Der Dekan wirkt darauf hin, daß alle Organe, Gremien und Funktionsträger der Medizinischen Fakultät ihre Aufgaben wahrnehmen und ihre Pflichten erfüllen. Die Organe, Gremien und Funktionsträger sind dem Dekan auskunftspflichtig. Sie setzen den Dekan von Beratungen unter Angabe der zu erörternden und/oder zu entscheidenden Sachverhalte in Kenntnis. Der Dekan kann an allen Beratungen der Organe und Gremien der Medizinischen Fakultät mit Rede- und Antragsrecht teilnehmen und sich über deren Arbeit unterrichten. Rechtswidrige Beschlüsse von Organen und Gremien der Medizinischen Fakultät hat der Dekan unverzüglich zu beanstanden und aufzuheben.

Artikel 36 – Stellung und Aufgaben der Prodekane

(1) Die Prodekane sind zuständig für Lehre und studentische Angelegenheiten bzw. für Forschung und wissenschaftlichen Nachwuchs. Sie haben das Recht auf allseitige Information innerhalb der Medizinischen Fakultät.

(2) Den Prodekanen sind Fachdirektorate zugeordnet, die unmittelbar durch den dafür zuständigen Direktor geleitet werden. Die Stellung und die Aufgaben der Fachdirektorate sowie ihre Beziehungen zu den Prodekanen sind in Arbeitsordnungen zu regeln.

V. Klinikumsvorstand der Medizinischen Fakultät

Artikel 40 – Struktur und Qualifikation

(1) Der geschäftsführenden Leitung gehören an:
 1. der Ärztliche Direktor als Vorsitzender
 2. der Stellvertreter des Ärztlichen Direktors
 3. der Verwaltungsdirektor
 4. der Direktor Pflegedienst
 5. der Dekan mit beratender Stimme.

(2) Der Ärztliche Direktor muß ein habilitierter Arzt mit klinischer Facharztausbildung sein, der über Erfahrungen in der Führung von Krankenhauseinrichtungen verfügt.

(3) Der Verwaltungsdirektor muß über einen wirtschaftswissenschaftlichen oder rechtswissenschaftlichen Hochschulabschluß und angemessene Berufserfahrung verfügen.

(4) Der Direktor Pflegedienst muß ein Hochschulabsolvent sein, der über mehrjährige Erfahrung in der Wahrnehmung von Leitungsaufgaben im Krankenpflegedienst verfügt.

(5) Die Amtszeit des Ärztlichen Direktors beträgt 3 Jahre, die des Direktors Pflegedienst 5 Jahre und die des Verwaltungsdirektors 8 Jahre.
Eine Wiedereinsetzung nach abgelaufener Amtszeit ist unbegrenzt möglich.

Artikel 41 – Aufgaben

(1) Der Klinikumsvorstand ist insbesondere zuständig für:
- die Koordinierung der Haushalts- und Wirtschaftsführung des Universitätsklinikums,
- die Organisation und Verwaltung des Universitätsklinikums,
- die Regelung der Betriebsabläufe,
- alle Angelegenheiten der medizinischen Versorgung, soweit diese nicht in der Zuständigkeit der Kliniken und Institute liegen.

(2) Der Klinikumsvorstand ist an den Pflegesatzverhandlungen zu beteiligen.

(3) Der Klinikumsvorstand hat bei der Erfüllung seiner Aufgaben die Grundsätze der Leistungsfähigkeit und Wirtschaftlichkeit unter Berücksichtigung des Aufgabenverbundes von Lehre, Forschung und medizinischer Versorgung zu beachten.

(4) Die Mitglieder des Klinikumsvorstandes nehmen die ihnen obliegenden Aufgaben des Klinikumsvorstandes wahr. Bei Meinungsverschiedenheiten zwischen ihnen entscheidet der Vorsitzende. Er kann sich die Erledigung einzelner Aufgaben vorbehalten.

Artikel 42 – Ärztlicher Direktor

(1) Der Ärztliche Direktor und sein Stellvertreter werden von allen Hochschullehrern der Medizinischen Fakultät aus dem Kreis der Hochschullehrer für die Dauer von drei Jahren gewählt.
Sie werden von der für Hochschulen zuständigen Senatsverwaltung im Einvernehmen mit der für Gesundheit zuständigen Senatsverwaltung bestellt.

(2) Dem Ärztlichen Direktor obliegt die ärztliche Leitung des Krankenhauses, insbesondere:
- Koordinierung des ärztlichen Personaleinsatzes und Sicherung der Zusammenarbeit,
- Überwachung des ärztlichen Aufnahmedienstes,
- Sicherung des Zusammenwirkens von Krankenhausärzten und niedergelassenen Ärzten,
- Regelung der Nutzung der medizinischen Einrichtungen,
- Aufsicht über Einrichtungen der medizinischen Zentralversorgung,
- Entscheidung über die Inanspruchnahme disziplinfremder Betten bei Überbelegung einzelner Abteilungen,
- Wahrung der gesetzlichen Verpflichtungen im medizinischen Bereich,
- Medizinisch-hygienische Angelegenheiten,
- Aufsicht über ärztliches Personal und Dienstkräfte anderer medizinischer Berufe (ohne mittleres medizinisches Personal) in bezug auf die recht- und ordnungsmäßige Erledigung der Aufgaben,

- Entscheidungen über Beschwerden hinsichtlich der ärztlichen Behandlung,
- Koordinierung der Fort- und Weiterbildung des ärztlichen Personals und anderer medizinischer Berufe (ohne mittleres medizinisches Personal),
- Sicherung der medizinischen Dokumentation.

Artikel 43 – Verwaltungsdirektor

(1) Der Verwaltungsdirektor wird vom Senat von Berlin auf Vorschlag des Kuratoriums für acht Jahre bestellt.

(2) Dem Verwaltungsdirektor obliegt die Leitung des Verwaltungs-, Wirtschafts- und Versorgungsbereiches des Universitätsklinikums.

Artikel 44 – Direktor Pflegedienst

(1) Der Direktor Pflegedienst wird von der Krankenpflegekommission gewählt und vom Rektor der Humboldt-Universität bestellt.

VI. Leitung der Struktureinheiten

Artikel 45 – Grundordnungen der Kliniken, selbständigen Polikliniken und Institute

(1) Jede Struktureinheit der Medizinischen Fakultät gibt sich eine eigene Grundordnung, die von der Vollversammlung der Struktureinheit beschlossen und vom Rat der Medizinischen Fakultät bestätigt wird.

(2) Die Grundordnung regelt insbesondere Fragen der Struktur, Leitung und Geschäftsführung der Einrichtung.

Artikel 46 – Vorstand der Kliniken, selbständigen Polikliniken und Institute

(1) Die Leitung obliegt einem Vorstand (kollegiale Leitung), dem maximal 25 Personen angehören. Die Mitgliedergruppen stellen stimmberechtigte Vertreter im Verhältnis 6 : 2 : 1 : 2.
Ist die Zahl der Mitglieder einer Gruppe in einem Institut für eine Auswahl von Vertretern zu gering, so entsendet diese Gruppe eine entsprechend geringere Zahl von Vertretern in den Vorstand. Tritt dieser Fall ein, können B-promovierte oder habilitierte Mitarbeiter der Einrichtung hinzugewählt werden.

(2) Dem Vorstand gehören mit Stimmrecht der Geschäftsführende Direktor der Einrichtung, dessen Stellvertreter, der Verwaltungsleiter, die leitende Oberschwester / der leitende Oberpfleger / die leitende MTA / die leitende Physiotherapeutin, alle B-promovierten Mitarbeiter sowie bis zu vier Vertreter der Gruppe der wissenschaftlichen Mitarbeiter an.
Weitere Mitarbeiter können mit beratender Stimme hinzugezogen werden.

Abweichungen von diesem Modell sind vom Rat der Medizinischen Fakultät zu bestätigen. Bei Stimmengleichheit entscheidet die Stimme des geschäftsführenden Direktors.

(8) Der Vorstand ist berechtigt, Professoren, die aus einem Amt an der Medizinischen Fakultät in den Ruhestand getreten sind, innerhalb der Einrichtung Arbeitsmöglichkeiten zur Verfügung zu stellen.

Artikel 47 – Geschäftsführender Direktor von Kliniken, selbständigen Polikliniken und Instituten

(1) Der Geschäftsführende Direktor und sein Stellvertreter werden von allen B-promovierten bzw. habilitierten Mitgliedern der jeweiligen Struktureinheit gewählt. Der Geschäftsführende Direktor wird aus dem Kreis der Abteilungsleiter, sein Stellvertreter aus dem Kreis der Hochschullehrer der Einrichtung gewählt.
Der Geschäftsführende Direktor muß ein Hochschullehrer sein.
Die Amtszeit beträgt 4 Jahre. Wiederwahl ist zulässig, eine Abwahl nach zwei Jahren ist mit einer 2/3-Mehrheit möglich.

Abweichungen von diesem Modell sind vom Rat der Medizinischen Fakultät zu bestätigen.

(2) Der Geschäftsführende Direktor der Einrichtung hat insbesondere folgende Aufgaben:
1. Er vertritt die Einrichtung gegenüber den Organen und Gremien sowie anderen Einrichtungen der Medizinischen Fakultät und führt die Geschäfte der Einrichtung in eigener Zuständigkeit.
2. Er leitet die Sitzungen des Vorstandes der Einrichtung.
3. Er ist für die Durchführung von Beschlüssen des Vorstandes der Einrichtung verantwortlich.
4. Er sorgt für die frist- und sachgerechte Fort- und Weiterbildung seiner Mitarbeiter.

(3) Der Geschäftsführende Direktor ist dem Vorstand der Einrichtung auskunfts- und rechenschaftspflichtig.

(4) Der Geschäftsführende Direktor ist gegenüber dem Rat der Struktureinheit bzw. der Vollversammlung der Einrichtung informations- und auskunftspflichtig.

Die Medizinische Fakultät der Humboldt-Universität zu Berlin im Jahre 1990

Tätigkeitsbericht der Medizinischen Fakultät

Von H. *David* und W. *Siems*

Die tiefgreifenden politischen und ökonomischen Umgestaltungsprozesse im Osten Deutschlands, die Herstellung der deutschen Einheit am 3. Oktober, die Bildung des Landes Berlin aus dem bisherigen Ost- und Westteil der Stadt, das Zusammenwachsen zweier unterschiedlicher Gesundheitssysteme, Demokratisierung und beginnende Erneuerung von Universitäten, Hochschulen und anderen Bildungseinrichtungen kennzeichneten das Jahr 1990 für die Mitarbeiter der Charité. Diese Ereignisse und Prozesse forderten von den Mitgliedern des Rates der Medizinischen Fakultät, die im November 1989 für die Dauer von etwa einem Jahr gewählt worden waren, Bekenntnis zur Notwendigkeit und Richtigkeit der gesellschaftlichen Veränderungen, Entscheidungen für die Förderung der Erneuerungsprozesse, die Anerkennung der Pluralität der Meinungen als eine wichtige Quelle von Kreativität und die Sicherung solider Ergebnisse der Charité in der Lehre, der Forschung und der medizinischen Betreuung als Grundlage für jede fortschrittliche Entwicklung und die nationale und internationale Autorität der Medizinischen Fakultät der Humboldt-Universität zu Berlin. Die Mitglieder der Fakultät haben sich dieser Verantwortung für die Charité und die an ihr tätigen Mitarbeiter und Studenten gestellt.

Ein Schwerpunkt der Arbeit der Medizinischen Fakultät im Berichtsjahr 1990 war die Inangriffnahme struktureller und inhaltlich-konzeptioneller Veränderungen. Erste Vorstellungen zu künftigen Leitungsstrukturen an der Medizinischen Fakultät, über das Verhältnis der Medizinischen Fakultät zur Universität, die Aufgaben und Befugnisse des Fakultätsrates, die Zusammensetzung des Fakultätsrates, die Erfüllung von Verwaltungsaufgaben der Kliniken und Institute, die Repräsentation der Interessen der Mitarbeiterschaft, des wissenschaftlichen Nachwuchses und der Studenten der Charité, die Befugnisse und Rechte der Klinik- und Institutsdirektoren usw. wurden bereits am 3. 1. 1990 von der Fakultätskommission zur Veränderung von Strukturen und Aufgaben der Medizinischen Fakultät zur Diskussion gestellt. In den folgenden Monaten wurden Entwürfe für ein Statut der Medizinischen Fakultät und Modalitäten für die Wahl neuer Leitungsgremien (Konzil der Universität, Parlament der Charité, Dekan, Fakultätsrat usw.) erarbeitet. Ausführlich und kontrovers wurde darüber beraten, auf welche Weise und in welcher Anzahl Repräsentanten der einzelnen Beschäftigtengruppen der Medizinischen Fakultät für die verschiedenen Gremien gewählt werden sollten. Über die Fragen des eigenen Bereiches hinaus beteiligte sich die Medizinische Fakultät aktiv an der Erstellung eines Statuts der Humboldt-Universität zu Berlin.

Ab April 1990 (Rektorwahl) und Mai 1990 (Wahl des ersten Charité-Parlaments) fanden die Diskussionen im Fakultätsrat zur Erneuerung der Strukturen und von inhaltlichen Aufgabenstellungen parallel zu den diesbezüglichen Beratungen des Universitätskonzils und des Charité-Parlaments statt. Am 30. 5. 1990 trat das in den Kliniken, Instituten, technischen und Verwaltungseinrichtungen sowie in den Studienjahren demokratisch gewählte Charité-Parlament zusammen und wählte unter vier Kandidaten als Nachfolger von Prof. *David* den neuen Dekan der Medizinischen Fakultät, Prof. *Mau* (s. S. 24). Anschließend wurden weitere Aufgaben des Parlaments, insbesondere bei der Erarbeitung eines Statuts, diskutiert. Die Statutenkommission aus Vertretern aller Beschäftigtengruppen wurde gewählt. Ende Juni übergab sie den ersten Entwurf des Statuts der Medizinischen Fakultät der Humboldt-Universität zur breiten Diskussion (s. S. 11). Die Prodekane, die Leiter der Kommissionen und weitere Mitglieder des Fakultätsrates haben auch in der zweiten Hälfte des Jahres 1990 dazu beigetragen, dem neuzuwählenden Fakultätsrat möglichst günstige Startbedingungen zu schaffen und die Prozesse der Neugestaltung an der Universität voranzutreiben.

Vor der Medizinischen Fakultät wurden 1990 folgende Vorträge gehalten:

Herr *Machnik*, Herr *Nizze* und Herr *Guski* 7. 3. 1990
Vorträge der Kandidaten für die ordentliche Professur im Fachgebiet Pathologische Anatomie

Frau *Witkowski* 7. 3. 1990
Entwicklung der medizinischen Gentechnik an der Charité

Herr *Bartsch* 4. 4. 1990
Vortrag als Kandidat für die ordentliche Professur im Fachgebiet Physiologie

Herr *Linss* und Herr *Franz* 4. 4. 1990
Vorträge der Kandidaten für eine ordentliche Professur im Fachgebiet Innere Medizin (Kardiologie)

Herr *Lange* 2. 5. 1990
Kandidat für die ordentliche Professur im Fachgebiet Prothetische Stomatologie

Am 10. 10. 1990 als Kandidaten für den Forschungspreis der Humboldt-Universität für Medizin 1990:

Herr *Hiepe*/Klinik für Innere Medizin
Selektive Immunadsorption

Herr *Scheibe*/Klinik für Hals-Nasen-Ohren-Krankheiten
Lärmeinwirkungen auf Blutfluß und Sauerstoffpartialdruck (pO_2) des Innenohres (Tiermodell)

Herr *Johannsen*/Klinik für Nuklearmedizin
Entwicklung und Charakterisierung eines Technetium-99m-Nierenfunktionsdiagnostikums.

Nach den Vorträgen der Kandidaten und der Diskussion wurde in geheimer Abstimmung des Fakultätsrates der Forschungspreis der Humboldt-Universität für Medizin Herrn Doz. Dr. *Johannsen*, Klinik für Nuklearmedizin, zuerkannt.

Die Medizinische Fakultät bestätigte die Auszeichnung von insgesamt 25 Forschungsleistungen des Jahres 1989 als besondere wissenschaftliche Leistungen (s. S. 33).

Auf der Sitzung am 7. 3. 1990 erfolgte die Berufung von Herrn Prof. Tibor *Diamantstein* (Freie Universität Berlin) auf den Robert-Koch-Lehrstuhl der Charité. An der feierlichen Berufung nahm der Vizepräsident der Freien Universität Berlin, Prof. Dr. *Brückner*, teil. Der Dekan würdigte den international ausgewiesenen Immunologen Prof. *Diamantstein*. Prof. *Brückner* verlieh in seiner Ansprache der Hoffnung auf Vertiefung der Zusammenarbeit zwischen Freier Universität und Humboldt-Universität Ausdruck und dankte für die Würdigung Prof. *Diamantsteins* und der Freien Universität durch die Medizinische Fakultät der Humboldt-Universität (s. S. 152).

Am 2. 5. 1990 nahm der Dekan die Ehrung von Prof. Dr. *Graffi* mit der Goldenen Doktorurkunde vor. Er würdigte die wissenschaftlichen Resultate des Jubilars auf dem Gebiet der Krebsforschung und verlas das durch den Rektor und Dekan der Medizinischen Fakultät unterzeichnete Dokument.

Ebenfalls die Ehrenurkunde zur 50. Wiederkehr des Doktorjubiläums überreichte der Dekan am 25. 7. 1990 dem Emeritus der Universitätsfrauenklinik der Charité, Prof. Dr. Heinz *Fischer*.

In den Fakultätssitzungen wurden folgende weitere Tagesordnungspunkte bearbeitet:

Sitzung am 3. 1. 1990
Forschungsbericht 1989; Bestätigung der Humboldt-Preise und der Robert-Koch-Preise; Diskussion über die Veränderung von Strukturen und Aufgaben der Medizinischen Fakultät; Vorschläge zum Arbeitsplan der Fakultät und zur Bildung der Kommissionen

Sitzung am 7. 2. 1990
Information über die Fortführung von Neubau und Rekonstruktion der Charité und über die

Sicherung der Reproduktion von Geräten und Ausrüstungen; Diskussion von Berufungslisten für die Fachgebiete Physiologie, Pathologie und Prothetische Stomatologie; Bestätigung der Leiter der Fakultätskommissionen und von deren Zusammensetzung; Vergabe besonderer Prädikate für insgesamt 25 Forschungsleistungen des Jahres 1989; Beratung über Veränderungen von Strukturen und Aufgaben der Medizinischen Fakultät

Sitzung am 7. 3. 1990
Entwicklung des Fachgebietes Medizinische Genetik an der Charité; Diskussion der Vorschläge für a. o. Professuren u.a. Berufungsfragen; Diskussion über das Statut der Humboldt-Universität und das Statut der Medizinischen Fakultät

Sitzung am 4. 4. 1990
Diskussion über die Verfahren für Wahlen in der Medizinischen Fakultät und zum Dekan; Vorlage des Direktors für Bildung und Studium; Ausschreibungen

Sitzung am 2. 5. 1990
Diskussion zur Neuwahl der Medizinischen Fakultät; Vorschläge für die Wahl des Dekans; Konzeption zur Entwicklung der medizinischen Information und Biomathematik an der Charité; erneute Diskussion über die Abteilung Katastrophenmedizin; Bericht der Fakultätskommission Medizinische Genetik

30. 5. 1990: Tagung des Charité-Parlaments: Wahl des Dekans; Wahl der Statutenkommission zur Erarbeitung des Entwurfs eines Statuts der Medizinischen Fakultät

Sitzung am 20. 6. 1990
Graduierungen; Diskussion zu Berufungen

Sitzung am 27. 6. 1990
Amtseinführung des neugewählten Dekans der Medizinischen Fakultät, Prof. Dr. Harald *Mau*, und Entpflichtung des bisherigen Dekans, Prof. Dr. Heinz *David*, durch den Rektor der Humboldt-Universität, Prof. Dr. Heinrich *Fink* (s. S. 24)

Sitzung am 25. 7. 1990
Auswertung der Senatssitzung

Sitzung am 5. 9. 1990
Information über Dozentenberufungen 1990; Abberufungen; Arbeitsgrundsätze einer Ethik-Kommission an der Charité; Vorschläge zur Neuprofilierung der Forschung an der Charité:

Vorschläge für Schwerpunktthemenkomplexe und für Koordinatoren der interdisziplinären Diskussion; Vorauswahl der Kandidaten für den Forschungspreis der Humboldt-Universität für Medizin 1990

Sitzung am 10. 10. 1990
Entscheidung über die Vergabe des Forschungspreises der HUB für Medizin; Vorbereitung des Besuches des Wissenschaftsrates der BRD an der Medizinischen Fakultät; Tätigkeit der gemeinsamen Strukturkommission Hochschulpolitik des Landes Berlin; Unterstützung des Antrags auf Gründung des Instituts für Medizinpädagogik; Strukturveränderungen an der Klinik für Chirurgie und der Klinik für Neurologie und Psychiatrie; Umbenennung der Sektion Stomatologie und des Instituts für Sozialhygiene; Gründung der Abteilung „Pränatale Diagnostik"; Diskussion über die Graduierung in der Studienrichtung Diplomkrankenpflege; Anträge auf Ehrendoktorwürden

Sitzung am 7. 11. 1990
Bildung der Berufungskommissionen für die Lehrstühle Kardiologie und Pathophysiologie; Diskussion über die Besetzung des Robert-Koch-Lehrstuhls; erste Beratung über einen Entwurf der Promotionsordnung; Vorschläge für Ehrendoktorwürden; Vorbereitung des Charité-Kongresses 1991; Beratung über die weitere Vergabe des Robert-Koch-Preises und des Virchow-Preises; erneute (abschließende) Beratung über die Abteilung Katastrophenmedizin

Sitzung am 19. 12. 1990
Verabschiedung des ausscheidenden Fakultätsrates; Konstituierung des neugewählten Fakultätsrates.

Weiterhin wurden in den Fakultätssitzungen folgende ständige Tagesordnungspunkte behandelt:

– Mitteilung neuer Forschungsergebnisse
– Auswertung der Senatssitzungen der Humboldt-Universität
– Graduierungen (Promotionen B, Promotionen A)
– Berufungen und Abberufungen (Professuren, Dozenturen)
– Ausschreibungen von Lehrstühlen der Charité

– Informationen über eingegangene Ausschreibungen von Professuren im deutschsprachigen Raum
– Erteilung der facultas docendi.

Am 29. November 1990 fand während der Sitzung des Charité-Parlaments die Wahl der noch ausstehenden Fakultätsratsmitglieder statt.

Damit setzt sich der Fakultätsrat wie folgt zusammen:

Hochschullehrer:
Prof. Dr. *Mau* (Dekan)
Prof. Dr. *Ditscherlein* (Prodekan für Lehre und studentische Angelegenheiten)
Prof. Dr. *Geserick* (Prodekan für Forschung und wissenschaftlichen Nachwuchs)
Prof. Dr. *von Baehr* (Institut für Medizinische Immunologie)
Prof. Dr. *Bürger* (Zentrum für Chirurgie)
Prof. Dr. *Dörner* (Institut für Experimentelle Endokrinologie)
Prof. Dr. *Gerhardt* (Klinik für Hals-Nasen-Ohren-Krankheiten)
Prof. Dr. *Grauel* (Klinik für Kinderheilkunde)
Doz. Dr. *Halle* (Frauenklinik)
Prof. Dr. *Schubert* (Institut für Physiologie)
Prof. Dr. *Thierfelder* (Zentrum für Zahn-, Mund- und Kieferheilkunde)

Wissenschaftliche Mitarbeiter:
Dr. *Briedigkeit* (Klinik für Innere Medizin)
Dr. *Höck* (Klinik für Kinderheilkunde)
Dr. *Joecks* (Zentrum für Zahn-, Mund- und Kieferheilkunde)
Dr. *Lehnert* (Klinik für Hautkrankheiten)
Dr. *Reimann* (Augenklinik)
Dr. *Wronski* (Institut für Physiologie)

Nichtwissenschaftliche Mitarbeiter:
R. *Felsberg* (Direktorat Wirtschaft und Soziales)
S. *Kluge* (Institut für Pathologische und Klinische Biochemie)
G. *Lemcke* (Medizinische Fachschule)
Dr. *Liebetruth* (Medizintechnik)

Studenten:
N. *Emonds* (IV. Medizin), G. *Gericke* (IV. Medizin), K. *Klein* (V. Medizin), H. *Pradel* (III. Medizin), K. *Ristow* (I. Medizin), W. *Schneider* (V. Medizin), U. *Tigör* (V. Medizin).

Feierliche Amtseinführung des neugewählten Dekans der Medizinischen Fakultät der Humboldt-Universität und Entpflichtung des Dekans sowie des Prorektors für Medizin, Prof. Dr. sc. med. Gert Matthes, am 27. Juni 1990

**Ansprache
von Prof. Dr. sc. med. Heinz David
anläßlich der Entpflichtung als Dekan
der Medizinischen Fakultät**

Liebe Mitarbeiter und Mitarbeiterinnen der Charité,
liebe Kommilitonen und Kommilitoninnen,
liebe Mitglieder der Fakultät,
Spectabilis,
Magnifizenz,
hochverehrte Gäste!

Die nicht dem Protokoll entsprechende Reihenfolge in der Anrede soll am Beginn deutlich machen, daß ich in den nächsten Minuten nicht eine konventionelle Rede halten, sondern Versuchsansätze insbesondere allen Charité-Angehörigen vorlegen will, die aus analysierender Rücksicht in die Vergangenheit und tastender Vorsicht in die Zukunft resultieren. Zuerst aber möchte ich allen denen danken, die es mir in den letzten 3600 Tagen durch konstruktive Zusammenarbeit ermöglicht haben, die Funktion des Dekans der Medizinischen Fakultät („des Wissenschaftlichen Rates" haben wir wohl abgeschafft) der Humboldt-Universität auszuüben. Vertrauensvolle Unterstützung und Anerkennung durch zahlreiche Mitarbeiter, Studentenvertreter und Fakultätsmitglieder waren die Basis für die Fakultätsarbeit. Die Zusammenarbeit zwischen dem Prorektor, den Direktoren und dem Rektor sowie dem Senat schufen Voraussetzungen für unser Fakultätsleben. Ich könnte hier viele nennen, mit denen die Zusammenarbeit effektiv und erfreulich war, die Prodekane, die Sekretäre, aber lassen Sie mich pars pro toto nur zwei hervorheben, den langjährigen Prorektor Prof. Großer und Frau Lemke, die langjährige Dekanatssekretärin.
Wie sollen wir aus heutiger Sicht zu diesem

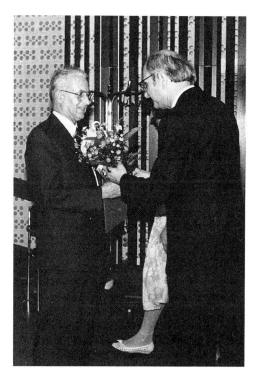

Verabschiedung des bisherigen Dekans der Medizinischen Fakultät Prof. Dr. Heinz David durch den Rektor der Humboldt-Universität Prof. Dr. Heinrich Fink

Jahrzehnt Fakultätsarbeit Stellung nehmen? Es kann sicher nicht unsere Aufgabe für die Zukunft sein, etwas herüberzuretten, sondern es kommt doch wohl darauf an, in Selbstbestimmung und Selbstachtung abzuwägen, was zu verurteilen, was zu verwerfen und was bewahrenswert ist. Es gilt meines Erachtens zwischen Lethargie, Resignation und hektischer, unkoordinierter Aktivität den richtigen Weg zu finden. Wie auf vielen anderen Gebieten können auch die Leistungen und Ergebnisse eines Dezenniums Fakultätsarbeit nicht mit breitem Pinsel allein mit den Farben schwarz und weiß gemalt werden, sondern verlangen spitze und breitere Pinsel und ein größeres Farbspektrum. Es ist notwendig, die ausgewogene Balance zu finden zwischen Vergangenheitskritik und -bewältigung und Traditionspflege.

10 Jahre Arbeit der Medizinischen Fakultät, markiert durch 101 Sitzungen, sind nicht auslöschbar, können nicht ungeschehen gemacht werden und dürfen es auch nicht. Ihre Ergebnisse waren mitformend für das Bild unserer Charité. Wir können uns aus diesem Dezennium nicht heraustehlen und uns lediglich auf der Suche nach der verlorenen Zeit befinden. Wir haben nicht umsonst gelebt, wir haben mit allen Fehlern und jetzt deutlich werdenden Problemen die Zeit mitgeprägt, sind für ihre heute erkennbaren Folgen mit verantwortlich und dürfen uns nun nicht umdrehen, uns zurückziehen, etwa mit den Worten „Das war's". Worin lagen die Schwächen und Fehler dieser Fakultät?

Sie hat, wenn auch vielfach nicht konform denkend, System-konform gehandelt, welche Gründe man auch immer anführen kann – nur hat niemand, der nicht in der gleichen Situation war, das Recht, darüber zu richten. Wir haben selbst eine schonungslose Analyse vorzunehmen.

Wäre eine Fakultätsarbeit möglich gewesen ohne Konformismus in den Grundsatzfragen und die erwartete Willfährigkeit? Wohl nein, aber warum zogen wir nicht die Konsequenzen? Wie soll man dieses Verhalten bezeichnen? Feigheit, Vernunft, Opportunismus? Auf jeden Fall ist es aus heutiger Sicht zu verurteilen, und dabei hat der Repräsentant der Fakultät, der Dekan, den größten Anteil der Kritik zu tragen. Für diese Schuld die Verantwortung zu übernehmen halte ich für eine Selbstverständlichkeit, ist meine persönliche Konsequenz.

Trotzdem war diese Fakultät nicht eine Ansammlung unfähiger, willenloser Erfüllungsgehilfen, sondern durchaus in der Lage, und das hat sie vielfach bewiesen, für die Medizin und die Wissenschaftsentwicklung klare, unbequeme Fragestellungen oder Forderungen zu formulieren, die aber folgen- und reaktionslos im Gesamtsystem versickerten.

Ich möchte nur an die jährlichen kritischen Analysen der Forschungsberichte erinnern. Nicht zu reagieren und damit jeder Auseinandersetzung mit der Wissenschaft aus dem Wege zu gehen, war die Antwort des immer mehr antiwissenschaftlichen, ignoranten Machtsystems, das wir uns als „wissenschaftliches Gewissen" gefallen ließen. Damit haben wir die Funktion als Wächter und Mahner für die Wissenschaft nicht erfüllt. Und dennoch: Unsere Fakultät hat im Rahmen der medizinischen Fakultäten dieses Landes und aller anderen Fakultäten Zeichen gesetzt. Dazu gehören die, wenn auch manchmal noch zu formalen Berufungsverfahren für Professoren und Dozenten ebenso wie die auch heute noch im Gesamtansatz richtigen konzeptionellen Vorstellungen zur Entwicklung von Fachgebieten und Forschungskomplexen oder die Versuche zur Reform des Studiums der Medizin und Zahnmedizin. Ansätze und Realisierung der Studienreform entsprechen hier völlig dem internationalen Niveau, wenn in einer Publikation über die Situation in den USA formuliert wird: „50 Jahre Studienreform ohne Veränderungen". Leider gingen sie aber auch nicht darüber hinaus, doch bilden unsere Vorarbeiten vielleicht eine Basis, Veränderungen herbeizuführen.

Für positiv halte ich auch die ins Leben gerufenen Wissenschaftskonferenzen der Charité, die Öffnung der Charité nach außen, insbesondere durch die Sonntagsvorlesungen, und ganz besonders die vielfältigen Formen der Förderung der wissenschaftlichen Arbeit der Studenten.

Wie für den einzelnen galt es auch für die Fakultät, einen Weg zu finden zwischen Unterwerfung, Anpassung und Widerstand. Sicher gab es wohl niemals willenlose Unterwerfung, und auch die direkten Versuche zur Entmündigung waren nicht erfolgreich (sie wurden allerdings gar nicht direkt unternommen, sondern indirekt realisiert), doch glimmte Widerspruch auch nur ab und zu auf zu flackerndem Licht. Die Rolle des Dekans in allen diesen Prozessen ist sicher besonders kritisch zu werten. Er hat die Verantwortung für alle Handlungen zu übernehmen und dafür, daß seine Bemühungen um positive Entwicklungen, aber auch die Versuche zur Unterstützung für die, die sich vertrauensvoll an ihn wandten, nur in Ansätzen erfolgreich waren.

So war wohl das Hauptmerkmal der Fakultät der Versuch, in prinzipieller Anpassung für diese Charité, die Medizin und Mitarbeiter sowie Studenten und Patienten das Bestmögliche zu erreichen. In diesen Rahmen, meine ich, sind unsere Arbeitsergebnisse zu stellen, und in diesem Rahmen hat sich auch die Fakultät der zum Desinteresse führenden, immer perfekter werdenden Weisungshierarchie entzogen und ihr entgegengehandelt.

Lassen Sie mich das am Beispiel der Konzeption zur Entwicklung der Lehrstuhlstruktur bis zum Jahre 2000 kurz erläutern. Diese Konzeption entstand als Protest auf eine absolut unsinnige Anweisung des damaligen Ministers für Hoch- und Fachschulwesen, höhere Leistungen, vorwärtsstürmende Ergebnisse ohne personellen und materiellen Zuwachs zu erreichen. Sie zeugte von der immer stärker werdenden Wissenschaftsfeindlichkeit der unfehlbar erscheinen wollenden Führung der SED und des von ihr abhängigen und gesteuerten Ministerrates, aber wohl auch von der Unfähigkeit des für die Wissenschaftsentwicklung entscheidend verantwortlichen Ministers, Wissenschaft und die damit in Verbindung stehenden Prozesse zu verstehen.

Auch negative Erfahrungen können ein Ergebnis haben, sie sollten zumindest lernendes Nachdenken nicht nur für die Gegenwart, sondern auch für die Zukunft induzieren, und das bedeutet in meinem Verständnis, ein Land, das nicht in Bildung und Wissenschaft überproportional investiert – und mag es noch so sehr finanziell am Boden liegen –, programmiert seinen Untergang.

Kehren wir zurück zur Lehrstuhlstruktur und den damit verbundenen wissenschaftstheoretischen Vorstellungen. Auf dem Wege der Weisungshierarchie erhielt die Fakultät vom Rektor die Aufforderung, nach der Ministeranweisung zu handeln. In einer konzertierten Aktion aller Fakultätsmitglieder und Direktoren der Einrichtungen wurde eine wissenschafts- und gesundheitspolitisch begründete Konzeption erarbeitet, diskutiert und einvernehmlich verabschiedet, jedoch vom Rektor im Senat wegen Unbotmäßigkeit vom Tisch gewischt. Sie erlangte aber doch übergreifende Bedeutung, da sich der Dekan dieser Diskriminierung nicht unterwarf, sondern landesweit andere Fakultäten und wissenschaftsleitende Institutionen informierte. Wir sollten diese Konzeption zum Ausgangspunkt zukünftiger Diskussionen über die Entwicklung Medizinischer Fakultäten machen.

So ergibt diese Analyse von 10 Jahren Arbeit der Medizinischen Fakultät der Humboldt-Universität ein Mosaik, das unsere wissenschaftlich-medizinische Identität ausmacht, und das nicht total verworfen werden sollte, sondern das auch Teil eines Fundaments für einen Neuaufbau sein kann. Zu diesem Neubau wünsche ich dem jetzigen Dekan und einer neu zu wählenden Fakultät viel Erfolg.

Welchen Weg soll man selbst gehen, in dieser Zeit, die schwankt zwischen schuldzuweisender Selbstzerstörung, Resignation, Verweigerung, belehrender Einmischung, selbstgefälliger Überheblichkeit und Arroganz, verklärender Vergangenheitsbetrachtung mit dem Ruf nach Law und Order, in einer Demokratie, die nicht in destruktiv wirkenden endlosen Debatten, sondern im Dialog und konstruktivem Suchen nach den besten Ergebnissen ihre Aufgaben sehen muß und wird.

Es ist nicht einfach, das Richtige zu tun, weil sich wohl in vielen von uns zumindest einige dieser Probleme widerspiegeln. Den Weg heraus aus der persönlichen Identitätskrise muß jeder allein suchen. Er kann ihn meines Erachtens nur auf dem Boden dieser noch um ihr Selbstverständnis ringenden Demokratie finden. Im Konsens sind auch mögliche Widersprüche zwischen Demokratie und Kompetenz zu lösen.

Entschieden wende ich mich gegen die Ansicht, daß an der Charité nur fachlich inkompetente Hochschullehrer und Parteikarrieristen arbeiteten und somit noch arbeiten, die aus Angst vor kompetenteren Mitarbeitern nur Mittelmaß bei diesen duldeten und entwickelten. Derartige Äußerungen sind unrichtig, beleidigen nicht nur die Mitglieder der Fakultät, sondern disqualifizieren eine ganze Generation Nachwuchswissenschaftler, von denen nicht wenige auch im internationalen Rahmen ihre Leistungsfähigkeit bewiesen haben. Die weitaus meisten Mitglieder der Medizinischen Fakultät waren und sind – bei aller Kritik an einzelnen, und wo gibt es diese nicht – engagierte, vielfach international anerkannte Ärzte, Forscher und Hochschullehrer.

Das, was wir als berechtigten Vorwurf akzeptieren müssen, ist ja gerade, daß wir unsere Kompetenz einbrachten und zur Verfügung stellten und damit eine Voraussetzung schufen, daß viele Probleme nicht sichtbar wurden, und daß die Inkompetenz der Führung von Partei und Regierung auf diesem Boden immer ungehinderter ihre Macht ausüben konnte.

Unsere Kompetenz nicht unter demokratischen Vorzeichen zu nutzen, wäre zum Schaden unserer Charité, der Humboldt-Universität und unseres Landes. Ich glaube, daß unsere heutige Veranstaltung auch ein Anstoß dazu sein sollte. Kompetenz nicht auszugrenzen, wie auch kompetente Wissenschaftler sich nicht verweigern dürfen.

Ich glaube, daß wir unsere Leistungen – und wir haben gar nicht wenige erbracht – nicht noch selbst zerstören und negieren dürfen – das tun andere, aus welchen Gründen auch immer, schon genug, sondern daß wir nicht nur das Recht, sondern auch die Pflicht haben, diese Leistungen in das deutsche und internationale Wissenschaftsspektrum einzubringen.

Ich möchte hier feststellen, daß ich nicht die Absicht habe, heute meine Tätigkeit für die Charité und die Humboldt-Universität zu beenden. Sollte man mir in unserer Demokratie für eine andere Aufgabe das Mandat erteilen, für deren Erfüllung ich kompetent und zeitlich in der Lage bin, so erkläre ich meine Bereitschaft, mitzuwirken bei der Gestaltung der Zukunft der Wissenschaft und Medizin unseres Landes.

Ansprache des neugewählten Dekans der Medizinischen Fakultät Prof. Dr. sc. med. Harald Mau

Magnifizenz,
meine Damen und Herren,
liebe Kolleginnen und Kollegen,
verehrte Gäste!

Die freundlichen Worte, die Sie, Magnifizenz, gefunden haben, vergrößern Vorschuß und Bürde, mit der ich dieses Amt antrete. Alle Pläne, Wünsche und Vorstellungen, die ich als Dekan verwirklichen möchte, sind durch die Pflichten begrenzt, denen jeder neue Dekan zu genügen hätte: Das Ansehen und der Ruhm der Medizinischen Fakultät als Stätte der Lehre und Forschung sind zu mehren!

Die Charité soll als erstes Krankenhaus des Landes für alle diejenigen ein Ziel sein, die Heilung suchen oder sie anderen bringen wollen. Denjenigen, die in den Jahren des Mangels und der Unfreiheit mit Enthusiasmus und Opferbereitschaft Treue bewahrt haben, soll die Charité auch in Zukunft die Heimstatt sein.

Im Juni 1990 durch eine Wahl in ein Amt gelangt zu sein verlangt das Bekenntnis zu Demokratie und Gerechtigkeit. Diese Ideale ohne Deutung oder Einschränkung zum Grundsatz des Handelns zu erheben heißt, sich zu trennen von Maximen, die 40 Jahre lang unser Leben bestimmten. Das Privileg von Staat und Gesellschaft, Nutzen und Wert der Dinge und Gedanken festzulegen, ist erloschen. Das Individuum genießt durch ein Recht, das über zeitveränderliche Gesetze und Ordnungen gestellt ist, Schutz und Respekt: durch das Grundrecht auf Freiheit und Selbstbestimmung, das ein Grundrecht des einzelnen ist.

Individualität als Dogma?

Sofort stellt sich die Frage nach der Unterordnung des einzelnen unter ein höheres Prinzip,

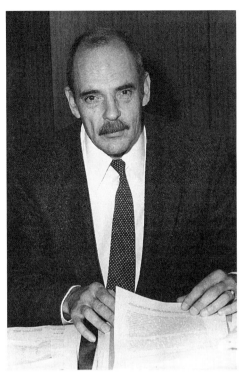

Der neugewählte Dekan der Medizinischen Fakultät
Prof. Dr. sc. med. Harald Mau. Leiter der Abt. Kinderchirurgie

zum Beispiel das der Nächstenliebe. der
Hilfsbereitschaft und des Dienens. Die Unterordnung der eigenen Interessen unter die einer Gruppe als höchste Form der Individualität.

Weniger denn je werden wir in der Zukunft
auf diesen Individualismus. der in seiner archaischen Form die Wurzel des Heilberufes
ist. verzichten können. Die Akzeptanz der
Demokratie als verbindliche zwischenmenschliche Handlungsweise verpflichtet uns auf den
Schutz von Schwachen und Minderheiten.
Den gesundheitlich Schwachen zu helfen ist
unser aller Beruf. Hier decken sich Pflichten
aus Beruf (Berufung?) und Zeitverständnis.
Schutz der Schwachen in der Gesellschaft?
Auftrag an den einzelnen? An den Staat?
Auftrag für die Starken? Nur für diese? Machen wir es uns nicht zu leicht!

Eine privilegierte Kaste wurde davongejagt.
damit alle in den Besitz ihrer natürlichen
Rechte gelangen. Nicht alle haben daran gedacht. daß mit der Wahrnehmung eben dieser Rechte auch Risiken verbunden sind. die

den einzelnen existentiell gefährden können.
Die wirtschaftliche und ideologische Umklammerung übte autoritären Zwang auf den
einzelnen aus. gewährte aber auch eine gewisse soziale Sicherheit. Hier taucht das Wort
„sozial" auf. das ja auch irgendwie im Wort
Sozialismus enthalten ist.

Aufarbeitung der Vergangenheit heißt unter
anderem. daß die typischen Phänomene analysiert werden. Wie anders sollen wir sonst
die Auswirkungen und Sekundärerscheinungen berücksichtigen. mit denen wir noch jahrelang werden leben müssen. Antihuman war
das System – mit Nischen. die soziale Sicherheit bewirkten und Verstecke boten. Nicht
alle. die nach dem November unversehrt und
unbefleckt aus einer Nische ins Licht traten.
sind im Stand der politischen Unschuld.
Ebenso wie nicht jedem. der in den letzten 40
Jahren in Bewegung gesehen wurde. unterstellt werden darf. daß er im Takt der Parteihymnen marschierte.

So schließt sich wieder der Kreis: Individualität zu wahren. heißt zu sehen. zu suchen und
zu sprechen. Pauschale Beurteilungen haben
in der Vergangenheit gezeigt, was sie wert
sind. Es ist nicht eine Frage der Weltanschauung. wie wir zur Zukunft stehen. sondern eine Frage der Moral. Die Zukunft ist
dem Pluralismus verpflichtet, und Pluralismus basiert auf Toleranz.

Als Zeichen des Beginns einer neuen Zeit
werden hier keine Köpfe rollen, und es wird
keine Halsgerichte geben. Aber es wird durch
nichts zu vermeiden sein, daß diejenigen im
Lichte der Öffentlichkeit stehen, die sich den
Ruf erworben haben, ihr Amt durch Parteiintrigen erhalten zu haben. Die Zukunft wird
zeigen, ob ein System sie wegen eines Bekenntnisses privilegiert hat, oder ob sie als
Gleiche unter Gleichen ausgewählt wurden,
weil sie ein Erkennungszeichen am Revers
trugen.

Was vor uns liegt, ist nicht die Zeit der Rache. Es ist die Zeit des Suchens und des Verstehens. Die als Sieger der Geschichte angetreten waren. sind die Verlierer eines Wettstreites der Ideologien. Sie sind Verlierer, die
Geschichte hat sie besiegt.

Und ich stehe hier als Garant dafür, daß diejenigen, die in gutem Willen ihr Leben und
ihre Kraft einer falschen Idee geopfert haben,
auch in Zukunft ihren Platz in der Gemeinschaft haben, und mit der gleichen Entschlos-

senheit stehe ich dafür, daß diejenigen, die ihr Leben auf Kosten und zum Nachteil anderer geführt haben. Platz machen für die, die ehrlichen Willens waren und sind.

Dies zu sagen war nötig für die Zusammenarbeit und die Auseinandersetzungen ab morgen früh.

Notwendig ist auch zu sagen, daß für mich die Charité immer ein Teil der Humboldt-Universität sein wird und die Erinnerung und das Wissen um die Vergangenheit für mich mehr als nur eine Tradition bedeuten. Die Namen, die Geschichte gemacht haben, sollten uns stolz machen. Die Vergangenheit ist, wenn wir sie richtig verstehen, die Mutter der Zukunft. Es liegt anscheinend in der Natur des Menschen, daß man die Vergangenheit, die andere erlebt haben, besser beurteilen kann als die eigene. Die eigene Klugheit läßt sich leichter auf andere anwenden. Rudolf Virchow war ein kluger und mutiger Mann. Mut bewies er, als er 1848 auf den Barrikaden stand. Klugheit bewies er, als er dem Duell mit Bismarck aus dem Wege ging. Er war aber nicht klug genug, an sich selbst die Zeichen der Pneumonie zu erkennen. Das war sein Schicksal, und das haben wir zu bedauern. Nicht zu verhöhnen und nicht zu verlachen.

Wir sollten unsere gesammelten Erfahrungen jeder für sich anwenden, um dem Nächsten zu helfen. Den großen Geistern, die mit einem Gedanken Tausenden und aber Tausenden von Menschen geholfen haben, schulden wir Verehrung. Meinen Respekt aber bezeuge ich denen, die in nimmermüder Bereitschaft gearbeitet und geholfen haben, verpflichtet nichts anderem als der Idee zu dienen. Dadurch wurde die Charité zu dem, was sie auch heute noch ist – trotz allem.

Und wenn ich diesen Gedanken fortführe, so kann ich nicht umhin, meinem Vorgänger, dem Professor Heinz David, meinen tiefen Respekt zu zollen. Er ist, wenn ich richtig gegraben habe, der dienstälteste Dekan, der je an der Charité gewirkt hat. Mehr als einhundert Mal hat er in ununterbrochener Folge Zusammenkünften der Medizinischen Fakultät vorgestanden und dieses kapriziöse Gremium durch eine so schwierige Zeit geführt, daß wir heute alle froh sind, daß sie vorbei ist und dieses Instrument der wissenschaftlichen Arbeit trotzdem besteht. Dafür schulden wir dem Arzt und Wissenschaftler Heinz David Dank.

Meine Damen und Herren,

dieses Haus, die Charité, Teil der Universität, braucht die Leistung aller: der Techniker, der Arbeiter, der Schwestern, der Assistenten, der Studenten und Ärzte. Die Wissenschaftler sollen forschen, die Lehrer sollen lehren, die Studenten sollen lernen und alle müssen verpflichtet sein dem einen Gedanken: Jeder Kranke verdient, daß man mehr an ihn denkt als an sich selbst.

Das ist meine Übersetzung des Wortes Caritas. Die Zukunft braucht uns, und wir brauchen einander.

Ich danke Ihnen.

Ehrenpromotionen

Am 13. Juni 1990 verlieh die Medizinische Fakultät die Ehrendoktorwürde der Humboldt-Universität zu Berlin an Herrn Professor Dr. rer. nat. Dolphe Kutter vom Centre Universitaire in Luxemburg.

**Laudatio
vorgetragen vom Dekan der Medizinischen Fakultät des Wissenschaftlichen Rates der Humboldt-Universität
Prof. Dr. sc. med. Harald Mau**

Herr Professor Dolphe *Kutter* wurde am 28. Juli 1932 in Trier geboren. Nach Abschluß des Chemiestudiums an der Universität Lausanne erhielt er seine wissenschaftliche Ausbildung am Institut für Pharmacognosie der Universität Lausanne. 1957 promovierte er mit der Arbeit „Neue formylierte Herzglukoside der Digitalis lanata". 1959 gründete er ein Privatlaboratorium in Luxemburg, das er auch gegenwärtig noch betreibt, setzte jedoch seine wissenschaftlichen Arbeiten an der Universität Lausanne fort. 1968 wurde er zum Dozenten für klinische Chemie an der Universität Lausanne ernannt und erhielt 1974 die Berufung zum assoziierten Professor. 1987 erfolgte die Berufung zum Professor am Centre Universitaire in Luxemburg, wo er die Ausbildung in der Klinischen Chemie leitet, und 1989 die zum Honorarprofessor der Universität Lausanne.

Prof. *Kutter* gehört zu den führenden klinischen Chemikern Europas und hat insbesondere auf dem Gebiet der Schnellteste große internationale Anerkennung gefunden. In 164

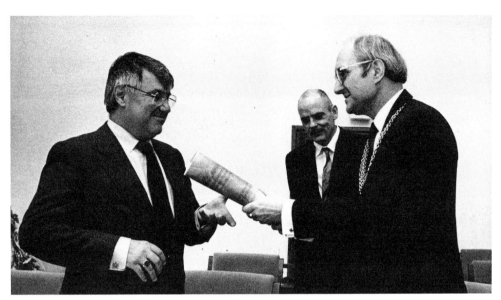

Der Rektor der Humboldt-Universität zu Berlin Prof. Dr. Heinrich Fink überreicht Herrn Prof. Dr. Kutter die Ehrenurkunde

Publikationen sind seine wichtigen Beiträge zur Entwicklung der Klinischen Chemie und über wesentliche Verbesserungen für die moderne Laboratoriumsdiagnostik niedergelegt. Als besonders wertvoll haben sich seine Bemühungen erwiesen, verläßliche Methoden für die Routinediagnostik auszuarbeiten, die auch mit einfachen Mitteln klare Aussagen ermöglichen. Herr Prof. *Kutter* bewies seine enge Verbindung zur Medizin nicht zuletzt dadurch, daß klinisch relevante Probleme von ihm bearbeitet wurden. Hierbei sind besonders Untersuchungen zu hämatologischen Problemen und zu Fragen der Urindiagnostik zu nennen. Derzeit sind daneben die klinische Chemie des Glucosestoffwechsels und die Diagnostik von genetisch bedingten Stoffwechselstörungen seine bevorzugten Arbeitsgebiete. Besondere Beachtung fanden seine Untersuchungen zu biochemischen Prozessen beim Krankheitsbild Phenylketonurie. Auf diesem Gebiet besteht eine fruchtbare Zusammenarbeit mit der Abteilung Neurobiologie der Charité, und 1985 wurde Herrn Prof. *Kutter* in Anerkennung der Arbeiten, die er gemeinsam mit der Nervenklinik der Charité durchgeführt hat, der Prix Lions verliehen.

Prof. *Kutter* hat für die Klinische Chemie in seinem Land sowie im gesamten frankophonen Sprachgebiet, aber auch im deutschsprachigen Raum große und weitreichende internationale Aktivitäten entfaltet. Er hat Anteil an der Ausbildung vieler klinischer Chemiker. Durch zahlreiche Vorträge und Publikationen hat er das Profil der modernen Klinischen Chemie, besonders für die Routinediagnostik, entscheidend mitgeprägt. Er ist effektives Mitglied der Gesellschaften für Klinische Chemie von Frankreich, Belgien, Österreich, der Schweiz und der Bundesrepublik Deutschland und langjähriger Vorsitzender der Société Luxembourgeoisie de Biologie Clinique.

Mit der Humboldt-Universität ist Prof. *Kutter* seit langem wissenschaftlich verbunden. So hat er sich während der letzten 10 Jahre für gemeinsame Arbeiten zur Einführung von naturwissenschaftlichen Untersuchungsmethoden bei neuropsychiatrischen Erkrankungen engagiert, bemüht sich aktiv um den wissenschaftlichen Austausch, und seiner Initiative ist es zu verdanken, daß Wissenschaftler aus allen Teilen Europas in mehreren dieser Projekte gleichberechtigt zusammenarbeiten konnten. Auf diese Weise hat er sich große Verdienste um die Herstellung von Verbindungen und Beziehungen zwischen vielen europäischen Institutionen und Einrichtungen erworben. Seine Kreativität war stets dem Nutzen der internationalen Wissenschaft verpflichtet.

Auf Grund seines wissenschaftlichen Gesamtwerkes, seiner Förderung der Zusammenarbeit von Wissenschaftlern europäischer Länder und nicht zuletzt wegen seiner Verdienste um den Aufbau einer effektiven Kooperation mit Institutionen der Charité schlägt die Medizinische Fakultät des Wissenschaftlichen Rates der Humboldt-Universität vor, Herrn Prof. Dr. Dolphe *Kutter* die Würde des

> Doctor medicinae honoris causa
> (Dr. med. h. c.)

zu verleihen.

*Am 13. Juli 1990
verlieh die Medizinische Fakultät
die Ehrendoktorwürde (Dr. med. h. c.)
der Humboldt-Universität zu Berlin
an Herrn Professor Dr. Walter Hohlweg,
Graz.*

Laudatio
vorgetragen vom Direktor des Instituts für Experimentelle Endokrinologie der Charité Prof. Dr. sc. med. Dr. h. c. Günter Dörner

Magnifizenz, Spectabilis,
sehr verehrte Damen und Herren,
hochverehrter Herr Professor *Hohlweg*!

Es ist für mich, der ich Ihr Schüler, Doktorand, langjähriger Mitarbeiter und Amtsnachfolger bin, eine besondere Ehre, die Laudatio anläßlich der Ehrenpromotion durch die Humboldt-Universität vortragen zu dürfen.
Sie wurden 1902 in der Nähe von Wien geboren. Nach Ihrem Chemiestudium an der Technischen Hochschule Wien von 1920 bis 1925 arbeiteten Sie zunächst 3 Jahre lang beim weltbekannten Pionier der Sexualendokrinologie Prof. Eugen *Steinach* in der Biologischen Versuchsanstalt der Akademie der Wissenschaften in Wien. 1928 kamen Sie zur Schering AG nach Berlin, wo Sie mit der Isolierung von Sexualhormonen aus Plazenten und Gonaden begannen. Bereits 1930 wurden Sie zum Leiter der Hormonforschungsabteilung ernannt, die eng mit dem Biochemiker und späteren Nobelpreisträger Prof. A. *Butenandt* kooperierte. Sie waren damals entscheidend an grundlegenden Arbeiten zur Isolierung und Charakterisierung der weiblichen Sexualhormone beteiligt. In diese Zeit fiel auch Ihre fruchtbare Zusammenarbeit mit Prof. Selmar *Aschheim*, der seit

1912 das histologisch-endokrinologische Laboratorium der Charité-Frauenklinik leitete. 1937 promovierten Sie zum Doktor phil.
1945 übernahmen Sie als Nachfolger Selmar *Aschheims*, der wegen der gemeinsam mit B. *Zondek* erzielten Entdeckung der Gonadotropine und Entwicklung des ersten Schwangerschaftstests weltberühmt war, und der wegen seiner jüdischen Abstammung von den Nazis bereits 1935 von der Friedrich-Wilhelms-Universität reglegiert wurde und Deutschland verlassen mußte, die Leitung des Hormonlaboratoriums der Charité-Frauenklinik. Die Berufung erfolgte durch Prof. C. *Kaufmann*, der mit von Ihnen hergestellten Sexualhormonextrakten erstmalig bei kastrierten Frauen einen Zyklus erzeugen konnte. Entsprechende Vorversuche hierfür wurden von Ihnen bei Pavianweibchen durchgeführt.
1951 gründeten Sie das Institut für Experimentelle Endokrinologie der Humboldt-Universität, das Sie zu einer leistungsfähigen Forschungsstätte ausbauten. Mit der Institutsgründung erfolgte auch Ihre Ernennung zum Professor an der Medizinischen Fakultät der Humboldt-Universität.
Nach dem Bau der Mauer verließen Sie Berlin und kehrten nach 34 Jahren Berlin-Aufenthalt – 17 Jahre davon bei Schering und 17 Jahre an der Charité – in Ihre österreichische Heimat zurück, da Sie nur dadurch das Studium Ihrer Kinder finanzieren konnten. In Graz gründeten und leiteten Sie danach noch bis 1973 das Hormonlaboratorium der dortigen Frauenklinik.
Bereits 1982 stellte ich bei der Humboldt-Universität den Antrag, Ihnen auf Grund Ihrer großen wissenschaftlichen Verdienste als Neuroendokrinologe anläßlich Ihres 80jährigen Geburtstages die Ehrenpromotion zu verleihen. Alle in Frage kommenden Fachexperten des In- und Auslandes sprachen sich eindeutig dafür aus. Trotzdem erhielt ich auf Grund parteipolitischer Überlegungen der damaligen kommunistischen Führung einen negativen Bescheid. Als Begründung wurde angegeben, daß Sie ja nach dem Bau des sogenannten „Friedenswalls" die DDR verlassen hätten. Zu erwähnen ist jedoch, daß dies vollkommen legal geschah. Ein nach einigen Jahren gestellter weiterer Antrag auf die Ehrenpromotion wurde ebenfalls abgelehnt. Erst beim dritten Anlauf hatten wir das Glück, daß die friedliche Revolution in der DDR in vollem Gange war und es demzufolge plötzlich

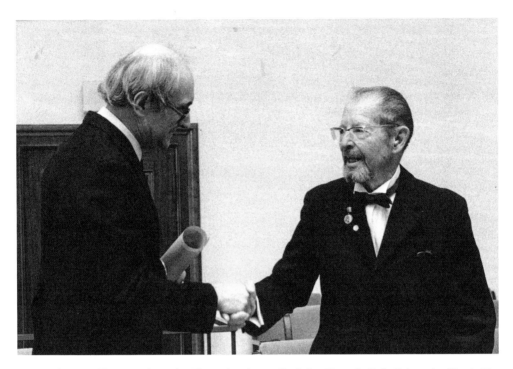

Herr Prof. Dr. Hohlweg empfängt die Ehrenurkunde von Prof. Dr. Heinrich Fink, Rektor der Humboldt-Universität zu Berlin

gar keine Schwierigkeiten mehr gab. Von jedermann wurde anerkannt, daß die für Sie beantragte Ehrung längst überfällig sei.

In diesem Zusammenhang darf ich erwähnen, daß Sie im Jahre 1960 die Ehrenpromotion für Ihren Amtsvorgänger Selmar *Aschheim* – dieser war damals im 82. Lebensjahr – anläßlich der 250-Jahrfeier der Charité und 150-Jahrfeier der Humboldt-Universität beantragt hatten, was auch sofort realisiert werden konnte. Während *Aschheim* nach 25 Jahren anläßlich der Ehrenpromotion nach Berlin zurückkehrte, sind es bei Ihnen 18 Jahre. Andererseits sind Sie jetzt 5 Jahre älter als es *Aschheim* 1960 bei der Verleihung war. Zur Tatsache, daß Sie dieses hohe Alter von 87 Jahren bei relativ guter Gesundheit erreichen konnten, trägt sicher wesentlich bei, daß Sie immer ein begeisterter Sportler und bis vor noch gar nicht so langer Zeit als Bergsteiger aktiv waren.

Nach diesem kurzen Curriculum vitae seien hier nur einige Ihrer bedeutendsten Leistungen angeführt:

1932 gelang Ihnen gemeinsam mit *Junkmann* die Entdeckung eines hypothalamischen Sexualzentrums, das die gonadotrope Funktion des Hypophysenvorderlappens reguliert. Diese Pionierleistung führte über weitere Etappen der neuroendokrinologischen Forschung zur Konstitutionsaufklärung und Synthese hypothalamischer Releasing-Hormone durch *Schally* und *Guillemin*, die hierfür den Nobelpreis erhielten. Kurz zuvor hatten Sie mit *Dohrn* erstmalig das kybernetische Prinzip des negativen Feedback bei den Beziehungen zwischen Gonaden und Hypophyse postuliert.

1934 entdeckten Sie den positiven Östrogen-Feedback, über den die Sekretion des hypophysären LH stimuliert wird und der eine entscheidende Rolle bei der Ovulationsauslösung spielt. Dieser sogenannte Hohlweg-Effekt ging ebenso wie einige weitere Pionierleistungen von Ihnen in die Medizingeschichte ein.

Im selben Jahr gelang Ihnen gemeinsam mit *Butenandt* und *Westphal* die erfolgreiche Isolierung des Gelbkörperhormons Progesteron aus großen Mengen von Schweineovarien. Ebenfalls 1934 begonnene und in den 50er Jahren wieder aufgenommene Untersuchungen zur Desensibilisierung des Hypothalamus gegenüber einer länger dauernden Sexualhormonzufuhr führten u. a. zur Aufklärung von

Pubertätsvorgängen und des sogenannten Rebound-Effekts.

1938 entwickelten Sie gemeinsam mit *Inhoffen* das erste oral stark wirksame Östrogen Ethinylöstradiol, das bis zum heutigen Tage als Östrogenkomponente in den meisten hormonalen Kontrazeptiva enthalten ist und von Millionen Frauen genommen wird. Im gleichen Jahr haben Sie mit *Inhoffen* auch das erste oral wirksame Gestagen entwickelt.

1944 gelang Ihnen gemeinsam mit *Zahler* der Nachweis einer direkten Stimulierung der Spermiogenese durch das in den Leydig-Zellen gebildete Testosteron im Sinne eines Lokalhormons.

Zwischen 1952 und 1962 lieferten Sie schließlich mit Ihren Mitarbeitern einige Beiträge zur Aufklärung des Wirkungsmechanismus von Östrogenen – insbesondere von Stilböstrolphosphat – bei der Therapie des Prostatakarzinoms.

Für Ihre großen Verdienste um die Hormonforschung wurden Sie 1960 mit dem Nationalpreis der DDR ausgezeichnet. Sie sind Ehrenmitglied der Deutschen Gesellschaft für Endokrinologie. Die Gesellschaft für Endokrinologie und Stoffwechselkrankheiten der DDR ehrte Sie ebenfalls mit der Ernennung zum Ehrenmitglied und mit der Aschheim-Medaille. 1985 erhielten Sie schließlich das Ehrenzeichen in Gold Ihrer Landeshauptstadt Graz.

Sehr verehrter Herr Professor Hohlweg!

Sie werden weltweit als Pionier der Sexual- und Neuroendokrinologie anerkannt. Sie sind auch ein legitimer Vater der „Pille", die Millionen Menschen geholfen hat. Es handelte sich dabei um die Lösung eines der dringendsten globalen Probleme, nämlich des der Überbevölkerung. Viele Ihrer Schüler und auch deren Schüler sowie viele Wissenschaftler in Deutschland, in Österreich und vielen anderen Ländern – einige von ihnen sind hier – freuen sich mit Ihnen, daß Ihnen heute die längst fällige Ehrendoktorwürde der Humboldt-Universität nach den revolutionierenden Ereignissen in Europa endlich verliehen werden kann.

Durch die Medizinische Fakultät ausgezeichnete wissenschaftliche Leistungen

W. *Diezel*, S. *Gruner* und D. *Strunk*, Klinik für Hautkrankheiten:

Ca-Influx-Hemmer und Kontaktekzem-Hemmung

Epidermale Langerhans-Zellen (ELZ) präsentieren Antigenmoleküle, und es resultiert als Folge eine entzündliche Reaktion, eine Kontaktekzem-Reaktion. Für die Auslösung der Entzündung benötigen die ELZ Ca^{2+}-Ionen. Es wurde daher untersucht, ob durch eine Hemmung des Ca^{2+}-Einstromes in die ELZ deren Funktionstüchtigkeit und somit eine Kontaktekzem-Reaktion gehemmt werden. Eine Hemmung des Ca^{2+}-Einstromes in ELZ kann durch La^{3+}-Ionen und Mg^{2+}-Ionen erreicht werden.

Bei Balb/c-Mäusen, die gegenüber 1-Chloro-2,4-Dinitrobenzen (DNCB) sensibilisiert worden waren, hemmten La^{3+}-Ionen tatsächlich die DNCB-induzierte Kontaktekzem-Reaktion entscheidend. Nach Zweitkontakt der Tiere mit DNCB (0,125 %) in Gegenwart von $MgCl_2$ (20 %ig) resultierte eine um 51 % erniedrigte Kontaktekzem-Reaktion. Bei zehn Patienten mit einer bekannten Allergie gegenüber Nickel, Chromat bzw. Formaldehyd konnten diese Befunde bestätigt werden. Wir nehmen daher an, daß eine adjuvante Therapie entzündlicher Hautkrankheiten mit magnesiumhaltigen Externa sinnvoll ist.

Publikationen

Diezel, W., Gruner, S., Diaz, L. A., Anhalt, G. J. (1989). Inhibition of cutaneous hypersensitivity by calcium transport inhibitors lanthanum and diltiazem. J. Invest. Dermatol. **93**, 322.

Greiner, J., Diezel, W. (1990). Entzündungshemmende Wirkung von Magnesium-Ionen bei der Kontaktekzem-Reaktion. Hautarzt (im Druck).

W. *Dörre*, K. *Horn* und A. *Knauer*, Institut für Allgemeine und Kommunale Hygiene:

Methodik zur Bestimmung der Gesamtexposition durch Luftverunreinigung

Die derzeitige Verfahrensweise zur Bewertung von Schadstoffkonzentrationen im Umweltmedium Luft berücksichtigt die tatsächlichen Verhältnisse nur in Form einer großen Näherung, indem von einem ausschließlichen Aufenthalt des Menschen in der Außenluft ausgegangen wird. Tatsächlich jedoch beträgt dieser Anteil am Zeitzyklus 0 bis 24 Uhr nur etwa 10 bis 30 %. Zur Abschätzung des Gesundheitsrisikos durch Luftschadstoffe muß deshalb die reale Exposition herangezogen werden. Sie ist als diejenige Exposition definiert, die sich bei einer Berücksichtigung aller relevanten Aufenthaltsbereiche mit jeweils typischen Schadstoffvorkommen ergibt.

Es liegt nahe, die beiden Bestimmungsstücke, d. h. Aufenthaltsort und -dauer sowie die dort vorliegende Konzentration, getrennt zu ermitteln und daraus die Exposition rechnerisch zu bestimmen. Zur Lösung dieses Problems wurde ein anwendungsorientiertes mathematisch-statistisches Modell zur Expositionsabschätzung entwickelt. Es werden getrennt einerseits die Schadstoffkonzentrationen in bestimmten Raumvolumina in Abhängigkeit von der Zeit („Konzentrationsmatrix") und andererseits die Aufenthaltsdauer der betreffenden Personen in diesen Raumvolumina, ebenfalls in Abhängigkeit von der Zeit, ermittelt. Die Exposition ergibt sich dann aus dem Produkt von Konzentrations- und Aufenthaltszeit. Die Anwendbarkeit des Modells wurde in zwei methodischen Studien, einmal für Krippenkinder und zum anderen für Erwachsene, getestet. Die Aufenthaltsmuster wurden mittels Tagebuchtechnik bestimmt, Konzentrationsmessungen wurden insbesondere für Stickstoffdioxid durchgeführt.

Publikationen

Dörre, W., *Horn*, K. (1986). Air quality standards and exposure assessment. Proc. 7th World Clean Air Congr., Sydney, 25.–29. 8. 1986. Vol. II. 221.

Dörre, W., *Horn*, K., *Fiedler*, K. (1990). Time budget of young children as a basis for application to exposure assessment. Proc. 5th Int. Conference on Indoor Air Quality and Climate, Toronto, 28. 7.–3. 8. 1990.

W. *Dubiel*, G. *Gerber*, W. *Henke* und M. *Ziegler*, Institut für Biochemie:

Nukleotidmetabolismus in Mitochondrien

In den Zellen verschiedener Gewebe bestehen enge Beziehungen zwischen Energiestatus und Nukleotidstoffwechsel. Ungenügende Sauerstoffzufuhr (Hypoxie) bzw. Vergiftung der Atmungskette lösen drastische Veränderungen im Nukleotidprofil der Zelle aus. Dabei ist bisher zwischen Veränderungen im Zytosol und in den Mitochondrien nicht differenziert worden. Die vorliegenden Untersuchungen wurden an isolierten Mitochondrien aus Ratten- und Mäuseleber, Rattennierenrinde und solidem Hepatom durchgeführt. Zusammenfassend sind folgende neue Erkenntnisse gewonnen worden:

- Adeninnukleotid-abbauende Enzyme (ATPase und 5'-Nukleotidase), die zytosolische Nukleotide abbauen könnten, existieren auf der Außenseite der Mitochondrieninnenmembran.
- Mitochondrien enthalten neben Purinnukleotiden auch Nukleoside und Nukleobasen.
- Es gibt einen intramitochondrialen Katabolismus von Purinnukleotiden. Der Hauptabbauweg endogener Adeninnukleotide verläuft über AMP-Dephosphorylierung und Adenosindesaminierung. Demzufolge können eine intramitochondriale 5'-Nukleotidase und Adenosindesaminase postuliert werden.
- Purinnukleoside (Inosin und Guanosin) vermögen die innere Mitochondrienmembran zu passieren. Aufgrund der Impermeabilität dieser Membran für hochmolekulare wie niedermolekulare Substanzen ist ein Transportsystem für diese Nukleoside wahrscheinlich.
- Ein durch ischämische Schädigung hervorgerufener Nettoverlust an Purinverbindungen durch Nukleotid- oder den hier beschriebenen Nukleosidausstrom muß, um die Funktionsfähigkeit der Organellen wiederherzustellen, rückgängig gemacht werden. Hierbei könnten Nukleosidaufnahme und intramitochondriale Phosphorylierung eine Rolle spielen.

Von diesen Ergebnissen lassen sich neue Strategien zu Forschungen über die Ätiopathogenese der Hypoxie/Ischämie/Reoxygenierung, zur Zytoprotektiva-Entwicklung und zur Verbesserung der Organ- und Gewebekonservierung ableiten.

Publikationen

Dubiel, W., Henke, W., Miura, Y., Holzhütter, H.-G., Gerber, G. (1987). Identification and characteristics of a novel mitochondrial ATPase in rat liver. Biochem. Internat. **15**, 45.

Henke, W., Lang, M., Dubiel, W., Holzhütter, H.-G., Gerber, G. (1989). Identification and characteristics of a novel mitochondrial 5'-nucleotidase in rat liver. Biochem. Intern. **18**, 833.

Togusov, R. T., Tikhonov, Yu. V., Pimenov, A. M., Prokudin, V. Yu., Dubiel, W., Ziegler, M., Gerber, G. (1988). Optimization of the ionpair high-performance liquid chromatographic separation of purine derivatives in erythrocytes, thymocytes and liver mitochondria. J. Chromatogr. Biomed. Appl. **434**, 447.

Ziegler, M., Dubiel, W., Pimenov, A. M., Tikhonov, Yu. V., Togusov, R. T., Henke, W., Gerber, G. (1989). Purine compounds in mitochondria: a quantitative evaluation. Biomed. Biochim. Acta **48**, 57.

Ziegler, M., Dubiel, W., Pimenov, A. M., Tikhonov, Yu. V., Togusov, R. T., Henke, W., Gerber, G. (1989).Mitochondrial metabolism of guanine nucleotides. Possible role of guanosine. FEBS Lett. **248**, 182.

N. *Franz*, D. *Modersohn*, G. *Linß* und G. *Gola*, Klinik für Innere Medizin:

Charakterisierung verschiedener myokardialer Hypertrophieformen

Die linksventrikuläre Hypertrophie beeinflußt kardiale Funktionsparameter unterschiedlich in Abhängigkeit von der Grundkrankheit Ischämische Herzkrankheit (IHK) oder arterielle Hypertonie. Koinzidierende IHK und Wandmassevermehrung stellen die Hauptursache für die Beeinträchtigung der Kontraktilität und Relaxation des Hypertonieherzens dar. Entsprechende Hinweise fanden sich bei 74 Patienten mit arterieller Hypertonie und/oder IHK, die einer komplexen Herzkatheteruntersuchung einschließlich linksventrikulärer Druck-Volumen-Daten, Koronarangiografie und Analyse von Ischämiemarkern aus dem Koronarsinusblut unterzogen wurden. Durch akute medikamentöse Interventionen konnten

die Ergebnisse verdeutlicht werden. Pentoxifyllin übte dabei einen positiven Einfluß auf die Herzfunktion aus.

Weitere biochemische Untersuchungen aus dem Blut von Koronarsinus und Aorta erbrachten keine differenzierte Bewertung hinsichtlich Wandmasse und Grundkrankheit. Es fanden sich jedoch Anhaltspunkte für die Rolle von pressorischen und depressorischen Gewebssystemen sowie von Wachstumsfaktoren.

Publikationen

Franz, N., Linß, G., Modersohn, D. et al. (1988). Akute Veränderungen der systolischen Herzfunktion durch Pentoxifyllin bei Patienten mit und ohne Koronararteriosklerose. Z. Ges. Inn. Med. **43**, 238.

Heublein, B., Franz, N., Modersohn, D. et al. (1988). Die Wirkung von Pentoxifyllin auf die diastolische Herzfunktion bei Patienten mit Angina pectoris und linksventrikulärer Wandmassevermehrung. Herz **13**, 124.

Linß, G., Heublein, B., Franz, N. et al. (1987). Die Akutwirkung von Pentoxifyllin auf den Natrium-Kaliumtransport an der Erythrozytenmembran, die Plasma-Renin-Aktivität und die Thrombozytenaggregation bei Patienten mit Angina pectoris. Z. Klin. Med. **42**, 1813.

Gisela *Jacobasch*, D. Buckwitz, Ch. *Gerth* und R. *Thamm*, Institut für Biochemie:

Regulation des Energiestoffwechsels von Plasmodium berghei

Zur Untersuchung des Stoffwechsels und der zur Wirtszelle bestehenden Wechselbeziehung von *Plasmodium falciparum*, des wichtigsten humanpathogenen Erregers der Malaria, wurde das Tiermodell *P. berghei* verwendet. Es wurde festgestellt, daß die Glycolyserate des Parasiten die der Wirtszelle um 2 Größenordnungen übertrifft. Der extrem hohe Umsatz von Glucose zu Lactat bewirkt sowohl eine Acidose als auch eine Hypoglycämie. Der Anstieg der Wasserstoffionenkonzentration im Erythrozyten hemmt die Glycolyse des Wirts, und der ATP-Spiegel der Wirtszelle wird bis zur Reife der Schizonten durch den Energiestoffwechsel der Parasiten aufrechterhalten.

Weitere Arbeiten ergaben, daß sich die Kontrollenzyme der Glycolyse Hexokinase (HK),

Phosphofructokinase (PFK) und Pyruvatki-
nase (PK) der Parasiten sowohl in ihren phy-
sikochemischen Eigenschaften als auch im ki-
netischen Verhalten signifikant von denen der
roten Blutzelle unterscheiden. Die Enzymaktivitäten korrelieren mit der Infektionsrate. Die
Aktivitäten der HK und PK sind in hochinfi-
zierten roten Blutzellen um mehr als eine Größenordnung erhöht, die der PFK dagegen nur
etwa verdoppelt. Die anodische elektrophore-
tische Motilität ist wesentlich geringer als die
der entsprechenden erythrozytären Enzyme,
und die pH-Optima sind zu pH 7,2 bis 7,4
verschoben. Für die Berechnung der kineti-
schen Konstanten, die an gereinigten Enzymen bestimmt wurden, wurden mathematische Enzymmodelle zugrunde gelegt.
Als weitere Unterschiede wurden ermittelt:
Die HK zeigt keine Hemmung durch Glucose-
6-Phosphat. Die PK weist ähnliche Eigenschaften wie der Isoenzymtyp M_2 auf, unterscheidet sich von diesem jedoch durch eine geringere Nucleotidspezifität. Die Parasiten-PFK
hat eine höhere Affinität zu Fru-6-P und Mg-
ATP. Die ATP-Hemmung ist um mehr als 2
Größenordnungen geringer, AMP hat keinen
Aktivierungseffekt. ADP und PEP haben ent-
gegengesetzte Wirkungen auf die PFK beider
Species. ADP hemmt und PEP aktiviert die
PFK aus Plasmodien, während die Erythrozy-
ten-PFK durch ADP aktiviert und durch PEP
gehemmt wird. Aus den vorliegenden Befunden läßt sich die Schlußfolgerung ableiten,
daß eine Hemmung der Glycolyse die Entwicklung der Parasiten effektiv verhindern
kann, und daß die Kontrollenzyme ein geeigneter Angriffspunkt für spezifische Inhibitoren
sind.

Publikationen

Buckwitz, D., *Jacobasch*, G., *Gerth*, C., *Holzhütter*,
H.-G., *Thamm*, R. (1988). A kinetic model of
PFK from P. berghei. Influence of ATP and fruc-
tose-6-phosphate. Molec. Biochem. Parasitol. **27**,
225.

Buckwitz, D., *Jacobasch*, G., *Gerth*, C. (1990). Phosphofructokinase from plasmodium berghei. A kinetic model of allosteric regulation. Molec. Biochem. Parasitol. **40**, 225.

Buckwitz, D., *Jacobasch*, G., *Gerth*, C., *Thamm*, R.
(1990). Phosphofructokinase from Plasmodium
berghei. Influence of Mg-complexed ATP, free
ATP, and magnesium ions. Biochem. J. **267**, 353.

Jacobasch, G., *Buckwitz*, D., *Gerth*, C., *Thamm*, R.

(1990). Regulation of energy metabolism in Plasmodium berghei. Biomed. Biochim. Acta **49**, S
289.

B. *Johannsen*, D. *Modersohn*, B. *Noll*[1] und
H. *Spies*[1], Klinik für Nuklearmedizin und Zentralinstitut für Kernforschung der AdW, Rossendorf[1]:

Charakterisierung des Systems Tc/MAG3 und Entwicklung eines neuen Kits für ein Nierenfunktionsdiagnostikum

Bei Technetium-99m als dem wichtigsten Ra-
dionuklid für die Routinediagnostik besteht
das prinzipielle Problem, daß aufgrund der
Körperfremdheit von Technetiumkomplexen
spezifische biochemische Reaktionen in vivo
nicht oder nur sehr eingeschränkt möglich
sind. Für den aktiven renalen Anionentrans-
port in der Niere bietet neuerdings die von
Fritzberg et al. (1986) eingeführte Klasse von
Tc(V)oxo-Komplexen bestimmter N2S2- und
insbesondere N3S-Liganden einen Ansatzpunkt sowohl für Struktur-Bioverteilungs-Be-
ziehungen als auch für die Synthese eines
neuen Nierenfunktionsagens. Unter diesem
Aspekt wurde das System Tc/Mercaptoacetyl-
triglycin ($^{99M}Tc^{99}Tc$/MAG$_3$) detailliert untersucht und ein einfacher, zu hoher radiochemi-
scher Reinheit und Stabilität führender Kit für
das Nierenfunktionsdiagnostikum entwickelt.
Die Ergebnisse führten zu einer Beschreibung
der Reaktionsprodukte des komplexen Tc/
MAG3 Systems. Es zeigte sich, daß es nicht
erforderlich ist, den für eine klinische Routine-
produktion ungünstigen Syntheseweg über S-
geschützte Präcursoren zu gehen. Alle Teil-
schritte der Synthese einer reinen enantiome-
ren Form des tubulär sezernierten Tc-Komple-
xes konnten geklärt und optimiert werden. Mit
der Bereitstellung des Kits ist auch die Strah-
lenbelastungs- und Abwasserproblematik
überwunden, die bei dem früher verwendeten
^{131}I-Hippurat bestand.

Publikationen

Fritzberg, A. R., *Kasina*, F., *Eshima*, D. et al. (1986).
Synthesis and biological evaluation of technetium-
99m MAG$_3$ as a hippuran replacement. J. Nucl.
Med. **27**, 111.

Johannsen, B., *Noll*, B., *Heise*, K.-H. et al. (1990). Different technetium complexes with mercapto-acetyltriglycine. Isotopenpraxis **26**, 97.

Johannsen, B., *Noll*, B., *Heise*, K.-H. et al. (1990). Chemical and biological studies on the technetium/S-unprotected MAG₃ system. Med. nucl. **2**, 115.

Johannsen, B., *Noll*, B., *May*, K. et al. (1990). Eine neue Methode zur Kitpräparation von Tc-99m-MAG3. Med. nucl. (im Druck).

W. *Kalz*, K. *Buchali*, K. *Dallüge*, S. *Magnus* und J. *Staudt*, Poliklinik für Prothetische Stomatologie, Klinik für Nuklearmedizin, Klinik für Onkologie, Institut für Medizinische Physik und Biophysik und Institut für Anatomie:

Klinische und experimentelle Komplexstudie zur Diagnostik der radiogenen Kieferknochenschädigung

Häufigste orale Komplikationen der tumortherapeutischen Strahlenanwendung im Kopf-Hals-Bereich sind die radiogene Mucositis und Xerostomie. Ab einer Strahlendosis von 50 Gy stellen sich irreversible Störungen des Mundmilieus ein. In einer klinischen Querschnittsstudie wurde der ätiologische Wandel der strahlenbedingten Kieferknochennekrose zur radiogenen Wundheilungsstörung mit kombinierter Pathogenese nachgewiesen. Als Risikofaktor für strahlentherapeutische Komplikationen am Kieferknochen steht der tumorchirurgische Eingriff im Vordergrund.

Die relevante Problematik der funktionellen Diagnostik am bestrahlten Kieferknochen wurde in einer tierexperimentellen Longitudinalstudie bearbeitet. Die Strahlenauswirkungen auf die kapilläre Durchblutung im Mucoperiost des Kieferknochens von Beagle-Hunden wurde mit Hilfe der Laser-Doppler-Flowmetrie als kompensierbare lokale Kreislaufstörung diagnostiziert (Abb.). Die Mehrphasen-Szintigraphie mit Tc-99-m-MDP spiegelte einen dreiphasigen kompensativen Prozeß der Strahlenreaktion in Blutperfusion und Knochenstoffwechsel wider. Die Ergebnisse wurden histomorphometrisch verifiziert.

In einer nuklearmedizinischen Anwendungsstudie wurden Grundvarianten der klinischen Strahlenreaktion des Kieferknochens ermittelt. In Abhängigkeit von funktionsdiagnostischen Befunden wurden Maßnahmen zur stomatologischen Therapie bei orofazial bestrahlten Tumorpatienten erarbeitet.

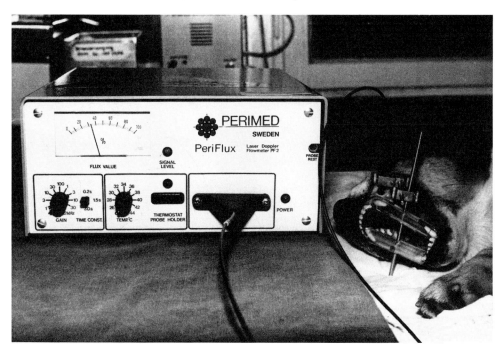

Tierexperimentelle Blutflußmessung mit der Laser-Doppler-Methode am Mucoperiost des bestrahlten Kiefers

Für das Komplikationsrisiko am bestrahlten Kiefer erweist sich der szintigraphische Knochenbefund als praktikabler Indikator.

Publikationen

Kalz, W. (1990). Untersuchungen zum Komplikationsrisiko am tumortherapeutisch bestrahlten Kiefer. Eine klinische und experimentelle Komplexstudie. Med. Diss. B. Humboldt-Universität Berlin.

Kalz, W., *Buchali*, K., *Dallüge*, K. et al. (1988). Diagnostik der radiogenen Kieferknochenschädigung. Erste experimentelle Ergebnisse am Tiermodell. Zahn-Mund-Kieferheilkd. **76**, 835.

Kalz, W., *Buchali*, K., *Dallüge*, K. et al. (1990). Diagnostik der radiogenen Kieferknochenschädigung. 6. Mitt.: Synoptische Analyse der tierexperimentellen Untersuchungen. Zahn-Mund-Kieferheilkd. **78** (im Druck).

G. *Knappe*, H.-J. *Gerhardt*, H. *Gerl*, M. *Werbs*, F. *Stahl*, W. *Rohde*, M. *Ventz*, Y. *Rückert* und R.-I. *Rückert*, Klinik für Innere Medizin, Klinik für Hals-Nasen-Ohren-Krankheiten, Institut für Experimentelle Endokrinologie und Klinik für Chirurgie:

Therapie corticotroper Hypophysenadenome

Zur Therapie des zentralen Cushing-Syndroms wurde die früher übliche totale Adrenalektomie durch transsphenoidale Hypophysenoperationen abgelöst. Mit dem Ziel einer selektiven Adenomektomie gelten diese Operationen auch bei fehlendem morphologischen Nachweis eines Hypophysenadenoms als indiziert, wenn die sonstige Diagnostik eine hypothalamisch-hypophysäre Form weitgehend sichert. Zur Erweiterung der Tumordiagnostik wurde – ausgehend von Literaturhinweisen auf eine abnorme Reaktion von Tumorzellen in vitro – untersucht, ob eine paradoxe Stimulation von Beta-Endorphin mit TRH und GnRH einen Anhaltspunkt für die Existenz eines corticotropen Hypophysenadenoms bieten könnte. Obwohl ein Teil der Patienten mit Cushing-Syndrom positiv reagierte, kann dieser Effekt nicht als tumorspezifisch angesehen werden.

Bei überwiegend fehlender Sellaerweiterung und negativem CT-Befund wurden 23 Patienten mit Cushing-Syndrom transethmoidal-transsphenoidal operiert und in 19 Fällen Remissionen erreicht. Nach der Adenomektomie sank das Plasmacortisol von 549 ± 35,0 auf minimal 85,8 ± 20,7 nmol/l und das freie Cortisol im Harn von 623,1 ± 65,5 auf 27,8 ± 8,6 nmol/die. Die Beta-Endorphin-Immunreaktivität wurde von fast immer erhöhten Ausgangswerten überwiegend unter die Nachweisgrenze gesenkt. Die meisten Patienten entwickelten klinisch eine transitorische Nebennierenrindeninsuffienz von unterschiedlicher Dauer. Zugleich bildete sich der Cushing-Habitus allmählich zurück. Mehrere Patientinnen wurden postoperativ schwanger.

Die Resultate bestätigen die an verschiedenen Zentren gewonnenen Erfahrungen. Als Nebenergebnis wurde erstmalig im deutschsprachigen Raum ein Cushing-Syndrom infolge ektoper Sekretion von Corticotropin-Releasinghormon beschrieben.

Publikationen:

Gerl, H., *Knappe*, G., *Rohde*, W., *Stahl*, F., *Wolff*, H., *Martin*, H. (1990). Cushing-Syndrom bei CRF-produzierendem mediastinalem Karzinoid. Dtsch. med. Wschr. **115**, 332.

Knappe, G., *Gerhardt*, H.-J., *Gerl*, H., *Werbs*, M., *Stahl*, F., *Rohde*, W., *Ventz*, M., *Rückert*, Y., *Rückert*, R.-I., *Meyer*, E.-D., *Genschorek*, C. (1990). Therapie des zentralen Cushing-Syndroms durch transsphenoidale Adenomektomie. Z. Klin. Med. (im Druck).

Knappe, G., *Gerl*, H., *Rückert*, R.-I., *Rückert*, Y., *Rohde*, W., *Stahl*, F. (1989). Paradoxical response of plasma ß-Endorphin to combined administration of TRH and GnRH in adrenal disorders. Exp. Clin. Endocrinol. **94**, 157.

M. *Kühn*, J. *Belkner*, R. *Wiesner* und T. *Schewe*, Institut für Biochemie:

Wechselwirkung der Retikulozytenlipoxygenase mit Biomembranen in vitro und in vivo

Die biologische Rolle tierischer Lipoxygenasen (LOX) betrachtete man bislang hauptsächlich -

im Zusammenhang mit der Arachidonsäurekaskade, d. h. mit der Bildung oxygenierter Produkte der unveresterten Arachidonsäure und anderer Polyenfettsäuren. Zur Wirkung auf veresterte Polyenfettsäuren in den Phospholipiden der Membranen lagen nur wenige Arbeiten vor. In früheren Untersuchungen des Themenkollektivs wurde eine Schlüsselrolle der erythroiden 15-LOX beim reifungsbedingten Abbau der Mitochondrien in Retikulozyten wahrscheinlich gemacht, ein endgültiger Beweis fehlte jedoch damals. Erstmals gelang nun der zweifelsfreie Nachweis der Wirkung der erythroiden 15-LOX auf die Membranlipide in intakten Zellen. Es konnten oxygenierte Polyenfettsäuren sowohl in Mitochondrien (5–20 % des Polyenfettsäuregehalts) als auch in der Plasmamembran identifiziert werden. Diese Produkte fehlen in reifen Erythrozyten, die keine LOX enthalten. Die In-vivo-Befunde konnten durch In-vitro-Experimente verifiziert und durch mechanistische Untersuchungen erweitert werden. Demnach führt der Angriff der LOX neben den primären Oxygenierungen zu einem sekundären exzessiven Sauerstoffverbrauch, der für den reifungsbedingten Mitochondrienabbau essentiell ist. Entgegen früheren Annahmen ist die LOX auch an reifungsbedingten Umbauprozessen der Plasmamembran beteiligt.

Publikationen

Kühn, H., *Belkner*, J., *Wiesner*, R., *Brash*, A. R. (1990). Oxygenation of biological membranes by the pure reticulocyte lipoxygenase. J. Biol. Chem. **265** (im Druck).

Kühn, H., *Brash*, A. R. (1990). Occurrence of lipoxygenase products in membranes of rabbit reticulocytes. Evidence for a role of the reticulocyte lipoxygenase in the maturation of red cells. J. Biol. Chem. **265**, 1454.

Kühn, H., *Schewe*, T., *Rapoport*, S. M., *Brash*, A. R. (1988). Lipoxygenase reaction with mitochondrial membranes. A step in the maturational breakdown of mitochondria in reticulocytes. In: *Simic*, M. G., *Taylor*, K. A., *Ward*, J., *von Sonntag*, C. (eds.): Oxygen Radicals in Biology and Medicine. Plenum Press, New York, p. 945.

Rapoport, S. M., *Schewe*, T. (1986). The maturational breakdown of mitochondria in reticulocytes. Biochim. Biophys. Acta **864**, 471.

A. *Lun*, H. *Gruetzmann*, B. *Dominick* und J. *Gross*, Institut für Pathologische und Klinische Biochemie:

Prävention der perinatalen hypoxischen Hirnschädigung

Hypoxiezustände sind eine häufige Todesursache in der Perinatalperiode. Darüber hinaus können diese als Langzeitfolge Störungen der Motorik der Kinder und verminderte Lern- und Gedächtnisleistungen verursachen. Am Modell der perinatalen milden Hypoxie der Ratte wurde der präventive Effekt verschiedener Medikamente, darunter Pyritinol, auf die Langzeitentwicklung untersucht. Die biochemischen Parameter im Hirngewebe ATP, Hypoxanthin, Glykogen und Laktat waren bei dieser Hypoxie nicht verändert, wodurch sie als mild charakterisiert wurde. Als neurochemische Marker waren Dopamin erhöht und Dihydroxyphenylessigsäure (Abbauprodukt des Dopamin) vermindert, was im Sinne eines verminderten turnover gedeutet werden kann.

Das aktive Avoidance-Lernen im Erwachsenenalter wurde durch diese Hypoxie deutlich vermindert. Pyritinol, vor (präventiv) oder nach der Hypoxie (therapeutisch) verabreicht, normalisierte die Lernleistung. Es hatte auch Langzeitwirkungen auf neurochemische Parameter, indem es die K^+-stimulierte Neurotransmitterfreisetzung aus Striatumschnitten reduzierte und damit den Einfluß der postnatalen Hypoxie aufhob. Außerdem beeinflußt Pyritinol die Dopaminaufnahme in Striatum-Synaptosomen (erhöhter Vmax-Wert).

Die Ergebnisse lassen es sinnvoll erscheinen, Pyritinol als Protectivum in einer Studie an Neugeborenen mit gesicherten Hypoxiezuständen zu überprüfen.

Publikationen

Lun, A., *Gross*, J., *Beyer*, H., *Fischer*, H. D., *Wustmann*, Ch., *Schmidt*, J., *Hecht*, K. (1986). Biomed. Biochim. Acta **45**, 619.

Lun, A., *Gruetzmann*, H., *Wustmann*, Ch., *Szuesz*, L., *Dominick*, B., *Horvath*, G., *Fischer*, H. D., *Nagy*, I., *Gross*, J. (1989). Biomed. Biochim. Acta **48**, 237.

Lun, A., *Szuesz*, L., *Gross*, J., *Horvath*, G., *Nagy*, I. (1989). Biomed. Biochim. Acta **48**, 231.

H. *Meisel*, J. *Jantschak* und S. *Prösch*, Institut für Virologie:

Gewinnung und Charakterisierung eines HBV-Klons aus Patientenmaterial

Auf Grund des engen Species- und Organtropismus des Hepatitis-B-Virus (HBV) und seiner bis heute nicht einfachen Vermehrung in Zellkulturen ist für die Gewinnung von HBV-Genprodukten und deren Verwendung zur Diagnostik und Prävention der Hepatitis-B-Infektionen klonierte HBV-DNA eine Voraussetzung.

Zur Klonierung von HBV-DNA aus Patientenmaterial wurden Viruspartikel aus dem Serum eines chronischen HBV-Trägers isoliert und gereinigt. Nach Aufteilung des inkompletten HBV-DNA Plusstranges mittels der endogenen DNA-Polymerase wurde das Virusgenom isoliert, mit *Eco*RI gespalten und in pUC 19 kloniert. Die Charakterisierung von zwei (pAE 2 und pAE 10) der insgesamt vier Klone mit herausspaltbarem 3,2 kb-Insert durch Analyse mit 20 Restriktionsenzymen ergab das Vorliegen identischer, das komplette HBV-Genom enthaltender Klone und deren Zugehörigkeit zum adw-Subtyp. Im Unterschied zu allen bisher bekannten, ausschließlich aus amerikanischen und asiatischen Isolaten hergestellten 9 HBV (adw)-DNA-Klonen weisen die Klone pAE 2/10 einen Spaltort für Sna BI, aber keine Erkennungssequenz für Xba I auf. Die aus der Restriktionsanalyse mit einer Genauigkeit von 5 % ermittelten Fragmentlängen wurden mit den Sequenzdaten von zwei adw-Subtypen verglichen und ermöglichten die Aufstellung einer ersten, dem adw$_2$-Subtyp mit 3221 bp sehr ähnlichen Restriktionskarte für den pAE 2/10-Klon. Die komplette Nukleotidsequenz wurde für die Genabschnitte C und PreS2 bestimmt.

Der pAE 2/10-Klon ist bereits (in mehreren Einrichtungen) erfolgreich zur effektiven Expression von HBcAg in *E. coli*, zur Expression von Oberflächenproteinen des HBV in verschiedenen animalen Zellen sowie zur Herstellung rekombinanter Kapsidstrukturen HBcAg-PreS2/adw und von Fusionsproteinen aus dem Hüllprotein des Phagen fr und des PreS2/adw eingesetzt worden. Entwicklungsarbeiten zum Einsatz dieser gentechnisch produzierten und gereinigten Antigene in der Diagnostik und Prävention der Hepatitis B wurden begonnen.

Publikationen

Jantschak, J., *Meisel*, H. (1989). Verfahren zur Herstellung von HBV-DNA-Rekombinantenklonen. Wiss.-Patent C 12N 325 733, 13.02.

Sominskaja, I., *Pushko*, P., *Kozlovskaja*, T., *Meisel*. H., *Jantschak*, J. et al. (1989). Verfahren zur Herstellung des rekombinanten frCP-preS2/adw, das eine Fusion aus Coatprotein des Phagen fr und dem preS2-Bereich des Hepatitis-B-Virus, Subtyp adw, darstellt. Wiss.-Patent 11/89, Riga und Berlin.

Ulrich, U., *Meisel*, H., *Hantschak*, J., *Rosenthal*, R., *Borisova*, G. et al. (1989). Verfahren zur Herstellung der rekombinanten Kapsidstruktur HBcAg-preS2/adw, die das Coreantigen des Hepatitis-B-Virus mit dem an seiner Oberfläche exponierten Epitop HBV-preS2/adw darstellt. Wiss. Patent 11/89, Riga und Berlin.

M. *Mehl*, R. *Starke*, R. *Grunow*, R. *Pfüller*, I. *Tausch*, C. *Hentschel* und M. *Korzendorfer*, Institut für Mikrobiologie, Institut für Medizinische Immunologie und Klinik für Hautkrankheiten:

Herstellung monoklonaler Antikörper gegen Candida albicans Mannan-Antigen

Systemische Infektionen durch *Candida albicans* spielen bei abwehrgeschwächten Patienten (Immunsuppression) oder bei Patienten mit langdauernder Chemotherapie durch die Beseitigung der protektiven Normalflora eine besondere Rolle. Große Bedeutung hat dabei der Nachweis des Erregers bzw. seiner Antigene in Körperflüssigkeiten, da nur so die Abgrenzung von weniger ernstzunehmenden Lokalinfektionen und vor allem von einer Candida-Besiedlung möglich ist. Die Verfügbarkeit von monoklonalen Antikörpern (mkA), die gegen ein bestimmtes charakteristisches Antigen von *Candida albicans* gerichtet sind, ist eine Voraussetzung für den Pilznachweis. Da neben intakten Erregern auch deren Abbauprodukte (Autolyse, Phagozytose u. a.) bei systemischen Infektionen in den Körperflüssigkeiten anzutreffen sind, wird das für die Species Candida charakteristische Mannan-Antigen als das mittels mkA nachzuweisende Antigen angesehen.

Entsprechend der Aufgabenstellung konnten mkA gegen *Candida albicans* Mannan-Antigen hergestellt werden. Für den hergestellten H5 Klon wurde eine Verdopplungszeit von 25 h bei einer IgM-Produktion von 18,3 μg je 24 h und 0.5 x 10^6 Zellen/ml bestimmt. Die Dissoziationskonstante des Antikörpers H5 beträgt 5,4 x 10^{-9}. Die Überprüfungen der Immunglobulinklassen-Zugehörigkeit (IgM) und Reaktionen mit *C. albicans* Mannan-Antigen im Western Blot liegen vor. Das Fehlen einer Multireaktivität des mkA H5 wurde durch die Reaktion mit 8 mikrobiellen Antigenen im Leerwertbereich (EIA) nachgewiesen.

In der Zytofluometrie sind positive Reaktionen des Antikörpers H5 mit *C. albicans*, *C. tropicalis* und *C. parapsilosis* nachweisbar. Keine Reaktivität zeigt sich gegen *C. krusei*, *C. cerevisiae* und *C. glabrata*. Aus den hergestellten Maus-Asciti konnte mittels FPLC-Reinigung an Mono Q eine 37%ige Ausbeute erzielt werden (Einsatz 118 mg Protein, daraus 43 mg spezifisches IgM gereinigt). Die Kopplung des Antikörpers an Peroxidase ergab ein Konjugat mit 454 μg/ml spezifischem IgM, das in der Gebrauchsverdünnung 1 : 1000 verwendbar ist. Im Antigennachweis (Zwei-Seiten-Bindungsassay) konnten unter Verwendung des nativen und des konjugierten mkA H5 *Candida albicans* Mannan-Konzentrationen bis 10 ng/ml nachgewiesen werden. Die erwähnte Kreuzreaktivität mit *C. tropicalis* und *C. parapsilosis* beruht auf einer Mannan-Antigengemeinschaft und erhöht in der praktischen Diagnostik die Treffsicherheit beim Nachweis einer Pilzsepsis.

Der immunserologische Nachweis dieses Antigens durch Verwendung von mkA würde einen weit geringeren Zeitaufwand benötigen, als das gegenwärtig für die kulturelle Anzucht der Fall ist, und damit dem frodroyanten Verlauf einer Pilzsepsis und seiner schnellstmöglichen fungistatischen Behandlung weit mehr gerecht werden.

Publikationen

Mehl, M., Starke, R., Grunow, R., Jahn, S., Scholz, H., Kiessig, St., Schmidt, G., v. Baehr, R. (1989). Monoclonal antibodies for diagnostics and therapeutics of acute life-threatening infections in newborns. In: E. L. *Grauel, L. Stern, I. Syllm-Rapoport, R. Wauer* (eds.): Research in Perinatal Medicine. VEB Georg Thieme, Leipzig.

Mehl, M., Starke, R., Urban, A., Hoffmann, A., Kiessig, S., Schmidt, G. (1989). Beladung von Polystyrol Festphasen mit mikrobiellen Erregern und deren Polysaccharid-Antigenen zum Screening monoklonaler Antikörper. J. Basic Microbiol. **29**, 361.

Pfüller, R., Mehl, M., Starke, R., Hentschel, Ch. (1990). Einsatz der Fermenter-Dialyse-Kultur zur Kultivierung medizinisch relevanter Erreger. III. Candida albicans. J. Basic Microbiol. (eingereicht).

Starke, R., Mehl, M., Pfüller, R., Hentschel, Ch., Grunow, R., Tausch, I. (1990). Patent „Verfahren zur Herstellung monoklonaler Antikörper gegen das Mannan-Antigen des Candida albicans" (eingereicht).

K.-J. *Neumärker* und M. W. *Bzufka*, Klinik für Neurologie und Psychiatrie:

Stellenwert und Charakteristik des Berliner Luria-Neuropsychologischen Verfahrens für Kinder (BLN-K)

Schädigungen des Gehirns, z. B. durch entzündliche Erkrankungen, Traumata oder Tumoren, haben auch im Kindesalter zugenommen. Aussagen über die Funktionsgüte des Gehirns ermöglicht die klinische Neuropsychologie mit ihren an der Schnittstelle zwischen klassischer Neurologie und experimenteller Psychologie angesiedelten Testverfahren.

Im deutschsprachigen Raum existierte bislang kein Verfahren neuropsychologischer Art, das umfassend die kortikalen Funktionen bei Kindern im Alter von 8 bis 12 Jahren erfaßte. Über mehrere Vorstufen wurde ein neuropsychologisches Diagnostikum geschaffen, das die differenzierte Messung der höheren kortikalen Funktionen, beginnend bei der Informationsaufnahme (mono- und multimodal) über die Verarbeitung und Speicherung bis zur Handlungsgenerierung und -kontrolle ermöglicht. Vorstufen und Endfassung des Verfahrens wurden jeweils an Kindern aus der eigenen Abteilung angewendet und dann die Überprüfung an einer Normalstichprobe vorgenommen, um den Bezug zur Entwicklung gesunder Kinder herzustellen. Die Normstichprobe bestand aus 174 Kindern einer Berliner Schule, die nach 3 Monaten im Rahmen einer Retestuntersuchung nochmals überprüft wurden. Die teststatistische Analyse ergab Kennwerte für Objektivität und Reliabilität, durch Diskriminanzanalysen unter Einbeziehung der Patientendaten wurde die Validität angegeben, und Normwerte stellten den Bezug zu alterstypischen Regelanforderungen her und ermöglichten den intra- sowie interindividuellen Vergleich.

Damit liegt erstmalig im deutschsprachigen Raum ein Diagnostikverfahren für Kinder vom 8. bis 12. Lebensjahr vor, mit dem kortikale Funktionen und deren Defizite sowohl aktuell als auch im Längsschnitt analysiert werden können. Darüber hinaus zeigte sich, daß das Verfahren auch bei Kindern mit Lernstörungen, bei Autisten, bei Schizophrenien und bei Kindern mit geistiger Behinderung, deren IQ nicht unter 80 liegt, gut anwendbar ist. Schließlich ergibt sich die Anwendung als Screening-Verfahren zur Aufdeckung minimaler zerebraler Dysfunktionen.

Publikationen

Neumärker, K.-J. (1988). Verhaltenstherapie im Kindes- und Jugendalter. In: G. *Nissen* (Hrsg.): Allgemeine Therapie psychischer Erkrankungen im Kindes- und Jugendalter. Verlag Hans Huber, Berlin-Stuttgart-Toronto, S. 59.

Neumärker, K.-J., *Bzufka*, M. W. (1989). Zum Stellenwert neuropsychologischer Untersuchungen bei geistig Behinderten. Acta Paedopsychiatrica **52**. 307.

Neumärker, K.-J., *Bzufka*, M. W. (1989). Berliner-Luria-Neuropsychologisches Verfahren für Kinder (BLN-K). Verfahren zur Diagnostik von Hirnfunktionsstörungen bei 8- bis 12jährigen Kindern. Psychodiagnostisches Zentrum HUB und Hogrefe Verlag. Göttingen-Zürich-Toronto.

Neumärker, K.-J., *Eckstein*, W.-E., *Kemmerling*, S. (1984). Ein Beitrag zur Diagnostik von Hirnfunktionsstörungen im Kindesalter. I. Die Luria-Nebraska-Neuropsychologische Batterie für Kinder. Z. Kinder-Jugendpsychiat. **12**. 178.

Neumärker, K.-J., *Eckstein*, W.-E., *Kemmerling*, S. (1984). Ein Beitrag zur Diagnostik von Hirnfunktionsstörungen im Kindesalter. II. Erfahrungen mit der Luria-Nebraska-Neuropsychologischen Batterie für Kinder. Z. Kinder-Jugendpsychiat. **12**. 391.

G. *Regling*, Klinik für Orthopädie:

Praxisrelevantes pathophysiologisches Arbeitskonzept der Arthrose

Untersuchungen an Gelenkknorpelproben haben gezeigt, daß es im normalen wie im Arthrosegelenk eine Leistungsabstimmung aller Knorpelareale gibt, die sich in charakteristischen linearen Korrelationen der physiochemischen Parameter manifestiert. Diese Leistungsanpassung des Gelenkknorpels wird wahrscheinlich durch eine Biosensor- und Signalleitungsfunktion nativer Proteoglykan-umhüllter Kollagenfibrillen der Knorpelmatrix ermöglicht. Ausgehend von einer frühen Vorstellung von *Becker* und *Bassett* (1964) findet sich im Schrifttum eine Vielzahl von Indizien für die biologische Relevanz eines piezoelektrisch-semikonduktiven Kollagen-Proteoglykan-Biosensors der Knorpelmatrix. Ein in diesem Biosensor induziertes bioelektrisches Signal kann sowohl umgebende Proteoglykane thermodynamisch stabilisieren als auch entlang der Kollagenfibrille zum Chondrozyten fortgeleitet werden.

Verfolgt man den Gedanken, daß die im Bindegewebe lebhaft metabolisierten (beständig neu leistungsadaptierten) Proteoglykanmoleküle der kontinuierlichen trainingskonformen Energieinjektion via Kollagen bedürfen, um sich gegenüber äußerer Beanspruchung und proteolytischer Attacke thermodynamisch zu stabilisieren, so erschließen sich die Trainingsanpassung, das Matrixremodeling, das Altern und die Arthrosenentwicklung nach einem einheitlichen, klaren, in sich widerspruchsfreien Konzept. Dessen praktische Bedeutung ist auch darin zu sehen, daß mit seiner Hilfe auch andere Regulationsebenen im Arthrosegelenk zielgerichtet erschlossen werden können. So wurde 1989 in der Poliklinik für Orthopädie eine neue Diagnostikmethode zur intraartikulären, polarographischen Messung des Sauerstoff-Partialdrucks (pO_2) der Synovia international erstmals klinisch etabliert, mit der die aktuelle arthrotische Aktivierung (nutritiv-metabolische Dekompensation) von Kniegelenken quantitativ bestimmt und der Effekt einer pharmakologischen Arthrosetherapie objektiviert werden können.

Publikationen

Regling. G.. *Jessen*. N. (1990). Die intraartikuläre Messung des Sauerstoffpartialdrucks (pO$_2$) der Synovia für die Aktivitätsbeurteilung der Gonarthrose. Vortrag 76. Tagung d. Deutschen Ges. f. Orthopädie u. Traumatologie. 10.–13. Oktober, Zürich.

Regling. G.. *Rückmann*. H.-I. (1989). The native collagen fibril-biosensor and signal conductor of the matrix of connective tissues. A new concept for a biological understanding of the regulation of connective tissues. Bioelectrochem. Bioenergetics **22**. 241.

Monika *Reuter*. Cornelia *Schroeder*. C.-D. *Pein* und D. H. *Krüger*. Institut für Virologie:

Plasmid – Virus – Wechselwirkungen

Im Rahmen der biotechnologisch orientierten Grundlagenforschung wurde die intrazelluläre Wechselwirkung zwischen Plasmiden und Bakterienviren analysiert. Die experimentellen Daten liefern neue Erkenntnisse über die molekulare Wirkungsweise von Restriktionsendonukleasen und sind auch für die praktische Gentechnik von Interesse.

Die *Escherichia coli*-Plasmide P1 und P15 codieren für Typ-III-Restriktionsendonukleasen mit unsymmetrischen DNA-Erkennungssequenzen, die nur in einem Strang protektiv methyliert werden können. Die Untersuchungen zur Resistenz des Genoms des Bakterienvirus T7 führten zur Klärung der generellen Frage, warum in Bakterienzellen, die Typ-III-Enzyme codieren, die eigene DNA während der DNA-Replikation nicht restringiert wird: Die Erkennungssequenzen entgehen auch im unmethylierten Zustand der Restriktion, wenn sie sich in identischer Strangorientierung im Genom befinden.

Hinsichtlich der Interaktion der Restriktionsendonuklease *Eco*RII, die von einem Antibiotika-Resistenzplasmid codiert wird, und den Bakterienviren T3 und T7 wurde festgestellt, daß diese Virusgenome von *Eco*RII nicht angegriffen werden, obwohl entsprechende DNA-Sequenzen vorhanden sind. Wir konnten zeigen, daß dieses Typ-II-Enzym bisher nicht bekannte Anforderungen an die Substrat-DNA stellt: Es benötigt für seine Funktion die Präsenz von mindestens 2 Erkennungsorten im DNA-Molekül und könnte somit eine neue Gruppe von Restriktionsendonukleasen begründen. Durch die gemeinsame Inkubation der resistenten Virus-DNA mit *Eco*RII-sensitiven DNA-Molekülen konnten wir eine Spaltung primär resistenter Virusgenome erreichen. Auf diese Weise können ursprünglich nicht spaltbare DNA-Orte für gentechnische Arbeiten zugänglich gemacht werden. Das beschriebene Prinzip stellt darüber hinaus eine wichtige methodische Verbesserung zur Bestimmung des Methylierungsgrades von DNA-Molekülen dar und gilt auch für weitere Restriktionsendonukleasen.

Die abortive Wechselwirkung des F-Plasmids mit dem Virus T7 wird seit langem von vielen Arbeitsgruppen untersucht. Wir konnten zeigen, welche Genregion von T7 für den abortiven Ausgang der Infektion sorgt. Der Ausschluß des Virus setzt das „Überlesen" eines Stopcodons in der mRNA voraus, was zu einem verlängerten Genprodukt mit gravierenden funktionellen Konsequenzen führt.

Publikationen

Krüger. D. H.. *Bickle*. T. A. (1987). Abortive infection of *Escherichia coli* F$^+$ cells by bacteriophage T7 requires ribosomal misreading. J. Mol. Biol. **194**. 349.

Krüger. D. H.. *Barcak*. G. J.. *Reuter*. M.. *Smith*. H. O. (1988). *Eco*RII can be activated to cleave refractory DNA recognition sites. Nucl. Acids Res. **16**. 3997.

Krüger. D. H.. *Bickle*. T. A.. *Reuter*. M.. *Pein*. C.-D.. *Schroeder*. C. (1990). DNA methylation and restriction processes in *Escherichia coli*: Insights by use of bacterial viruses T3 and T7. In: G. A. *Clawson*. D. B. *Willis*. A. *Weissbach* and P. A. *Jones* (eds.): Nucleic Acid Methylation. Alan R. Liss. Inc., New York. p. 113.

Pein. C.-D.. *Reuter*. M.. *Cech*. D.. *Krüger*. D. H. (1989). Oligonucleotide duplexes containing CC (A/T) GG stimulate cleavage of refractory DNA by restriction endonuclease *Eco* RII. FEBS Letters **245**. 141.

Reuter. M.. *Pein*. C.-D.. *Butkus*. V.. *Krüger*. D. H. (1990). An improved method for the detection of *Dcm* methylation in DNA molecules. Gene (im Druck).

B. *Rüstow*, M. *Schlame* und D. *Kunze*, Institut
für Pathologische und Klinische Biochemie:

Mitochondriale Phospholipide

Die einzelnen Phospholipidklassen unterscheiden sich in ihren molekularen Speciesmustern. Molekulare Species sind durch die in 1- und 2-Stellung am Glycerol veresterten Fettsäuren gekennzeichnet. Die Phospholipidklassen verschiedener Organe enthalten einzelne Species in sehr hoher Konzentration. Nahm man bis vor kurzem an, daß die Phospholipidsynthese ausschließlich im endoplasmatischen Reticulum abläuft, muß man heute davon ausgehen, daß auch die Mitochondrien in nicht unerheblichem Umfang in die Phospholipidsynthese einbezogen sein können. Wir überprüften, inwieweit in Mitochondrien ein besonderes Speciesmuster einzelner Phospholipide de novo synthetisiert werden kann und fanden, daß die charakteristischen Species bestimmter Phospholipide anscheinend nicht über die de novo-Synthese, sondern über remodeling Prozesse produziert werden. Weiterhin zeigte sich, daß sich die molekularen Species des mitochondrialen Lecithin von Rattenleber und -lunge deutlich unterscheiden, während beim Vergleich von mikrosomalen, mitochondrialen und submitochondrialen Species eines Organs nur geringfügige Unterschiede festgestellt wurden. Durch den Einbau radioaktiv markierten Glycerol-3-Phosphats in mitochondriales Lecithin konnten wir zeigen, daß Lungenmitochondrien eine eigene Lecithinsynthesekapazität besitzen, die an der zytoplasmatischen Oberfläche der Mitochondrien lokalisiert ist.

Publikationen

Rüstow, B., *Schlame*, M., *Rabe*, H., *Reichmann*, G., *Kunze*, D. (1989). Species pattern of phosphatidic acid, diacylglycerol, CDP-diacylglycerol and phosphatidylglycerol synthesized de novo in rat liver mitochondria. Biochim. Biophys. Acta **1002**, 261.

Schlame, M., *Rabe*, H., *Rüstow*, B., *Kunze*, D. (1988). Molecular species of mitochondrial phosphatidylcholine in rat liver and lung. Biochim. Biophys. Acta **958**, 493.

Schlame, M., *Rüstow*, B., *Kunze*, D. (1989). Synthesis of phosphatidylcholine and phosphatidylglycerol in rat lung mitochondria. Mol. Cell. Biochem. **85**, 115.

F. *Scheibe*, Heidemarie *Haupt* und Christa *Ludwig*, Klinik für Hals-Nasen-Ohren-Krankheiten:

Lärmeinwirkungen auf den Blutfluß und den Sauersotffpartialdruck des Innenohres (Tiermodell)

Direkte lokale Laser-Doppler-Blutfluß- und polarographische pO_2-Messungen am Innenohr unterschiedlich lärmbelasteter Meerschweinchen (Chloralose-Ethylurethan-Narkose) ergaben bemerkenswerte intensitätsabhängige Unterschiede zwischen den verschiedenen akustischen Belastungsgruppen. Stark hörschädigende Schallbelastung (10 kHz-Reinton von 125 dB Schalldruckpegel (SPL) und 1 h Belastungsdauer) bewirkte im basalen Teil der Kochlea eine signifikante Abnahme sowohl der kochleären Durchblutung als auch des intrakochleären pO_2 (Perilymphe der Scala tympani), die im Mittel jeweils rund 20 % gegenüber den Kontrollwerten betrug. Bei leicht überschwelliger Belastung (105 dB SPL) variierten beide Parameter interindividuell erheblich, und im Durchschnitt ergaben sich keine signifikanten Änderungen. Bei unterschwelliger Reinton- (90 dB) und Geräuschbelastung (85 dB SPL) kam es dagegen in beiden Fällen zu einer signifikanten Zunahme des intrakochleären pO_2 von durchschnittlich 20 %, während die Durchblutung nur nach der Geräuschbelastung im apikalen Teil der Kochlea eine signifikante Erhöhung zeigte. Kreislaufphysiologisch kam es überwiegend zu keinen wesentlichen Änderungen. Das spricht dafür, daß es bei erhöhter funktioneller Belastung des Cortischen Organs im physiologischen Bereich zunächst zu einem erhöhten intrakochleären Sauerstoffangebot oder/und zu einem geringeren lokalen Sauerstoffverbrauch (Glykolyse) kommt. Starke akustische Überbelastung ist dagegen mit einem lokalen Durchblutungs- und Sauerstoffmangel (Hypoxie) verbunden.

Publikationen

Haupt, H., *Scheibe*, F., *Ludwig*, C. (1988). Oxygen tension in the perilymph of sound-exposed guinea pigs. In: L.-P. *Loebe*, P. *Lotz* (eds.): VIII. International Cochlea Symposium 1987. Martin-Luther-Universität. Wiss. Beiträge 1988/15 (R 104), Halle (Saale), p. 93.

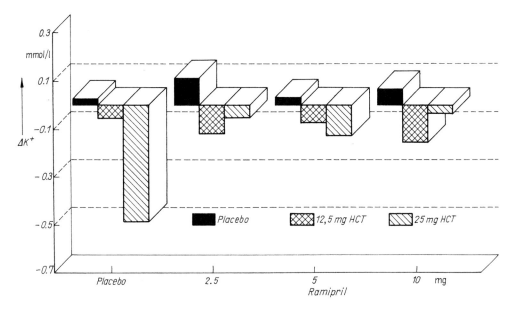

Veränderungen der Kaliumkonzentration im Serum unter verschiedenen Ramipril/HCT-Dosierungen

Scheibe, F., Haupt, H., Nutall, A. L., Ludwig, C. (1990). Laser Doppler measurements of cochlear blood flow during loud sound presentation. Eur. Arch. Otorhinolaryngol. **247**, 84.

Scheibe, F., Haupt, H., Ludwig, C. (1990). Acute effects of sound at different intensities on cochlear oxygen tension and blood flow. 27th Workshop on Inner Ear Biology. Stockholm, Sweden, p. 20 (Abstr.).

Scheibe, F., Ludwig, C., Haupt, H., Flemming, B. (1989). Physiologische Parameter des Meerschweinchens unter Langzeitnarkose mit kontrollierter Beatmung. Z. Versuchstierkd. **32**, 25.

J. *Scholze*, I. *Pahl*, B. *Rautenberg* und J. *Frille*, Klinik für Innere Medizin:

Doppelblinde multizentrische Arzneimittelstudie Ramipril-Hydrochlorothiazid

Im Rahmen einer doppelblind angelegten Multicenterstudie sollte eine optimale Fixkombination des CE-Hemmers Ramipril mit dem Diuretikum HCT gefunden werden. Gleichzeitig ging es um die exakte Verifizierung der Wirksamkeit sowie des Nebenwirkungsprofils. Zu diesem Zweck wurden 535 Patienten in 20 Zentren der DDR in diese Studie einbezogen. Das Studiendesign umfaßte 12 parallele Gruppen, die sich zusammensetzten aus: einer Ramipril-Mono-Therapie mit 2.5; 5 und 10 mg/d, einer Placebo-Gruppe, HCT-Mono-Gruppen mit 12.5 und 25 mg/d, sowie deren Kombinationen.

Bei den essentiellen Hypertonikern der Schweregrade I und II nach WHO (mild-moderate hypertension) wurde nach Absetzen der vorher gegebenen Antihypertensiva und einer anschließenden zwei- bis vierwöchigen Placebo-Phase sechs Wochen mit der Verumsubstanz behandelt. Dabei wurde die Dosis eines der beiden Kombinationspräparate nach der ersten Behandlungswoche in den vorgesehenen Gruppen nochmals erhöht, was immer mit einer dreistündigen Patientenbeobachtung verbunden war.

Vor Beginn der Studie erfolgten eine röntgenologische Untersuchung des Herzens und eine Spiegelung des Augenhintergrundes. Alle relevanten Laborparameter wurden dreimal bestimmt, das EKG zweimal durchgeführt. Die Blutdruck- und Pulsmessungen erfolgten drei-

Tabelle 1: Systolische/diastolische Blutdrucksenkung (Δ mm Hg) der 12 Gruppen (Differenz liegend Anfangs- minus Endwerte)

HCT-Ram.	Placebo	2.5 mg	5 mg	10 mg
Placebo	2.4/3.9	9.3/6.7	11.9/ 5.8	11.1/ 8.5
12.5 mg	8.5/6.3	14.7/8.8	17.8/10.8	17.6/13.0
25 mg	11.9/8.4	16.0/8.8	20.5/13.5	20.2/11.1

mal im Liegen und im Stehen, die Nebenwirkungen wurden exakt nach einem vorgegebenen Schema erfaßt.

Aus Tabelle 1 ist ersichtlich, daß die Kombination 5 mg Ramipril + 25 mg HCT die höchste Wirksamkeit besitzt. Beide Substanzen in den Höchstdosen ziehen keine weitere Blutdrucksenkung nach sich. 25 mg HCT in der Mono-Therapie führten zu einer signifikanten Erniedrigung der Serum-Kalium-Konzentration, die durch den CE-Inhibitor in allen Dosierungen wirksam nivelliert wurde. Die Hypokaliämie gehört zu den gefürchteten Komplikationen (Arrhythmie-Risiko!) einer Diuretika-Behandlung.

Die ersten Ergebnisse dieser Studie belegen nicht nur den additiven Wirkeffekt beider Substanzen, sondern zeigen auch den antagonisierenden Effekt der HCT-induzierten Hypokaliämie durch Ramipril.

Zu der drop-out- und Nebenwirkungsrate können z. Zt. noch keine definitiven Angaben gemacht werden, da die statistische Bearbeitung noch nicht abgeschlossen ist.

U: *Soltau*, B. *Baumann*, W. *Kaufhold*, J. *Großer*, I. *Ost* und I. *Hoebbel*, Institut für Krankenhaushygiene:

Apparativer Hospitalismus und hygienische Sicherheit

Obwohl Infektionen zu den häufigsten Komplikationen im medizinischen Betreuungsprozeß gehören, berücksichtigen die nationalen und internationalen Bestimmungen zur Gewährleistung der Patienten- und Anwendersicherheit beim Einsatz medizintechnischer Erzeugnisse hygienische Anforderungen nur unzureichend. Basierend auf experimentellen Untersuchungen zur Wechselwirkung zwischen „hygienischer Sicherheit" und „apparativem Hospitalismus" wurden Grundlagen für ergänzende gesetzliche Regelungen geschaffen. Durch mikrobiologisch-klinische Überwachungsstudien, Modellversuche mit radioaktiven Aerosolen und Testkeimsuspensionen, Formaldehyd- und Spurenelementbestimmungen ließen sich konkrete Aussagen zur hygienischen Sicherheit von Geräten treffen, die in der Anaesthesiologie und Intensivmedizin eingesetzt werden.

U. a. wurde festgestellt, daß sich medizintechnische Erzeugnisse aus Operations- und Intensivtherapiebereichen hinsichtlich der mikrobiellen Kontaminationsrate signifikant unterscheiden, daß für die Entwicklung von Systemen zur Atemgasklimatisierung ein „blow over"-Prinzip und die konstante Erwärmung des Befeuchterwassers auf mindestens 50 °C zu empfehlen sind, und daß thermische Desinfektionsverfahren chemischen vorzuziehen sind. Das Formaldehyd-Kammer-Desinfektionsverfahren wird abgelehnt.

Publikationen

Großer, J., *Soltau*, U., *Kaufhold*, W., *Baumann*, B., *Gudzuhn*, Ch., *Heine*, K. (1985). Hygienische Probleme beim Betreiben von Reversosmosen und Ionenaustauschern in der Medizin. Hygiene und Medizin (Wiesbaden) **10**, 23.

Soltau, U., *Bonell*, R. (1989). Hygienische Sicherheit medizintechnischer Erzeugnisse. Medizintechnik **1**, 28.

Soltau, U., *Großer*, J. (1990). Zur hygienischen Sicherheit von medizintechnischen Erzeugnissen. In: *Knoll*, K. H. (Hrsg.): Angewandte Krankenhaushygiene, Band 4 (im Druck).

Soltau, U., *Baumann*, B., *Kaufhold*, W. (1990). Probleme des apparativen Hospitalismus – Beatmungsgeräte und Atemgasanfeuchter. In: *Knoll*, K. H. (Hrsg.): Angewandte Krankenhaushygiene, Band 4 (im Druck).

N. *Springwaldt*, Poliklinik für Prothetische Stomatologie:

Polyfunktionelles Haftsystem: Metall-Plast-Verbund

Bei der Versorgung behandlungsbedürftiger Zahnlücken (besonders im Seitenzahngebiet) ist ein mit zahnfarbenem Kunststoff verblendetes Metallgerüst indiziert. Bisher war der Gebrauchswert derartiger metallorganischer Verbunde eingeschränkt, da bereits nach wenigen Jahren intraoraler Funktion eine Randspaltbildung im Bereich der Phasengrenzbereiche Metall-Plast oder ein partieller oder totaler Facettenverlust auftreten können. Die Ursache liegt in der Konsequenz der direkten mechanischen Verbindung zwischen den physikalisch und chemisch stark differierenden Werkstoffen Metallegierung und Polymer.

Für die Materialkombination Nickel-Basis-Le-

gierung (GISADENT NCA[R]) und den heiß-
polymerisierenden PMMA-Verblendplast
(SUPERPONT C+B[R]) wurde ein Adhäsiv entwickelt, das hinsichtlich seiner physikalischen
und chemischen Eigenschaften eine
– ausreichende Elastizität zum Ausgleich der
  thermischen Ausdehnungskoeffizienten beider Verbundpartner
– ausreichende Kohäsionsfestigkeit bei geringer Schichtdicke
– hohe Affinität zu beiden Verbundwerkstof-
  fen
– Beständigkeit bei Feuchtigkeits- und Wech-
  seltemperaturbelastung
– Einfärbung mit anorganischen Pigmenten
  (Opakerfunktion)
– Widerstandsfähigkeit gegenüber Verbund-
  trennung mit einer Kraft von 7 MPa und
– biologische Unbedenklichkeit aufweist.
Unter verarbeitungstechnologischen Aspekten
ist es
– anwendbar bei der apparativen Grundaus-
  stattung für zahnärztliche Laboratorien
– tolerant gegenüber geringen Verarbeitungs-
  fehlern und
– kostengünstig (importfrei).
Durch die Entwicklung und Testung eines speziellen Klebstoffes konnte damit ein nahezu
randspaltfreies, feuchtigkeitsresistentes und
der simulierten Kaukraft widerstehendes Me-
tall-Plast-Verbundsystem hergestellt werden.

Publikationen

Springwaldt, N. (1990). KLEBEN in der Stomatolo-
    gie – Grundlagen und Anwendung für die Kunst-
    stoffverblendung. Med. Diss. B., Humboldt-Uni-
    versität Berlin.
Springwaldt, N., *Wagner*, J. (1989). Haftvermittlung
    durch Primer – Defekte Kunststoffverblendung –
    Was tun? Dent.-Lab. **37**, 751.
Unger, A., *Müller*, W.-D., *Springwaldt*, N. (1988).
    Werkstoffkundlich-experimentelle Untersuchun-
    gen zum Verbundfestigkeitsverhalten verschiede-
    ner Opaker für den stomatologischen Metall-Plast-
    Verbund. Zahn-Mund-Kieferheilkd. **76**, 840.

B. J. *Thiele*, B. *Nack*, S. M. *Rapoport*, J. *Fle-
ming*, J. *O'Prey*, J. *Chester* und P. R. *Harrison*,
Institut für Biochemie und Beatson Institute for
Cancer Research, Glasgow, Großbritannien:

Vollständige Aminosäuresequenz der 15-Lipoxygenase aus Kaninchen-Retikulozyten

Der Lipoxygenase(LOX)-Weg der Arachidonsäurekaskade ist ein Schwerpunkt pharmakologischer und biochemischer Forschung. Meta-
bolite der LOX-Reaktion (Leukotriene und Li-
poxine) sind als entscheidende Mediatoren bei
anaphylaktischen und hyperergischen Reaktionen (z. B. Asthma bronchiale) erkannt worden.
Die Aufklärung der Primärstruktur tierischer
LOX und des Mechanismus der Enzymkatalyse
sind wichtige Voraussetzungen für die molekulare Analyse und Beeinflussung dieser pathologischen Prozesse.
Aus cDNA Klonen und PCR-Produkten wurde
die vollständige Sequenz der mRNA für die
LOX aus Kaninchen-Retikulozyten bestimmt
und daraus die vollständige Aminosäurese-
quenz (662 AS) des Enzyms abgeleitet. Durch
Sequenzvergleich mit anderen LOX wurden
wesentliche Strukturmerkmale dieser pharma-
kologisch wichtigen Enzymklasse erkannt.
Weiterhin wurde die cDNA-Sonde erfolgreich
für Studien zur erythroiden Differenzierung
eingesetzt.
Die erythroide 15-LOX mRNA ist die erste
LOX mRNA, von der die vollständige Sequenz
einschließlich der regulativen nichttranslatier-
ten Bereiche ermittelt werden konnte.

Publikationen

Fleming, J., *Thiele*, B. J., *Chester*, J., *O'Prey*, J., *Ja-
    netzki*, S., *Aitken*, A., *Anton* I. A., *Rapoport*, S. M.,
    Harrison, P. R. (1989). The complete sequence of
    the erythroid cell-specific 15-lipoxygenase mRNA:
    comparison of the predicted amino acid sequence
    of the erythrocyte lipoxygenase with other lipoxy-
    genases. Gene **79**, 181.
Thiele, B. J., *Fleming*, J., *Kasturi*, K., *O'Prey*, J.,
    Black, E., *Chester*, J., *Rapoport*, S. M., *Harrison*,
    P. R. (1987). Cloning of a rabbit erythroid-cell-
    specific 15-lipoxygenase mRNA. Gene **57**, 111.

J. *Wendler*, H. *Wagner*, E. *Stürzebecher* und R. *Becker*, Klinik für Hals-Nasen-Ohren-Krankheiten und M. *Cebulla* und K. *Paul*, VEB TuR Dresden im Industrielabor der Klinik für Hals-Nasen-Ohren-Krankheiten:

Laryngostroboskop LS 3

Die stroboskopische Untersuchung des Kehlkopfes zur Beurteilung der schwingenden Glottis im stehenden und bewegten Bild hat sich sowohl in der Laryngologie als auch in der Phoniatrie als eine essentielle Methode der Funktionsdiagnostik erwiesen und gehört heute international zu den am meisten angewandten instrumentellen Verfahren der Stimmdiagnostik.

Im Rahmen eines Leistungsvertrages mit dem VEB TuR Dresden wurde ein funktionell dem Weltstand entsprechendes und in wesentlichen Teilfunktionen den Weltstand bestimmendes Laryngostroboskop entwickelt, das in Konstruktionsstufen für die industrielle Produktion überleitungsfähig ist.

Durch Implementierung eines Einkartenrechners und durch eine neue Konzeption für die Stimmgrundfrequenzermittlung wurden folgende Vorteile bzw. Funktionserweiterungen im Vergleich zu internationalen Spitzengeräten erreicht:

– Aufnahme des Stimmschalls über Luftschall-Mikrophon (sonst Körperschall-Mikrophon)
– Anzeige der gemittelten Stimmgrundfrequenz bei ausgehaltenen Tönen in Hz und in musikalischen Tonhöhen (sonst nur Momentanwerte in Hz)
– Anzeige der gemittelten Grundfrequenz und ihres Streubereiches beim fortlaufenden Sprechen in Hz und in musikalischen Tonhöhen (sonst nicht vorhanden)
– Anzeige von Maßzahlen für die Irregularität der Stimmgrundfrequenz als Jitter- (Frequenzirregularitäten) und Shimmer-Werte (Amplitudenirregularitäten) (sonst nicht vorhanden)
– Anzeige einer Maßzahl für die Stimmintensität (sonst meist nicht vorhanden)
– Bedienung über nur einen Fußschalter (sonst meist zwei)
– stabile Funktionsfähigkeit in weiten Bereichen von Grundfrequenz und Intensität der Stimme und auch bei hochgradiger Heiserkeit.

Das neue Laryngostroboskop LS 3 gewährleistet mit seinen Funktionen nicht nur eine sichere optische Beurteilung von Schwingungsmustern der Stimmlippen, sondern es ermöglicht darüber hinaus auch die objektive Erfassung diagnostisch relevanter akustischer Basisdaten der Stimme.

Publikationen

Wendler, J. (1989). The videoscope in the exploration of vocal functions. Proc. XIV. World ORL Congress, Madrid (im Druck).

Wendler, J. (1990). Contribution to evaluation of the human voice (clinical aspects). Stroboscopy. J. Voice (im Druck).

Wendler, J., *Cebulla*, M., *Fischer*, S., *Hacki*, T. (1989). Frequency analysis of vocal fold vibrations. Folia phoniat. **41**, 231.

Wendler, J., *Köppen*, K., *Fischer*, S., *Cebulla*, M. (1988). On the clinical relevance of vibratory parameters in laryngostroboscopy. Proc. XV. UEP Congr., Erlangen, 217.

H. *Wolf*, Sektion Stomatologie, Abt. experimentelle Stomatologie und Biomaterialforschung:

Charakterisierung der In-vitro-Biokompatibilität von zwei ausgewählten Polymertypen

Im Zusammenwirken mit dem Institut für Polymerenchemie Teltow sowie der Klinik für Innere Medizin, Rostock, wurde unter Anwendung des von uns in den letzten Jahren entwickelten In-vitro-Biokompatibilitäts-Testprogramms ein Verfahren zur Oberflächenmodifizierung von Cellulose-Hohlfasermembranen für die Blutdetoxikation entwickelt. Damit gelang es, die Aktivierung des Complementsystems im Blut um 50 % gegenüber den bisherigen Hohlfasertypen zu reduzieren. Es wurden dem internationalen Stand entsprechende Werte erreicht, die die Aufnahme der Produktion eines neuen Hohlfaserdialysators (Typ III) im Jahre 1991 im VEB Keradenta-Werk ermöglichen.

In Zusammenarbeit mit dem VEB Gummiwerke Berlin-Leipzig wurden Rezepturen und optimale Herstellungstechnologien für die Eigenproduktion von Silikonschläuchen für Katheter und Sonden entwickelt, die internationalen technischen und Biokompatibilitäts-

Wellcome
Arzneimittel
mit
Weltruf

Wellcome

WIR
SIND
FORSCHER

Standards entsprechen und die Produktions-
aufnahme im Jahr 1990 erlauben.

Publikationen

Autorenkollektiv. Patent DD 260 932 A1. Verfahren
zur Herstellung von modifizierten Celluloseober-
flächen mit verbesserter Blutverträglichkeit.
Autorenkollektiv. Patent A 61 M/323 759-2. Verfahren zur Herstellung oberflächenmodifizierter Cel-
lulosemembranen mit verbesserter Blutverträglichkeit.
Wolf. H. (1989). Zur Entwicklung neuer Biokompa-
tibilitäts-Testverfahren und neuer Biomaterialien
in der DDR. DDR-Med.-Rep. **18**. 647.

Im Jahre 1990 abgeschlossene Promotionsverfahren B

Dr. med. Hans *Behrbohm:* Untersuchungen
zur Physiologie und zum Reparationsverhalten
der Kieferhöhlenschleimhaut.
Fachgebiet: HNO-Heilkunde

Dr. med. Rainer *Bollmann:* Ultraschallge-
stützte pränatale Diagnostik und Therapie.
Fachgebiet: Pränatale Medizin

Dr. med. Bernd *Brockmann:* Die Prognose des
primär operablen und metastasierten Mammakarzinoms.
Fachgebiet: Innere Medizin

Dr. med. Heidemarie *Dobberstein:* Laserbear-
beitung von Dentallegierungen mit einem Fest-
körperlaser – ein Beitrag zu den Grundlagen
der Laseranwendung in der Zahnmedizin.
Fachgebiet: Zahnärztliche Prothetik

Dr. med. Ursel *Engelmann:* Histologische und
zytologische Untersuchungen zur Variabilität
der Gingivareaktion.
Fachgebiet: Konservierende Stomatologie

Dr. med. Andreas *Förster:* Klinischer Stellenwert ausgewählter Untersuchungsmethoden
bei der Diagnostik und Verlaufsbeurteilung
von Patienten mit dem Leitsymptom Angina
pectoris.
Fachgebiet: Innere Medizin

Dr. med. Christian *Gärtner:* Klinische Studie
zur Effektivität der Behandlung von Patienten
mit kleinzelligem Bronchialkarzinom.
Fachgebiet: Onkologie

Dr. med. Elke *Halle:* Klinisch-mikrobiologi-
sche und epidemiologische Untersuchungen
über schwere Infektionen bei Neugeborenen
und jungen Säuglingen.
Fachgebiet: Mikrobiologie

Dr. med. Gisela *Kehrberg:* Untersuchungen
zum prophylaktischen Einsatz von Lithium bei
radiogener Leukozytopenie.
Fachgebiet: Onkologie

Dr. med. dent. Anne-Marie *Kluge:* Empirische
Untersuchungen zum Schmerz-Dysfunktions-
syndrom des stomatognathen Systems auf der
Grundlage eines mehrdimensionalen Ätiologie-
modells.
Fachgebiet: Zahnärztliche Chirurgie/Oralchir-
urgie

Dr. med. Gisela *Krug:* Die Dynamik von Substanz P und Beta-Endorphin im Plasma unter
Neuroleptanaesthesie und Epiduralanalgesie.
Fachgebiet: Anästhesiologie und Intensivtherapie

Dr. med. Rainer *Moebes:* Herzschrittmacher-
Register der DDR von 1979 bis 1986.
Fachgebiet: Innere Medizin

Dr. med. Uwe *Otting:* Tierexperimentelle und
klinische Untersuchungen zur Leberzellschädi-
gung bei chronischer Niereninsuffizienz.
Fachgebiet: Kinderheilkunde

Dr. med. Petra *Reinke:* Klinische Relevanz
elektronenmikroskopischer, zellulär-immuno-
logischer und histologischer Untersuchungen
bei Spätkomplikationen nach Nierentransplantation.
Fachgebiet: Innere Medizin

Dr. med. Uwe *Specht:* Die Milzteilresektion im
Kindesalter – Indikation, Operationstechnik
und Ergebnisse.
Fachgebiet: Kinderchirurgie

Dr. med. Norbert *Springwaldt:* KLEBEN in
der Stomatologie – Grundlagen und Anwendung für die Kunststoffverblendung.
Fachgebiet: Zahnärztliche Prothetik

Dr. med. Wolfram *Wermke:* Sonomorphome-
trische und dopplersonografische Untersuchungen bei chronischen Leberkrankheiten.
Fachgebiet: Innere Medizin

Externe Dissertationen

Dr. med. Ingo *Gastinger:* Untersuchungen zur Schaffung eines einheitlichen Systems der Erfassung und Auswertung stationär-operativer Leistungen und der Qualitätssicherung in der Chirurgie.
Fachgebiet: Chirurgie
(Kollektivarbeit mit Dr. Herwig)

Dr. med. Hermann *Herwig:* Untersuchungen zur Schaffung eines einheitlichen Systems der Erfassung und Auswertung stationär-operativer Leistungen und der Qualitätssicherung in der Chirurgie.
Fachgebiet: Chirurgie
(Kollektivarbeit mit Dr. Gastinger)

Dr. med Wolfgang *Laube:* Zur Rückführung des vegetativ-chronotropen Tonus, der Erholung im neuromuskulären System und den Wechselbeziehungen zwischen beiden Funktionssystemen nach Auslösung einer identischen anaeroben Stoffwechselsituation durch verschiedene Belastungsarten.
Fachgebiet: Physiologie

Dr. med. Siegfried *Müller:* Quantitative und qualitative Untersuchungen zur Entkalkung mineralisierter Gewebe.
Fachgebiet: Zahn-, Mund- und Kieferheilkunde
(Kollektivarbeit mit Dr. Pleul)

Dr. med. Jürgen *Pleul:* Quantitative und qualitative Untersuchungen zur Entkalkung mineralisierter Gewebe.
Fachgebiet: Zahn-, Mund- und Kieferheilkunde
(Kollektivarbeit mit Dr. Müller)

Naturwissenschaftliche Dissertationen

Dr. rer. nat. Bernd-Dieter *Bohne:* Die Sauerstoffversorgung des vorderen Sehnervenabschnittes als klinisch relevantes Beispiel für gekoppelte Konvektions-Diffusions-Systeme.
Fachgebiet: Biophysik

Dr. rer. nat. Hans-Joachim *Günther:* Beispiele für die Erkennbarkeit Ca-regulierender Vorgänge im isometrischen Kontraktionsverlauf von isolierenden Myokardpräparaten.
Fachgebiet: Physiologie

Dr. rer. nat. Michael *Mehl* und Dr. med Roland *Starke:* Entwicklung mikrobiologischer Schnellteste zur Diagnostik akut lebensbedrohlicher Infektionen im Kindesalter.
Fachgebiet: Mikrobiologie

Dr.-Ing. Lothar *Rölz* und Dr.-Ing. Joseph *Gloger:* Beitrag zur Entwicklung eines mikrorechnergestützten anaesthesiespezifischen EEG-Auswertungs- und Überwachungssystems für den Echtzeitbetrieb.
Fachgebiet: Informationstechnik

Dr.-Ing. Gert *Schmalich:* Gewinnung und Interpretation atemphysiologischer Parameter bei spontanatmenden Neugeborenen.
Fachgebiet: Biophysik

Dr. rer. pol. Horst *Siewert:* Positronenemissionsspektroskopie.
Fachgebiet: Nuklearmedizin

Promotionen A, für die die Fakultät das Prädikat „summa cum laude" bestätigte

Claudia-Martina *Bär:* Das Verhalten der Plasmaandrogene bei Patienten mit fortgeschrittenem Prostatakarzinom nach oraler Therapie mit dem Depotestrogen Turisterol und dem Glukokortikoid Dexamethason

Jeanette *Bartz:* Methodische Überlegungen zur Epidemiologie wiederholbarer Erkrankungen

Jakob *Bickhardt:* Möglichkeiten und Grenzen der Dignitätsbeurteilung pulmonaler Rundherde mittels Dichteanalyse von Dünnschicht-Computertomogrammen

Rolf *Gantenberg:* Untersuchungen zur B-Streptokokkenadhärenz und Lymphozytenreaktivität in vitro

Jörg-Thomas *Gerlach:* Entwicklung, Optimierung und Anwendung eines Radioimmunoassays für Wachstumshormon-Releasinghormon

Miriam *Göres:* Beteiligung von Substanz P bei der Entstehung und Leitung des Zahnschmerzes

Wolfram *Härtig:* Experimentelle Untersuchungen zur Physiologie der Nasennebenhöhlen

Torsten *Hennig:* Überprüfung der Möglichkeit der Altersbestimmung an Einzelzähnen mittels Wurzeldentintransparenz bei einer Population aus dem 10.–12. Jahrhundert

Uta *Hübschmann:* Untersuchungen zur Präparation und Charakterisierung der gruppen- und typenspezifischen Polysaccharidantigene des Streptococcus agalactiae Typ III

Wolfgang *Kirchner:* Das Verhalten der Nucleoli (Kernkörperchen) in Abhängigkeit vom unterschiedlichen Malignitätsgrad (Grading) der Harnblasentumoren. Auswertung mit der Methode der automatisierten Mikroskopbildanalyse

Thomas *Kleppisch:* Modulation von Ca-Kanälen kultivierter neonataler Rattenherzzellen durch 1.4-Dehydropyridine

Andrea *Kögel* und Jens *Kögel:* Der Einfluß von Kupferindomethazin, Kupfersalizylat und E-Aminokapronsäure auf den Periodont bei orthodontischer Zahnbewegung – Biochemische und histomorphometrische Untersuchungen an ersten Oberkiefermolaren der Wistarratte

Stephan *Kressin:* Ergebnisse 20jähriger präventiv orientierter stomatologischer Betreuung am Beispiel des Personals der zivilen Luftfahrt der DDR

Susanne *Krüger:* Erkennung, Verhütung und Bekämpfung nosokomialer Infektionen – Eine prospektive Studie in der Abt. für Neurochirurgie der Chirurgischen Klinik der Charité im Zeitraum 01. 10. 1986–31. 07. 1987

Uta *Lochmann:* Innenraum-NO_2-Exposition und ihr Effekt auf die Hydroxyprolin/Creatinin-Ausscheidung im Urin sowie auf Lungenfunktionsparameter bei Schulkindern (Umweltmedizinische Studie)

Marc *Marré* und Birgit *Marré:* Erprobung und Bewertung des „Simplified Colour Vision Test" (Fletcher) und der „Pflügerhaken-Tafeln zur Prüfung des Farbensinnes" (Velhagen)

Antje *Materna:* Die Beeinflussung unspezifischer Resistenzmechanismen durch Sauna und Winterschwimmen

Ramirez *McLean* und Jorge *Franckcisco:* Lichtbelastung der Netzhaut mit dem Operationsmikroskop – Experimentelle Untersuchung

Sabine *Müller:* Vergleichende Untersuchungen wesentlicher werkstoffkundlicher Eigenschaften von Superpont C + B als Empfehlung für die Entwicklung eines K + B Materials in der DDR

Michael *Muschik:* Die interkorporale ventrale Spondylodese in der Lendenwirbelsäule mit und ohne dorsale Instrumentation – Eine vergleichende Studie unter Berücksichtigung biomechanischer und pathogenetischer Aspekte der Spondylolisthesis

Andrea *Nawka:* Untersuchungen über die Variation der Häufigkeiten von Konsultationen wegen akuter respiratorischer Erkrankungen in einer pädiatrischen Abteilung einer Berliner Poliklinik unter dem Einfluß der Schwefeldioxid- und Schwebestaub-Immission

Udo *Pscheidl:* Fluoreszenzangiografische und nyktometrische Spätuntersuchungen nach Iriscliplinsen-Implantationen an der Augenklinik der Charité

Andrea *Schedifka* und Peter *Schedifka:* Zur Quantifizierung des Einflusses veränderter alters-, geschlechts- und todesursachenspezifischer Überlebenswahrscheinlichkeit auf die Entwicklung der mittleren Lebenserwartung im Deutschen Reich respektive in der DDR

Sylvia *Schenk* und Henry *Schenk:* Zahn-, Mund- und Kieferanomalien und der Gebißzustand von Patienten mit genetisch determinierten Hautkrankheiten, Genodermatosen, ekto- und mesodermalen Fehlbildungssyndromen

Maren *Schirmer:* Untersuchungen zur nosokomialen Morbidität und Letalität sowie des antimikrobiellen Chemotherapeutikaregimes an der Orthopädischen Klinik der Charité – Eine Prospektivstudie in den Zeiträumen vom 1. 1.–31. 12. 1984 und 1. 6.–31. 12. 1987

Uta *Schramm:* Temperaturmessung im Pulpakavum bei lokaler Bearbeitung der Zahnoberfläche mit CO_2-Laser

Wolfgang *Spielke:* Biologische Wirkungen magnetischer Felder bis 10 kHz (experimentelle Untersuchungen)

Frank *Strahlendorf* und Michael *Lucht-Geuther:* Der Einfluß der Initialtherapie auf ausgewählte klinische, mikrobiologische, immunologische und biochemische Parameter bei Patienten mit Erwachsenen-Periodontitis

Juliane *Stürzebecher*: Tierexperimentelle Untersuchungen zum Feinmechanismus und zur Bedeutung der östrogeninduzierten Desensibilisierung gegenüber dem negativen Östrogen-Feedback

Elke *Tutschku*: Die extrakorporale Stoßwellenlithotripsie (ESWL) an der Charité – Organisation des Therapieablaufes und erste klinische Erfahrungen bei 500 Behandlungen

Mathias *Ziegler:* Katabolismus endogener Purinnukleotide in Mitochondrien

Die Einrichtungen der Charité im Jahre 1990

Vorklinische Institute

Institut für Anatomie

Direktor:
o. Prof. Dr. sc. med. Jürgen *Wenzel*

Stellvertreter:
o. Prof. Dr. sc. med. Johannes *Staudt*

Weitere Hochschullehrer:
o. Prof. Dr. sc. med. Georg *Scheuner*
a.o. Prof. Dr. sc. nat. Thomas *Schuster*
o. Doz. Dr. sc. med. Eveline *Schulz*
a.o. Doz. Dr. sc. med. Wolfram *Richter*

Leitende technische Mitarbeiter:
Leitende med.-techn. Fachassistentinnen:
Gisela *Duwe*, Sabine *Winkler*

Leitende Ingenieure für med. Präparationstechnik:
Günter *Kunz*, Günter *Wilcke*

Leitender Sektionsgehilfe:
Dieter Lange

Verwaltungsleiterin:
Carla *Heuer*

Das Institut für Anatomie hat als theoretisch-experimentelle Disziplin und medizinisches Grundlagenfach seine Hauptaufgabe in der Lehre und in der Forschung. Es ist in Lehrbereiche und Forschungsabteilungen gegliedert, die anteilig zu den 3 Lehrstühlen für Anatomie des Instituts gehören.
Die Lehrbereiche beinhalten die Teilgebiete
– Systematische und topographische Anatomie einschließlich der Neuroanatomie
– Histologie und mikroskopische Anatomie
– Embryologie.
Für die technische Unterstützung der praktischen Ausbildung der Studenten sind die Kurslaboratorien für makroskopische Präparationstechnik und Histologie vorhanden.
Die Grundstruktur für die Forschung bilden am Institut 3 Forschungsabteilungen, die jeweils durch einen Lehrstuhlinhaber geleitet werden:
– Abteilung für Neuroanatomie (Prof. J. *Wenzel*)
– Abteilung für Histomorphologie (Prof. G. *Scheuner*)
– Abteilung für makroskopische Anatomie (Prof. J. *Staudt*).
Zu den Forschungsabteilungen gehören methodenspezifische Laboratorien: Laboratorien für Elektronenmikroskopie (Transmissions- und Rasterelektronenmikroskopie), Neurohistologie, Morphometrie, Histophysik und Histochemie, Embryologie/experimentelle Teratologie und Makroskopie.
Mit insgesamt 63 Mitarbeitern, darunter 18 Ärzte und 5 Naturwissenschaftler sowie langjährig in Lehre und Forschung erfahrene technische Mitarbeiter, werden die *Ausbildungsaufgaben* für Studenten der Medizin und Zahnheilkunde in 3 Studienjahren sowie für Studenten der Medizinpädagogik, Krankenpflege, Pharmazie, Psychologie und Biologie durchgeführt. In jedem Studienjahr werden mehr als 1500 Studenten der verschiedenen Studienrichtungen durch die Mitarbeiter des Instituts unter bisher nicht einfachen materiell-technischen Bedingungen betreut und ausgebildet.
Im medizinischen Grundlagenfach Anatomie werden jene Grundkenntnisse vermittelt, die für das Verständnis anderer vorklinischer und klinischer Fachgebiete Voraussetzung sind. Verbunden mit dem Wandel des Fachgebietes und den Praxisanforderungen an das Studium erfolgt der anatomische Unterricht funktions- und klinikbezogen, wobei die praktische Ausbildung der Studenten im Präparierkurs, in Demonstrationsveranstaltungen (einschließlich der Anatomie am Lebenden) und in der Histologie unverzichtbare Bestandteile des Studiums darstellen. Mit der begonnenen Integration von Inhalten klinischer Fachdisziplinen in

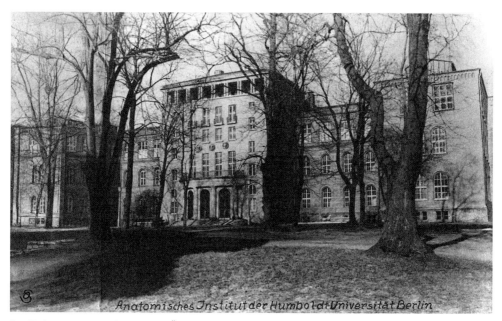

Die Berliner Anatomie der Charité. Über dem Portal befinden sich die Halbreliefs von A. Vesal, Joh. Müller und W. Waldeyer sowie der Spruch „Hic locus est ubi mors gaudet succurrere vitae". (Aufnahme von O. *Seifert*)

die Anatomieausbildung (z. B. der Röntgenologie und Neurologie) und der Beteiligung der Anatomie an interdisziplinären Themen in allen Studienjahren wurde eine stärkere Verflechtung von Vorklinik und Klinik eingeleitet. Mit der Einführung morphologisch-diagnostischer Methoden in der Klinik sowie der Entwicklung der Funktionsdiagnostik auf der Grundlage bildgebender Verfahren wurde und werden künftig in stärkerem Maße histologische und makroskopische Präparate einbezogen, die die erforderlichen Vorkenntnisse bei den Studenten für das klinische Studium liefern. Der anschaulichen und praxisnahen Vermittlung fundierter theoretischer Kenntnisse an die Studenten dienen auch die zahlreichen Sonderpräparate und Modelle, die Bestandteil der umfangreichen und auch historisch wertvollen Sammlungen des Instituts sind. Sie bilden eine entscheidende Voraussetzung für das Selbststudium der Studenten. Ein wichtiges Bindeglied zwischen Lehre und Forschung ist die wissenschaftliche Arbeit der Studenten. Mehr als 30 Hilfsassistenten und über 30 Doktoranden sind ständig im Institut tätig und in die Forschungsarbeit der Abteilungen integriert.

Entscheidende Voraussetzung für eine effekti-

vere und zukunftsorientierte anatomische Ausbildung ist jedoch die Sanierung aller für die Lehre erforderlichen technischen Einrichtungen (Hörsäle, Präpariersäle, Leichenkeller, histologischer Kurssaal, Demonstrationsräume).

In den letzten Jahren sind die Anforderungen an das Institut auf dem Gebiet der *Weiterbildung* für Ärzte anderer Fachrichtungen sowie für medizinisch-technisches Personal sprunghaft gestiegen. So werden von Wissenschaftlern des Instituts regelmäßig für andere Fachdisziplinen anatomische Weiterbildungs- und methodische Trainingskurse durchgeführt, die ebenfalls für die wieder zunehmende Bedeutung unseres Fachgebietes sprechen.

Das *wissenschaftliche Profil* des Institutes wird durch die Schwerpunkte der 3 Forschungsabteilungen bestimmt. Sie liegen auf den Gebieten der experimentellen Hirnforschung, der Histomorphologie und der angewandten anatomischen Forschung und werden interdisziplinär mit Partnern aus der Charité sowie in nationaler Kooperation bearbeitet. Durch gemeinsame Forschungsprojekte – insbesondere auch mit den Anatomischen Instituten der Universitäten Freiburg, Ulm und der Freien Universität Berlin – werden die interdisziplinären Beziehungen erweitert bzw. vertieft.

In der Abteilung Neuroanatomie stehen interdisziplinäre Forschungsarbeiten zu neurobiologischen Grundlagen von Lernen und Gedächtnis sowie zur normalen und gestörten Entwicklung des Zentralnervensystems im Mittelpunkt. In Zusammenarbeit mit Partnern verschiedener neurowissenschaftlicher Disziplinen werden morphologische Korrelate von Hirnfunktionen durch experimentell induzierte Veränderungen ihrer Basismechanismen erforscht und Ansätze für eine pharmakologische Beeinflußbarkeit gestörter Funktionen gesucht. Auf dem Gebiet der Entwicklungsneurobiologie stehen Fragen der normalen praenatalen ZNS-Entwicklung, einzelne Differenzierungsfaktoren und in Zusammenarbeit mit klinischen Einrichtungen die durch praenatale Risikofaktoren verursachte gestörte Hirnentwicklung des Menschen im Vordergrund. Das für die Untersuchungen erforderliche Methodenspektrum umfaßt die Neurohistologie, Elektronenmikroskopie, quantitative Bild- und Präparateauswertung sowie immunzytochemische Verfahren. Mit dem Wiederaufbau der Nervengewebezüchtung können künftig Probleme der Differenzierung, Ursachen von Fehlbildungen und die pharmakologische Beeinflussung an In-vitro-Systemen modellhaft studiert werden.

Mit der Rasterelektronenmikroskopie steht außerdem eine Methode zur Verfügung, die für zahlreiche klinisch-experimentelle Forschungsprojekte eine wichtige Unterstützung und Ergänzung liefert.

Die Abteilung Histomorphologie entspricht mit ihrem Forschungs- und Methodenspektrum einer Grundverpflichtung des Fachgebietes Anatomie zur praxisrelevanten Zusammenarbeit mit medizinischen, insbesondere klinischen Disziplinen. Durch moderne Methoden wird einerseits klinischen Fragestellungen Rechnung getragen und andererseits das Fachgebiet als eine Basiswissenschaft der Medizin immer wieder − auch für die Lehre − aktualisiert. Über Kooperationsbeziehungen erfolgt die morphologische Analyse von menschlichem Gewebe aus unterschiedlichen Organen.

Das Profil der Abteilung ist durch folgende methodische Spezialisierungen zu charakterisieren:

− Histophysikalische Techniken, insbesondere polarisationsoptische Verfahren mit neuartigen Möglichkeiten der Quantifizierung definierter submikroskopischer Komponenten

− Enzymhistochemische und chemisch analytische Methoden

− Fluoreszenz-, immun- und bausteinhistochemische Verfahren und deren Kombination in Abhängigkeit von der Fragestellung.

Neben der ständigen Qualifikation des Methodenspektrums bearbeitet die Abteilung in nationaler und internationaler Kooperation Probleme des Kollagenpolymorphismus in der extrazellulären Matrix, des zellulären Immunsystems, des Plazentainsuffizienzsyndroms, enteral bedingter Gedeihstörungen im Kindesalter sowie der Histochemie von Radikalen und Enzymen innerhalb der Sauerstoffbiologie.

Die Abteilung Makroskopie stellt die tragende Säule des Instituts für die makroskopisch-anatomische Ausbildung der Studenten dar und hat deshalb ein wissenschaftliches Profil entwickelt, in dessen Mittelpunkt spezielle Beiträge zur Fachgebietsentwicklung sowie eine vorrangig klinisch angewandte Forschung stehen. Von besonderer Bedeutung für das eigene Fachgebiet sind Untersuchungen über den Ersatz des Formaldehyds und anderer Substanzen bei der Fixierung menschlicher Körper mit der Zielstellung der Entwicklung neuer Konservierungs- und Präparationstechniken.

Die Erstellung neuer Lehrmaterialien erfolgt in Zusammenarbeit mit der Zentraleinrichtung für audiovisuelle Medien und dem Anatomischen Institut der Freien Universität Berlin.

Ferner arbeitet die Abteilung an verschiedenen klinischen Forschungsprojekten von Einrichtungen der Charité und der FU Berlin mit, so u. a.

− in der klinischen Forschung der Zahnheilkunde

− bei den bildgebenden Verfahren in Kooperation mit der Klinik für Nuklearmedizin der FU Berlin

− in der Entwicklung und Herstellung spezieller Präparate und Modelle gemeinsam mit den Kliniken für Hals-Nasen-Ohren-Krankheiten und Urologie sowie der Frauenklinik der Charité und den Gebietskrankenhäusern in Berlin.

Die von der Abteilung betreute historische

Sammlung des Instituts gewinnt derzeit erhöhtes Interesse bei der Schaffung einer geschlossenen Sammlung für R. *Virchow*, bei der Errichtung eines Charité-Museums zur Medizingeschichte Berlins zusammen mit dem Institut für Geschichte der Medizin der FU Berlin und schließlich bei der Ausrichtung von Ausstellungen im Anatomischen Institut selbst.

Dissertationen

Gabriele *Glede:* Versuch der Erfassung unterschiedlicher DNS-Zustandsformen und fluoreszenzhistotopochemische Nachweismethoden an Dünndarmbiopsien von Kindern mit enteral bedingten Gedeihstörungen

Detlef *Grabs* und Jens *Voß:* Morphometrisch-stereologische Untersuchungen zur hippocampalen Langzeitpotenzierung unter besonderer Berücksichtigung der zweifachen hierarchischen Varianzanalyse

Grit *Lammert:* Ultrastrukturelle Veränderungen protoplasmatischer Astrozyten in der Formatio Hippocampi (mittleres Drittel des Stratum moleculare der Fascia Dentata) nach Langzeitpotenzierung (LTP)

Annette *Sauer:* Neurohistologische und quantitative Untersuchungen an neokortikalen Pyramidenneuronen nach Transplantation in den Kortex adulter Ratten

Sylvia *Schindler:* Die vorsprachliche Lautgebung des Kleinkindes im 1. Lebensjahr und ihre Eignung für den Nachweis von Funktionsstörungen des Zentralnervensystems

Andreas *Winzer:* Ultrastrukturelle Untersuchungen an Hippocampusschnitten unter experimentellen Bedingungen

Institut für Biochemie

Direktor:
o. Prof. Dr. sc. med. Gerhard *Gerber*

Stellvertreter:
o. Prof. Dr. sc. nat. Gisela *Jacobasch*

Weitere Hochschullehrer:
o. Prof. Dr. sc. nat. Tankred *Schewe*

·o. Prof. Dr. sc. med. Jürgen *Schulz*
o. Doz. Dr. sc. nat. Gerd *Hansen*
o. Doz. Dr. sc. nat. Wolfgang *Höhne*
o. Doz. Dr. sc. nat. Marianne *Müller*
o. Doz. Dr. rer. nat. Günter *Sauer*
o. Doz. Dr. sc. med. Werner *Siems*
a.o. Doz. Dr. sc. nat. Hermann-Georg *Holzhütter*

Honorardozent:
Doz. Dr. sc. nat. Peter *Heitmann*

Leitende med.-techn. Fachassistentin:
Christa *Hiebsch*

Verwaltungsleiter:
Olaf *Freimann*

Das Institut beschäftigt 80 Mitarbeiter, darunter 47 Akademiker, 18 wissenschaftlich-technische Mitarbeiter und 15 Mitarbeiter des technischen Personals. Alle akademischen Mitarbeiter, d. h. Mediziner, Zahnmediziner, Biochemiker, Chemiker, Biologen, Physiker und Pädagogen, werden in Lehre und Forschung eingesetzt.

Die Biochemie ist mit ihren Erkenntnissen zur Struktur und Funktionsweise der Makromoleküle, zu den Stoff- und Energiewandlungen, zur biologischen Informationsübertragung und -verarbeitung sowie mit den durch sie erarbeiteten Methoden ein entscheidender Faktor für Innovationen in Diagnostik und Therapie sowie für neue Entwicklungen in Ätiopathogenese und Prophylaxe.

Die *Ausbildung* in unserem Fach geht davon aus, daß der Absolvent des Medizin-/Zahnmedizinstudiums primär der praktische Arzt/Zahnarzt ist, der in der Lage sein muß, alle wesentlichen Fortschritte der klinischen Medizin und Prophylaxe, die durch naturwissenschaftliche Ergebnisse möglich werden, zu erkennen und zu verfolgen. Ziel der Ausbildung am Institut ist deshalb die Vermittlung von Grundlagen der biochemischen Gesetzmäßigkeiten, die für das Verständnis der Lebensvorgänge sowie neuer biochemischer und molekularbiologischer Forschungsergebnisse in ihrer Anwendung in der Medizin notwendig sind. Den zukünftigen Medizinpädagogen werden die für den späteren Einsatz in der Ausbildung des medizinisch-technischen Personals notwendigen biochemischen Grundlagenkenntnisse vermittelt.

Das Institut zählt zu den Wegbereitern der Stu

dienrichtung Biochemie/Molekularbiologie an der Humboldt-Universität zu Berlin. 1983 begannen die ersten Studenten dieser Studienrichtung an der Sektion Biologie ihre Ausbildung. Das Institut ist seitdem in die Lehrverpflichtungen des 2., 3. und 4. Studienjahres integriert. Damit werden günstige Voraussetzungen für eine spätere Tätigkeit in Einrichtungen der medizinischen Forschung und des Gesundheitswesens geschaffen.

Die Lehrveranstaltungen umfassen jährlich einen zeitlichen Aufwand von etwa 10 500 Stunden. Darüber hinaus werden seit dem Wintersemester 1990/91 13 Studentengruppen des ersten Studienjahres Medizin bzw. Zahnmedizin in Seminaren und Praktika der Chemieausbildung betreut. Mitarbeiter des Instituts wirken an 6 interdisziplinären Lehrveranstaltungen mit. Ein gegenseitiger Austausch von Lektoren ist mit dem Institut für Molekularbiologie und Biochemie der FU Berlin im Sommersemester 1990 in Gang gekommen.

In der *Forschung* wird die für die Lehre notwendige Breite interdisziplinärer Forschungsthemen mit der Konzentrierung auf wenige aktuelle Forschungsschwerpunkte verbunden. Diesen Schwerpunkten folgend ist das Institut in folgende 6 Abteilungen und eine Arbeitsgruppe gegliedert:

Energiestoffwechsel:
Nukleotidstoffwechsel, ATP-verbrauchende Prozesse, freie Sauerstoffradikale und Zellschädigung, Zytoprotektiva-Entwicklung und -testung gegen hypoxische und Reperfusionsschädigung

Proteintechnik:
Single-chain Antikörper gegen HIV-Proteine, Röntgenkristallstrukturanalyse von Protease-Inhibitor-Komplexen, alpha-Amylase

Lipoxygenaseforschung:
Struktur, Mechanismus und Molekularbiologie von Lipoxygenasen, Lipoxygenasehemmer als Antiasthmatika und -allergika, Proteintranslokation

Enzymopathien:
Energie- und Redoxstoffwechsel roter Blutzellen und von Malariaparasiten, prä- und postnatale genomische Diagnostik ausgewählter Enzymopathien

Proliferationsregulation:
Proliferationsmodifizierende monoklonale An-

tikörper gegen humane transformierte Keratinozyten

Isotopen:
ATP-ubiquitinabhängige Proteolyse, Energiebilanzierung

Arbeitsgruppe Mathematische Modellierung:
Mathematische Modellierung zellulärer Stoffwechselsysteme (Stoffwechsel roter Blutzellen, hepatischer Purinstoffwechsel, mitochondriale Energietransformation, Proteinstrukturtheorie).

Die Forschungsarbeiten sind mit folgenden Schwerpunktthemen der Charité abgestimmt: Molekulare und zelluläre Biologie und Pathologie, Medizinische Biotechnologie, Organ- und Gewebetransplantation. Das Institut engagiert sich bei der konzeptionellen und organisatorischen Vorbereitung insbesondere folgender zukünftiger Schwerpunkte: Sauerstoffmangel, Transplantationsmedizin, Biomakromolekulare Erkennung, Molekularbiologie und Immunologie von Infekten bei Patienten mit insuffizienter Infektabwehr, Pränatale Medizin. Studenten werden frühzeitig in die Forschungsarbeiten einbezogen, z. T. in Form eines individuell abgestimmten Forschungsstudiums.

Im abgelaufenen Jahrzehnt stellten sich der Forschung in zunehmendem Maße Erschwernisse entgegen. Durch einen zügigen Ausbau der internationalen und der Industriekooperation wurde versucht, diesen Schwierigkeiten zu begegnen. U. a. arbeiteten 1989/90 11 ausländische Wissenschaftler an unserer Einrichtung, weitere 12 absolvierten kürzere Studienaufenthalte. Es wurden ferner FEBS-Kurse „Mathematische Modelle zellulärer Prozesse" sowie Charité-Sommerschulen über HPLC bzw. Manuelle Peptidsynthese durchgeführt und verschiedene Symposien organisiert.

In den beiden letzten Jahren hat sich die Ausstattung des Instituts mit Forschungsgeräten erheblich verbessert. 8 Mitarbeiter haben Arbeitsplätze im Zentrum für Medizinische Biotechnologie (Ida-Simon-Haus) erhalten. Diese Voraussetzungen und ein breites Methodenspektrum (Enzymkinetik, Elektrophorese-, HPLC-, GCMS-Trennungen, Proteinstrukturanalytik, Peptidsynthese, Tracerfluxanalytik und mathematische Modellierung, Zellzucht) bilden eine solide Grundlage für die experimentelle Arbeit.

Gegenwärtig bereitet sich das Institut auf den

Umzug in das Zentrum für experimentelle Medizin vor, der 1992 erfolgen soll. Durch die räumliche Zusammenführung mit anderen experimentell-medizinischen Einrichtungen, die Schaffung zentraler Funktionseinrichtungen und die Errichtung eines methodisch-analytischen Bereichs werden sich die Arbeitsmöglichkeiten erheblich verbessern.

Dissertation

Mathias *Ziegler:* Katabolismus endogener Purinnukleotide in Mitochondrien

Institut für Medizinische Physik und Biophysik

Direktor:
o. Prof. Dr. sc. nat. Dietmar *Lerche*

Stellvertreter:
OAss. Dr. sc. nat. Manfred *Pohl*

Weitere Hochschullehrer:
o. Doz. Dr. sc. nat. Hans *Bäumler*

Leitende med.-techn. Fachassistentin:
Annemarie *Buchmüller*

Verwaltungsleiterin:
Martina *Wittling*

Das Institut, dem 19 Wissenschaftler und 11 technische Mitarbeiter angehören, ist 1963 aus einem der ältesten biophysikalischen Institute auf deutschem Boden hervorgegangen, dem 1922 gegründeten und von Walter *Friedrich* als erstem Direktor geleiteten Institut für Strahlenforschung der Medizinischen Fakultät der Berliner Universität. Dieser Tradition verpflichtet und den Anforderungen und Möglichkeiten der neuen Zeit angepaßt, widmet es sich der medizinrelevanten physikalischen Grundausbildung der Medizin- und Zahnmedizinstudenten, der medizinorientierten biophysikalischen Forschung sowie Weiterbildungsmaßnahmen für Naturwissenschaftler in medizinischen Einrichtungen und für Mediziner.

Die *Studentenausbildung* im Fach Medizinische Physik/Biophysik verbindet im Ergebnis einer jahrzehntelangen Entwicklung in einer medizinspezifischen Auswahl physikalisches Grundwissen mit Anwendungen dieser Disziplin in der medizinischen Praxis und Forschung. Dies erfolgt im vorklinischen Studienabschnitt in der Hauptvorlesung, in Seminaren und im physikalischen Praktikum. Zusätzlich werden fakultative Lehrveranstaltungen mit vertiefendem Charakter über Entwicklungen und Probleme der medizinischen Physik angeboten. Am Ende steht die Prüfung des Faches als Bestandteil des Vorphysikums.

Wesentliche Impulse erhält die Lehrtätigkeit aus der interdisziplinären Zusammensetzung des Lehrkörpers, dem neben Physikern und Biophysikern auch Mediziner, Biologen und Diplom-Ingenieure angehören. Dementsprechend werden auch Vorlesungen in anderen Fachrichtungen gehalten, z. B. über Strahlenbiophysik und Haemorheologie und Mikrozirkulation im Studiengang Biophysik der Mathematisch-Naturwissenschaftlichen Fakultät der HUB. Die interdisziplinäre Zusammensetzung des Lehrkörpers spiegelt sich auch in den Diplom- und Promotionsthemen wider, die von Studenten und Absolventen unterschiedlicher Fachrichtungen am Institut bearbeitet werden.

Entsprechend den Schwerpunkten in der *Forschung* untergliedert sich das Institut in die Arbeitsbereiche Haemorheologie, Mikrozirkulation, Stoffaustausch, künstliches Herz und künstliche Niere. Bereichsübergreifend wird von den Institutsmitarbeitern, Gastwissenschaftlern und Studenten zur Biophysik des Stofftransports und Stoffaustausches geforscht. Dabei stehen haemorheologische Grundlagen der Makro- und Mikrozirkulation sowie deren Regulation unter physiologischen und pathophysiologischen Bedingungen im Vordergrund. Eine Applikation der haemorheologischen Erkenntnisse erfolgt unter medizintechnischen Aspekten speziell für ventrikuläre Assistsysteme (Herzklappen, künstliches Herz) sowie Detoxikationssysteme (künstliche Niere, Plasmapherese). Dabei stehen besonders Fragen des Stoffaustausches sowie der gerätetechnischen Belastung der geformten Blutbestandteile im Vordergrund. Die traditionelle internationale Zusammenarbeit mit anderen Einrichtungen wurde in den letzten Jahren erheblich erweitert und erstreckt sich jetzt auf Institute in der UdSSR, in Bulgarien, Griechen-

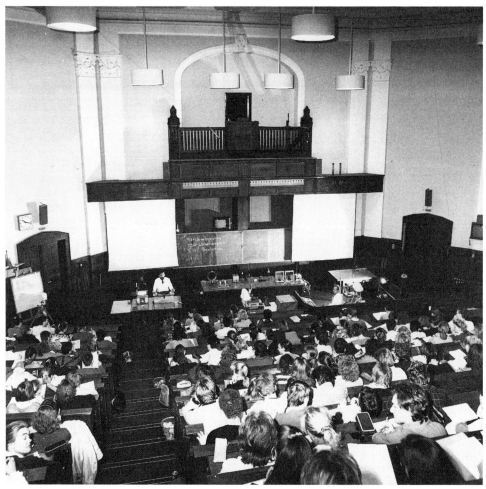

Vorlesung „Medizinische Physik" im unter Denkmalschutz stehenden Hörsaal 10 des Fachbereiches Physik

land, Finnland, in der Schweiz und auf den Bereich Biophysik der Brock-Universität St. Catherines in Kanada. Im nationalen Rahmen arbeitet das Institut an gemeinsamen Projekten mit dem Physiologischen Institut und der Biomedizintechnischen Abteilung des Virchow-Krankenhauses der Freien Universität Berlin.

Auf dem Gebiet der *medizinischen Betreuung* wird mit dem komplexen Methodenspektrum das Fließverhalten des Blutes von Patienten mit Durchblutungsstörungen bzw. chronischer Niereninsuffizienz sowie dessen therapeutische Beeinflußbarkeit untersucht. Das für die gesamte Charité aufgebaute klinische Biorheologielabor der spezialisierten Diagnostik und Therapiekontrolle wird zunehmend auch für andere Krankheitsbilder eingesetzt.

Dissertation

Carolyn *Walde:* Zur Bedeutung der Hämorheologie für ein modernes Therapiekonzept des akuten zerebralen Insults (Eine Literaturübersicht und experimentelle Voruntersuchungen in Vorbereitung einer prospektiven randomisierten klinischen Therapiestudie)

Institut für Physiologie

Direktor:
o. Prof. Dr. med. habil. Ernst *Schubert*

Stellvertreter:
o. Doz. Dr. sc. med. Peter *Bartsch*

61

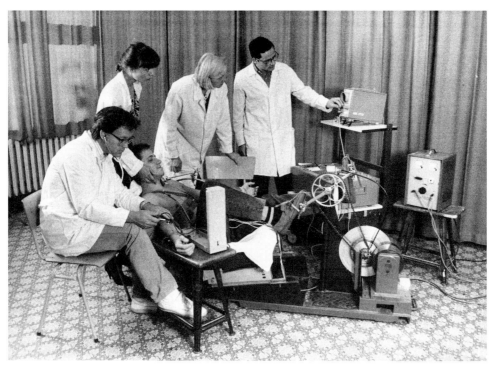

Untersuchung der Leistungsfähigkeit des Herz-Kreislaufsystems im Physiologischen Praktikum

Weitere Hochschullehrer:
o. Prof. Dr. sc. med. Gerhard *Dybowski*
o. Prof. Dr. sc. nat. Lienhard *Linke*
a.o. Prof. Dr. Guy *Santibanez-H.*
o. Doz. Dr. sc. med. Helga *Davidowa*
o. Doz. Dr. sc. med. Ursula *Zippel*

Leitende med.-techn. Fachassistentin:
Sieglinde *Latta*

Verwaltungsleiterin:
Christa *Schickgramm*

In der *Lehre* hat das Institut für Physiologie die Aufgabe, Studenten der Medizin und Zahnheilkunde sowie Studenten der Psychologie, Pharmazie, Krankenpflege und Sozialtherapie auf dem Fachgebiet der Humanphysiologie auszubilden. Den Lehraufgaben stehen für die Forschungstätigkeit die beiden Abteilungen für Herz-Kreislauf-Physiologie und Neurophysiologie zur Seite. Hier werden Forschungsaufgaben zu den Problemen der Regulation der Herz-Kreislauf-Tätigkeit sowie zu elektro- und psychophysiologischen Fragen der Informationsverarbeitung im visuellen System bearbeitet.
Die Lehre des Faches Physiologie wird im Medizinstudium als eine wesentliche naturwissen-

schaftliche Voraussetzung für die Entwicklung ärztlichen Wissens und Denkens verstanden, über die aus funktionellen Beziehungen zwischen Gesamtorganismus und seinen verschiedenen Organ-, Regulations- und Integrationsebenen Folgerungen und Handlungen abgeleitet werden. Die Lehrinhalte dienen mithin zwar der Darstellung der Physiologie im Sinne einer naturwissenschaftlichen Disziplin, konzentrieren sich jedoch auf die erklärte Mitwirkung in der Ausbildung angehender Ärzte. Dieses Anliegen wird in Vorlesungen, Seminaren und Praktika verfolgt, wobei die Seminare als Schulung zum „funktionellen Denken" im Sinne der Vorbereitung diagnostischen Denkens wirken und in den Praktika Grundlagen der Funktionsdiagnostik und elementare Fertigkeiten der Untersuchungspraxis motivierende Schwerpunkte setzen.
Alle drei Lehrveranstaltungen konfrontieren den Studenten erstmals mit dem lebenden Menschen. Sie müssen deshalb außer dem fachlichen Inhalt auch die Grundlage für den Umgang mit dem Leben und für den Austausch mit Mensch und Patient und somit den moralisch-ethischen Rahmen ärztlichen Handelns aufzubauen beginnen.

Fakultative Vorlesungs-, Seminar- und Kurs-
angebote dienen der Befriedigung weiterrei-
chender Bedürfnisse. Dabei werden Themen
einbezogen, die gegenwärtig einen hohen Stellenwert in Forschung und Publizistik einneh-
men, wie z. B. zellphysiologische und molekulare Mechanismen der Herzsteuerung, physiologische Grundvorgänge der Kreislaufanpas-
sung an Leistung und Belastung, komplexe Re-
aktionsdiagnostik des Herz-Kreislauf-Systems
am Menschen, Psychophysiologie und Neurophysiologie von Verhalten und Gedächtnis, Or-
ganersatz und ähnliche aktuelle Probleme, zu
denen auch Fachleuten aus der Praxis das
Wort vor den Studenten gegeben wird. Inhaltliche Koinzidenz von Lehre und Forschung soll
die fachliche Kompetenz in der Lehre erhöhen.
Die Lehrinhalte entsprechen denen nationaler
und internationaler Partner, wobei mit anderen Instituten für Physiologie ein Austausch
besteht und eine Kooperation zu einer Daten-
sammlung über geographische Physiologie
(Europa – Nordamerika – Südasien) mit kana-
dischen Kollegen angelaufen ist.
An der postgradualen ärztlichen *Weiterbildung*
ist das Institut in den Fächern Physiologie, Pathophysiologie und Biomedizintechnik beteiligt.
Für die *Forschung*, die sich auf die Zusammenarbeit mit anderen deutschen und ausländischen Instituten stützt, haben sich in den Abteilungen entsprechend den unterschiedlichen
bearbeiteten Themenkreisen Arbeits- und Laborgruppen formiert.
Die Forschungsinhalte der Herz-Kreislauf-Ab-
teilung gruppieren sich um Fragen zu Mechanismen der Anpassung der Tätigkeit von Herz
und Kreislauf an normale Belastungen bis hin
zum Übergang zu pathophysiologischen Belastungssituationen. Sie sind so angeordnet, daß
elementare Mechanismen aus Fragestellungen
des Gesamtorganismus – hier sollen sich inva-
sive Tierversuche und nichtinvasive diagnostische Verfahren am Menschen wechselseitig er-
gänzen – abgeleitet und auf zellulärer und sub-
zellulärer Ebene bearbeitet werden können.
Umgekehrt sollen Ergebnisse der Zellphysiolo-
gie zur Klärung von Systemmechanismen im
Organismus sowie zu diagnostischen Einsich-
ten am Menschen geführt werden.
Aus dieser Konzeption ergibt sich als erste Ar-
beitsebene der Problembereich der Zellphysio-
logie mit Untersuchungen zu Bestimmungsgrö-
ßen des Kontraktionszyklus der Herzmuskel-

zelle, abgeleitet von den Informationsprozessen
an Zellmembran und intrazellulären Strukturen. Zugang geben hochauflösende Untersuchungen der mechanischen und elektrischen
Tätigkeitsäußerungen der Zelle. Ergänzungen
durch membranphysiologische Untersuchungen mit Patch-clamp und intrazellulärer Cal-
ciumanalyse sind in Entwicklung, zu denen
Studien und Wirkungen von Transmittern und
körpereigenen Informationsboten wie PAF, zur
Hypoxiewirkung und zur Myosin-Aktin-Wech-
selwirkung hinzutreten.
Die Zusammenführung der Mechanismen am
Myokard mit Regulationsprozessen im intakten
Organismus erbringen Untersuchungen am
Ganztier zur Auswirkung unterschiedlicher Belastung im Herz-Kreislauf-System über Baro-
und Chemorezeptoren und das auf unterschiedliche Weise mögliche Zusammenwirken
efferenter Mechanismen wie Frequenz, Schlag-
volumen oder Widerstandseinstellung. Fragen
der nervalen und humoralen Afferenzen und
Efferenzen sowie der zentralnervösen Um-
schaltung werden durch Kooperation angegan-
gen.
Wesentliche Ergebnisse der tierexperimentellen Untersuchungen erfahren ihre Umsetzung
in eine Anwendung auf den Menschen in der
funktionsdiagnostischen Arbeitsgruppe. Hier
werden mit nichtinvasiven Verfahren Zeitin-
tervalle des Herzzyklus, Widerstandeinstellung
des Kreislaufsystems, die mit umfangreichen
mathematischen Verfahren geführte Analyse
von Rhythmus und Rhythmusvariabilität des
Herzens sowie das Verhalten des kardioelektri-
schen Feldes am Menschen studiert. Das Ziel
sind Beiträge zu neuen diagnostischen Verfahren oder zur Aufklärung pathogenetischer Mechanismen kardiorespiratorischer Regulationen.
Das Forschungsprofil der neurophysiologischen Abteilung ist traditionell geprägt durch
tierexperimentelle Untersuchungen zur Steuerung der Signaltransmission im visuellen System, welche eine der Voraussetzungen für das
adaptive Verhalten von Organismen in ihrer
Umwelt darstellt. Durch Ableitung von Poten-
tialen einzelner Nervenzellen diencephaler
Kerne unter Gabe definierter Reize und ionto-
phoretischer Applikation von Neurotransmittern und -modulatoren werden gleichzeitig
Vorgänge neuronaler Plastizität auf subkorti-
kaler Ebene abgeklärt. Diese sind Grundlage
von Lernprozessen und beruhen auf Mechanis-

men, welche auch für Heilprozesse gestörter Hirnfunktionen des Menschen wesentlich sein können. Versuche dieser Art können ferner als biologische Modellbasis für die Suche und Entwicklung neuer neuropharmakologischer Medikamente dienen.

Die Ergänzung der mikroelektrophysiologischen Untersuchungen durch verhaltensphysiologische, z. T. telemetrische Tierbeobachtungen führt zu Erkenntnissen über neuronale Prozesse, die der Raumorientierung zugrunde liegen. In jüngerer Zeit werden in der neurophysiologischen Abteilung auch psychophysiologische Untersuchungen am Menschen durchgeführt. In Kooperation mit klinischen Einrichtungen der Charité und anderen Universitätsforschungsinstituten werden noninvasiv Signalverarbeitungsprozesse der Hirnrinde nach visuellen und akustischen Reizen unter verschiedenen Bedingungen, aber auch vor der Generierung von Bewegung und sprachlichen Äußerungen erforscht. Ein Teil dieser Untersuchungen galt der Überprüfung der physiologischen Verträglichkeit neuer Beleuchtungsquellen unter energieökonomischen Gesichtspunkten. Andere Untersuchungen werden zu neuen Erkenntnissen über die Tätigkeit der Hirnrinde führen, die als Vorlauf für die Erforschung von Geisteskrankheiten dringend erwartet werden. Zu den Zielen dieser Arbeitsrichtung gehört auch die Entwicklung eines neuen elektrodiagnostischen Untersuchungsverfahrens mentaler Prozesse.

Dissertationen

Sandra *Doschkinow:* Geschlechtsabhängige Unterschiede in der evozierten Antwort auf eine unspezifische Situationsafferenz bei gerichteter Aufmerksamkeit

Maik *Gollasch:* Wirkungsmechanismen des plättchenaktivierenden Faktors am Meerschweinchenmyokard

Silke *Haschen* und Christoph *Haschen:* Vergleichende Untersuchungen unblutig gemessener Herz-Kreislaufparameter in Ruhe und unter verschiedenen Belastungen an Hypertonikern und einer gesunden Kontrollgruppe

Natalja *Jahn:* Analyse russischer und sowjetischer Arbeiten über das zentrale und periphere Nervensystem, die Muskulatur und den Herzmuskel in „Pflügers Archiv" von 1868–1988

Thomas *Kleppisch:* Modulation von Ca-Kanälen kultivierter neonataler Rattenherzzellen durch 1,4-Dehydropyrichine

Frank *Möckel:* Zur Entwicklung von Ermüdung und Erholung im neuromuskulären System während und nach intensiven Belastungsserien auf dem Fahrradergometer

Olaf *Schmidt* und Jens-Uwe *Röhnisch:* Der Einfluß des zentralvenösen und des arteriellen Sauerstoffpartialdruckes auf den Erythropoietin-Plasmaspiegel und die renale Elektrolytausscheidung an der narkotisierten Katze

Andreas *Wankel:* Das isometrische Mechanogramm von Ratten- und Kaninchenpapillarmuskeln unter dem Einfluß von Rhythmuswechsel, extrazellulärem Calcium, Bay K 8644 und Amilorid: Die Beziehung zwischen isometrischen Kontraktionsparametern und zellulären Calcium-regulierenden Prozessen

Dorothea *Wetzel:* Zum Einfluß der Versuchsdauer auf die P 300 Komponente des ereignisbezogenen Hirnpotentials bei abgestufter Aufgabenschwierigkeit

Klinische Institute/Abteilungen

Institut für Allgemeine und Kommunale Hygiene (bis 1986 Hygiene-Institut)

Direktor:
OMR o. Prof. Dr. med. habil. Karlwilhelm *Horn*

Stellvertreter:
Dr. rer. nat. Armin *Knauer*

Weitere Hochschullehrer:
Prof. Dr. sc. nat. Klaus *Wettig* (Honorarprofessor)
Doz. Dr. sc. med. Harry *Prickler* (Honorardozent)

Leitende med.-techn. Fachassistentin: N. N.

1885 wurde der erste Lehrstuhl für Hygiene in Preußen errichtet und Robert *Koch* (1885–1891) mit dem Ordinariat betraut. Ihm folgten Max *Rubner* (1891–1909), Karl *Flügge* (1909–1921) und Martin *Hahn* (1922–1933). Nach wechselvoller Geschichte erfolgte 1959 die Trennung in ein Hygieneinstitut und in ein Institut für Mikrobiologie und Epidemiologie. 1986 wurde das Hygieneinstitut wiederum geteilt entsprechend den damals so bezeichneten Hygienefächern, und es entstand neben anderen das Institut für Allgemeine und Kommunale Hygiene, welches die Tradition des alten Hygiene-Instituts fortsetzt.

Das Institut gliedert sich in einen Lehrbereich, der gemeinsam mit dem Institut für Krankenhaushygiene die umfangreichen *Lehrverpflichtungen* wahrnimmt, und in eine Forschungsabteilung mit Laborbereich. Nebenamtliche Hochschullehrer und Lehrbeauftragte unterstützen das Institut in Lehre und Forschung. Lehrverpflichtungen ergeben sich für die Studienrichtungen Medizin, Stomatologie, Medizinpädagogik, Diplomkrankenpflege und Architektur.

Durch das Medizinstudium werden ebensowenig „Hygieniker" wie etwa „Chirurgen" ausgebildet. Vorlesungen und Seminare sollen den Medizinstudenten als künftigen Arzt in die Lage versetzen, (1) erste, oft entscheidende Maßnahmen zur Bekämpfung ansteckender übertragbarer Krankheiten einzuleiten und andere im öffentlichen Gesundheitsdienst auf dem Gebiet der Hygiene entstehende Pflichten wahrzunehmen, (2) bei der Differentialdiagnostik umweltmedizinische Aspekte einzubeziehen und bei der Gestaltung des Umweltschutzes aus medizinischer Sicht aktiv mitzuwirken, (3) sich ein gediegenes Wissen auf dem für jeden klinisch tätigen Arzt so wichtigen Gebiet der „Krankenhaushygiene" anzueignen, (4) auf die Entwicklung gesundheitsfördernder Verhaltensweisen der Bürgerinnen und Bürger Einfluß zu nehmen.

Die Institutsmitarbeiter betreuen experimentelle und epidemiologische Arbeiten der Institutsdoktoranden. Im Zeitraum 1986–1990 konnten 24 Mediziner und Naturwissenschaftler ihre Promotion und drei weitere ihre Habilitation erfolgreich zu Ende führen.

Auf dem Gebiet der *Weiterbildung* von Fachärzten und Fachnaturwissenschaftlern und der Fortbildung von Ärzten und Naturwissenschaftlern leisten die Institutsmitarbeiter eine umfangreiche Arbeit als Dozenten und Referenten. Beispielhaft soll der Studienplan Umweltschutz/Ökologie des an der Humboldt-Universität durchgeführten postgradualen Umschulungsstudiums genannt sein.

Die *Forschung* ist auf ausgewählte Fragen der Umweltmedizin aus hygienischer Sicht konzentriert. Bereits 1962 waren erste Forschungsarbeiten auf dem Gebiet der Lufthygiene in den damals neu eingerichteten Laboratorien aufgenommen worden. Als eines der

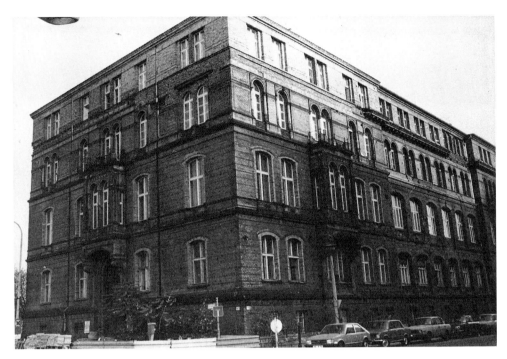

Das Hygiene-Institut in der Otto-Grotewohl-Straße

Grundprobleme wird angesehen, die Zusammenhänge zwischen den realen Schadstoffexpositionen und ihren möglichen Auswirkungen innerhalb der Bevölkerung zu untersuchen und durchschaubar zu machen. Auf der Grundlage von Modellen für die reale Exposition wurden für das Umweltmedium Luft neue Bewertungsverfahren entwickelt. Diese gehen von der bisherigen ausschließlichen Erfassung der Außenluftbelastung ab und berücksichtigen stattdessen als Gesamtexposition alle relevanten Aufenthaltsbereiche, insbesondere auch die Indoor-Bereiche mit ihren sehr variablen Schadstoffkombinationen. Durch statistische Modelle für eine Expositionsermittlung wird die Belastung des Menschen (Risikogruppen der Bevölkerung) durch Luftschadstoffe quantifizierbar gemacht, so daß das tatsächlich in Betracht zu ziehende Gesundheitsrisiko besser abgeschätzt werden kann.

Ein weiterer Schwerpunkt der Forschung betrifft Fragen der gesundheitlichen Bewertung von Schadstoffen hinsichtlich einer Festlegung verbindlicher Grenzwerte und Begrenzungsvorschriften. Eingebunden in diese Thematik sind theoretische Arbeiten zur Vergleichbarkeit der in verschiedenen Ländern abweichenden Bewertungsvorschriften und der sich daraus ergebenden Einschätzung der realen lufthygienischen Situation in Wohngebieten. Zum Einsatz kommen u. a. Meßverfahren der Umweltanalytik, Methoden des Biomonitoring sowie epidemiologische Untersuchungsverfahren. So wurden z. B. unterschiedlich NO_2-belastete Kinder (Indoor-Quellen) unter Einschluß des Biomonitoring untersucht.

Langjährige epidemiologische Studien verfolgten die Zielstellung, durch Analyse gesundheitsrelevanter Daten (Morbiditäts- und Mortalitätskennziffern für ausgewählte Bevölkerungsgruppen, Behandlungsfälle von Risikopatienten u. ä.) eine Gefährdungsabschätzung für außergewöhnliche Immissionssituationen (z. B. Smogperioden 1982 und 1985) vorzunehmen. Es bestehen z. T. langjährige, enge Beziehungen zu Universitäts- und Forschungsinstituten des In- und Auslandes sowie zu internationalen wissenschaftlichen Gesellschaften. Wesentliche Ergebnisse langjähriger Forschungsarbeiten fanden ihren Niederschlag in dem Buch „Grundlagen der Lufthygiene", das 1989 erschienen ist.

Anna *Berg*: 10-Jahresvergleich der Geburtsmaße in Abhängigkeit vom Sozialstatus und der Körperhöhe der Eltern – Ein Beitrag zur Bewertung des Akzelerationsgeschehens

Eva-Maria *Friedland*: Behandlungsfälle in einer Poliklinischen Abteilung für Lungenkrankheiten und Tuberkulose im Zusammenhang mit außergewöhnlichen Immissionssituationen – Untersuchung in Berlin – Hauptstadt der DDR

Doris *Klinkmüller* und Sibylle *Will*: Außergewöhnliche Immissionssituationen und ambulante medizinische Grundbetreuung – Untersuchung ausgewählter Arzneimittelverordnungen in einem Stadtbezirk Berlins (Hauptstadt der DDR) 1982–1985

Dörthe *Lautenschläger*: Mortalität im Zusammenhang mit außergewöhnlichen Immissionssituationen sowie biometeorologischen und epidemischen Faktoren – Untersuchung im Bezirk Potsdam (1981–1986)

Uta *Lochmann*: Innenraum NO_2-Exposition und ihr Effekt auf die Hydroxyprolin/Creatinin-Ausscheidung im Urin sowie auf Lungenfunktionsparameter bei Schulkindern (Umweltmedizinische Studie)

Andrea *Nawka*: Untersuchungen über die Variation der Häufigkeiten von Konsultationen wegen akuten respiratorischen Erkrankungen in einer pädiatrischen Abteilung einer Berliner Poliklinik unter dem Einfluß der Schwefeldioxid- und Schwebestaub-Immission

Evemarie *Nirschl*: Analyse des Gesundheits- und Entwicklungszustandes von Schulkindern eines Industriegebietes unter Berücksichtigung ihrer sozialen Herkunft

Jürgen *Schade*: Die körperliche Entwicklung von Kindern unterschiedlicher Geburtsjahrgänge unter Berücksichtigung ausgewählter sozialer Einflußfaktoren – Analyse aus dem Kreis Hohenstein-Ernstthal

Bernd *Strohbach*: Häufigkeit orthopädischer Auffälligkeiten des Halte-Stütz- und Bewegungsapparates – Analyse einer Reihenuntersuchung des Kinder- und Jugendgesundheitsschutzes bei Schulkindern der 2. und 3. Klasse

Institut für Anthropologie

Direktor:
o. Prof. Dr. sc. nat. Karl *Sommer*

Weitere Hochschullehrer:
a.o. Prof. Dr. sc. nat. Horst *Rose*
a.o. Doz. Dr. sc. nat. Renate *Siegmund*

Verwaltungsleiterin:
Steffi *Piech*

Dem Institut für Anthropologie obliegt die Erforschung der Gesetzmäßigkeiten der Variabilität und Entwicklung des Menschen und die Verbreitung daraus gewonnener wissenschaftlicher Erkenntnisse auf dem Weg der Hoch- und Fachschullehre, der Weiterbildung und der Unterrichtung der Öffentlichkeit. Ziel dieser Bemühungen ist, zur Erhaltung und Förderung von Gesundheit, Wohlbefinden und Leistungsfähigkeit aller Menschen beizutragen, Grundlagen für die optimale Entwicklung der Persönlichkeit jedes Menschen zu schaffen und dazu an der Erhaltung und Gestaltung der natürlichen und geschaffenen Lebensräume der Menschen mitzuwirken. Damit knüpft das Institut an humanistische Traditionen der Charité an, insbesondere an das vielseitige anthropologische und sozialmedizinische Wirken Rudolf *Virchows*.
Entsprechend seinen Aufgaben in Forschung und Lehre ist das Institut, dem 18 Mitarbeiter angehören, in Abteilungen für Historische Anthropologie, Entwicklungsanthropologie (einschließlich Medizinischer und Industrie-Anthropologie), Humanethologie und Humangenetik gegliedert.
Vom Institut, das über den auf dem Gebiet der ehemaligen DDR und in Gesamtberlin bisher einzigen Lehrstuhl für Anthropologie verfügt (begründet 1909), werden jährlich obligatorische *Lehrveranstaltungen* für Studenten der Medizin, Stomatologie, Medizinpädagogik, Psychologie, Sozialtherapie und Biologie sowie für Lehrerstudenten und als „Nebenfach Anthropologie" für Studenten der Ur- und Frühgeschichte der HUB und der FU im Umfang von mehr als 2300 Stunden abgehalten. Sie beinhalten Vorlesungen und Seminare zur „Humanbiologie", „Medizinischen Biologie", „Entwicklungsanthropologie", „Humanethologie", „Chronobiologie", „Humanökologie",

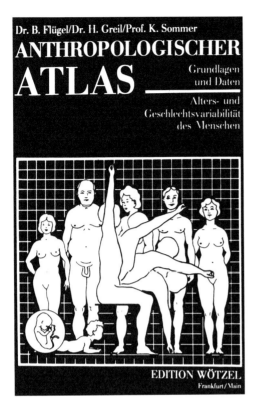

Dr. B. Flügel/Dr. H. Greil/Prof. K. Sommer

ANTHROPOLOGISCHER

ATLAS Grundlagen und Daten

Alters- und Geschlechtsvariabilität des Menschen

EDITION WÖTZEL
Frankfurt/Main

„Humangenetik". „Osteologie und Osteometrie" und „Anthropogenese". Daneben werden 14 thematisch unterschiedliche wahlobligatorische Kurse mit einem Gesamtvolumen von 240 Stunden angeboten. die z. T. unter Einbeziehung von Gästen durchgeführt werden. Jährlich sind mehr als 1600 Staatsexamensprüfungen abzunehmen.

Die *Forschungsaktivitäten* sind gegenwärtig vor allem auf folgende Schwerpunkte konzentriert:

– „Körperliche Entwicklung und Leistungsfähigkeit von Kindern, Jugendlichen und Erwachsenen/Entwicklungsstandards" und „Gerontoanthropologie" (Erarbeitung standardisierter Variabilitätsbereiche, Richtwerte, Normwerte, Kennziffern, Bewertungskriterien zur objektiven Beurteilung prämorbider und pathologischer körperlicher Veränderungen sowie Schaffung anwendungsgerechter anthropologischer Grundlagen zur Gestaltung von Industrieprodukten, Arbeits- und anderen Lebensbereichen für die Zielgruppen)

– „Untersuchungen zum Ausdrucks- und Sozialverhalten des Menschen unter besonderer

Berücksichtigung zeitlicher Ordnungsprinzipien" (frühkindliches Ernährungsverhalten. Motorik. Mimik. Gestik. vokale Kommunikation des Kleinkinds und andere Formen zwischenmenschlicher Kommunikation, insbesondere bezüglich ihrer ontogenetischen Entwicklung und Dynamik)

– „Restaurierung, Identifizierung, Katalogisierung und wissenschaftliche Bearbeitung der Anthropologischen Rudolf-Virchow-Sammlung" (durch die Bearbeitung dieser Sammlung werden u. a. wesentliche Voraussetzungen für die wissenschaftliche Gestaltung eines Charité-Museums geschaffen).

An der Erarbeitung von Teilergebnissen ist eine große Anzahl von Doktoranden vornehmlich aus der Medizin beteiligt. So wurden z. B. 1990 21 Dissertationen eingereicht bzw. verteidigt.

Die Mitarbeiter des Instituts publizierten im Zeitraum 1986 bis 1990 4 Bücher sowie 3 Zeitschriften-Sonderhefte zu den Themen „Wachstum – Entwicklung – Fortpflanzung des Menschen", „Angewandte Anthrometrie" und „Anthropologie und Pädiatrie". Ausdruck der wissenschaftlichen Tätigkeit sind ferner mehrere in den letzten Jahren veranstaltete Kongresse sowie eine Vielzahl von Forschungstagungen. Institutskolloquien u. a. Die vom Institut ausgehenden anthropologischen und humanbiologischen Aktivitäten in Forschung, Lehre. Weiterbildung und Öffentlichkeitsarbeit werden mit dem Wirken der AG Humanbiologie der Freien Universität Berlin koordiniert. Hervorzuheben sind auch enge Kontakte zu anthropologischen Einrichtungen in den Altbundesländern und in osteuropäischen Staaten (insbesondere ČSFR. Ungarn, Polen) sowie zur Forschungsstelle für Humanethologie in der Max-Planck-Gesellschaft.

Dissertation

Peter *Loysa:* Gebißfunde am Skelettmaterial aus dem Beinkeller von Laas (Kreis Oschatz)

Institut für Arbeitsmedizin

Direktor:
OMR Prof. Dr. sc. med. Klaus *Ruppe*. Mitglied des WHO Expert Advisory Pannel of Occupational Health

Stellvertreter:
OA Dr. med. Helmut *Blankenburg*

Honorarprofessor:
OMR Prof. Dr. sc. med. Marlis *Mietzelfeldt*

Honorardozent:
OMR Doz. Dr. sc. med. Wilhelm *Jürgens*

Im Institut für Arbeitsmedizin, das 1987 gegründet wurde, sind 9 Wissenschaftler und 3 mittlere medizinische Fachkräfte beschäftigt. Die differenzierten *Lehrverpflichtungen* der arbeitsmedizinischen Ausbildung erstrecken sich auf die
− Medizinstudenten
− Stomatologiestudenten und
− Studenten der Diplomkrankenpflege.
Für die Auszubildenden aller 3 Fachrichtungen wurden neue Lehrkonzeptionen erarbeitet. Schwerpunkt ist die Vermittlung von Grundwissen auf dem Gebiet der Arbeitsphysiologie und Arbeitsmedizin, wobei die Lehrinhalte klinisch ausgerichtet sind. Das arbeitsmedizinische Praktikum für die Studenten des IV. Studienjahres in leistungsstarken Berliner Gesundheitseinrichtungen einschließlich der betrieblichen Arbeitsplatzbewertung ist eine notwendige Voraussetzung für den Nachweis arbeitsmedizinischer Kenntnisse im Staatsexamen.
Als weitere wichtige Maßnahmen zur Verbesserung der Ausbildung werden die Einbeziehung von Patientendemonstrationen, die noch stärkere Betonung umweltmedizinischer Aspekte sowie die Intensivierung der praktischen Ausbildung in kleineren Gruppen entsprechend dem internationalen Trend der Hochschulausbildung gefördert. Vorgesehen ist, in vier Kursen und zwei Seminaren jedem Studenten arbeitsmedizinisch-ökologisches Problembewußtsein zu vermitteln.
Die Weiterbildung der akademischen Mitarbeiter gestaltet sich durch Hospitation an vergleichbaren wissenschaftlichen Einrichtungen und durch die Teilnahme an internationalen Veranstaltungen und Kongressen.
Den internationalen Entwicklungstendenzen und arbeitsteiliger Forschungskooperation angepaßt, konzentrieren wir uns bei der *Forschung* zur beruflichen Beanspruchung durch moderne Arbeitsformen auf folgende Themen:
1. Die Untersuchung von Sensibilitätsstörungen bei Vibrationsexponierten.
Das Projekt beinhaltet methodische Untersuchungen zur Validität der Sensibilitätsschwellenmessung (Pallästhesiometrie) bei Vibrationsexponierten in Abhängigkeit von der Reizfrequenz, dem Auflagedruck, der Lokalisation der Meßstellen, dem Tagesgang und habituellen Faktoren der Untersuchungspersonen. Das Verfahren soll als Screening-Methode zur Diagnostik peripherer und zentraler Schädigungen am Nervensystem im Vorfeld massiver pathologischer Veränderungen durch langeinwirkende Vibrationsexposition entwickelt werden.
2. Neurotoxische Langzeitwirkung von Lösungsmitteln (Halothan).
Ein interdisziplinäres Untersuchungsprogramm, das medizinische, psychologische und soziologische Methoden beinhaltet, soll die beruflichen Belastungen der Anästhesisten erfassen und nach ihrer Bedeutung wichten. Von den Untersuchungsergebnissen erwarten wir Aussagen über neurotoxische Langzeitwirkungen von Halothan sowie über Arbeitsbedingungen und Gesundheitszustand des Anästhesiepersonals in der Charité, um daraus Möglichkeiten zur Intervention ableiten zu können.
3. Neurotoxische Langzeitwirkung von Schwermetallen (Blei).
Die Studie verfolgt das Ziel, anhand spezifischer Untersuchungsmethoden diskrete neurologische Symptome zu erkennen, die sich der Diagnostik im Rahmen der gesetzlich vorgeschriebenen Überwachung entziehen. Das Programm enthält neben den vorgegebenen Parametern eine Reihe neurologischer Untersuchungen, spezifische ophthalmologische Methoden, biochemische sowie psychologische und arbeitssoziologische Untersuchungen. Die Ergebnisse erlauben wesentliche Aussagen über neurotoxische Früheffekte einer Langzeitexposition gegenüber Blei.
4. Mentale Beanspruchung bei Bildschirmarbeit.
Die Forschungen zu diesem Thema sind auf die Erarbeitung und Prüfung einer komplexen Methode zur Erfassung und Beschreibung psychischer Beanspruchung bei beruflicher Arbeit gerichtet (Beispiel: Bildschirmarbeit). Es werden arbeitsmedizinische, -psychologische und -soziologische Untersuchungen im Feldversuch durchgeführt. Biologische Folgen psychischer Beanspruchung, Bewältigungsmechanismen, Gestaltungsanalysen sollen mittels entsprechender Verfahren am konkreten Objekt hinsichtlich ihrer Einsatzmöglichkeiten zur arbeitnehmerorientierten Gestaltung von Arbeit getestet werden.

5. Wirbelsäulenschäden durch Ganzkörpervibration.

Bisher gibt es international keine gesicherten Erkenntnisse über den Zustand der Deckplatten ausgewählter Abschnitte der Wirbelsäule nach langjähriger intensiver Einwirkung von Ganzkörpervibration. Es sollen klinische Untersuchungen unter besonderer Berücksichtigung funktioneller und radiologischer Befunde im Wirbelsäulenbereich – einschließlich MRT- bzw. CT-Diagnostik – erfolgen, um Aussagen über strukturelle Veränderungen der Wirbelkörperdeckplatten zu erhalten. Ziel der Untersuchungen ist die Grenzwertrevision bei Ganzkörpervibration, Gestaltung von Sitzen und die Herausarbeitung von Begutachterkriterien bei Ganzkörpervibrationsschäden als Berufserkrankung.

Im Rahmen der *medizinischen Betreuung* werden regelmäßig Beratungssprechstunden für alle medizinischen Fachdisziplinen zu Tauglichkeits- und Rehabilitationsfragen durchgeführt.

Dissertationen

Linda *Duhn:* Neurotoxizität von Quecksilber und seinen wichtigsten Verbindungen – Literaturübersicht

Ines *Hamatschek:* Neurotoxizität von Blei

Bärbel *Junghans* und Volker *Junghans:* Vergleichende Untersuchungen der stomatologischen Betreuung in zwei verschiedenen Organisationsformen des staatlichen Gesundheitswesens

Barbara *Markert* und Heike *Wegner:* Disposition als Einflußfaktor für die Entstehung berufsbedingter Erkrankungen (Literaturanalyse)

Ina *Pfeifer:* Beziehungen zwischen Schwermetallen und dem Hautorgan unter besonderer Berücksichtigung der beruflichen Tätigkeit (kritische Analyse der Literatur)

Sigrid *Pohl:* Arbeitsmedizinische Aspekte und Tauglichkeitskriterien bei Beschäftigten an bildschirmgestützten Arbeitsplätzen eines Betriebes aus augenärztlicher Sicht

Ingrid *Schucht:* Analyse von beruflichen Quecksilberintoxikationen unter arbeitsmedizinischen und arbeitshygienischen Gesichts-

punkten auf der Grundlage der Gutachten aus den Jahren 1970 bis 1983

Wolfgang *Spielke:* Biologische Wirkungen magnetischer Felder bis 10 kHz (Experimentelle Untersuchungen)

Institut für Experimentelle Endokrinologie

Direktor:
o. Prof. Dr. sc. med. Dr. h.c. Günter *Dörner*, Mitglied der Deutschen Akademie der Naturforscher Leopoldina und der International Academy of Sex Research

Stellvertreter:
a.o. Doz. Dr. rer. nat. habil. Fritz *Stahl*

Weitere Hochschullehrer:
VR a.o. Prof. Dr. med. vet. habil. Friedemann *Döcke*
a.o. Doz. Dr. sc. med. Wolfgang *Rohde*, Mitglied der International Academy of Sex Research

Leitende med.-techn. Fachassistentin:
Rita *Zillmann*

Verwaltungsleiter:
Dipl.-Staatswissenschaftler Klaus *Jäger*

Vorläufer des 1951 von Walter *Hohlweg* gegründeten Instituts war das berühmte Hormonlaboratorium der Charité-Frauenklinik, in dem S. *Aschheim* und B. *Zondek* Pionierleistungen auf dem Gebiet der Sexualendokrinologie vollbrachten. *Hohlweg* war als Leiter der Hormonforschungsabteilung der Schering AG Berlin maßgeblich an grundlegenden Arbeiten zur Isolierung und Charakterisierung der weiblichen Sexualhormone beteiligt und gilt als einer der Begründer der Neuroendokrinologie.

Das Institut, das aus einer Biologischen, einer Chemischen, einer Immunologischen und einer Neuroendokrinologischen Abteilung besteht, hat sein Domizil im derzeit ältesten Charitégebäude, dem ehemaligen Pockenhaus. An ihm sind 10 Akademiker, 15 technische Assistentinnen und 7 weitere Mitarbeiter tätig.

In der *Lehre* wird für Studenten der Medizin und Stomatologie eine Vorlesung über die „Physiologie der endokrinen Drüsen" gehalten, und für Studenten der Biologie (2. Studienjahr) wird über „Vertiefte Probleme der Biochemie/Komplex Hormone" gelesen. Einen weiteren Schwerpunkt stellt die sehr intensive Betreuung von Graduierungsarbeiten dar. Die von Studenten im Institut angefertigten Diplom- und Doktorarbeiten konnten relativ häufig mit dem Humboldt- und Robert-Koch-Preis ausgezeichnet werden.

Auf dem Gebiet der *Weiterbildung* beteiligen sich die Hochschullehrer und Wissenschaftlichen Assistenten aktiv an der Gestaltung von medizinischen und veterinärmedizinischen Fortbildungstagungen und Symposien. So wurde 1990 die „3. Internationale Berlin-Konferenz über Sexuologie" vom Institut in Kooperation mit Westberliner Kollegen ausgerichtet.

In monatlichen Zusammenkünften der Arbeitsgemeinschaft für klinische und experimentelle Endokrinologie, die seit 1966 vom Direktor geleitet wird, erfolgt eine kontinuierliche Weiterbildung endokrinologisch interessierter Kollegen anderer Fachdisziplinen der Charité und des Berliner Raumes.

In- und ausländische Hospitanten werden nach entsprechender Voranmeldung von den Abteilungsleitern in die im Institut erarbeiteten Methoden eingeführt.

Die von Beginn an für das Institut gewählte Konzeption einer interdisziplinären *Forschung* konnte bis heute bewahrt und erfolgreich ausgebaut werden. Es entwickelten sich z. T. langjährige Kooperationsbeziehungen zu verschiedenen Kliniken und Instituten der Charité sowie zu medizinischen Einrichtungen des In- und Auslandes.

Die Forschung konzentriert sich auf 3 Schwerpunktthemen:

1. In umfangreichen tierexperimentellen und klinischen Studien konnten in den letzten 25 Jahren wesentliche Befunde zur Rolle der hormonabhängigen Gehirndifferenzierung für die Ätiopathogenese und Prävention bestimmter Entwicklungsstörungen und Krankheiten erhalten werden. Es wurde festgestellt, daß Hormone und Neurotransmitter, die zwischen dem genetischen Material und der „äußeren natürlichen und sozialen Umwelt" vermitteln, nicht nur als Regulatoren, sondern vor allem auch als Organisatoren, d. h. als Differenzierungs- und Reifungsfaktoren des Gehirns wirksam sind. In unphysiologischen Konzentrationen wirken sie während sensibler („kritischer") Phasen der Ontogenese als „endogene Teratogene", die zu lebenslangen Fehlentwicklungen

und Krankheiten bei Tier und Mensch führen können. Durch Optimierung der natürlichen und sozialen Umwelt sowie durch rechtzeitige Diagnostik und Korrektur anormaler Hormon- und/oder Neurotransmitterkonzentrationen in kritischen Phasen der Ontogenese kann die Entwicklung gravierender Behinderungen und Krankheiten zumindest partiell verhindert werden.

Im Rahmen dieser Thematik befaßten sich jüngste Untersuchungen mit dem Nachweis eines nichtklassischen 21-Hydroxylase- bzw. 3β-Hydroxysteroiddehydrogenase-Defekts bei transsexuellen Frauen und Männern. Es zeigte sich, daß die meisten transsexuellen Frauen tatsächlich einen 21-Hydroxylase-Mangel aufwiesen, der zu einem adrenalen Androgenüberschuß führt, und daß eine Ursache der männlichen Transsexualität ein 3β-Hydrosysteroid-Dehydrogenase-Defekt sein könnte. Künftig sollen diese Untersuchungen verstärkt fortgesetzt und auch Frauen mit polyzystischen Ovarien einbezogen werden.

In tierexperimentellen und klinischen Studien konnte ferner gezeigt werden, daß durch Verhinderung eines prä- und/oder frühpostnatalen Hyperinsulinismus, der durch eine Schwangerschaftshyperglykämie verursacht wird, die Diabetesprävalenz bei den Nachkommen solcher Mütter signifikant gesenkt werden kann. Darüber hinaus konnte bei Graviditätshyperglykämien sogar eine wiederholte maternofetale teratogenetische Transmission der Diabetesanfälligkeit über mehrere Generationen festgestellt werden. Demnach dürfte es möglich sein, durch kurzfristige Präventivmaßnahmen bei nur einem Individuum (Verhinderung der Schwangerschaftshyperglykämie) eine primäre Diabetesprävention für mehrere Individuen der nachfolgenden Generation zu erzielen.

2. Bereits seit längerer Zeit laufende und auch in der Zukunft fortzuführende tierexperimentelle Untersuchungen beschäftigen sich unter Einsatz stereotaktischer Operationsmethoden mit den neurohormonalen Mechanismen, die die weibliche und männliche Sexualreifung sowie die zyklische Ovarialfunktion kontrollieren. Es konnten eine Reihe von Mechanismen und Wirkungsprinzipien aufgedeckt werden, die das Verständnis physiologischer und pathologischer Prozesse bei der Regulation der Ovarialfunktion wesentlich verbessern und neue Ansätze für die Diagnostik und Therapie sowie für den Einsatz biotechnischer Maßnah-

men beim Nutztier bieten. Gegenwärtig wird versucht, auf der Grundlage eigener Befunde und der Ergebnisse anderer Autoren ein neues Modell der neurohormonalen Regulation des Ovarialzyklus zu erstellen.

3. Die Entwicklung und Einführung chemischer, radioimmunologischer und radioenzymatischer Hormonbestimmungsmethoden stellt einen herausragenden Schwerpunkt der Forschungsarbeit des Instituts seit Beginn seines Bestehens dar. Im Laufe der Jahre konnte eine umfangreiche Palette an Methoden sowohl zur Bestimmung von Steroid- als auch von Peptidhormonen erarbeitet werden, die vorrangig bestimmten Kliniken der Charité und des Umlandes für die Funktionsdiagnostik und Hormontherapie zur Verfügung stehen. Parallel dazu wurden zur Absicherung der im Institut betriebenen tierexperimentellen Forschung entsprechende Nachweismethoden bereitgestellt.

Im Zusammenhang damit gelang es, durch den Ausbau sowohl des Methodenspektrums als auch des Umfangs der Testkapazität für die einzelnen Hormone die hochspezialisierte *medizinische Betreuung* endokrinologischer Patienten im Bereich der Charité, des Berliner Raumes und des Umlandes entscheidend zu verbessern.

Aus dem Institut gingen bisher insgesamt 110 Dissertationen, 16 Habilitationen und ca. 750 Originalpublikationen in internationalen Zeitschriften und mehr als 50 Beiträge in Lehr- und Kongreßbüchern oder als Monographien hervor. 4 Internationale Symposien (1972, 1978, 1985, 1990) wurden vom Institut veranstaltet. Seit 1975 wird die Zeitschrift „Endokrinologie" (ab 1983 „Experimental and Clinical Endocrinology") von G. *Dörner* redaktionell betreut.

Dissertationen

Claudia-Martina *Bär:* Das Verhalten der Plasmaandrogene bei Patienten mit fortgeschrittenem Prostatakarzinom nach oraler Therapie mit dem Depotestrogen Turisterol und dem Glukokortikoid Dexamethason

Jörg-Thomas *Gerlach:* Entwicklung, Optimierung und Anwendung eines Radioimmunoassays für Wachstumshormon-Releasinghormon

Juliane *Stürzebecher:* Tierexperimentelle Untersuchungen zum Feinmechanismus und zur Bedeutung der östrogeninduzierten Desensibilisierung gegenüber dem negativen Östrogenfeedback

Institut für Gerichtliche Medizin

Direktor:
o. Prof. Dr. sc. med. Gunther *Geserick*

Stellvertreter:
a.o. Prof. Dr. sc. med. Hansjürg *Strauch*

Weitere Hochschullehrer:
o. Doz. Dr. sc. med. Eberhard *Lignitz*
o. Doz. Dr. sc. nat. Fritz *Pragst*
o. Doz. Dr. sc. med. Helmut *Waltz*

Leitende med.-techn. Fachassistentin:
Hedi *Rose*

Grundlage des heutigen Instituts war die „Praktische Unterrichtsanstalt für Staatsarzneikunde", die 1833 gegründet wurde. Das Institut ist seit 1886 im Gebäude des damals neuerrichteten polizeieigenen Leichenschauhauses in der Hannoverschen Straße in Berlin-Mitte untergebracht (Abb.). Es gliedert sich in die Sektions-, Labor- und chemisch-toxikologische Abteilung. Von den 63 Institutsangehörigen sind 19 Wissenschaftler und 32 mittlere medizinische Kader.

Die Leistungen in *Bildung und Studium* umfassen Vorlesungen für Studenten der Medizin (IV. und V. Studienjahr), der Zahnmedizin (V. Studienjahr) und der Kriminalistik (III. und IV. Studienjahr). Für diese Fächer werden unterrichtsbegleitend fakultative Leichenschau-Seminare durchgeführt.

Den Studierenden der Rechtswissenschaft wird ein fakultatives Kolleg angeboten, falls die bisherige Vorlesungsreihe nicht obligatorisch weitergeführt wird.

Schließlich hat das Institut jedes Jahr zahlreiche Diplomanden und Doktoranden betreut und wird sich auch weiterhin bei der Erstellung von Promotionsarbeiten engagieren.

Zu den wichtigsten Aufgaben in der *Weiterbildung* zählt die Betreuung von Facharztkandidaten für Gerichtliche Medizin und für Pathologische Anatomie sowie von Chemikern, Laborärzten und Laborassistenten für die Fachanerkennung. Ständig hospitieren im Institut Wissenschaftler des In- und Auslandes. Vom

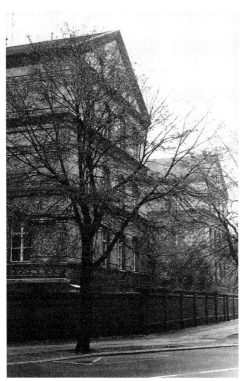

Das Institut für Gerichtliche Medizin in der Hannoverschen Straße

Direktor und Wissenschaftlern des Instituts werden jährlich etwa 50 Weiterbildungsveranstaltungen für Ärzte, Richter, Kriminalpolizisten, mittleres medizinisches Personal sowie für die Öffentlichkeit (z. B. Urania, Kulturbund) durchgeführt.

Die Aufgaben in der *Forschung* sind vorrangig praxisorientiert. Sie sind aber – speziell in der Blutgruppen- und DNA-Genetik – auch für Fragen der Klinischen Medizin, Humangenetik und andere biologische Disziplinen nutzbar.

Das Hauptprofil wird bestimmt durch „Blutgruppen- und DNA-Genetik für forensische und medizinische Anwendung". Hierbei geht es um folgende Schwerpunkte:

– Erweiterung der genetischen Differenzierbarkeit von Bluteiweißen (Serumgruppen) und Blutzellen (Blutgruppen, Enzymgruppen, HLA-Gruppen) für forensische Probleme (Abstammungsbegutachtung, Identifizierung, Spurenkunde) und klinische Fragen (Krankheitsassoziationen, Phänotypisierung vor und nach Organtransplantationen)

– Sicherung und Erweiterung des diskriminierenden Wertes serologischer Alkohol-Marker (Mikroheterogenität von TF und PI) zur Erkennung und Überwachung von Alkoholmißbrauch

– Untersuchungen zur weiteren Eignung und Einführung von DNA-RFLPs und DNA-Fingerprints für forensische Aufgaben, zur individualisierenden Analyse von Körperflüssigkeiten, Geweben und Spuren, zur Eignung hoch-polymerer Einzelkopie-Sonden (HLA-DR-beta) und zur Isolierung und Charakterisierung weiterer hypervariabler DNA-Loci des menschlichen Genoms.

Die seit Jahrzehnten am Institut erfolgreich etablierte Blutgruppenforschung wurde in den letzten Jahren durch die DNA-Genetik ergänzt. Hier konnten sowohl DNA-Fingerprint-Profile mittels Oligo-Typing wie auch RFLP-Bestimmungen durch Single-Locus-Sonden erstellt und publiziert werden. Durch das Institut wurde auf dem Gebiet der ehemaligen DDR erstmalig die DNA-RFLP-Bestimmung in die forensische Praxis eingeführt.

Weiterhin werden Forschungsarbeiten zu folgenden Fragen durchgeführt:

– Chemisch-toxikologische Analytik zur Aufklärung nicht natürlicher Todesfälle, zur Giftidentifizierung bei Lebenden und zur Erkennung und Überwachung Süchtiger

– Traumatische und iatrogene Schäden aus forensischer Sicht

– Auseinandersetzung mit unwissenschaftlichen Heilmethoden

– Studien zur Fachgeschichte.

Kooperationsbeziehungen bestehen mit Kliniken und Instituten der Charité und Berlins, speziell mit Instituten der Freien Universität Berlin, mit Universitäten in Hamburg, Köln, Osteuropa und Japan sowie mit dem Max-Planck-Institut Martinsried.

In der *medizinischen Betreuung* wird das Institut nach der Vereinigung beider Teile Berlins seine gerichtsmedizinischen Aufgaben im Auftrag der Rechtspflege weiterhin für den Ostteil der Stadt wahrnehmen und, soweit bei hochspezialisierten Untersuchungen erforderlich (z. B. DNA-Genetik, Serologie, Toxikologie), auch für Gebiete der ehemaligen DDR.

Insbesondere sind aufzuführen:

– Leichenöffnungen bei nicht natürlichen und nicht aufgeklärten Todesfällen

– gerichtsärztliche Untersuchungen von Personen im Zusammenhang mit strafbaren Handlungen

– Gutachtertätigkeit in Fällen strittiger Identi-

73

tät oder Abstammung sowie der Spurenkunde unter Einsatz hochspezialisierter La-
bormethoden (z. B. DNA-Typisierung, Iso-
elektrofokussierung)
- Sachverständigentätigkeit vor Gericht
- Chemisch-toxikologische Untersuchungen
sowohl im Auftrag der Justiz, Polizei und von
Amtsärzten als auch der Dringlichen Medizinischen Hilfe
- Blutalkoholbestimmungen
- serologische Spezialuntersuchungen für Kliniken
- gerichtsärztlicher und toxikologischer Bereitschaftsdienst.

Dissertation

Ralf *Böthig:* Tödliche Unfälle in Berlin
1985–1987. Analyse des Sektionsgutes des Instituts für Gerichtliche Medizin der Charité

Institut für Geschichte der Medizin

Direktor:
o. Prof. Dr. sc. med. Dr. phil. Peter *Schneck*

Stellvertreter:
OA Dr. med. Rainer *Nabielek*

Das seit 1930 bestehende und seinerzeit von
Paul *Diepgen* gegründete Institut konnte im
Juli 1990 neue Räumlichkeiten im ehemaligen
Universitätsklinikum Ziegelstraße 5–9 beziehen. An der traditionsreichen medizinhistorischen Lehr- und Forschungseinrichtung arbeiten gegenwärtig 8 Wissenschaftler und 2 technische Kräfte.
Die Aufgaben in der akademischen *Lehre* umfassen in erster Linie medizinhistorische Vorlesungen und Seminare für Studenten der Medizin sowie Vorlesungen zur Medizin- und Zahn-
heilkundegeschichte für Studierende der Zahnmedizin. Darüber hinaus werden zu speziellen
Themenkomplexen weitere Lehrveranstaltungen (u. a. „Medizinstudium – Arztberuf – Heilkunde. Historische Aspekte ihrer Entwicklung", „Philosophie und Medizin in der An-
tike", „Alternative Heilmethoden in histori-
scher Sicht", „Berliner Medizin im 18. Jahr-

hundert") abgehalten. In Kooperation mit dem
Institut für Geschichte der Medizin der Freien
Universität Berlin werden Seminare zum
Thema „Studien zur Medizin im Nationalsozialismus" für Teilnehmer aus der Charité und
dem Klinikum Steglitz gemeinsam durchgeführt. Besonderes Augenmerk gilt in der medizinhistorischen Ausbildung den Fragen der
ärztlichen Ethik. Aus dem Institut erschien
1990 ein vollständig überarbeitetes Studenten-
lehrbuch „Geschichte der Medizin".
Zur *Weiterbildung* der Doktoranden des Instituts und anderer Berliner Einrichtungen, deren
medizinhistorische Arbeiten mitbetreut werden,
finden regelmäßig Doktorandenseminare statt.
In der *Forschung* werden neben den am Institut
traditionellen Studien zur Geschichte der anti-
ken griechischen und römischen Medizin sowie
der arabisch-islamischen mittelalterlichen
Heilkunde zunehmend auch Probleme der Geschichte der Sozialmedizin in ihrem Kontext
mit der Eugenik (Rassenhygiene) sowie der
Einflüsse auf klinische Fachgebiete und die
praktische Gesundheitsfürsorge bearbeitet.
Weitere Forschungsschwerpunkte bilden Arbeiten zur Geschichte der Berliner Charité und
des Gesundheitswesens in Berlin, die Geschichte der Zahnheilkunde und der Psychologie sowie die Geschichte der Medizin im Zeital-
ter der Aufklärung und der Romantik.
Zu den wissenschaftlichen Aktivitäten, die vor
allem interdisziplinär konzipiert und mit in-
und ausländischer Beteiligung durchgeführt
werden, gehören die Medizinhistorischen Charité-Symposien, von denen bisher drei stattfanden und das vierte in Vorbereitung ist. Als eine
weitere Form der Präsentation von Forschungsergebnissen und des wissenschaftlichen
Gedankenaustausches finden regelmäßig Veranstaltungen der Instituts-Kolloquienreihe
„Berliner Medizinhistorische Nachmittage"
statt.

Institut für Kardiovaskuläre Diagnostik

Direktor:
o. Prof. Dr. sc. med. Wolfgang *Münster*

Stellvertreter:
a.o. Prof. Dr. sc. med. Paul *Romaniuk*

Leitende Schwester:
Renate *Thomas*

Leitende med.-techn. Assistentin:
Christine *Schatz*

Leiterin EDV und Statistik:
Ing. Gerlinde *Bunk*

Verwaltungsleiterin:
Monika *Heine*

„Kardiovaskuläre Diagnostik" und (katheter-) operative, mikroinvasive Therapie sind hinsichtlich des Instituts definiert als perkutane transvasale, transkanalikuläre oder transparenchymatöse medizinische Eingriffe ohne chirurgische Maßnahmen, die unter Nutzung eines spezifischen Instrumentariums, aseptischer Arbeitsbedingungen und der Lokalanästhesie bei röntgenologischer oder sonografischer Prozedur- und Resultatkontrolle erfolgen. Sie dienen der Diagnostik und direkten Therapie von Herz-, Blutgefäß- und Organerkrankungen. Gemessen am Gesamtumfang der diagnostischen, therapeutischen, wissenschaftlichen und Ausbildungsleistungen ist somit der (allein aus äußeren Gründen noch bestehende) Name des 1956 von Werner *Porstmann* gegründeten Instituts bezüglich der betroffenen Organe und der Beschränkung auf alleinige Diagnostik falsch (s. Abbildungen).

Das Institut gliedert sich in 5 Abteilungen: 1. Erwachsenenkardiologie, 2. Kinderkardiologie, 3. Angiografie, 4. Interventionelle Therapie und instrumentelle Entwicklung sowie 5. Experimentelle Mikrozirkulation. Die Anzahl

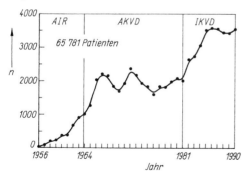

Zeitabhängige Häufigkeitsverteilung von diagnostizierten und behandelten Patienten von 1956 bis 1990 innerhalb der 3 strukturellen Entwicklungsetappen des Instituts: ATR = Abteilung im Institut für Röntgendiagnostik; AKVD = selbständige Abteilung für kardiovaskuläre Diagnostik; IKVD = Institut für Kardiovaskuläre Diagnostik

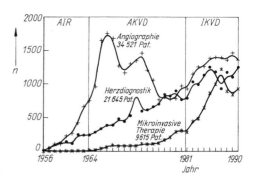

Häufigkeiten der Patienten in den 3 medizinischen Hauptaufgabengebieten des Instituts 1956–1990: Herzdiagnostik (Herzkatheterisierungen, Angiokardiographien, Myokardbiopsien, Koronarographien), Angiographie (röntgenologische Gefäßdarstellungen zur Diagnostik von Blutgefäß- und Organerkrankungen) und interventionelle Therapie. – Rückgang der Angiographien 1968–1978 infolge Aufgabenwandel, nachfolgend erheblicher Anstieg trotz oder wegen zunehmender „nichtinvasiver" Diagnostik (Ultraschall, Computertomografie, Kernspintomografie). Kontinuierlich ansteigende, meist präoperative Herzdiagnostik in allen Altersgruppen (begrenzt durch herzchirurgische Kapazitäten). Rapide Zunahme der perkutanen interventionellen Therapie ab 1982: Qualitätswandel von Krankheitsdiagnostik zur Krankheitsbehandlung

von 49 Mitarbeitern beinhaltet 15 Ärzte (5 Radiologen, 3 Kardiologen, 3 Pathophysiologen, 4 Facharztkandidaten), 12 Krankenschwestern, 9 med.-technische Assistentinnen, 2 EDV- und 6 technische Mitarbeiter sowie 5 Verwaltungsangestellte.

Die *Ausbildungsaufgaben* des Instituts umfassen disziplinäre und interdisziplinäre Vorlesungen, Seminare und Praktika zu Einzel- und Globalthemen der Herzdiagnostik und perkutanen instrumentellen Interventionsmedizin („Interventionsradiologie").

Die postgraduale *Weiter- und Fortbildung* findet sowohl als praxis- und patientenbezogenes Training von sehr zahlreichen in- und ausländischen radiologischen und kardiologischen Fachärzten, Schwestern und med.-technischen Assistentinnen als auch in Form von regelmäßigen Lehrveranstaltungen, Kursen und Symposien statt.

In der *Forschung* wurden, aufgegliedert in sehr zahlreiche Einzelthemen, bisher vorwiegend folgende Aufgaben bearbeitet:

– Innovationen und Qualifizierungen von chirurgiealternativen oder -ergänzenden, kurati-

ven und palliativen perkutanen Therapieverfahren bei angeborenen und erworbenen
Herz-, Blutgefäß- und Organerkrankungen
unter Einschluß neuer Methoden, Instru-
mente und Implantate (Patente)
– Quantifizierung der myokardialen Mikrozirkulation und invasivdiagnostischen und klinischen Methoden zur therapierelevanten
Präzisierung der myokardialen Ischämie bei
unauffälligen und erkrankten Koronararterien
– Weiterentwicklung kardiovaskulärer Biop-
sieverfahren bei Erwachsenen und Kindern
– tierexperimentelle Untersuchungen der Mikrozirkulation zur Analyse der Fließbedin-
gungen unter Einfluß von Pharmaka (Diagnostika, Therapeutika).

Die derzeitige und künftige Forschungsarbeit
umfaßt in partieller Fortführung der bisherigen Untersuchungen
– die perkutane transvasale, transkanalikuläre und transparenchymatöse Implantologie sowie perkutane nichtchirurgische Operationsverfahren zur Behandlung angeborener und erworbener Herz-, Gefäß- und Organerkrankungen
– die Charakterisierung der Gefäß- und
Herzwandfunktionen bei kardialen und
nichtkardialen Perfusionsstörungen und
Ischämien einschließlich der zellulären und
humoralen Abwehr im Hinblick auf eine
differenzierte Therapie
– die computergestützte bildgebende Analyse
der terminalen Strombahn (Myokard,
Kreislauforgane) vor und nach therapeutischen Interventionen mit Wirkstoffen, Re-
kanalisierungsmaßnahmen und Implantaten einschließlich einer Kritik der bildgebenden Prozedur- und Resultatkontrolle
sowie
– weitere und tiefergreifende tierexperimentelle Analysen der Mikrozirkulation zur
Problematik der therapierelevanten Fließ-
bedingungen des Blutes.

Auf dem Gebiet der *medizinischen Betreuung*
ist das „Institut mit dem falschen Namen"
charakterisiert durch eine international bisher
nur vereinzelt in einer Einrichtung praktizierte diagnostische und therapeutische Me-
thodenvielfalt. Es unterscheidet sich von anderen, disziplinär und arbeitsteilig arbeitenden Institutionen einerseits durch einen hohen Spezialisierungsgrad und seine methoden-
orientierte Konzentration sowie andererseits

durch die Nichtspezialisierung auf bestimmte
Methoden oder Organgruppen.
Die Kardiovaskuläre Diagnostik ist eine ap-
parateaufwendige, meist präoperative morphologische und funktionelle Diagnostik, die
u. a. auf Herzkatheterisierung bei angeborenen und erworbenen Herzkrankheiten, Angio-
kardiografie und Angiografie aller Gefäßre-
gionen und Organe beruht. Die Legitimation
dieser „invasiven" Diagnostik mit Katheterin-
strumenten leitet sich immer aus therapeutischen Notwendigkeiten ab. Ihre Einsatzhäu-
figkeit und Differenziertheit sind abhängig
von den jeweiligen diagnostischen und therapeutischen Leistungsspektren kooperierender
Einrichtungen.
Interventionelle Therapie bedeutet ein Methodenspektrum perkutaner transvasaler, trans-
kanalikulärer oder direkter Eingriffe mit kurativen, präoperativen und palliativen Be-
handlungszielen. Ihre Grundprinzipien sind
die perkutane direkte, transvasale oder transkanalikuläre Ein- und Hinführung von Ope-
rationsinstrumenten, Implantaten oder Pharmaka an den Operationsort: „Operationen
ohne Skalpell".
Sie beinhaltet kanalisierende und rekanalisie-
rende, okkludierende und embolisierende,
verödende, drainierende, filternde, extrahie-
rende, infundierende und lysierende Behandlungsverfahren. Diese werden unter sehr verschiedenen elektiven oder dringlichen (Tag-
Nacht-Bereitschaft) Indikationen chirurgiealternativ oder operationsvorbereitend bzw.
-nachbehandelnd eingesetzt.
Wichtige Verfahren sind
– Die perkutane transvasale (oder transkanalikuläre) Angioplastie, d. h. die Erweiterung oder Eröffnung von Blutgefäßen oder
Organkanälen im Bereich von angeborenen
oder krankheitsbedingt erworbenen Stenosen oder Verschlußstrecken mit Hilfe form-
stabiler, hochdruckbelastbarer Ballonkathe-
ter, die durch Thrombektomie, Thrombolyse, Laser, Desobliterationsfräsen, Fremd-
körperextraktion oder die perkutane Implantation spezifischer Endoprothesen ergänzt werden kann.
– Die perkutane transvasale Valvuloplastie,
d. h. die Sprengung von angeborenen oder
erworbenen Engen der Herzklappen mit
speziellen ballontragenden Kathetern oder
mit Sägeinstrumenten (Valvulotomie), die
methodologisch sehr unterschiedlich durch

Venen und/oder Arterien zur jeweils zu behandelnden Herzklappe geführt werden.

– Die perkutane transvasale Septostomie, d. h. die artifizielle Schaffung eines Vorhofscheidewanddefektes mit speziellen Ballonkathetern oder im Inneren von Kathetern vorgeführten Schneid- oder Sägeinstrumenten.

– Die Obduration bzw. Embolisation. Die perkutane transvasale Embolisationstherapie beinhaltet kurative, palliative oder präoperative Verschlüsse von Blutgefäßen in allen Körperregionen mit Hilfe sehr unterschiedlicher Implantate und Embolisate:

Verschlußkörper, die durch Katheter mit speziellen Prozeduren einführbar sind (abstoßbare Ballons, entfaltbare Verschlußspiralen, Plastepfröpfe, mechanische Obdurationsmechanismen)

partikuläre Embolisate, die durch Katheter ausgestoßen oder injiziert werden (Gelatine- oder Polyvinylalkohol-Schaumstoffpartikel, Gele u. a., gegebenenfalls enkapsulierte Chemotherapeutika zur gezielten Tumortherapie)

flüssige Embolika, die nach gezielter Injektion mit dem Blutstrom an den Wirkungsort gelangen und dort im Feinstgefäßbereich entweder direkt verschließen (Gewebekleber + ölige Kontrastmittel, Zeingemische u. a.) oder indirekt infolge von beabsichtigten inneren Gefäßwandschädigungen Gefäßverschlüsse und/oder Thrombosen bewirken (Alkohol, Sklerosierungsmittel u. a.).

– Drainagen. Die perkutane direkte oder transkanalikuläre Drainagetherapie beruht auf der chirurgiealternativen (elektiven oder oft dringlichen) Schaffung eines Zuganges in erkrankte, anatomisch vorhandene oder krankheitsbedingt entstandene Körperhöhlen oder sekretableitende „Kanalsysteme" für sehr unterschiedliche, direkte oder indirekte kurative oder palliative Krankheitsbehandlungen mit Hilfe von speziellen Kathetern und Sonderinstrumenten.

– Sklerosierung. Die gezielte perkutane (chemische, elektrische, laseroptische) Verödungstherapie soll chirurgiealternativ Vernarbungen oder Zerstörungen krankhaften oder anormal funktionierenden Gewebes bewirken.

– Filterung. Die perkutane transvasale Implantation von metallischen Sperrfiltern in zentrale Venen (durch Zugänge am Hals oder in der Leistenbeuge) dient der Verhin-

derung rezidivierender und tödlicher Lungenembolien bei Thrombosen, wenn eine Thrombolyse, eine chirurgische Thrombektomie oder ein chirurgischer Gefäßverschluß kontraindiziert sind.

– Extraktion. Die chirurgiealternative, perkutane transvasale oder transkanalikuläre Entfernung von iatrogenen oder anderen Fremdkörpern („Inweltmüll") aus Blutgefäßen, Herzinnenräumen, Lungenkreislauf, Gallen- und Harnwegen erfolgt mit Fang- und Fixierungsinstrumenten (Schlingen, elastische Zangen, Fangkörbchen, Spezialinstrumente), die durch Katheter eingeführt werden.

Dissertationen

Matthias *Fischer*: Die valvuläre Pulmonalstenose – Indikation, Methodik, Früh- und Spätresultate der perkutanen transvasalen pulmonalen Valvuloplastie

Matthias *Raphael*: Perkutane transluminale Koronarangioplastie

Manuela *Schubert*: Abstoßbare Ballons. Indikationen und Primärresultate der perkutanen transvasalen Embolisationstherapie mit Makroembolika

Institut für Klinische Pharmakologie

Direktor:
o. Prof. Dr. sc. med. Hansgeorg *Hüller*

Stellvertreter:
Dr. med. Ingrid *Mai*

Leitende med.-techn. Fachassistentin:
Christel *Schulze*

Verwaltungsleiterin:
Istrid *Bernhardt*

In der *Lehre* werden von Mitarbeitern des Instituts für Studierende der Fachrichtung Medizin im 8. Semester die Allgemeine Klinische Pharmakologie einschließlich der Arzneiverordnungslehre in Vorlesung und Seminar vermittelt. Im 9. Semester werden in Abstimmung mit den bestimmenden klinischen Disziplinen spezielle klinisch-pharmakologische Bildungsinhalte in Vorlesungen dargestellt und in Seminaren und praktischen Übungen vertieft. Inhaltliche Schwerpunkte bilden Krankheitsbilder und Arzneistoffgruppen aus dem Aufgabengebiet der allgemeinärztlichen Tätigkeit. Der Vorlesungsumfang von 60 Stunden zwingt zu einer streng praxisorientierten Auswahl. Für die Studierenden der Stomatologie stehen im 9. Semester insgesamt nur 30 Vorlesungs- und Seminarstunden zur Verfügung. Die inhaltliche Auswahl ist auf die künftige zahnärztliche Tätigkeit zugeschnitten und mit dem gesamten Bildungsplan abgestimmt. Für beide Grundstudienrichtungen werden spezielle fakultative Vorlesungen und Seminare angeboten. Weitere Bildungsaufgaben werden für die Studienrichtungen Diplomkrankenpflege und Medizinpädagogik (Direkt-, Fern- und Sonderstudium) wahrgenommen.

Die traditionellen monatlichen *Fortbildungsveranstaltungen* des Instituts zu ausgewählten Themen der Klinischen Pharmakologie für Ärzte, Zahnärzte und Apotheker des territorialen Gesundheitswesens wurden 1990 durch ein zusätzliches Fortbildungsprogramm in Zusammenarbeit mit der Gesellschaft für Allgemeinmedizin erweitert. Dieses Programm wird, mit Unterstützung von Wissenschaftlern der alten Bundesländer, von Klinikern und Klinischen Pharmakologen der neuen Bundesländer durchgeführt. Es hat sich zum Ziel gesetzt, innerhalb eines Jahres möglichst vielen Ärzten in der Allgemeinmedizin durch kritische Darstellung ausgewählter Arzneimittelgruppen mehr Sicherheit im Umgang mit dem erheblich angestiegenen Arzneimittelangebot zu vermitteln. Zu den Aufgaben des Instituts gehören ferner die Weiterbildung von Fachhebammen, die Gestaltung von Hospitationsmöglichkeiten für in- und ausländische Wissenschaftler auf dem Gebiet der Arzneimittelanalytik und der klinischen Werterprobung von Arzneimitteln sowie die Durchführung von Facharztlehrgängen für Pharmakologie und Toxikologie.

Die *Forschung* des Instituts ist praxisorientiert. Sie leitet sich einmal von den Betreuungsaufgaben im Rahmen der hochspezialisierten Betreuung ab und überführt damit ihre Ergebnisse unmittelbar in die medizinische Versorgung. Zum anderen ergeben sich vertiefende und weiterführende Forschungsaufgaben aus der klinischen Werterprobung von Arzneimitteln. Inhaltliche Schwerpunkte sind die Therapieoptimierung bei Risikopatienten und Problempharmaka. In Zusammenarbeit mit anderen Einrichtungen, vorwiegend aus der Charité, wurden u. a. grundlegende Daten zur Anwendung des Zytostatikums Bendamustin, insbesondere beim locoregionalen Einsatz, erarbeitet und überführt. Einen weiteren Schwerpunkt bildet die Therapieoptimierung bei Organtransplantationen. Hier wurden und werden Untersuchungen zum Metabolismus von Immunsuppressiva und zur Beeinflussung körpereigener Regulationssysteme durch eine immunsuppressive Therapie durchgeführt. Seit 1989 wird ein Teil dieser Untersuchungen, insbesondere zur Enzymausstattung und zu genetischen Faktoren bei Organtransplantierten, in Zusammenarbeit mit der Klinischen Pharmakologie der FU Berlin weitergeführt.

Auf dem Gebiet der Arzneimittelanalytik wurde eine Reihe von Methoden miniaturisiert, um auch mit kleinsten Blutmengen (z. B. bei Neugeborenen) arzneimittelanalytische Untersuchungen zur Therapieoptimierung realisieren zu können. Die bei der Rationalisierung der Logistik und Dokumentation des „therapeutischen drug monitoring" erzielten Ergebnisse wurden den entsprechenden Partnereinrichtungen zur Nutzung übergeben. Schließlich wird im Rahmen der auftragsgebundenen Forschung für die Pharmazeutische Industrie ein relativ breites Spektrum von Arzneistoffen bearbeitet (z. B. Chemotherapeutika, Analeptika, Analgetika, Herz-Kreislaufpharmaka), und jährlich werden 3–4 Klinische Werterprobungen von Arzneimitteln der Phase I, der Phase II und der Phase III durchgeführt sowie multizentrische Studien ausgewertet.

Im Sommer 1989 wurden vom Institut das 14. Symposium für Klinische Pharmakologie der osteuropäischen Länder mit Teilnehmern aus 12 Ländern sowie im Zusammenhang mit der Weltkonferenz für Klinische Pharmakologie als erste deutsch-deutsche Gemeinschaftsveranstaltung das Satellitensymposium für Klinische Chronopharmakologie organisiert.

Das Institut leistet durch die blutspiegelorientierte Therapieüberwachung für verschiedene Arzneimittel einen wichtigen Beitrag zur Verbesserung der *medizinischen Betreuung*. Das Einzugsgebiet umfaßt neben der Charité Einrichtungen des Raumes Berlin und der neuen

Bundesländer. Große Erfahrungen konnten auf dem Gebiet der Anwendung des Immunsuppressivums Ciclosporin A, vor allem bei organtransplantierten Patienten und Patienten mit ausgewählten Autoimmunkrankheiten, gesammelt und an Einrichtungen in Berlin, Halle, Leipzig und Rostock weitergegeben werden. Diese Blutspiegelbestimmungen wurden bis 1988 für alle mit diesem Medikament behandelten Patienten der DDR durchgeführt. Gegenwärtig wird die Ciclosporin-Therapie von ca. 700 Patienten überwacht, wofür jährlich ca. 14 000 Blutspiegelbestimmungen durchgeführt werden. Darüber hinaus führt das Institut die Blutspiegelbestimmungen für alle gebräuchlichen Antikonvulsiva durch. Durch Modernisierung der Arzneistoffanalytik besonders hinsichtlich der Bestimmung von Arzneimitteln in kleinsten Blutmengen ist ein schneller und problemloser quantitativer Nachweis einer breiten Palette von Arzneimitteln (etwa 35 Arzneistoffe) möglich geworden. So wird die Möglichkeit der Therapieüberwachung für Aminoglykosid-Antibiotika, das Analeptikum Theophyllin und das Antineoplastikum Methotrexat von den Kliniken der Charité breit genutzt.

Die seit 1978 unter der Federführung des Instituts tätige Kommission zur Erprobung von Arzneimitteln an der Charité wurde 1990 in die Ethikkommission der Charité überführt. Monatlich werden von dieser zwischen 5 und 20 Erprobungs- bzw. Forschungs- oder Anwendungsanträge bearbeitet.

Dissertationen

Bernd *Sponheim:* Prolactin – ein pharmakodynamischer Indikator zur Differenzierung von Neuroleptikaeffekten? Neurobiologische Aspekte und klinisch-pharmakologische Pilotuntersuchungen mit Haloperidol und Chozapin

Christine *Trömel* und Norbert *Trömel:* Knochengeschwülste und geschwulstartige Neubildungen des Kiefer-Gesichtsbereiches – unter besonderer Berücksichtigung mesenchymaler maligner Geschwülste. Eine Analyse des Krankengutes der Klinik für Kiefer- und Gesichtschirurgie des Bereiches Medizin (Charité) der Humboldt-Universität zu Berlin von 1960–1985

Institut für Krankenhaushygiene

Direktor:
o. Prof. Dr. sc. med. Peter-Jürgen *Großer*

Stellvertreter:
o. Doz. Dr. sc. med. Peter *Lüderitz*

Leitende med.-techn. Fachassistentin:
Ingeborg *Ost*

Das Institut, das 1986 aus der Abteilung Angewandte Hygiene des damaligen Hygieneinstituts der Charité hervorgegangen ist, besteht aus der Abteilung Mikrobiologie, Epidemiologie und EDV (Leiter: Prof. Dr. *Großer*) sowie der Abteilung Umwelt- und technische Krankenhaushygiene (Leiter: Doz. Dr. *Lüderitz*). Die erstere ist gegliedert in den mikrobiologischen Laborbereich und die Arbeitsgruppe Epidemiologie und EDV, die letztere in das chemische Labor für Spurenelementanalytik und die Arbeitsgruppen Medizintechnik, Sterilisation und Desinfektion sowie Lüftungstechnik. Es besteht eine enge Zusammenarbeit mit dem Leitenden Hygienearzt der Charité.

In der *Lehre* beteiligen sich die Mitarbeiter an Vorlesungen für Studenten der Medizin, Zahnmedizin, Medizinpädagogik und Diplomkrankenpflege und übernehmen insbesondere die Vorlesungsanteile für Krankenhaushygiene. Außerdem werden hygienische und mikrobiologische Seminare betreut. Künftig soll ein krankenhaushygienisches Praktikum aufgebaut werden.

Für einen breiten Kreis von Interessenten werden seit 1982 krankenhaushygienische *Fortbildungsveranstaltungen* durchgeführt. Darüber hinaus referieren Mitarbeiter des Instituts regelmäßig auf *Weiterbildungsveranstaltungen* der Charité und auch außerhalb der Universität für Ärzte, Naturwissenschaftler, Medizinalfachkräfte sowie technisches und Reinigungspersonal.

Das Institut ist ein von in- wie auch ausländischen Interessenten häufig frequentiertes Konsultationszentrum.

Die *Forschungsschwerpunkte* des Instituts betreffen ausgewählte Fragen der Kontrolle von nosokomialen Infektionen und die Rolle von

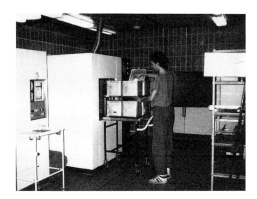

Zentrale Sterilgutversorgung der Charité

Spurenelementen in der Umwelt. Es wird zu folgenden Themen gearbeitet:

– Untersuchungen über Möglichkeiten des Einsatzes moderner offener Rechnerkommunikationsnetze auf dem Gebiet der Epidemiologie in Krankenhäusern, insbesondere bei der Kontrolle von nosokomialen Infektionen (der Anschluß der Charité an internationale Kommunikationsnetze ist über EUnet bereits erfolgt, ein hochleistungsfähiger Rechner SUN 4 steht im Institut als Knotenrechner zur Verfügung)
– Untersuchungen zur Häufigkeit von Legionellosen, insbesondere des Anteils von nosokomialen Infektionen und Ableitung krankenhaushygienischer Konsequenzen
– Erarbeitung von Methoden zur Überprüfung hygienischer Aufbereitungsmaßnahmen an medizinischen Geräten
– Verbesserung von Methoden zur Überprüfung von sterilen Werkbänken und Sicherheitswerkbänken
– Monitoring von Schwermetallen und ausgewählten organischen Schadstoffen im Staubniederschlag an 144 Meßpunkten der ehemaligen DDR
– Beteiligung an der WHO-Studie Umweltschadstoffe in der Muttermilch mit Untersuchungen von Mineralien und Schwermetallen
– Umweltmonitoring zum Projekt Sanierung des Gebietes Berlin-Schöneweide.

Im Spurenanalytischen Laboratorium bestehen alle Voraussetzungen zur kontaminationsfreien Probenvorbereitung, zum Probendruckaufschluß in konventionellen und mikrowellenbeheizten Teflondruckgefäßen und zur Elementanalyse überwiegend mit atomspektrometrischen Methoden (flammenlose AAS und ICP-AES). Zur Bestimmung organischer Umweltverunreinigungen (PCB's, Pestizide, Herbizide und PAH's) werden gaschromatographische Methoden eingesetzt. Die on-line gespeicherten Analysenergebnisse werden mit leistungsfähigen Statistik- und Auswertungsprogrammen bearbeitet.

Das mikrobiologische Labor verfügt über ein breites Spektrum von Untersuchungsmöglichkeiten. Jährlich erfolgen im Rahmen der *medizinischen Betreuung* insgesamt mehr als 30 000 mikrobiologische Einzeluntersuchungen. Diese betreffen die Überwachung der Sterilisation, Desinfektion, Wasseraufbereitung, Lüftungstechnik und Medizintechnik. Darüber hinaus werden spezielle Überwachungsprogramme hinsichtlich der nosokomialen Morbidität unter Beachtung der Erreger- und Resistenzsituation sowie der Anwendung antimikrobieller Chemotherapeutika durchgeführt. Bei der Erfüllung dieser Aufgaben arbeitet das mikrobiologische Labor eng mit dem Institut für Medizinische Mikrobiologie der Charité zusammen.

Dissertationen

Andreas *Breyvogel:* Schwerpunkte des infektiösen Hospitalismus im St. Joseph-Krankenhaus II in Berlin im Zeitraum vom 1. 2. 85 bis zum 31. 1. 86

Susanne *Krüger:* Erkennung, Verhütung und Bekämpfung nosokomialer Infektionen – Eine prospektive Studie in der Abt. Neurochirurgie der Chirurgischen Klinik der Charité im Zeitraum 1. 10. 1986 bis 31. 7. 1987

Maren *Schirmer:* Untersuchungen zur nosokomialen Morbidität und Letalität sowie des antimikrobiellen Chemotherapeutikaregimes an der Orthopädischen Klinik der Charité – Eine Prospektivstudie in den Zeiträumen 1. 1.–31. 12. 1984 und 1. 6.–31. 12. 1987

Sylvia *Walinde* und Inge *Simon:* Analyse der nosokomialen Morbidität und Letalität sowie des Antimikrobiotika-Regimes an der Universitätsklinik für Innere Medizin (Südflügel) – eine retrospektive Studie im Zeitraum 1. 1.–31. 3. 84 und eine prospektive Studie im Zeitraum 1. 4.–31. 12. 84

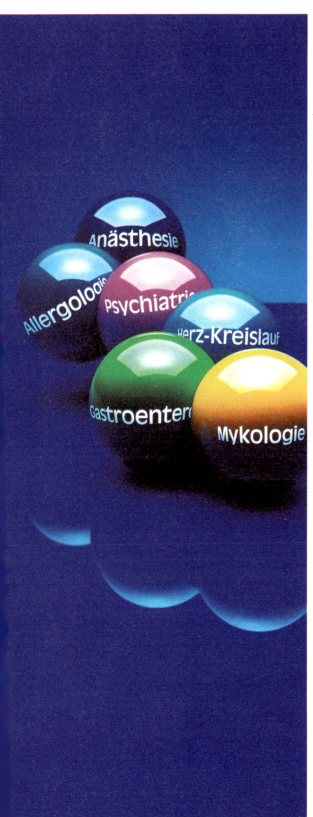

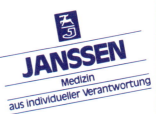

Barbara *Wilbrandt:* Untersuchungen des Spurenelementgehaltes im Kopfhaar einer Berliner Kinderpopulation

Institut für Medizinische Genetik

Direktorin:
o. Prof. Dr. rer. nat. habil. Regine *Witkowski*

Stellvertreterin:
o. Doz. Dr. sc. nat. Hannelore *Körner*

Leitende technische Assistentinnen:
Regina *Neumann*, Selma *Metschkarski*, Ute *Zieger*

Das Institut, eines der jüngsten der Charité, entstand 1988 aus den beiden Abteilungen für Medizinische Genetik bzw. Genetik der Nervenklinik und der Frauenklinik der Charité sowie in der Person des langjährigen Leiters einer Dispensaire-Sprechstunde für genetische Stoffwechselkrankheiten auch aus einer pädiatrischen Wurzel. Es umfaßt gegenwärtig 4 Abteilungen:
Abt. Zytogenetik
Abt. Klinische Labordiagnostik
Abt. Molekulargenetik und
Abt. Genetische Familienberatung.
Da die für das neue Institut zur Verfügung gestellten Räume in der ehemaligen Chirurgischen Klinik nicht ausreichen, sind Teile des Instituts im Neubau, in der ehemaligen Frauenklinik (Tucholskystraße) bzw. im Institut für Mikrobiologie (Clara-Zetkin-Straße) untergebracht.
Im Mittelpunkt der *Lehre* stehen Vorlesungen in Medizinischer Genetik für Mediziner und für Rehabilitationspädagogen sowie Praktika und Seminare.
Auf dem Gebiet der *Weiter- und Fortbildung* ist das Institut Ausbildungszentrum für Fachärzte und Fachwissenschaftler in der Medizin, Fach Humangenetik, sowie für den humangenetischen Teil der Ausbildungsprogramme anderer Fachrichtungen und Anlaufpunkt für in- und ausländische Hospitanten. Ebenfalls der Weiter- und Fortbildung, aber auch der Information und dem Meinungsaustausch über den aktuellen internationalen Stand dienen interdisziplinäre Kolloquien über Medizinische Genetik, die seit 1981 während der Semester monatlich durchgeführt werden. Für bisher 61 derartige Veranstaltungen konnten prominente Gastredner des In- und Auslandes gewonnen werden.
Die in der *Forschung* bearbeiteten Themen konzentrieren sich auf die genetischen Grundlagen von Krankheitsprozessen auf molekulargenetischer, zytogenetischer und biochemischer Ebene. Schwerpunkte sind chromosomale Aberrationen beim Gliom mit ihrer molekulargenetischen Basis und den klinischen Konsequenzen, der Nachweis von Mikroaberrationen durch Kombination zytogenetischer und molekulargenetischer Methoden (In-situ-Hybridisierung) sowie Grundlagenforschung zur Präzisierung prä- und postnataler diagnostischer und erbprognostischer Aussagen. Besonderes Augenmerk wird dabei von molekulargenetischer Seite auf die Untersuchung singulärer repetitiver DNA-Bereiche mittels DNA-Fingerprinting (s. S. 179) und der Polymerase-Kettenreaktion (PCR)-Technik gerichtet. Diese Methoden gestatten weitreichende Aussagen zu genomischen Veränderungen z. B. während der Tumorentstehung bzw. öffnen den Zugang zur Analyse bisher molekulargenetisch nicht erfaßbarer Defekte.
Gegenwärtig besteht in der Abteilung Molekulargenetik die Möglichkeit zum Nachweis bzw. Ausschluß von Mutationen für folgende Krankheiten:

- Phenylketonurie
- Chorea Huntington (am Institut besteht eines der beiden Untersuchungszentren in Deutschland)
- Choreoideremie
- verschiedene Formen der Intersexualität (Y-chromosomale Genorte)
- Hämophilie A
- Hämophilie B
- Syndrom des fragilen X
- Adrenogenitales Syndrom (21-Hydroxylase-Mangel).

Darüber hinaus erlaubt das DNA-Fingerprinting sichere Aussagen zur Paternität und zur Zygotie von Mehrlingen als wichtige Ergänzung für die Familienberatung.
Erwachsen aus der Tradition der Abt. Genetik der Frauenklinik, die seit 1984 an den Ergebnissen der In-vitro-Fertilisierung maßgeblich

beteiligt war, wird durch ein Speziallabor die biologisch-labortechnische Analyse der Gametengewinnung, Befundung und In-vitro-Kultivierung durchgeführt.

Zytogenetisch sind numerische und strukturelle Aberrationen als Ursache von psychischen, physischen und sexuellen sowie Reproduktionsstörungen und als Ursachen oder Symptome von Neoplasmen feststellbar.

Mit diesem zytogenetischen und molekulargenetischen sowie dem syndromologisch diagnostischen Repertoire ist das Institut im Rahmen der *medizinischen Betreuung* an der interdisziplinären Arbeitsgruppe pränatale Medizin in der Charité beteiligt.

Auf dem methodisch sehr dynamischen Gebiet der pränatalen Diagnostik haben sich die Möglichkeiten einer frühen und sicheren pränatalen Feststellung von Störungen durch verfeinerte Methoden sowie durch die Verwendung von Chorionpunktaten und fetalem Blut auf ein größeres Spektrum von Defekten ausgedehnt einschließlich solcher Krankheiten, die erst im Erwachsenenalter klinisch manifest werden (z. B. Chorea Huntington, Dystrophia myotonica). Die Bemühungen um eine pränatale Diagnostik möglichst vieler Gefahrenzustände des ungeborenen Kindes dienen zusammen mit einem Komplex weiterer radiobiologischer, sonographischer, kardiologischer und biochemischer Methoden vor allem drei Zielen: Vermeidung der Interruptio auf Wunsch der Schwangeren bei hohem theoretischen Risiko einer Schädigung des gesunden Feten bzw. des Kindes, Orientierung für die Führung von Schwangerschaft und Geburt bei defektiven Feten und Entwicklung von pränatalen Therapieverfahren.

An postnatal anwendbaren Untersuchungsmethoden auf biochemischer Ebene wird schwerpunktmäßig ein Siebtest bei Neugeborenen auf Biotinidase-Mangel aufgebaut. Vergleichbar der PKU führt diese Stoffwechselstörung bereits im frühen Kindesalter zu schweren neurologischen Ausfällen und Entwicklungsstörungen, spricht aber sofort auf Substitution mit Biotin an. In einer Pilotstudie werden für Berlin zur Zeit Neugeborene auf diesen Defekt im Screening untersucht.

Die Fragestellungen für die Forschungsthemen sowie für den Einsatz und die Entwicklung von Diagnosemethoden kommen zum großen Teil aus der poliklinischen Familienberatungspraxis des Instituts sowie aus verschiedenen Kliniken inner- und außerhalb der Charité, die konsiliarisch auf genetischem Gebiet mit betreut werden.

Durch die mit den in den Laboratorien gestellten Diagnosen verbundene Familienberatung einerseits und die für die Beratung notwendige Labordiagnostik andererseits sind alle Abteilungen untereinander verflochten. Da eine genetische Beratung in jedem Fall eine genaue, meist über die klinische hinausgehende ätiologische Diagnostik voraussetzt, erfordert die Beratung ein spezielles syndromologisches Wissen. Es sind neben den chromosomal bedingten und den polygenen gegenwärtig allein etwa 4 000 monogen bedingte Defekte bzw. Krankheiten beim Menschen bekannt. Die Bewältigung dieses außerordentlich breiten Diagnosespektrums ist nur noch mit Expertensystemen zu realisieren. In der Abteilung genetische Familienberatung wird an der Vervollkommnung entsprechender Programme gearbeitet, die jedoch auch nur Hilfestellung geben können. Entscheidend für die diagnostische Einordnung ist letztlich das Wissen des Genetikers. Dessen Vertiefung dient ein in der 4. Auflage vom Institut herausgegebenes dreibändiges Wörterbuch genetischer Syndrome und Mißbildungen für die Familienberatung.

Institut für Medizinische Immunologie

Direktor:
o. Prof. Dr. sc. med. Rüdiger *von Baehr*, Korr. Mitglied der Akademie der Wissenschaften in Berlin

Stellvertreter:
a.o. Prof. Dr. sc. med. Tomas *Porstmann*

Weiterer Hochschullehrer:
Doz. Dr. sc. med. Hans-Dieter *Volk*

Leitende med.-techn. Fachassistentin:
Christa *Liebenthal*

Verwaltungsleiter:
Ralf *Kerbler*

Das Institut setzt sich aus folgenden Abteilungen zusammen:
Abteilung für Information und Rechentechnik (Leitung: Prof. R. *v. Baehr*)

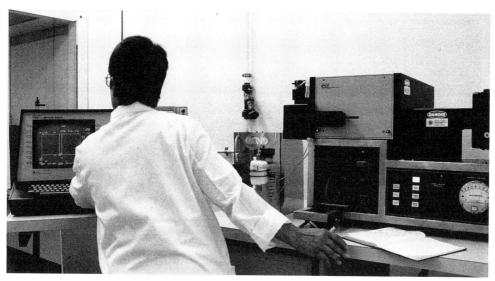

Arbeit am Durchflußzytometer

Abteilung für Klinische Immunologie (Leitung: Doz. H.-D. *Volk*)
Abteilung für Immunchemie (Leitung: Prof. T. *Porstmann*)
Abteilung für Immunbiotechnologie (Leitung: Dr. sc. med. R. *Grunow*)
Abteilung für Molekularbiologie (Leitung: Dr. sc. med. S. *Jahn*).

Das Institut ist Träger des Zentrums für medizinische Biotechnologie der Charité im Ida-Simon-Haus (Monbijoustraße), in dem die Abteilungen für Immunchemie, Immunbiotechnologie und Molekularbiologie untergebracht sind. Hier arbeiten Immunologen mit Biochemikern (Institut für Biochemie) und Biologen (Bereich Genetik – Biologische Fakultät der HUB) zusammen.
Die Abteilungen für Information und Klinische Immunologie befinden sich im Charité-Neubau.
In der *Lehre* vertritt das Institut das Lehrgebiet Klinische Immunologie im Medizin- und Stomatologiestudium. Im 5. Semester werden je 25 Stunden Vorlesung und 6 Stunden Seminar pro Gruppe durchgeführt. Fakultative Vorlesungen und Seminare sind Spezialthemen der medizinischen Biotechnologie und der immunologischen Grundlagenforschung gewidmet.
Zur *Weiterbildung* immunologisch tätiger Wissenschaftler und interessierter Ärzte Berlins werden pro Jahr 12 Institutssymposien mit überwiegend auswärtigen Rednern durchgeführt. Das Institut bildet Fachärzte für Immunologie aus, wofür 8 befristete Planstellen bereitgestellt werden. In den Laboratorien des Biotechnologischen Zentrums und der Abteilung für Klinische Immunologie arbeiten ständig ca. 10 Doktoranden (Humanmediziner und Naturwissenschaftler) sowie 4 bis 5 Diplomanden (Biologen und Chemiker). Die medizinisch-biologische *Forschung* stellt die Hauptaufgabe des Instituts dar. 30 % der Forschungskapazität sind in der klinisch angewandten und 70 % in der immunologisch-molekularbiologischen Grundlagen- bzw. Entwicklungsforschung eingesetzt. Die Einordnung der Themen erfolgte in Sonderforschungsbereiche der Deutschen Forschungsgemeinschaft (DFG), Förderprojekte des Bundesministeriums für Forschung und Technologie (BMFT) sowie in Einzelvorhaben, die von der DFG, dem BMFT und von der pharmazeutischen Industrie gefördert werden.
Folgende Hauptthemen werden gegenwärtig bearbeitet:
– Transplantationsimmunologie – selektive Immunsuppression mit monoklonalen Antikörpern
– Zytokinforschung – Applikation von Zytokinen oder deren Antagonisten
– Ätiopathogeneseforschung bei Autoimmunkrankheiten (Lupus erythematodes)
– HIV/AIDS-Forschung – Immuntherapie der HIV-Infektion

- Humane monoklonale Antikörper gegen bakterielle Toxine und Infektionserreger (HIV, HBV)
- Antigen/Antikörperwechselwirkung, Strukturanalyse, Antikörperdesign und gerichtete Mutagenese, Antigen-bindende Peptide.

Für alle Themen bestehen interdisziplinäre Forschungsgruppen mit gemeinsam betriebenen Laboratorien (Ida-Simon-Haus, Klinik für Hautkrankheiten).

Die wichtigsten Kooperationspartner innerhalb der Charité sind:

Institut für Biochemie, AG Strukturanalyse
Biologische Fakultät, Bereich Genetik der HUB
Institut für Klinische und Pathologische Biochemie
Institut für Pharmakologie und Toxikologie
Institut für Virologie
Klinik für Hautkrankheiten
Klinik für Innere Medizin
Klinik für Chirurgie.

In der *medizinischen Betreuung* werden ab 1991 die Labordiagnostik von HIV-Infektionen, Autoimmunkrankheiten und atopischen Erkrankungen sowie die immunologische Überwachung von Transplantierten, Patienten mit Septikämien und HIV-Infizierten durchgeführt. Ein interdisziplinäres Labor für molekulargenetische Diagnostik wird gemeinsam mit dem Institut für Klinische und Pathologische Biochemie aufgebaut.

Die wesentlichsten labordiagnostischen Methoden des Instituts sind:

Zytofluorometrie, Immunfluoreszenz, Funktionsdiagnostik von Immunzellen (Zellkulturen), Immunenzymtechnik, Radioimmunoassays, RNS- und DNS-Hybridisierungstechniken (incl. Polymerase-Kettenreaktion).

Dissertationen

Ralf *Giese:* Untersuchungen zur Herstellung monoklonaler Antikörper gegen das Immundefizienzvirus Typ-1 (HIV-1)

Jaroslaw *Maciejewski:* Untersuchungen zur hämatopoetischen Wirksamkeit von Diacetyl-Splenopentin

Julia *Schwab:* Immunologische und zellbiologische Untersuchungen an Lymphozyten von Patienten mit chronisch-lymphatischer Leukämie (CLL)

Institut für Medizinische Informatik und Biomathematik

Direktor:
o. Prof. Dr. sc. med. Steffen *Schulz*

Stellvertreter:
a.o. Doz. Dr. sc. oec. Wolfgang *Cajar*

Verwaltungsleiterin:
Ursula *Marquardt*

Das im Jahre 1985 aus langjährig bestehenden Einrichtungen der rechnergestützten Informationsverarbeitung gebildete Institut gehört zu den jüngsten der Charité. Es vereint institutionell die beiden eigenständigen Lehr- und Wissenschaftsgebiete Medizinische Informatik und Biomathematik.

In den vier Abteilungen des Instituts
- Medizinische Informationssysteme
  (Prof. Dr. sc. med. Steffen *Schulz*)
- Biomathematik
  (Dr. rer. nat. Joachim *Bellach*)
- Medizinische Meßwertverarbeitung
  (Dr. sc. med. Josef *Michel*)
- Systementwicklung/Rechenzentrum
  (Dr. Ing. Holger *Sasse*)

sind insgesamt 49 Mitarbeiter tätig, davon 28 Wissenschaftler.

Hauptaufgaben sind die Lehre auf den Gebieten Medizinische Informatik und Biomathematik, die Entwicklung neuer Methoden sowie die fachgebietsübergreifende Einführung integrativer Informations- und Kommunikationstechnologien (IKT) und biometrischer Methoden für die Forschung, Lehre und medizinische Betreuung. Diese Aufgaben erfordern die multidisziplinäre Zusammenarbeit von Medizininformatikern, Ärzten und Schwestern aller Disziplinen, Biomathematikern, Informationstechnikern und weiteren Spezialisten. Zugleich wächst mit dem Einsatz moderner Informationstechnik in allen Bereichen der Charité sprunghaft der von allen Abteilungen des Instituts zu befriedigende Bedarf an Weiterbildung und zum Teil sehr individueller Beratung und Dienstleistung.

In der *Lehre* wurde gemeinsam mit anderen Institutionen 1986 die erste einheitliche Lehrkonzeption für die Gebiete Medizinische Informatik und Biomathematik erarbeitet und ab 1987 für alle Medizin- und Stomatologiestudenten des 1. und 3. Studienjahres verwirklicht. Trotz großer räumlicher, technischer und studienorganisatorischer Probleme gelang es, auch die Praktika in einem ersten Computerlehrkabinett abzusichern. Nach relativ kurzer Zeit erfolgt ab Studienjahr 1990/91 eine den neuen Anforderungen gerecht werdende qualitative Überarbeitung des Lehrprogramms, verbunden mit einem zeitgerechteren und leistungsfähigeren Lehrkabinett.

Seitens des Instituts wurden die Fachgebiete weiterhin in der Ausbildung der Medizinpädagogen und Diplom-Krankenpfleger vertreten. Erstmals erfolgte in der Charité in diesem Jahr versuchsweise eine Ausbildung zum Medizinischen Informationsassistenten(-in). Durch die stärkere Beachtung medizinisch-inhaltlicher, methodologischer und ärztlich-ethischer Aspekte des beginnenden Informations- und Kommunikationszeitalters wird eine geeignete Form der Vorbereitung der künftigen Ärztegeneration auf die sie erwartenden Möglichkeiten und Probleme in Auswertung internationaler Erfahrungen angestrebt.

Das neugestaltete Computer-Lehrkabinett bildete bei aller technischen Unzulänglichkeit die Basis für ein steigendes Angebot an *Weiterbildungslehrgängen* und der Betreuung individueller PC-Anwendungen, speziell bei wissenschaftlichen Graduierungsarbeiten. Insbesondere bei der postgradualen Weiterbildung von Naturwissenschaftlern in der Medizin und von Führungskräften medizinischer Betreuungseinrichtungen bestand eine enge Kooperation mit der Akademie für Ärztliche Fortbildung.

In der *Forschung* sind die Wissenschaftler des Instituts im Rahmen verschiedener Projekte an der Herausbildung der Wissenschaftsgebiete durch originale Beiträge bei bisher nicht im notwendigen Maße zur Verfügung stehender moderner Hard- und Software beteiligt. Die Hauptaufgabe der Abt. Medizinische Informationssysteme besteht im konzeptuell-logischen Entwurf und der schrittweisen Implementation eines integrativen Charité-Informationssystems. Wesentliche Arbeitsbereiche sind die in den kommenden Jahren forciert und konzentriert zu bearbeitenden Problemkreise Zentrale Datenbank, Abrechnungs- und Managementsysteme und, von besonderer Bedeutung, Klinische Subsysteme zur Leistungsanalyse und Qualitätssicherung. Aktueller Forschungsschwerpunkt ist die Erprobung einer einheitlichen Technologie klinischer Kommunikationssysteme für multidisziplinäre Anwendungen nach dem Client/Server-Modell.

Der Aufgabenbereich der Abt. Biomathematik umfaßt die quantitative Analyse und Beschreibung biologisch-medizinischer Strukturen und Prozesse sowie ihre Modellierung und objektive Bewertung mit Hilfe mathematischer Methoden und deren rechentechnischer Realisierung. Der Schwerpunkt liegt dabei in der Entwicklung und Erschließung neuer Methoden der Modellierung, Planung und Auswertung experimenteller, klinischer und epidemiologischer Untersuchungen. Mit den Kliniken und Instituten der Charité werden im Rahmen des zur Abteilung gehörenden Applikationszentrums für Mathematische Methoden in der Medizin eine große Anzahl von Problemen der medizinischen Biometrie, z. B. die Analyse der diagnostischen Wertigkeit von medizinischen Parametern bis hin zur rechnergestützten Diagnostik, die Prognose von Krankheitsverläufen, die Verifizierung von Aussagen zu Behandlungseffekten (Therapiestudien, Arzneimittelprüfung), der Klassifikation und Aufdeckung von Latenten und Abhängigkeitsstrukturen bearbeitet. Aktueller Forschungsschwerpunkt ist die Bereitstellung von biometrischen Modellen für die Analyse zeitlicher Entwicklungen (Verlaufskurvenanalyse, Längsschnittstudien, Analyse biologischer Zeitreihen, Überlebensdaueranalyse).

Die Abt. Medizinische Meßwertverarbeitung bearbeitet hauptsächlich Aufgaben dieses für die medizinische Praxis und Forschung bedeutsamen Teilgebietes der Medizinischen Informatik, das durch die automatisierte Erfassung und Verarbeitung (quantitative Analyse und objektive Bewertung) meßbarer biochemischer und biophysikalischer Größen charakterisiert ist. Beiträge von Mitarbeitern dieser Abteilung zur Entwicklung des Teilgebietes Medizinische Meßwertverarbeitung reichen bis in das Jahr 1965 zurück. Mit den Forschungsarbeiten zum Thema „Psychophysiologische Systemanalyse (PSA)", die in Kooperation mit Instituten in der Georgischen SSR sowie seit Anfang 1990 mit dem Institut für Psychologie der Freien Universität Berlin durchgeführt werden, leistet die Abteilung einen Beitrag zur Erweiterung der methodischen Grundlagen, insbesondere für die präventive Medizin. Langjährig arbeitet der Abt.-Leiter im Exekutivkomitee der „International Medical Informatics Association (IMIA)" mit.

Von der Abt. Rechenzentrum/Systementwicklung werden die Probleme der Integration heterogener Systeme kooperativ bearbeitet. Ein im Aufbau befindliches Spezialgebiet bezieht sich auf die computerunterstützte Lehre.

Ein wachsender Anteil der Tätigkeit des Instituts, speziell des Rechenzentrums, besteht in *Dienstleistungsaufgaben* zur Unterstützung der Betreuung, Forschung, Lehre und Betriebswirtschaft der Charité. Das Spektrum spannt sich von der fachlichen Beurteilung, Planung und Realisierung (Beschaffung) der Rechentechnik (incl. Service und Verbrauchsmaterial) über die zeitkritische Realisierung der für die Funktion des Gesamtbetriebes erforderlichen EDV-Projekte bis hin zu individuellen Serviceleistungen (Druckaufträge, Folienentwürfe, Desktop publishing, Literaturrecherchen etc.). Das Institut wird insgesamt durch den integrativ-multidisziplinären Charakter seiner Arbeiten geprägt, deren Ergebnisse in hohem Maße als Methodenbeitrag in klassisch-disziplinäre Originalia eingehen.

Institut für Medizinische Mikrobiologie

Direktor:
o. Prof. Dr. sc. med. Gerhard *Schmidt*

Stellvertreter:
a.o. Prof. Dr. sc. med. Hans-Wolfgang *Presber*

Leitende med.-techn. Fachassistentin:
Marianne *Korzendorfer*

Verwaltungsleiterin:
Monika *Geschinsky*

Das Institut für Medizinische Mikrobiologie besteht in seiner jetzigen Struktur seit 1985.
Basis für die Erfüllung der Aufgaben in Bildung und Studium, Forschung sowie medizinischer Betreuung sind vier Abteilungen:
- Klinische Mikrobiologie
- Experimentelle Mikrobiologie
- Molekularbiologie
- Parasitologie.
Dem Institut ist ferner das Robert-Koch-Museum angeschlossen. Es verfügt über ca. 500 Sachzeugen, Schriftstücke und Briefe, Urkunden und Fotos sowie diverse andere Ausstellungsstücke vermitteln einen Eindruck vom

Schaffen Robert *Kochs* an der Charité, in Deutschland und auf seinen zahlreichen Expeditionen. In Museumsführungen sind neben dem kleinen Saal, in dem sich die Gedenkstätte befindet, die Bibliothek und der unter Denkmalschutz stehende Robert-Koch-Hörsaal einbezogen. In der Bibliothek hielt bekanntlich Robert *Koch* am 24. März 1882 seinen denkwürdigen Vortrag „Über Tuberkulose".

In der *Lehre* wird die umfassende Ausbildung der Studierenden im Fach Mikrobiologie gewährleistet. Ausgebildet werden Studenten der Fachrichtungen Medizin, Zahnmedizin, Medizinpädagogik und Diplomkrankenpflege. Weiterhin wird der theoretische und praktische Unterricht in der Mikrobiologie für Krankenschwestern und medizinisch-technische Assistentinnen zweier Berliner Fachschulen durchgeführt. Vorgetragen werden dabei moderne Erkenntnisse zur Ätiologie, Pathogenese, Diagnostik, antimikrobiellen Chemotherapie, Verhütung und Bekämpfung erregerbedingter Krankheiten und praktische Fähigkeiten und Fertigkeiten anerzogen. Zusammen soll dies den Auszubildenden ermöglichen, eine effektive mikrobiologische Diagnostik einzuleiten bzw. durchzuführen und vom Labor erhobene Befunde richtig zu interpretieren.

In der *Forschung* ist die Arbeit des Instituts auf folgende Schwerpunkte orientiert:
In den Abteilungen „Experimentelle Mikrobiologie" und „Molekularbiologie" werden experimentelle Untersuchungen zur Ätiologie und Pathogenese von Hospitalinfektionen durchgeführt. Zunehmendes Interesse finden immundefiziente bzw. -supprimierte Patienten. Eine besondere Rolle spielen der Nachweis und die Charakterisierung von Virulenzmarkern bei fakultativ-pathogenen gramnegativen Stäbchen mit dem Ziel, neue Erkenntnisse zur Entwicklung des infektiösen Prozesses und für eine verbesserte mikrobiologische und epidemiologische Diagnostik zu erreichen. Verbesserte Therapie- und Prophylaxe-Konzepte werden in Zusammenarbeit mit Kliniken und anderen Instituten der Charité angestrebt. Eine erfolgreiche Entwicklung nahm die Forschungsarbeit der Abteilung Parasitologie, die durch enge kooperative Beziehungen mit der Pharma-Industrie gekennzeichnet ist. Im Mittelpunkt der Zusammenarbeit steht die Suche nach Pharmaka mit antiprotozoären Wirkungen. Spezielle Schwerpunkte sind die computergestützte Analyse von Struktur-Wirkungsbezie-

hungen und Experimente zur Aufklärung des Mechanismus antiprotozoärer Effekte der Testsubstanzen.

Die Aufgaben des Instituts in der *medizinischen Betreuung* umfassen das gesamte Spektrum einer modernen mikrobiologisch-serologischen Diagnostik. Diese ist in ihrem wesentlichen Teil auf die Kliniken und Polikliniken der Charité zugeschnitten, aber auch für andere Krankenhäuser, Ambulatorien und niedergelassene Ärzte im östlichen Teil der Stadt Berlin sowie in den Randgebieten offen.

Dissertationen

Jens *Hinkel:* Entwicklung eines neuartigen Wirkstoffträgersystems auf der Basis resorbierbarer Tricalciumphosphatkeramik

Ute *Hübschmann:* Untersuchungen zur Präparation und Charakterisierung der gruppen- und typenspezifischen Polysaccharidantigene des Streptococcus agalactiae Typ III

Claudia *Möckel:* Präparation und Charakterisierung „Nativer" B-Streptokokken-Gruppen- und Typ III-Polysaccharidantigene als Beitrag zur Entwicklung eines immunologischen Schnelltests zum Nachweis neonataler B-Streptokokken-Infektionen

Ines *Straube* und Rolf *Gantenberg:* Untersuchungen zur B-Streptokokkenadhärenz und Lymphozytenreaktivität in vitro

Eckhard *Zinkewitz:* Enzymimmunologische Nachweistechniken zur Bestimmung der In-vitro-Immunglobulinsynthese humaner Lymphozyten

Institut für Pathologie

Direktor:
OMR o. Prof. Dr. sc. med. Heinz *David*

Stellvertreter:
o. Prof. Dr. sc. med. Peter *Buntrock*

Weitere Hochschullehrer:
o. Prof. Dr. sc. med. Dr. h.c. Werner *Jänisch*
a.o. Prof. Dr. sc. med. Gerhard *Ditscherlein*
a.o. Prof. Dr. sc. med. Hubert *Martin*
a.o. Prof. Dr. sc. med. Rudolf *Meyer*
o. Doz. Dr. sc. med. Hans *Guski*

o. Doz. Dr. sc. med. Dieter *Kranz*
o. Doz. Dr. sc. med. Hans-Joachim *Schulz*

An das Institut assoziiert:
o. Prof. Dr. sc. med. Klaus *Thielmann*

Leitende med.-techn. Fachassistentin:
Brigitte *Bausdorf*

Verwaltungsleiterin:
Burglind *Grunow*

Das Institut gliedert sich in die Abteilungen
- Klinische Pathologie
- Prosektur
- Neuropathologie
- Automatische Mikroskopbildauswertung
- Ultrastrukturelle Pathologie und Elektronenmikroskopie
- Immunpathologie
- Onkologische Zytologie (Zytodiagnostik).

Daneben bestehen am Institut ein Nieren- und ein Leberreferenzzentrum.

Von den 110 Mitarbeitern sind 41 Wissenschaftler und 54 medizinisches Fachpersonal.

Die *Studentenausbildung* erfolgt durch Vorlesungen für Mediziner, Zahnmediziner und Medizinpädagogen. Sie werden ergänzt durch Seminare einschließlich Histologischem Kurs, Lehrsektionen, einen Demonstrationskurs, fakultativen Gruppenunterricht und Konsultationen.

In der *Forschung* orientiert sich das Institut auf zellularpathologische Probleme, die mit dem gesamten, dem internationalen Niveau entsprechenden Spektrum morphologischer und molekularpathologischer Methoden, wie Elektronenmikroskopie und Immunhistochemie, sowie mittels einer zunehmenden Quantifizierung der Ergebnisse durch die automatische Mikroskopbildanalyse und die Stereologie/Morphometrie bearbeitet werden. Bei inhaltlichen Schwerpunkten erfolgt vielfach eine interdisziplinäre Bearbeitung.

Es gehören dazu:
- zelluläre Differenzierungsprozesse und pathologische zelluläre Reaktionsmuster, z. B. der Leber und des Herzens, oder bei Wundheilungsprozessen (Haut, Knochen, Magenulcera)
- subzelluläre, zelluläre und Gewebereaktionen unter Sauerstoffmangelbedingungen, bei Organ- und Gewebetransplantation
- biologische Funktionsmuster und die Objektivierung qualitativer und quantitativer Da-

ten von Tumoren, besonders der Harnblase, der Mamma, des ZNS und des Magen-Darm-Kanals

– Adaptationsprozesse, z. B. des Myokards, bei ischämischer Herzkrankheit und Myocarditis.

Die Arbeiten werden experimentell sowie an bioptisch oder chirurgisch entnommenen menschlichen Geweben durchgeführt.

Forschungsschwerpunkte der Abteilungen sind:

Abt. für Klinische Pathologie

– Histomorphologische Untersuchungen zur Graduierung und Klassifikation von Präneoplasien und Karzinomen des Pankreasgangepithels

– Gewinnung von Langerhansschen Inseln zur Therapie des Typ-1-Diabetes

– Untersuchungen zum CMV-Nachweis in Nierentransplantaten

– Morphologie des chromosomal bedingten Abortes im ersten Schwangerschaftsdrittel

– Epidemiologie von Fehlbildungen

– Expertensystem für Nierentumoren

Abt. Prosektur

– Entwicklung und Erprobung eines computergestützten Textverarbeitungssystems für die Pathologie

– Morphometrische und immunhistologische Untersuchungen von Myocard, Koronararterien und kardialem Nervensystem bei Myocarditis, ischämischer Herzkrankheit und plötzlichem Herztod

– Morphologische Anpassungsprozesse

Abt. für Neuropathologie

– Epidemiologie der Hirntumoren bei Kleinkindern

Abt. für Automatisierte Mikroskopbildanalyse

– Früherkennung, Klassifikation und Prognosestellung des Harnblasenkarzinoms mit der automatischen Mikroskopbildanalyse

– Automatisiertes Grading beim Mammakarzinom

– Charakterisierung des malignen Potentials von Astrozytomen und Glioblastomen mit Hilfe der automatisierten Mikroskopbildanalyse

– Weiterentwicklung des Softwaresystems AMBA/R und der Anwendersoftware

Abt. für Ultrastrukturelle Pathologie und Elektronenmikroskopie

– Zelluläre Schädigungsmuster: elektronenmikroskopische Charakterisierung von Leberveränderungen bei Transplantierten in Verbindung mit immunologisch-laborchemischen und klinischen Untersuchungen

– Vergleichende quantitative Ultrastruktur von Hepatozyten und Nichthepatozyten der Leber in situ und in vitro

– Aufbau eines Methodenspektrums zur immunelektronenmikroskopischen und gensondentechnischen Charakterisierung virusinfizierter Zellen

– Veränderungen intrazellulärer Wasser- und Ionenverteilungen unter Sauerstoffstreß (Altern, Hypoxie) und bei Elektrolyttransport

– Struktur und Morphogenese des HIV und verwandter Retroviren – transmissionselektronenmikroskopische und immunelektronenmikroskopische Untersuchungen

– Beeinflussung der Wundheilung durch neue Wirkstoffe und Laser-Strahlen

Abt. für Immunpathologie

– Lichtmikroskopisch-ultrastrukturelle, immunmorphologische und In-situ-Hybridisierung-Untersuchungen zur Rejektion (Niere, Leber)

Abt. für Onkologische Zytologie (Zytodiagnostik)

– Erarbeitung von zytologischen Vitalitätskriterien nach Organkonservierung und Transplantation

Museums- und Traditionsbereich

– Virchow: Leben und Werk

– Geschichte der pathologisch-anatomischen Sammlung.

Der Ausbau bestehender und die Aufnahme neuer Kooperationsbeziehungen mit wissenschaftlichen Instituten und Kliniken Berlins, Deutschlands und im internationalen Rahmen bilden eine wesentliche Voraussetzung für ein hohes Niveau des gesamten Leistungsspektrums.

Im Rahmen der *medizinischen Betreuung* wird das gesamte morphologische Methodenspektrum (histologische Spezialfärbungen, Histochemie, Immunhistochemie, Semidünnschnittechnik, Elektronenmikroskopie, Röntgenmikroanalyse, automatische Mikroskopbildanalyse, Zellkultivierung, In-situ-Hybridisierung)

zur Aufklärung von Krankheits- und Todesursachen eingesetzt. Eine hohe Autopsierate stellt
eine wichtige Grundlage für die Qualitätsbeur-
teilung klinischer Diagnosen sowie für die Studentenausbildung dar. Minisektionen (Autop-
sie nach genehmigtem Schwangerschaftsab-
bruch bis zu einem minimalen Geburtsgewicht
von 500 g) werden in enger Verbindung mit
dem klinischen Partner durchgeführt.

Die Textverarbeitung und Befunddokumenta-
tion erfolgt auf der Basis moderner Rechentechnik und geeigneter Software.

Die umfangreiche Sammlung (Virchow-
Sammlung) von pathologisch-anatomischen
Präparaten wurde erweitert und verfügt über
9000 Objekte, die in wechselnden Ausstellungen teilweise besichtigt werden können. Gemeinsam mit anderen Partnern wurde eine
Gründungsinitiative für ein Berliner Medizin-
historisches Museum an der Charité ins Leben
gerufen, in das die Virchowsammlung integriert werden soll.

Dissertationen

Robby *Jacob:* Quantitativ-morphologische Untersuchungen am Myokard des linken Ventri-
kels bei Sarkoidose

Karl-Heinz *Philipp:* Zytotopochemische Untersuchungen zur Wertigkeit neutraler Muco-
polysaccharide (MPS) und Glykosaminogly-
kane (GAG) als diagnostisches Hilfskriterium
in der radiologischen Gynäkologie

Igor *Suetin:* Ultrastrukturelle morphometrische Untersuchungen der Herzmuskelzellen
von Ratten nach 3stündiger Autolyse mit und
ohne vorausgegangener kurzzeitiger körperlicher Belastung bzw. Ischämie

Dagmar *Warnke:* Erarbeitung und Erprobung
einer Textdatei für die Herstellung von Biop-
siebefunden des Magen-Darm-Traktes

Institut für Pathologische und Klinische Biochemie

Direktor:
o. Prof. Dr. sc. med. Johann *Gross*

Stellvertreter:
o. Prof. Dr. sc. med. Dietrich *Kunze*

Weitere Hochschullehrer:
a.o. Prof. Dr. sc. med. Bärbel *Papies*
a.o. Prof. Dr. sc. med. Bärbel *Porstmann*
a.o. Doz. Dr. sc. med. Andreas *Lun*
a.o. Doz. Dr. sc. nat. Bernd *Rüstow*

Leitende med.-techn. Fachassistentin:
Monika *Renner*

Verwaltungsleiter:
Dr. rer. nat. Joseph *Hodi*

Das Institut ist in 9 Arbeitsgruppen gegliedert:
1. Probenannahme, Verteilerlabor und Be-
fundausgabe (Dr. rer. nat. A. *Sitte*)
2. Klinische Chemie (DC F. *Priem*)
3. Proteinanalytik und molekulare Diagnostik
(Prof. Dr. sc. med. B. *Porstmann*)
4. Lipide (Prof. Dr. sc. med. D. *Kunze*)
5. Notfall-Labor einschließlich Blutgasanalytik und Spurenelemente
(Dr. rer. nat. E. *Glatzel*)
6. Hämatologie und Hämostaseologie
(OA Dr. med. S. *Ziemer*)
7. Herz-Kreislaufforschung (Prof. Dr. sc. med.
B. *Papies*)
8. Perinatologie (Prof. Dr. sc. med. J. *Gross*)
9. Prozeßrechentechnik
(Dipl.-Ing. J. *Oelschlegel*).

Unter den 142 Mitarbeitern sind 31 Akademiker (11 Ärzte, 15 Naturwissenschaftler und 5
EDV-Fachkräfte), 9 Ingenieure für Laboratoriumsdiagnostik und 90 MTLA.

Das Institut erfüllt *Lehraufgaben* bei den Studenten der Medizin, der Zahnheilkunde sowie
der Medizinischen Fachschule. Das Studienprogramm enthält 55 Stunden Vorlesung und
22 Stunden Seminare für die Studenten der
Medizin, 35 Stunden Vorlesung und 12 Stunden Seminare für die Studenten der Stomatologie und 6 Stunden Vorlesung für die Fach-
schulstudenten. Zur Ausbildung der Medizinstudenten gehörte ein 3wöchiges Laborpraktikum in Krankenhäusern und Polikliniken des
Landes. Mit Beginn des Studienjahres 1990/91
wurde das Laborpraktikum in ein zweiwöchi-
ges Praktikum an der Universität umgestaltet:
eine Woche Einführung in klinisch-biochemische Methoden, eine Woche klinisch-biochemische Diagnostik (Anforderung, Interpretation,
Analyse der Befunde von Patienten).

Zur *Fortbildung* der Laborleiter aus Berlin und
Umgebung wird pro Semester ein ganztägiges,
monothematisch ausgerichtetes Kolloquium
veranstaltet. Besondere Anliegen dieser Insti-

tutskolloquien sind die Darstellung des Fachgebietes in der Einheit von Pathologischer und Klinischer Biochemie und die Vertiefung der interdisziplinären Zusammenarbeit.

Darüber hinaus organisiert das Institut in regelmäßigen Abständen Symposien zum Thema „Hypoxie und Hypoxiekriterien". Das nächste derartige Symposium ist für 1991 vorgesehen. In der *Forschung* werden folgende Schwerpunkte bearbeitet:

1. Lipidstoffwechsel
- Verändertes Phospholipidmuster bei der Muskeldystrophie. Im Mittelpunkt steht die Untersuchung der Lipidassoziation mit Zytoskelettproteinen, zum Teil an Modellzellen wie Thrombozyten und HeLa-Zellen.
- Bedeutung der Alkenyl- und Alkylspezies sowie des Kardiolipin für die Synthese des Lungensurfactant.

Die Bearbeitung beider Problemkreise basiert auf einer sehr guten Lipid-Analytik.

2. Molekulare Diagnostik
Diese Untersuchungen erfolgen im Rahmen einer interdisziplinären Arbeitsgruppe mit dem Institut für Medizinische Immunologie.
- Nachweis von Onkogenaktivierungen am Beispiel der multiplen Myelome und Nachweis von prämalignen B- und T-Zell-Lymphozyten-Klonen im peripheren Blut.
- Quantifizierung typischer und atypischer Mykobakterien unter Anwendung von nicht-isotopen quantitativen Assays. Die Quantifizierung erfolgt über PCR und die Bestimmung der Vitalität über m-RNS.

3. Sauerstoffmangel in der Perinatalperiode
- Einfluß von Hypoxie auf die Langzeitveränderungen des dopaminergen Systems des Striatum. An einem Rattenmodell für die frühkindliche Hirnschädigung werden die Langzeitveränderungen in der Dopaminfreisetzung, Dopaminaufnahme sowie der Dopaminkonzentration untersucht. Hierbei interessieren die Korrelationen zu den Langzeitveränderungen im Verhaltensbereich (Hypermotorik, Lernstörungen) sowie Möglichkeiten der Prävention dieser Veränderungen.
- Erythrozytäre Kriterien und hirnspezifische Proteine in der Diagnostik der Hypoxie des Neugeborenen. Als Kriterien zur Beurteilung der chronischen Hypoxie werden u. a. die Kreatinkonzentration in roten Blutzellen und der Erythrozyten-Dichtetest (EDT) eingesetzt, zur Beurteilung akuter Hirnschädigungsprozesse des Neugeborenen die Neuronenspezifische Enolase (NSE).

4. Mechanismus der akuten und chronischen Herz-Kreislaufschädigung
- Langzeitwirkungen eines perinatalen Sauerstoffmangels auf das Herz-Kreislaufsystem. Untersucht werden besonders Veränderungen im Enzymmuster des Herzens sowie die Katecholaminempfindlichkeit von Ratten im adulten Alter.
- Sauerstoffradikale im Schädigungsprozeß des Herz-Kreislaufsystems. Die Bedeutung freier Radikale für die Atherogenese wird an der Endothelzellschädigung untersucht. Bearbeitete Fragen sind die Analyse der enzymatischen und nicht enzymatischen antioxidativen Kapazität, die Charakterisierung der Systeme zur Bildung von Sauerstoffradikalen, vor allem das Xanthinoxidasesystem, und die Analyse der Wirkung von Sauerstoffradikalen auf ausgewählte zelluläre Systeme (Betarezeptor-Adenylatcyclase-System).

5. Indikationsgerechte Laboranforderungen und labordiagnostische Interpretationshilfen
- Indikationsgerechter Einsatz von Laboratoriumsuntersuchungen.
Es sollen Verfahren erarbeitet werden, um das ärztliche Anforderungsverhalten beurteilen zu können.
- Interpretationshilfen.
Die Fortschritte in der Pathobiochemie von Erkrankungen und die Klärung der diagnostischen Validität von Parametern sind die Grundlage für die schrittweise Einführung eines interpretativen Befundes.

Die im Rahmen der *medizinischen Betreuung* während der letzten 5 Jahre durchgeführten Analysen sind in der Tabelle 1 zusammengestellt. Dabei wird der Anteil der Untersuchungen für die Polikliniken auf 35–45 % geschätzt. Die hohen Steigerungsraten bis 1988 sind Ausdruck eines Nachholebedarfs.

Die Parameterpalette des IPKB umfaßt z. Z. etwa 230 Parameter auf den Gebieten Klinische Biochemie (einschließlich Tumormarker und Hormone), Hämatologie, Gerinnung und Blutgasanalytik.

Tabelle 1: Entwicklung der Analysenzahlen im Institut für Pathologische und Klinische Biochemie 1985–1990 (in Tausend)

Jahr	Klinische Biochemie	Hämatologie	Gerinnung	Gesamt	Davon im Bereitschaftsdienst
1985	1522	617	160	2651	352
1986	2066	715	236	3018	403
1987	2175	801	248	3224	472
1988	2425	1028	289	3742	510
1989	2469	953	298	3721	544
1990[a]	2485	1020	307	3812	692

[a] Hochrechnung aus dem 1. Halbjahr

Die klinisch-biochemische Diagnostik wird im wesentlichen über die Geräte Prisma und Hitachi 717, die hämatologische Diagnostik über den Technicon H1 und den Coulter Counter S plus 4, die Gerinnungsanalytik über den KC 10 (Amelung), den Schnittger und Gross sowie das Aggregometer nach Breddin und die dringliche Diagnostik über den Genesis 21 (IL) durchgeführt.

Z. Z. befindet sich das Institut in einem Prozeß der Reorganisation im Zusammenhang mit der Einführung eines neuen EDV-Systems mit maschinenlesbaren Laboranforderungsscheinen sowie der durchgängigen Nutzung von Barcode-Label sowie Einmal-Verbrauchsmaterialien für die Blutabnahme.

Dissertationen

Hans-Christoph *Berndt:* Untersuchungen zum posthypoxischen Dopamintransport im Rattenstriatum

Ralf *Hilbert:* Untersuchungen zum Stoffwechsel von Phosphatidsäure und Diazylglyzerol in stimulierten Synaptoneurosomen des Rattenkortex

Institut für Pathologische Physiologie

Direktor:
Prof. Dr. med. habil. Karl *Hecht*
Korrespondierendes Mitglied der Internationalen Astronautischen Akademie

Stellvertreter:
MR o. Prof. Dr. sc. med. Günter *Rehberg*

Weitere Hochschullehrer:
o. Doz. Dr. sc. nat. Marianne *Poppei*

Verwaltungsleiterin:
Frau Christine *Hahn*

Das Institut für Pathologische Physiologie wurde am 1. 2. 1988 durch Zusammenführung zweier Struktureinheiten, der Abt. Neuropathophysiologie der Nervenklinik und der Abt. Pathophysiologie des Physiologischen Instituts des Bereiches Medizin (Charité) gegründet.

Der Mitarbeiterstamm wurde fast ausschließlich von der Abt. Neuropathophysiologie gebildet. Die von beiden Abteilungen getragenen *Lehrverpflichtungen* werden weitergeführt, so daß das Institut heute die Ausbildung von Studenten der Medizin und der Stomatologie im Fach Pathophysiologie im 3. Studienjahr bestreitet (insgesamt 77 Stunden Vorlesungen und 360 Seminarstunden) und die Ausbildung von Medizinpädagogen im Direkt- und Fernstudium im Fach Physiologie durchführt (insgesamt 200 Ausbildungsstunden).

Seit der Berufung von Frau Prof. Marianne *Lindemann* im Jahre 1972 auf den damals neu geschaffenen Lehrstuhl für Pathophysiologie wird in der Lehre großer Wert auf die Darstellung der Einheit biologischer, psychischer und sozialer Faktoren in ihrer komplexen Wirkung und Wechselwirkung für Gesundheit und Krankheit des Menschen gelegt. Hiermit steht in logischem Zusammenhang, daß bereits seit dieser Zeit die Pathophysiologie der höheren Nerventätigkeit an der Charité ein obligatorischer Bestandteil der Pathophysiologieausbildung ist. Dieser Aspekt kommt auch von Anbeginn bei der Ausbildung der Medizinpädagogen zum Tragen. Mit der weiteren Profilierung der Lehre nach Gründung des Instituts für Pathophysiologie wurde diese Linie weiter ausgebaut. Probleme des Stresses und der Biorhythmik zunehmend in die Lehrinhalte integriert und ein wichtiges, bis heute auf dem Gebiet der ehemaligen DDR völlig vernachlässigtes Thema – die Pathophysiologie des Schlafes und schlafbezogener Atemstörungen – in die Ausbildung von Medizinstudenten und Medizinpädagogen einbezogen. Das Bekanntmachen der Studenten mit den Problemen von Insomnie und schlafbezogenen Atemstörungen ist Bestandteil eines weit gefächerten Programms zur Verbreitung von Kenntnissen zu dieser wichtigen Problematik. Sowohl eine breite Öffentlichkeitsarbeit unter der Bevölkerung als auch *Weiterbildungsvorträge* vor Facharztkandidaten und praktisch tätigen Ärzten sollen über die Vermittlung von Kenntnissen der ungerechtfertigten Ordination von Schlafmitteln und Tranquilizern vorbeugen und den Blick schärfen für die möglichen weitreichenden Folgen schlafbezogener Atemstörungen.

Aufbauend auf den Erfahrungen der ehemaligen Abt. Neuropathophysiologie wurden in der *Forschung* vor allem Untersuchungen zur Biorhythmik und Streßproblematik sowie Arbeiten der tierexperimentellen Schlafforschung durchgeführt. In Kooperation mit dem Institut für Wirkstofforschung der Akademie der Wissenschaften wurde ein neuer Weg zur Überwindung der Krise bei der Schlafmittelanwendung beschritten. Ziel ist die Anwendung körpereigener Substanzen zur Korrektur von Schlafstörungen durch Eingriffe in peptiderge Regulationen. Die Erkenntnisse, die durch diese Arbeiten gewonnen wurden, führten zu einer neuen Konzeption über die duale Wirkung von Substanz P, die als „Regulid" Auslenkungen der Regelung sowohl im Sinne einer Hyper- als auch Hypoaktivität auf den Normalbereich zurückführen kann.

Da das individuelle Schlafbedürfnis sehr unterschiedlich sein kann und die Schlafdauer in nur sehr beschränktem Umfang Auskunft darüber gibt, ob Schlafstörungen vorliegen, wurde zur Erfassung der regenerativen Funktion des Schlafes ein Psychophysiologisches Labor eingerichtet. Hier werden labile psychophysiologische Funktionen, wie Breite und Umschaltbarkeit der Aufmerksamkeit, psychomotorische Parameter, wie Reaktionszeiten und Fehlerquoten bei veränderbarem Tempo von Wahlreaktionen, Lernkurven usw. herangezogen, um die aktuelle Leistungsfähigkeit zu beurteilen. Im Verlaufe des Jahres 1989 wurden auf diesem Gebiet zunehmend enge Beziehungen mit dem Schlafmedizinischen Zentrum der Medizinischen Universitätspoliklinik in Marburg/Lahn hergestellt. Durch die Übernahme der Ausbildung eines großen Teils der Mitarbeiter unseres Instituts zur Problematik der Diagnostik und Therapie schlafbezogener Atemstörungen hat das Zentrum einen großen Anteil am schnellen Aufbau eines modernen Schlafmedizinischen Zentrums an unserem Institut, das bereits in die medizinische Betreuung an der Charité einbezogen ist.

Das Institut für Pathophysiologie unterhält enge, vertraglich geregelte Kooperationsbeziehungen mit vielen wissenschaftlichen Einrichtungen der Sowjetunion. Mit dem Beritaschwili-Institut für Physiologie der Georgischen Akademie der Wissenschaften, dem Institut für höhere Nerventätigkeit und Neurophysiologie der Akademie der Wissenschaften der UdSSR sowie mit dem Ersten und Zweiten Moskauer Medizinischen Institut werden verschiedene Fragen des Stresses und der experimentellen Neurose, streßinduzierter Schlafstörungen und ihre Korrektur durch Substanz P, Probleme der Biorhythmik u. a. bearbeitet. Einen besonderen Platz nimmt die Kooperation mit dem Institut für Medikobiologische Probleme in Moskau ein. Über dieses Institut wird die Mitarbeit am Interkosmos-Programm gestaltet. In den Jahren von 1977 bis 1989 waren die Mitarbeiter unseres Instituts an der Aufstellung und Realisierung des wissenschaftlichen Programms für alle sechs sowjetischen Biosatelliten beteiligt. Die erfolgreiche Arbeit der vergangenen Jahre auf diesem Gebiet und die dadurch geknüpften persönlichen Beziehungen haben uns veranlaßt, die großen politischen Veränderungen der Gegenwart zu nutzen, um einen aktiven Beitrag für die Zusammenführung der Interkosmosorganisation mit NASA und ESA zu leisten.

Institut für Pharmakologie und Toxikologie

Direktor:
o. Prof. Dr. sc. med. Tilmann *Ott*

Stellvertreter:
a.o. Prof. Dr. sc. med. Helga *Rex*

Weitere Hochschullehrer:
o. Doz. Dr. sc. med. Heidrun *Fink*
o. Doz. Dr. sc. med. Rudolf *Morgenstern*
o. Doz. Dr. sc. nat. Heinrich *Repke*

Honorarprofessor:
Prof. Dr. sc. med. Erhard *Göres*

Leitende med.-techn. Fachassistentin:
Waltraud *Fischer*

Verwaltungsleiterin:
Monika *Geschinski*

Das Institut hat seit 1883 seinen Sitz in dem historischen Gebäudekomplex in der Clara-Zetkin-Straße. Von den 44 Mitarbeitern sind 23 Wissenschaftler, davon 10 Mediziner, 2 Stomatologen, 2 Biologen, 2 Pharmazeuten, 4 Chemiker und 3 Biochemiker. Sieben Mitarbeiter befinden sich in der Ausbildung zum Facharzt bzw. Fachzahnarzt für Pharmakologie und Toxikologie.

Eine *Ausbildung* im Fach Pharmakologie (Allgemeine und Spezielle Pharmakologie und Toxikologie) erhalten nicht nur Studenten der Medizin und Stomatologie, sondern es wurden 1985 auch ein Ausbildungsprogramm für Molekularbiologen erarbeitet sowie 1990 wieder die gesamte pharmakologische Ausbildung (Vorlesung und Praktikum) der Studenten für Pharmazie übernommen. Vom Studienjahr 1990/91 an wird die Vorlesung Toxikologie für Chemiker gelesen.

Die Lehrinhalte werden den Studenten für Medizin und Stomatologie in einer systematischen Vorlesung vermittelt sowie in begleitenden Seminaren vertieft und problemorientiert diskutiert. Obligatorische Konsultationen nach dem Herbstsemester bieten den Studenten weiterhin die Möglichkeit, den Lehrstoff zu festigen. Mit angrenzenden Fachgebieten, wie z. B. der Biochemie, der Endokrinologie und der Mikrobiologie wurden interdisziplinäre Abstimmungen hinsichtlich der Lehrstoffvermittlung getroffen.

In der *Weiterbildung* steht die Qualifizierung der wissenschaftlichen Mitarbeiter zum Facharzt für Pharmakologie und Toxikologie bzw. zum Fachnaturwissenschaftler im Vordergrund.

Wie in den letzten Jahren wird die *Forschung* am Institut auch weiterhin durch ein neurowissenschaftliches Profil geprägt. Nach Abschluß der Arbeiten zur Aufklärung der Wirkungsmechanismen antipsychotisch wirksamer Substanzen erfolgte 1986 die Neuorientierung der Forschungsthematik auf die Aufklärung noch unbekannter Funktionsprinzipien der chemischen Neurotransmission im ZNS, wobei insbesondere die Rolle des Neuropeptids Cholecystokinin (CCK) als möglicher Co-Transmitter von Dopamin untersucht wurde. Ziel der Erarbeitung von Grundlagenkenntnissen über Regulationsprozesse im ZNS ist die Effektivitätssteigerung der Pharmakotherapie von psychischen Erkrankungen.

Die verschiedenen Arbeitsbereiche am Institut ermöglichen eine gezielte und umfassende Bearbeitung der Thematik hinsichtlich verhaltenspharmakologischer, neurochemischer sowie neuroimmunologischer Fragestellungen.

In wissenschaftlicher Kooperation mit dem Queens Medical College Nottingham/England wurden die Methoden der In-vivo-Mikrodialyse sowie der In-vivo-Voltametrie aufgebaut. Zur Klassifizierung zentraler und peripherer CCK-Rezeptor-Subtypen mit CCK-A- bzw. CCK-B-selektiven Antagonisten und weiterer neusynthetisierten Antagonisten erfolgte die Entwicklung eines ^{3}H-CCK-8- sowie ^{125}I-BH-CCK-8-Bindungsassays. Um den zentralen CCK-B-Rezeptor-Effektuierungsmechanismus zu charakterisieren, wird die potentielle Beteiligung von Inositol-1,4,5-triphosphat untersucht. In-vivo-Ergebnisse zeigen eine Modulation der dopaminergen Freisetzung durch CCK-8 im ZNS.

Im Bereich Neuroimmunologie kann durch den Aufbau eines dem internationalen Standard entsprechenden Radioimmunassay CCK im Hirngewebe quantitativ bestimmt werden. Besonders hervorzuheben ist, daß der Anti CCK-Antikörper, der in eigener Produktion hergestellt wurde, sowohl im RIA als auch an Gefrierschnitten und an Paraffinschnitten aktiv ist. Den verstärkten Anforderungen an chromatographisch-analytische Methoden, die sich aus pharmakologischen und peptidchemischen Arbeiten am Institut ergaben, wurde 1989 mit der Bildung des Arbeitsbereiches Analytik entsprochen, der zunächst in Kooperation mit dem Arbeitsbereich Neuropharmakologie durch die Einführung einer HPLC-Methode mit elektrochemischer Detektion die Grundlage für den hochsensiblen Nachweis von Neurotransmittern in Hirnregionen der Ratte nach vorangegangener Mikrodialyse geschaffen hat.

Auf peptidchemischem Gebiet wurden synthetische CCK-Peptide und weitere potentielle Wirkstoffe analytisch charakterisiert und präparativ-chromatographisch gereinigt. Damit konnte eine Voraussetzung für die anschließende pharmakologische Testung geschaffen werden. Weitere Untersuchungen hatten den Aufbau eines Aminosäurenachweises zur Charakterisierung synthetischer Peptide, die kinetische Bearbeitung peptidchemischer Reaktionen sowie die Trennung und den Nachweis von Peptiden der CCK-Gruppe aus biologischen Präparationen zum Inhalt.

Im Rahmen der Neuorientierung der Forschungsschwerpunkte des Instituts auf die Aufklärung von Funktionsprinzipien der chemischen Transmission wurde 1987 eine Peptidsynthesegruppe etabliert, deren Aufgabe es war und ist, die für die Forschung notwendigen Peptide bereitzustellen. Dabei reicht die vielfältige Aufgabenstellung von der Synthese originärer Peptide über chemisch-methodische Arbeiten bis zu Dienstleistungssynthesen für andere Nutzer der Charité. Die Vielfalt und die Leistungsfähigkeit der Gruppe spiegeln sich in einer Vielzahl von Patenten wider. Neben der Hauptrichtung CCK werden in geringerem Umfang – auf den langjährigen Erfahrungen bei der Funktionsanalyse dopaminerger und serotonerger Mechanismen des ZNS von der verhaltenspharmakologischen Ebene bis hin zur Ebene von Synaptosomen und Rezeptoren basierend und zusätzlich die neu verfügbaren In-vitro-Techniken nutzend – in enger Kooperation mit der Klinik (Neurochirurgie) Untersuchungen zur Erweiterung und Optimierung der Therapie des Morbus Parkinson (Transplantation und Pharmakotherapie) betrieben.

Die Abteilung Toxikologie ist seit 1986 mit einer neurotoxikologischen Thematik in das neurobiologische Forschungsprofil des Instituts integriert mit der Zielstellung, die Bedeutung des zerebralen Cyt. P-450-abhängigen Biotransformationssystems und Mechanismen der antioxydativen Abwehr (Glutathionsystem, SOD) bei der Auslösung toxischer Effekte im Gehirn zu untersuchen. Dazu wurden Biotransformations- und insbesondere Inaktivierungsreaktionen auf verschiedenen Entwicklungsstufen charakterisiert. Es konnte gezeigt bzw. bestätigt werden, daß Komponenten des Cyt. P-450-Systems und der antioxydativen Abwehr (GSH, SOD) bereits pränatal vorhanden sind, so daß einer Fremdstoffexposition während empfindlicher Phasen der Hirnentwicklung eine besondere Bedeutung zukommt. Umfangreiche Erfahrungen bestehen auf dem Gebiet der Reproduktionstoxikologie, wobei Untersuchungen unter Einbeziehung oben genannter Systeme sowie Verhaltensbeobachtungen nach pränataler Gabe von Methamphetamin bzw. prä/postnataler Applikation von Bonnecor^R erfolgten. Gegenstand weiterer Untersuchungen ist die Erfassung und Bewertung von Folgereaktionen gestörter Aktivierungs- und Inaktivierungsmechanismen wie Lipidperoxydationen an zerebralen Strukturen mit möglicher Beeinflussung von Membranfunktionen.

Dissertation

Knut *Bestvater:* Der Einfluß von Lisurid, Transdihydrolisurid und Bromolisurid auf die Amphetamin-stimulierte Dopaminfreisetzung im Nucleus accumbens septi und im Striatum

Institut für Röntgendiagnostik

Direktor:
o. Prof. Dr. sc. med. Meinhard *Lüning*

Stellvertreter:
o. Prof. Dr. sc. med. Walter *Reisinger*

Weitere Hochschullehrer:
o. Doz. Dr. sc. med. Lothar *Abet*
a.o. Doz. Dr. sc. med. Birgit *Pötzschke*
a.o. Doz. Dr. sc. med. Brigitte *Kunz*

Leitende med.-techn. Röntgenassistentin:
Rita *Steffen*

Verwaltungsleiterin:
Helga *Roske*

Das Institut setzt sich aus den folgenden 5 Abteilungen zusammen:
1. Abteilung im Neubau
   (operative Fachdisziplinen, stationär und ambulant inklusive Traumatologie, Op- und Bettenversorgung)
2. Abteilung in der Klinik für Innere Medizin
3. Abteilung Ultraschalldiagnostik
4. Abteilung CT und MRT – MRS
5. Abteilung Physik.
An 30 Arbeitsplätzen in 19 röntgendiagnostischen Arbeitsräumen, 38 fahrbaren Röntgengeräten, 3 Ultraschallgeräten sowie 2 CT-Geräten und einem MRT-Gerät sind 35 Ärzte, 4 Naturwissenschaftler, 52 MTRA, 7 Schwestern und 15 weitere Mitarbeiter tätig.
Im Rahmen der *Lehre* werden von den Hochschullehrern des Instituts die obligatorischen Hauptvorlesungen Radiologie/Diagnostik im 4. Studienjahr und Radiologie/Diagnostik für Stomatologie-Studenten sowie die Vorlesung Röntgenanatomie im 3. Studienjahr gehalten. Neben den obligatorischen Radiologie-Semina-

ren für Studenten der Medizin werden fakultative Seminare auf den Gebieten CT, MRT und Sonographie angeboten. Zukünftig sind weitere fakultative Veranstaltungen (Vorlesungen, Seminare) von Charité- und Gast-Hochschullehrern vorgesehen.

Die in diesem Jahr eingeführten, zweimal wöchentlich stattfindenden Trainingskurse für in *Weiterbildung* befindliche Ärzte werden ausgebaut.

Das Institut hat sich der ärztlichen *Fortbildung* als einer Schwerpunktaufgabe besonders intensiv angenommen. So werden seit 1990 pro Semester durchschnittlich 7 sog. Charité-Seminare „Diagnostische Radiologie" mit durchschnittlich je 30–100 Teilnehmern aus deutschsprachigen Ländern veranstaltet. Der Weiter- und Fortbildung dient die Herausgabe weiterer Lehrbücher, so der Buchbände „Komplexe bildgebende Diagnostik" (Hrsg. R. Felix und M. Lüning, Thieme-Verlag).

Die profilbestimmenden *Forschungsaufgaben* des Instituts liegen auf den Gebieten Gastroenterologie, Kardiologie sowie der Anwendung von Doppler-Sonographie und MRT/MRS. Dabei gelten folgende Forschungsprojekte als Hauptthemen:

- „Große Leberstudie": Methodenvergleich (US, CT, MRT, NM, 31-P-NMR-Spektroskopie) für die Diagnostik von fokalen Leberläsionen
- Komplexe bildgebende Diagnostik bei Organtransplantationen (Niere und Leber)
- Gewebecharakterisierung mittels MRT bei Herzmuskelerkrankungen
- Angiographische Techniken und Flußphänomene mittels nichtinvasiver bildgebender Verfahren (MRT, Doppler-Sonographie)
- 3D-Image-Post-Processing von Daten der MR- und CT-Untersuchungen (orthopädisch-onkologische, posttraumatische Aspekte, Transplantat-Diagnostik)
- Kontrollierte Arzneimittelstudien (Phase 3b) (MRT-Kontrastmittel Gadolinium DTPA für die Leber-, Nieren-, Skelett- und Herzdiagnostik)
- Einführung NMR-spektroskopischer Techniken in die klinische Diagnostik (31-P-Spektroskopie bei Nierentransplantaten, Einführung der 19-Fluor-Spektroskopie zur Diagnostik von Osteosarkomen und bei der Chemotherapie von Lebermetastasen; randomisierte Doppelblindstudie zur gefäßprotektiven Wirkung eines Arzneimittels bei periphe-

rer arterieller Verschlußkrankheit mittels 31-P-Spektroskopie)
- Osteoporoseforschung im Rahmen eines europäischen Forschungsprojektes.

In der *medizinischen Betreuung* hat sich in den letzten Jahren auf dem Gebiet der diagnostischen Radiologie ein grundlegender Wandel vollzogen, der gekennzeichnet ist durch

- Digitalisierung der konventionellen Röntgendiagnostik
- Ablösung konventioneller Röntgenuntersuchungen und -methoden durch (digitale) Schnittbildverfahren (US, CT, MRT)
- Entwicklung der Real-time und Doppler-Sonographie
- Zunahme interventionell-perkutaner und -endoskopischer Eingriffe
- Einführung radiologischer Informationssysteme und rechnergestützter Archivierung sowie Kommunikation auf der Grundlage digitaler Aufnahmesysteme: Picture Archiving and Communication Systeme (PACS).

Vordergründig sind gegenwärtig und zukünftig die MR-Tomographie und MR-Spektroskopie sowie die dreidimensionale Bildrekonstruktion mit Hilfe aller digitalen Schnittbildverfahren zu verfolgen.

Organisatorisch und inhaltlich haben sich für radiologische Strukturen international klinikorientierte Betreuungsmodelle als am sinnvollsten erwiesen. Diese Form garantiert eine effektive interdisziplinäre Zusammenarbeit, insbesondere bei der Durchsetzung und weiteren Entwicklung der hochspezialisierten Diagnostik und bei der Suche nach klinisch angewandten Forschungsaufgaben.

Das Methoden-Spektrum des Instituts orientiert sich an den Schwerpunkten der Krankenversorgung in der Charité:

- Organtransplantation (Herz, Leber, Niere), Herz-, Leber-, Pankreas- und Thoraxchirurgie, Chirurgie der Wirbelsäule, Chirurgie im HNO-Bereich, Lithotripsie (Niere, Gallenwege, Gallenblase), Gastroenterologie (radiologisch-endoskopische Diagnostik), Kardiologie, Nephrologie, Perinatologie, Hämatologie.

Das Institut ist tätig als Erprobungseinrichtung für Sonographie- und Röntgengeräte sowie für Kontrastmittel.

Unter Berücksichtigung des o. g. Methoden-Spektrums werden bei der spezialisierten und hochspezialisierten Betreuung folgende Gebiete schwerpunktmäßig weiter entwickelt:

- Interventionelle Radiologie mittels Durchleuchtung, CT und Sonographie auf den Gebieten Gastroenterologie, Urologie und Bronchopulmonologie
- Radiologische Diagnostik bei der ESWL von Nieren-, Gallenwegs- und Gallenblasenkonkrementen
- Intraoperative Diagnostik (röntgenologisch und sonographisch)
- Sonographie des Bewegungsapparates, im HNO-Gebiet und für den Gastrointestinaltrakt
- Mammasonographie
- Farbdopplersonographie bei abdominellen Erkrankungen
- MRT für die Transplantationsdiagnostik
- MRT für die Skelett- und Weichteildiagnostik (inkl. Gelenke)
- CT-Diagnostik im HNO- und Augenbereich und für Lungenerkrankungen (hochauflösende und FAST-CT)
- Komplexe neonatologische Diagnostik.

Dissertationen

Jakob *Bickhardt:* Möglichkeiten und Grenzen der Dignitätsbeurteilung pulmonaler Rundherde mittels Dichteanalyse von Dünnschicht-Computertomogrammen

Ursula *Geyersbach:* Vergleichende Untersuchungen an Fernröntgenbildern unterschiedlicher Bilderzeugungssysteme

Andreas *Mühler:* Möglichkeiten und diagnostische Kriterien der dynamischen Computertomographie zur Typenzuordnung von Leberraumforderungen

Institut für Sozialmedizin und Epidemiologie

Direktor:
o. Prof. Dr. sc. med. Ingeborg *Dahm*

Stellvertreter:
o. Prof. Dr. sc. med. Jens-Uwe *Niehoff*

An der Medizinischen Fakultät der Humboldt-Universität wurde 1920 das erste Ordinariat für Sozialhygiene in Deutschland begründet.

Nach Arbeitsverbot zwischen 1933 und 1945 wurde die Sozialhygiene 1947 als Lehr- und Forschungsgebiet mit einer Abteilung im Hygieneinstitut wieder in die Fakultät aufgenommen. Seit 1986 verfügt sie über ein Institut. Internationalen Entwicklungen und eigener Profilierung folgend, änderte das Institut 1990 seinen Namen in Institut für Sozialmedizin und Epidemiologie.
Das Profil bestimmen zwei Ordinariate mit ihren Forschungsabteilungen:
- Abteilung für Epidemiologie und medizinische Demographie
  (Prof. Ingeborg *Dahm*)
- Abteilung für Gesundheitsförderung und Prävention
  (Prof. Jens-Uwe *Niehoff*).
Die Aufgaben der Ordinariate werden von der *Lehre* in der Medizin, Zahnmedizin, Medizinpädagogik und Diplomkrankenpflege bestimmt. Im Ergebnis einer 20jährigen Entwicklung wurde das Seminar zur bestimmenden Lehrform. In der Medizin werden neben den Vorlesungen 30 Stunden Seminar für Gruppen von jeweils etwa 10 Studenten angeboten. Diese Entwicklung ist auch für die Zahnheilkunde vorgesehen. Neben den traditionellen Lehrgegenständen
Strukturdynamik in Bevölkerungen, Sterblichkeitsbeurteilung, Grundlagen der Epidemiologie, Gesundheitsberichterstattung, Theorie der epidemiological transition, medizinische und soziale Betreuungssysteme, Prävention und Gesundheitsförderung sowie Evaluation medizinischer Leistungen
verlangt der Lernzielkatalog nun den Aufbau von Bildungskonzeptionen für Gesundheitsrecht und Gesundheitsökonomie.
Der Verbindung von Lehre und Forschung wurde immer eine große Bedeutung beigemessen (seit 1988 über 40 Diplomanden und 25 Promotionen). Auch unter den neuen Rahmenbedingungen wird die Einbeziehung der Studierenden in die Forschung angestrebt.
Jährlich führt das Institut *Weiterbildungsveranstaltungen* über sozialmedizinische, speziell sozialepidemiologische Forschungsmethoden durch, und auch die Betreuung in- und ausländischer Hospitanten soll künftig fortgeführt werden.
Es ist davon auszugehen, daß sich Berlin zu einem wichtigen Standort für Lehre und Forschung auf den Gebieten Public Health bzw. Gesundheitswissenschaften entwickeln wird.

Speziell zur Sterblichkeitsbeurteilung, Theorie der Allgemeinen Epidemiologie, Theorie des epidemiological transition und zur Präventionstheorie können spezifische und z. T. originäre Bildungskonzeptionen eingebracht werden.

Auf dem Gebiet der *Forschung* stehen in der Abteilung Epidemiologie und medizinische Demographie in Fortsetzung früherer Arbeiten zur Zeit folgende Probleme im Mittelpunkt:

- Ursachen der Bewegung der personenbezogenen Inzidenz und Krankheitsdauer in der Bevölkerung mit Hilfe von Krankheitsregistern bei ausgewählten chronischen Krankheiten
- Akzeptanz chronischer Krankheit und Behinderung
- Der Bedarf an Rehabilitation und sozialer Betreuung und seine Realisierung bei Kranken mit multipler Sklerose
- Mißbrauchs- und Suchtkrankheitspotentialentwicklung in Berlin/Ost
- Versuch einer analytischen Trennung der Wirkung spontaner Entwicklung und aktiver Einflußnahme auf den Lebensverlängerungsprozeß unter besonderer Berücksichtigung der vermeidbaren Sterblichkeit.

Die Forschungskonzeption der im Herbst 1989 gegründeten und noch im Aufbau befindlichen Abteilung Gesundheitsförderung und Prävention geht von drei Prämissen aus:

1. Zieldefinitionen für Prävention und Gesundheitsförderung müssen sich vor allem mit der Prädiktion der Gesundheitsbiographie von Menschen und der Struktur und lebensgeschichtlichen Dynamik von Leitbildern zur Gesundheit auseinandersetzen.

2. Sozialer Konsens ist der Schlüssel zu effektiven und effizienten Präventions- und Gesundheitsförderungsstrategien. Die Mechanismen der Konsensbildung sind in gesellschaftliche Bezüge und sozialspezifische Lebensweisemuster eingeordnet.

3. Prävention und Gesundheitsförderung verlangen sozialen Wandel. Programmgestaltungen und Programmevaluation bedürfen begleitender Forschung, unter Einschluß präventionsgeschichtlicher Bezüge. Von aktueller Dringlichkeit sind Forschungen zum sozialen Wandel in den neuen Bundesländern.

In diesem konzeptionellen Rahmen werden derzeit sechs konkrete Projektthemen vorbereitet. Kooperationsabsprachen bestehen zum Zentrum für Gesundheitswissenschaften der Universität Bielefeld, zum Wissenschaftszentrum für Sozialforschung Berlin, zum Karolinska Institute of Social Medicine, zur School of Public Health der University of California Los Angeles, zum International Network of Health Sciences sowie zu Kooperationspartnern innerhalb der Charité, vor allem der Klinik für Hautkrankheiten.

Dissertationen

Jeanette *Bartz:* Methodische Überlegungen zur Epidemiologie wiederholbarer Erkrankungen

Gabriele *Brumme:* Zu territorialen Unterschieden des Krankenstandes der DDR unter dem Aspekt demografischer Faktoren

Dietlind *Hinz:* Prävalenz und Inzidenz von organischen, psychiatrischen Zuständen (290–293, 297–299, 302, 304, 305, 309, IKK, 8. Rev.) in der Bevölkerung einer Großstadt. Ergebnisse und Erfahrungen mit einer Methode zur Schätzung dieser Werte durch Auswertung von Behandlungsdokumenten und anderen vorhandenen Unterlagen

Torsten *Niemann* und Simone *Thiermann:* Trendverhalten der Erkrankungen an Magenkarzinomen zwischen 1968 und 1981 im Vergleich der Länder DDR, Schweden, Japan

Bettina *Rambow:* Erprobungen der Möglichkeiten einer personenbezogenen Längsschnittanalyse am Beispiel der stationären Behandlungsmorbidität von Patienten mit Alkoholproblemdiagnosen des Bezirkes Suhl im Zeitraum 1981 bis 1985

Tessa *Reiß:* Demographische und katamnestische Erhebung zur Effizienz der ambulanten Behandlung von Alkoholabhängigen (Analyse in einer Stadtbezirksberatungsstelle für Alkohol- und Drogenkranke der Hauptstadt der DDR)

Andrea *Schedifka* und Peter *Schedifka:* Zur Quantifizierung des Einflusses veränderter alters-, geschlechts- und todesursachenspezifischer Überlebenswahrscheinlichkeit auf die Entwicklung der mittleren Lebenserwartung im Deutschen Reich respektive in der DDR

Martina *Scholz:* Zur Objektivierbarkeit der mit Arbeitsunfähigkeit verbundenen Diagnose im Krankenstand der DDR von 1970 bis 1986

Institut für Transfusiologie und Transplantologie

Direktor:
MR o. Prof. Dr. sc. med. Gert *Matthes*

Stellvertreter:
OA Dr. med. Ekkehard *Richter*

Weiterer Hochschullehrer:
o. Doz. Dr. sc. med. Gerhard *Bundschuh*

Oberschwester:
Irene *Schneeweiß*

Leitende med.-techn. Fachassistentin:
Rosemarie *Kuhnert*

Verwaltungsleiter:
Manfred *Ostmann*

Das Institut wurde im Jahre 1981 durch den Zusammenschluß der Abteilungen Transfusions- und Transplantationswesen gegründet und hat sich in den letzten 10 Jahren zu einer national und international anerkannten Einrichtung auf den Gebieten der klinischen Transfusionsmedizin und Gewebekonservierung entwickelt. Es ist in drei Abteilungen untergliedert:
1. Abt. Transfusionsmedizin mit den Arbeitsbereichen Transfusionsserologie, Blutdepot/ Blutpräparation, Hämapheresestation, Tieftemperaturkonservierung, Kontrollabor
2. Abt. Zentrale Gewebebank mit den Arbeitsbereichen Deutsche Zentrale Gewebebank, Osteogeneselabor, Kontrollabor
3. Abt. Experimentelle Kryokonservierung mit den Arbeitsbereichen Kryomikroskopie, Kryoprotektion, Antigentransmitter.
Von den 62 Mitarbeitern des Instituts sind 14 Akademiker (8 Ärzte und 6 Naturwissenschaftler). Die technischen Kräfte sind vorwiegend Angehörige von Medizinalfachberufen (Medizinisch-technische Laborassistentinnen und Schwestern).
Die *Lehraufgaben* des Instituts konzentrieren sich auf die studentische Ausbildung in der Transfusionsmedizin (Hauptvorlesung 16 Stunden, Oberseminar 8 Stunden, transfusionsserologisches Praktikum 4 Stunden), auf fakultative Lehrveranstaltungen (Vorlesungsreihe „Kryobiologische Arbeitsmethoden" 8 Stunden, „Osteogenese und Knochenersatz"

6 Stunden, „Klinische Transfusionsmedizin" 8 Stunden) und auf die Betreuung von Graduierungsarbeiten. Zur Förderung des wissenschaftlichen Nachwuchses werden Studenten und junge Ärzte in einem wissenschaftlichen Studenzirkel betreut, der in die Forschung des Instituts integriert ist und jährlich anläßlich einer Konferenz junger Wissenschaftler und Studenten seine Arbeitsergebnisse zusammenfaßt.
Den inhaltlichen Schwerpunkt in der Lehre stellt die Vermittlung von Kenntnissen, Fähigkeiten und Fertigkeiten auf dem Gebiet der Transfusionsmedizin dar (medizinische, rechtliche und logistische Aspekte, Transfusionsimmunologie, Grundlagen der Blutkomponententherapie, Transfusionstherapie in operativen und nichtoperativen Fachgebieten), die durch eine enge Kopplung von Vorlesung und Durchführung von transfusionsserologischen Praktika gekennzeichnet ist.
Das Institut ist *Weiterbildungseinrichtung* für Fachärzte für Transfusionsmedizin. Die Weiter- und Fortbildung erfolgt auf der Basis von 1-Wochen-Kursen für Facharztkandidaten transfundierender Disziplinen, mittels monatlicher transfusionsmedizinischer Kolloquien und durch Gruppenhospitationen zu den Themen „Klinische Transfusionsmedizin", „Zell- und Plasmapherese", „Gewebekonservierung" und „Tieftemperaturkonservierung in der Medizin".
Die *Forschungsarbeiten* sind auf die Aufklärung von Mechanismen der biophysikalischen und biochemischen Schädigung bei tiefen Temperaturen, auf Wirkprinzipien von Kryoprotektiva sowie auf die Applikation der Kryokonservierung für die experimentelle und klinische Transfusion und Transplantation gerichtet. Wesentliche Beiträge zur Theorie der Gefrier-/Tau-Schädigung mittels multifaktorieller Kryoprotektion, die Erfassung von mechanischen Parametern der Zellmembran bei Temperaturen unter 0 °C, der Aufbau einer leistungsfähigen Kryomikroskopie und die Erarbeitung und Einführung der Kryokonservierung von Thrombozyten, peripheren Knochenmarkstammzellen, Kornea, Nebenschilddrüsengewebe und Inselzellen sowie zur Vitrifikation von Geweben.
In der klinisch angewandten Forschung wurden vor allem Ergebnisse bei der Entwicklung und zum Einsatz von avitalen Gewebetransplantaten (Gefäßprothesen, Weichteilgewebe,

demineralisierte Knochenmatrix) sowie zur klinischen Wirksamkeit von erythrozytenhaltigen Transfusionen (Metabolit-Regeneration post transfusionem mittels 31-P-NMR) und zur Substitution von kryokonservierten Thrombozyten erzielt. Nach der Einführung der maschinellen Spenderplasmapherese wurden Langzeituntersuchungen zur Effizienz dieser Verfahren sowie zur Kinetik der Regeneration von Plasmaproteinen und klinisch-chemischen Parametern vorgelegt.

Gegenwärtig werden folgende Projekte bearbeitet:

Kryobiologie

- Membranelastizität bei tiefen Temperaturen unter dem Einfluß kryoprotektiver Komponenten
- Kryokonservierung von Pankreasgewebe

Transfusionsmedizin

- Differenzierte Hämapherese mittels pflanzlicher Füllkörper
- Altersabhängige Regeneration von Plasmaproteinen nach Spenderplasmapherese
- Effizienz der Erythro- und Thrombozytensubstitution

Gewebekonservierung

- Osteogenese und Knochenersatz
- Blutgefäßersatz.

Eine Arbeitsgruppe beschäftigt sich mit Untersuchungen zu einem theoretischen Toleranzkonzept (Antigentransmitter).

Die genannten Themen werden in interdisziplinärer Kooperation mit Einrichtungen der Charité, der Humboldt-Universität, der Klinik für Orthopädie Berlin-Buch, der Akademie der Wissenschaften, der Berufsgenossenschaftlichen Unfallklinik Frankfurt/Main sowie mit der Abteilung Transfusionsmedizin/Blutbank des Universitätsklinikums Rudolf Virchow der Freien Universität Berlin durchgeführt. Das Projekt Osteoneogenese und Knochenersatz ist eingebunden in die gleichnamige Europäische Arbeitsgemeinschaft, deren Gründungsmitglied die Abteilung Zentrale Gewebebank ist.

Seit 1972 organisiert das Institut aller drei bis vier Jahre ein Symposium mit internationaler Beteiligung zu Problemen der Tieftemperaturkonservierung von Zellen, Geweben und Organen mit dem Ziel, den derzeitigen Wissensstand auf dem Gebiet der kryobiologischen Grundlagenforschung und der Anwendung tiefer Temperaturen zur Konservierung von biologischem Material in der Medizin, Veterinär-

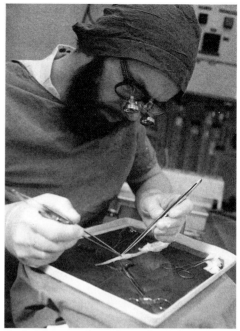

Frank Schweiger, Leitender medizinischer Präparator, stellt humane Gefäßprothesen her

medizin und in den Biowissenschaften zusammenzufassen. Zum 10jährigen Bestehen des Instituts für Transfusiologie und Transplantologie findet im Mai 1991 das 7. Symposium dieser Art statt.

Die Beiträge des Instituts zur *medizinischen Betreuung* dienen vor allem der quantitativen und qualitativen Versorgung des Universitätsklinikums mit Blut- und Blutbestandteilkonserven (etwa 35 000 Transfusionseinheiten pro Jahr) und der serologischen Absicherung der Transfusionen (jährlich mehr als 280 000 transfusionsserologische Untersuchungen). Dazu gehören die Haltung eines zentralen Blutkonservendepots, die Gewinnung von Frischblut, die Tieftemperaturkonservierung von Blut- und Knochenmarkstammzellen, die Blutzellseparation, die Durchführung von präparativen und therapeutischen Plasmapheresen sowie die Blutgruppen- und Transfusionsserologie, Antikörperscreening und -diagnostik und Immunhämatologie.

Für das Universitätsklinikum ist in Zusammenarbeit mit der Klinik für Anaesthesiologie und Intensivtherapie und den operativen Disziplinen ein durchgängiges Konzept der autologen Transfusion entwickelt worden (elektive Eigenblutspende, präoperative isovolämische

99

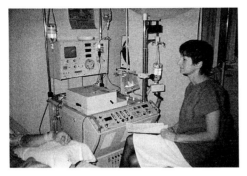

Thrombozytenseparation in der Haemapheresestation des Instituts

Hämodilution, intraoperative Blutrückgewinnung), das etwa 10 % des Fremdblutbedarfes der Charité ersetzen kann.

Eine spezielle Aufgabe des Instituts liegt in der Gewebekonservierung und -transplantatherstellung, die in der Abteilung Deutsche Zentrale Gewebebank erfolgt. Diese Abteilung ist die älteste Multigewebebank Europas und hinsichtlich der überregionalen Versorgung die größte Einrichtung ihrer Art. Es werden insgesamt 60 verschiedene, als Arzneimittel registrierte allogene und xenogene Gewebekonserven (Dura-, Fascien-, Sehnen-, Knochenkompakta-, Spongiosa-, Knochenmatrix-, Gefäßtransplantate) geführt, von denen jährlich bis zu 10 000 hergestellt werden. Bis zum Jahre 1990 wurden in der Deutschen Zentralen Gewebebank insgesamt mehr als 120 000 Gewebetransplantate präpariert, von denen etwa 25 % im Universitätsklinikum Charité und 75 % in Fachkrankenhäusern der ostdeutschen Bezirke zum Einsatz kamen. Im Jahre 1991 begeht die Zentrale Gewebebank ihr 35jähriges Jubiläum. Aus diesem Anlaß wird das 5. Symposium zur Herstellung und Anwendung von Gewebetransplantaten stattfinden.

Institut für Virologie

Direktor:
o. Prof. Dr. sc. med. Detlev *Krüger*

Stellvertreter:
OAss. Dr. rer. nat. Helga *Meisel*
OAss. Dr. med. Karen *Reimer*

Weitere Hochschullehrer: N. N.

Leitende med.-techn. Fachassistentin:
Ursula *Scherneck*

Verwaltungsleiter:
Dipl. oec. Edda *Knäblein*

In der *Lehre* werden vom Institut die Studenten der Human- und Zahnmedizin sowie weitere an der Charité immatrikulierte Direkt- und Fernstudenten auf dem Gebiet der medizinischen Virologie ausgebildet. Auch für Studenten der Fachrichtung Biochemie erfolgt die Ausbildung in allgemeiner und molekularer Virologie in Form von Vorlesungen, Praktika und Seminaren. Daneben werden Diplom- und Doktorarbeiten für Studenten der Medizin und der Naturwissenschaften betreut. Gleichzeitig ist das Institut in die fachspezifische *Weiterbildung* von Ärzten und Naturwissenschaftlern einbezogen.

Die *Forschungsschwerpunkte* des Instituts betreffen Projekte der medizinischen Virologie, aber auch der biotechnologischen Grundlagenforschung. Die Arbeiten beziehen sich auf die molekularbiologische Regulation der Viruslatenz, die Bedeutung der zellulären Integration von Virusgenomen für die Tumorfrüherkennung, die Entwicklung antiviraler Chemotherapeutika, die Wirkung zellulärer Mediatoren auf die Virusreplikation, das virologische Therapiemonitoring. Verfahren zum Nachweis von Viruskomponenten (einschließlich Sonden- und Amplifizierungstechniken), die immunologische Charakterisierung von Virusantigenen und -antikörpern einschließlich der Bedeutung für Diagnose und Prognose sowie die Charakterisierung klinisch relevanter Virusstämme (molekulare Epidemiologie).

Biotechnologisch orientierte Aufgaben sind die gentechnische Expression von Virusantigenen, die Herstellung partikelbildender rekombinanter Virusproteine für Diagnostik und Immunprophylaxe sowie Studien zur Wirkungsweise und Aktivierung von Restriktionsendonukleasen. Die durchgeführten Forschungsarbeiten an Bakterienviren berücksichtigen deren mikrobiologische und biotechnologische Relevanz sowie ihre Rolle für die Aufklärung molekulargenetischer Regulationsprozesse und von Protein-Nukleinsäure-Wechselwirkungen.

In der Forschung bevorzugt bearbeitete humanpathogene Viren sind gegenwärtig die Hepatitisviren (insbesondere HBV und HCV),

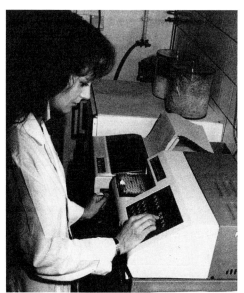

Arbeit am Analysegerät zur Diagnostik viraler Antigene und Antikörper

Immundefizienzviren, Herpesviren, Influenzaviren und Papillomviren.

Im Rahmen der *medizinischen Betreuung* ist das Institut Referenzlaboratorium für Hepatitis-B-Viren und assoziierte Viren, wobei es über Möglichkeiten zum Nachweis sämtlicher relevanter Marker verfügt. Außerdem gewährleistet es eine breite virologische Diagnostik und klinisch-virologische Beratung für die Einrichtungen der Charité und des Territoriums. Die bei der Bearbeitung der Forschungsaufgaben etablierten oder neu zu entwickelnden Verfahren (z. B. Anzucht bestimmter Viren, Antigen- und Antikörpernachweis, Sonden- und Amplifizierungstechniken zum Nukleinsäurenachweis) werden weitestgehend auch für die medizinische Betreuung genutzt.

Dissertation

Barbara *Hager* und Günter *Hoffmann:* Zur spezifischen Immunantwort von anti-HAV-IgM bei Hepatitis-A-Infektion in Verbindung mit klinischen und epidemiologischen Daten

Kliniken/Polikliniken

Klinik für Anästhesiologie und Intensivtherapie

Direktor:
o. Prof. Dr. sc. med. Manfred *Schädlich*

Stellvertreter:
a.o. Prof. Dr. sc. med. Erich *Früs*

Weitere Hochschullehrer:
a.o. Prof. Dr. sc. med. Eberhard *Schöntube*
o. Doz. Dr. sc. med. Alexander *Golosubow*
o. Doz. Dr. sc. med. Gerhard *Zietz*

Honorardozenten:
MR Doz. Dr. sc. med. Manfred *Schneider*
MR Doz. Dr. sc. med. Hans-Detlef *Stober*

Oberschwester:
Christa *Schneider*

Verwaltungsleiterin:
Karin *Seiler*

Die Klinik gliedert sich in 3 Arbeitsbereiche, die zur Erfüllung der vielfältigen Aufgaben in Bildung und Studium, Forschung und medizinischer Betreuung jeweils in mehrere Abteilungen unterteilt sind.

Die Anästhesiologie und Intensivtherapie ist obligatorisch in die *Ausbildung* der Studenten integriert, und einzelne Aspekte werden bereits im 1. Studienjahr für Studenten der Medizin und Stomatologie abgehandelt. Die Hauptvorlesung für Stomatologen erfolgt im 3. Studienjahr und wird im 4. Studienjahr mit intensivtherapeutischen Themen im Sinne von Notfallversorgungen fortgesetzt. Im 4. Studienjahr wird die Hauptvorlesung für Medizinstudenten gehalten, die mit Seminaren und einem Ganztagspraktikum (1 Woche) kombiniert ist, in das alle größeren Anästhesiekliniken des Territoriums einbezogen werden. Die Ausbildung

schließt im 5. Studienjahr mit dem interdisziplinären Komplex „Notfallsituationen" und einer obligatorischen Prüfung im Staatsexamen ab.

Forschungsarbeiten werden in erster Linie im Arbeitsbereich Experimentelle Anästhesiologie durchgeführt. Schwerpunktthema ist die Unterstützung der Wirkung von Neurohormonen und Neurotransmittern im Streß unter Operationsbedingungen und in der postoperativen Phase. Im einzelnen sind Gruppen für

– neuroendokrinologische Forschung
– Forschung über das Verhalten von Neurotransmittern im Streß, nach Operationen und unter der Anästhesie
– neurophysiologische Untersuchungen (EEG und EVP) sowie
– ein Arbeitsbereich für Medizintechnik tätig.

Die Untersuchungen erfolgen biochemisch und funktionell mittels EEG und Evozierter Potentiale. Auf dieser Grundlage sollen die bisherigen Maßnahmen der Hirnprotektion optimiert werde. Darüber hinaus werden mit diesen Methoden die Wirkungsmechanismen von Anästhetika im ZNS und deren Nebenwirkungen erforscht. Gleichzeitig werden mit diesen Maßnahmen Verläufe bei Organtransplantationen kontrolliert (Spenderkonditionierung und perioperativer Verlauf).

In der *medizinischen Betreuung* hat die Klinik ein umfangreiches Arbeitsspektrum zu bewältigen. Im einzelnen werden von 3 Arbeitsbereichen folgende Aufgaben wahrgenommen:

1. Arbeitsbereich Klinische Anästhesiologie
Anästhesie in der

– großen Allgemeinchirurgie und Lebertransplantation
– Herzchirurgie, einschließlich Herztransplantationen
– Neurochirurgie

– Orthopädie und Traumatologie
– Kinderchirurgie
– Gynäkologie, Geburtshilfe und Urologie einschließlich Nierentransplantation, Anästhesiologie in der Poliklinik und in diagnostischen Disziplinen, z. B. KVD
– Stomatologie

2. Arbeitsbereich interdisziplinäre Intensivtherapie
– Intensivtherapie nach herzchirurgischen Eingriffen, neurochirurgischen Eingriffen, bei polytraumatisierten Patienten. Nachbehandlung aller Patienten aus allen anderen chirurgischen Disziplinen, die einer intensivmedizinischen Betreuung bedürfen
– Rettungsstelle
– Therapie chronischer Schmerzen.

Dissertationen

Anke *Egert:* Die prognostische Beurteilung akuter intrazerebraler Schädigungen unter Berücksichtigung ausgewählter klinisch-neurologischer Aspekte und des Verlaufes der Konzentrationsänderung verschiedener Plasmaproteine

André *Lochow:* Untersuchung zu Möglichkeiten des Einsatzes der kurzzeitigen normofrequenten Jet-Ventilation – Eine tierexperimentelle Studie

Gukas *Meltonjan:* Die Plasmakonzentration von ß-Endorphin in Beziehung zur Qualität der Analgesie unter Epiduralanalgesie

Augenklinik und Poliklinik

Direktor:
OMR o. Prof. Dr. med. habil. Hans *Gliem*

Stellvertreter:
OA Dr. sc. med. Karl-Heinrich *Velhagen*

Weitere Hochschullehrer:
MR o. Prof. Dr. sc. med. Angelika *Schölzel-Klatt*
MR o. Doz. Dr. sc. med. Waltraut *Winter*
ao. Doz. Dr. sc. nat. K.-D. *Wernecke*

Oberschwester:
Karin *Sen Gupta*

Leitende med.-techn. Fachassistentin:
Monika *Bohne*

Verwaltungsleiterin:
Dina *Herzer*

Die Augenklinik und Poliklinik verfügt derzeit über insgesamt 126 Mitarbeiter, von denen 35 einen Hochschulabschluß haben und 74 der Gruppe des mittleren medizinischen Personals angehören. Die Poliklinik ist für eine Universitätsklinik relativ umfangreich, denn die Tätigkeit niedergelassener praktischer Augenärzte, die die Aufgaben der augenärztlichen Grundbetreuung wahrgenommen hätten, fehlte fast vollständig. Mit der Glaukomabteilung umfaßt sie eine halbstationäre Einrichtung, die den Patienten tagsüber die Vorteile einer stationären Betreuung bietet, zum Abend aber die Annehmlichkeit ermöglicht, sich im Kreis der Familie aufhalten zu können.

In der *Lehre* wird das Wissen an die Medizinstudenten weitergegeben, das diese für eine Tätigkeit als Praktischer Arzt unbedingt benötigen. Die zur Verfügung stehende Zeit gestattet es leider nicht, in dieser Hinsicht ein Optimum zu erreichen. Mitarbeiter der Klinik bilden außerdem Sehschwachen- und Blindenlehrer auf dem Gebiet der Ophthalmologie und der Medizinischen Optik aus und unterrichten die Studenten der Zahn-, Mund- und Kieferheilkunde in der Ophthalmologie.

In der *Forschung* werden in erster Linie die folgenden Themen bearbeitet:
– diabetische Augenkomplikationen
– die vitreoretinale Chirurgie unter besonderer Berücksichtigung methodischer Fragestellungen
– Implantologie
– Ultraschalldiagnostik
– pädiatrische Ophthalmologie
– Autoimmunerkrankungen des Auges
– Elektrophysiologie
– Neurophthalmologie
– Laserforschung und die damit verbundenen Untersuchungen über die Lichtschädigung des Auges
– Probleme der Bildschirmarbeitsplätze.

In der *medizinischen Betreuung* erlangt die mikrochirurgische Arbeitsweise immer größere Bedeutung. Dabei erfolgt die chirurgische Arbeit unter dem Operationsmikroskop keinesfalls nur deshalb, um herkömmliche Eingriffe mit der stärkeren optischen Vergrößerung besser und risikoärmer durchführen zu können. Vielmehr hat der Übergang zur Mikrochirurgie in der Augenheilkunde völlig neue Operationsmethoden entstehen lassen, die ungeahnte Möglichkeiten erschlossen haben (z. B. die Glaskörperchirurgie und die modernen Behandlungsformen des „Grauen Stars" mit einer Kunstlinsenimplantation), aber auch zeitaufwendiger sind und höhere Anforderungen an das Operationsteam stellen.

Die Anwendung des Lasers mit seinen Wirkungsprinzipien Photokoagulation, Photodisruption und Photoablation ist heute ein fester Bestandteil der Bekämpfungsstrategie der wichtigsten Erblindungsursachen geworden. Spezielle Anwendungsformen des Lasers dienen der Behandlung der diabetischen Retinopathie als wichtigster Komplikation des Diabetes mellitus und einer Haupterblindungsursache im Erwachsenenalter, des Glaukoms („Grüner Star"), der Katarakt („Grauer Star") und in wachsendem Maße auch der Kurzsichtigkeit (Myopie).

Die Abteilung für Funktionsdiagnostik arbeitet sowohl für poliklinische Belange als auch für den stationären Bereich. Als wesentlichste Methoden werden eingesetzt:
– Ultraschalldiagnostik
– Kreislaufdiagnostik in Form der Fluoreszenzangiographie
– Elektrophysiologie
– Pathomorphologische Diagnostik.

Wie jede andere medizinische Disziplin ist auch die Augenheilkunde den Prozessen der Spezialisierung und Differenzierung unterworfen, die aber keine Trennung und Verselbständigung vom gesamten Fachgebiet bedeuten, sondern nur im Rahmen einer Integration entwicklungsfähig scheinen. So hat die Kunstlinsenimplantation die allgemeine Richtung der Implantologie gefördert und die Chirurgie des vorderen Augenabschnittes zu einer Spezialdisziplin des Faches gemacht, aber andererseits durch besondere Formen der Netzhautablösung die Kooperation mit der Glaskörperchirurgie erzwungen und damit einen Beitrag zur Integration aller Spezialisierungstendenzen im Fach geleistet. Ebenso hat die Implantation von Kunstlinsen das Gebiet der Medizinischen Optik in einem Maße beflügelt, wie es kaum vorhersehbar war, weil jede implantierte Linse zuvor exakt bestimmt und auf die Belange des anderen Auges des Patienten abgestimmt werden muß, gleichzeitig aber die Lebens- und

Arbeitsumstände des Patienten zu berücksichtigen hat. Gerade dabei fällt auf, daß der Mensch heute höhere Ansprüche an die Qualität und Quantität seines Sehvermögens stellt, als das noch vor einem oder zwei Jahrzehnten der Fall war.

Spezialisierung und Integration sind aber auch auf anderen Gebieten des Faches entscheidende und unabdingbare Tendenzen. Die Ultraschalldiagnostik hat der Augenheilkunde neue Wege und Möglichkeiten eröffnet, die kaum zu überschätzen sind, jedoch nur mit einem Spezialwissen voll nutzbar werden, das seinerseits nur im Zusammenwirken mit den Exponenten der Gesamtentwicklung ausgeschöpft werden kann. Diesen Tendenzen der Spezialisierung unter möglicher Beachtung der Integrationsprinzipien entspricht die innere Organisationsform der Augenklinik der Charité. So findet sich die Richtung Implantologie und Mikrochirurgie des vorderen Augenabschnittes sowohl in der poliklinischen Operationsvorbereitung (Biometrie, Festlegung der Operationsindikation), in der stationären Vorbereitung des Patienten, in der Durchführung des Eingriffes selbst als auch in der Nachkontrolle in einer sog. „Spezialsprechstunde" wieder. Im Prinzip ähnlich wird innerhalb des glaskörperchirurgischen Spezialdispensaires, im Amotio-Dispensaire, im Orbitadispensaire usf. verfahren.

Dissertationen

Karin *Hameister:* Die elektroretinographische Untersuchung von Vitrektomiepatienten

Ute *Kallin:* Wertigkeit einzelner Untersuchungsmethoden bei der Früherfassung von Patienten mit Weitwinkelglaukom

Birgit *Marré* und Marc *Marré:* Erprobung und Bewertung des „Simplified Colour Vision Test" (Fletcher) und der „Pflügerhaken-Tafeln zur Prüfung des Farbensinnes" (Velhagen)

Udo *Pscheidl:* Fluoreszenzangiografische und nyktometrische Spätuntersuchungen nach Iriscliplinsen-Implantation an der Augenklinik der Charité

Jorge Francisco Ramirez *McLean:* Lichtbelastung der Netzhaut mit dem Operationsmikroskop – Experimentelle Untersuchung

Zentrum für Chirugie

Direktor:
OMR o. Prof. Dr. sc. med. Dr. h.c. Helmut *Wolff*

Stellvertreter:
o. Prof. Dr. sc. med. Harald *Mau*, Dekan der Medizinischen Fakultät

Weitere Hochschullehrer:
o. Prof. Dr. sc. med. Klaus *Bürger*, Leiter der Gefäßchirurg. Abteilung
o. Prof. Dr. sc. med. Hans *Lippert*
o. Prof. Dr. sc. med. Siegfried *Vogel*, Leiter der Neurochirurg. Abteilung
o. Prof. Dr. sc. med. Harry *Warnke*, Leiter der Herzchirurg. Abteilung
o. Doz. Dr. sc. med. Jürgen *Bohm*
o. Doz. Dr. sc. med. Gerhard *Evers*
o. Doz. Dr. sc. nat. Henning *Jahr*
o. Doz. Dr. sc. med. Reinhard *Nawroth*, Leiter der Chirurg. Poliklinik
o. Doz. Dr. sc. med. Wolfgang *Tausch*, Leiter der Traumatol. Abteilung
o. Doz. Dr. sc. med. Helmar *Winkler*

Honorarprofessoren:
Prof. Dr. sc. med. Hartmut *Pahlig*
Prof. Dr. sc. med. Dieter *Schmidt*
Prof. Dr. sc. med. Ernst *Taubert*

Honorardozenten:
Doz. Dr. sc. med. Klaus *Günther*
Doz. Dr. sc. med. Wolfgang *Lahl*

Oberschwester:
Ilse *de Maizière*

Verwaltungsleiterin:
Dr. Renate *Kienitz*

Auf dem Gebiet von *Bildung und Studium* werden für Studenten der Medizin Lehrveranstaltungen im Fachgebiet Allgemeine und Spezielle Chirurgie im 3., 4. und 5. Studienjahr sowie seminaristische und praktische Übungen zu speziellen Themen im 4. und 5. Studienjahr durchgeführt. Hervorzuheben sind der praktisch orientierte Operationskurs sowie eine neu eingeführte Form der intensiven Wissensvermittlung in kleinen Studentengruppen als bedside-teaching. Zusätzlich werden den Studenten fakultative Lehrveranstaltungen aus den verschiedenen Fachabteilungen der Klinik angeboten. Durch ein neu eingeführtes multiple-joice-Prüfungssystem in Form einer schriftlichen Klausurprüfung wurde eine Qualitätssteigerung sowohl bei den Kenntnissen als auch bei der Lernhaltung der Studenten erzielt. Im Rahmen von wissenschaftlichen Studentenzirkeln (Leber-, Lungen-, Herztransplantation, Pankreastransplantation und -konservierung, Knochentransplantation, Neurotransplantation beim Morbus Parkinson und Dünndarmtransplantation) erstellen Studenten ihre Graduierungsarbeiten. Daneben werden 60–80 freie Themen pro Jahr vergeben.

Als Ausbildungseinrichtung für Facharztkandidaten im Fachgebiet Chirurgie, Kinderchirurgie, Neurochirurgie sowie in der Subspezialisierung Traumatologie und Herz- und Gefäßchirurgie führt die Klinik jährlich die *Weiterbildung* von 40 bis 45 Assistenten durch. Darüber hinaus befinden sich permanent 5 bis 8 Hospitanten ausländischer Klinikeinrichtungen in den einzelnen Fachabteilungen. Hervorzuheben sind die regelmäßigen Fortbildungsveranstaltungen für Ausbildungsleiter im Fachgebiet Chirurgie, die jährlich in Form von Operationsdemonstrationen sowie wissenschaftlichen Veranstaltungen organisiert werden. In diesem Zusammenhang sind auch die regelmäßig in einjährigen Abständen veranstalteten Charité-Symposien zu nennen, die den derzeitigen Wissensstand zu ausgewählten Themen aktuell vermitteln. 1990 wurden die Themen „Thoraxtrauma" sowie „Therapie der Weichteiltumoren" behandelt.

In der *Forschung* steht die Transplantationschirurgie im Vordergrund. Die experimentelle Forschung beschäftigt sich einmal mit der Lungenkonservierung, da in nächster Zeit die klinische Lungentransplantation realisiert werden soll. Daneben ist die Optimierung der Leberkonservierung nach wie vor Gegenstand experimenteller und klinischer Untersuchungen. Für die Pankreas- und Inseltransplantation wird insbesondere die Kultivierung von Inseln in Nährmedien wissenschaftlich bearbeitet, und auch auf dem Gebiet der Peritonitisforschung erfolgen experimentelle Untersuchungen. Im Zusammenhang mit der Nachbehandlung transplantierter Patienten beschäftigen sich Mitarbeiter der Klinik mit klinischen und experimentellen Aufgaben auf dem Gebiet der Immunologie. In der Neurochirurgie erfolgt die experimentelle und klinische Neurotransplantation beim Morbus Parkinson, und die

Traumatologie bearbeitet Fragen der experimentellen Knochentransplantation.

Diese Schwerpunkte der experimentellen Forschung werden ergänzt durch Forschungsthemen aus der klinischen Praxis. Dabei sind sowohl die Behandlung der Peritonitis und der Pankreatitis im Zusammenhang mit intensivtherapeutischen Aspekten hervorzuheben als auch ausgewählte Themen der Gefäß-, Herz-, Neuro- und Kinderchirurgie einschließlich der aktuellen Auswertung der klinischen Ergebnisse von Operationsverfahren in der Allgemeinchirurgie mit praktischen Schlußfolgerungen (u. a. Ösophagus-, Magen-, Hernien-, Kolon- und Thoraxchirurgie). Weiterhin ist die Klinik eingebunden in Multi-Center-Studien. z. B. auf dem Gebiet der Behandlung des nichtkleinzelligen Bronchialkarzinoms.

Die Aktivitäten der Klinik in der *medizinischen Betreuung* sind gekennzeichnet durch eine breitgefächerte Grundbetreuung chirurgischer Krankheitsbilder auf den Gebieten der poliklinischen Chirurgie. Allgemeinchirurgie, Gefäß-, Thorax- und Herzchirurgie, Traumatologie, Neuro- und Kinderchirurgie für den Berliner Raum sowie durch hochspezialisierte Operationen einschließlich der Behandlung schwerer Komplikationen für den gesamten ostdeutschen Raum. Mit über 6000 ambulanten und stationären Operationen jährlich führt die Chirurgische Klinik besonders auch solche Eingriffe durch, die in anderen Kliniken der ehemaligen DDR nicht vorgenommen werden können. Dies betrifft zunächst die Transplantationschirurgie von Leber (1990 28 Transplantationen). Herz (1990 12 Transplantationen) und Leber-Niere simultan sowie die Transplantation kultivierter Pankreasinseln. Hervorzuheben sind ferner die Chirurgie der gastrointestinalen Organe sowie die erfolgreiche Einführung der laparoskopischen Cholezystektomie. Weiter entwickelt haben sich mit über 200 Operationen jährlich die Thoraxchirurgie, mit 550 Operationen die Gefäßchirurgie, die insbesondere bei den gelenküberschreitenden Gefäßrekonstruktionen Fortschritte erzielte, die Neurochirurgie mit 750 Operationen, die Herzchirurgie mit 900 Operationen, die Kinderchirurgie mit 1200 Operationen und die Traumatologie mit mehr als 650 stationären und über 500 ambulanten Operationen. Zunehmend werden in vertretbarem Umfang Operationen ambulant vorgenommen (z. B. Varizen). In entsprechenden Spezialsprechstunden werden alle Patienten ambulant nachbetreut und kontrolliert.

Einen breiten Raum nimmt die Onkochirurgie ein. Daneben werden neoadjuvante sowie adjuvante bzw. palliative Therapiemethoden der Chemotherapie angewandt. Durch die engmaschige prä- und postoperative Führung ist eine hohe Kontinuität auf dem Gebiet der Mammachirurgie (Mammatumoren und plastische Operationen) erreicht worden.

Die interdisziplinäre Zusammenarbeit in bronchologischen, kardiochirurgischen, neurochirurgischen und anderen Teams führte zu engen Kontakten mit vor- und nachbetreuenden medizinischen Einrichtungen der Charité und des Berliner Raumes. Kontinuierlich in die Betreuung integriert ist die chirurgische Intensivtherapiestation mit 14 Betten und 7 Transplantationsbetten. Die Möglichkeit der Beatmungstherapie und einer auf hohem Niveau stehenden komplexen Intensivtherapie hat entscheidenden Anteil an der erfolgreichen Behandlung schwerstkranker Patienten.

Dissertationen

Thomas *Bürger:* Früh- und Spätergebnisse nach arteriellen Rekonstruktionen im aorto-iliakalen Abschnitt

Steffi *Enders:* Über den Einfluß arterieller Verschlußerkrankungen auf das orofaziale System

Kathrin *Hilbert:* Die Takayasu-Arteritis. Diagnostik und operative Behandlungsmöglichkeiten

Sabine *Nantke:* Diagnosestrategien für die Indikationsstellung zur operativen Behandlung einer Karotisinsuffizienz

Uwe *Niemann:* Wiederherstellende Chirurgie im Thorax- und Mammabereich nach Mastektomie

Detlef *Powilleit:* Chirurgische Erkrankungen bei Schwangeren – Analyse in Berliner Krankenhäusern

Hans-Jürgen *Reinsch:* Die transkutane Sauerstoffpartialdruckmessung und das Ultraschalldopplerverfahren zur Bewertung operativer Maßnahmen am lumbalen Grenzstrang bei chronisch-arteriellen Durchblutungsstörungen

Gabriele *Schmalz:* Diagnostik und Therapie der primären Varikosis – Eine Nachuntersu-

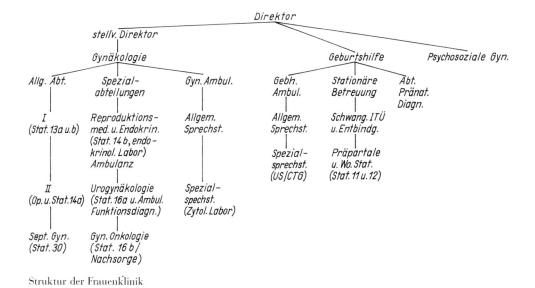

Struktur der Frauenklinik

chung des Krankengutes der chirurgischen Abteilung der Funktionseinheit Kreiskrankenhaus/Poliklinik Pritzwalk (1969–1984)

Felicitas *Ströhmann:* Chirurgisch relevante Probleme bei chronischer Haemodialyse im Kindesalter

Frauenklinik

Direktor:
o. Prof. Dr. med. habil. Hans *Bayer*

Stellvertreter:
o. Prof. Dr. med. habil. Hans-Ulrich *Lau*

Weitere Hochschullehrer:
o. Prof. Dr. sc. med. Anita *Weißbach-Rieger*
a.o. Prof. Dr. sc. med. Wolfgang *Fischer*
a.o. Prof. Dr. med. habil. Kurt *Groot-Wassink*
a.o. Prof. Dr. sc. med. Peter *Hengst*
o. Doz. Dr. sc. med. Peter *Prenzlau*
a.o. Doz. Dr. sc. med. Horst *Halle*
a.o. Doz. Dr. sc. nat. Gerd *Ittrich*
a.o. Doz. Dr. sc. med. Konrad *Lisse*

Honorarprofessor:
Prof. Dr. sc. med. Geerd *Dellas*

Oberschwester:
Anneliese *Böhl*

Leitende med.-techn. Fachassistentin:
Brunhilde *Taut*

Verwaltungsleiterin:
Marlenke *Junghans*

Die Charité-Frauenklinik hat ihr heutiges Profil in den letzten 20 Jahren aufgebaut. Neben einer für die Aus- und Weiterbildung notwendigen uneingeschränkten Grundbetreuung wurden Spezialabteilungen entwickelt und dabei Schwerpunkte geschaffen. Diese Spezialbereiche sind im Laufe der Jahre für die Klinik profilbestimmend geworden. Sie haben Stabilität bewiesen und konnten dadurch einen festen Mitarbeiterstab sowohl von seiten der Ärzte und Naturwissenschaftler als auch im Bereich des mittleren medizinischen Personals formieren. Es gibt drei Arbeitsbereiche, die Gynäkologie, die Geburtshilfe und die Psychosoziale Frauenheilkunde.

Auf der Grundlage dieser Struktur, die entsprechend den Erfordernissen der medizinischen Betreuung gegliedert ist, werden auch die Aufgaben in Lehre und Forschung realisiert. Es hat sich bewährt und zu guten Ergebnissen geführt, daß die Mitarbeiter einer Abteilung, insbesondere auf den Spezialgebieten, dort auch ihre Forschungstätigkeit gewissermaßen deckungsgleich mit den medizinischen Betreuungsaufgaben ansiedeln. In diese Forschungsgruppen wurden Studenten integriert, möglichst schon vom 3. Studienjahr an, die in diesem Rahmen ihre Graduierungsarbeiten fertigstellen konnten und nicht selten dann Mitarbeiter der Klinik wurden.

In den gynäkologischen und geburtshilflichen *Lehrveranstaltungen* finden die Spezialkenntnisse nur in fakultativen Angeboten ihren Niederschlag, weil sich das Lehrfach Gynäkologie und Geburtshilfe im obligatorischen Studentenunterricht bewußt auf Grundkenntnisse beschränkt und diese praxisorientiert darbietet. Im geburtshilflichen Unterricht werden darüber hinaus auch Noteingriffe dargestellt und geübt, die von jedem approbierten Arzt beherrscht werden müssen.

Insgesamt gilt für alle Lehrveranstaltungen eine bewußte, auch traditionsgemäß vorhandene Praxisbezogenheit. Vor jeder Hauptvorlesung werden Patientendemonstrationen auf den Stationen durchgeführt. In der Vorlesung selbst werden ebenfalls Patienten vorgestellt. Neben dem dreitägigen Kreißsaalpraktikum stehen den Studenten ständig das OP-Programm und die Visiten zur Teilnahme zur Verfügung. In den Seminaren wird der Vorlesungsstoff vertieft und ebenfalls mit Demonstrationen am Patienten verbunden.

Die *Weiter- und Fortbildungsveranstaltungen* behandeln Fragen der Allgemeingynäkologie, Urogynäkologie, der gynäkologischen Onkologie und der Reproduktion. Auf geburtshilflichem Gebiet betreffen sie hauptsächlich die Ultraschalldiagnostik, wofür mehrere Lehrgänge pro Jahr durchgeführt und ständig Hospitanten ausgebildet werden. Am vor etwa 20 Jahren entstandenen Ultraschallzentrum der Charité-Frauenklinik wurden die ersten 100 bis 150 gynäkologisch-geburtshilflichen Ultraschalldiagnostiker ausgebildet, so daß in den Jahren danach die Ultraschalldiagnostik mit der schrittweisen Einführung der notwendigen Geräte zügig landesweit aufgebaut werden konnte.

In der gynäkologischen Onkologie und Urogynäkologie erfolgte die Weiterbildung hauptsächlich in Lehrgängen der Akademie für Ärztliche Fortbildung bzw. über die Tagungen der Sektion Urogynäkologie.

In der *Forschung* nimmt die Arbeitsgruppe In-vitro-Fertilisierung der Reproduktionsabteilung eine Spitzenstellung ein. Die ersten „Retortenbabys" der damaligen DDR wurden in der Charité geboren. Die Zwillinge sind gesund und kommen im nächsten Jahr zur Schule. Ferner bilden Untersuchungen zur hormonalen Ovulationsinduktion bei funktionell bedingter Infertilität einen Schwerpunkt der wissenschaftlichen Arbeit.

In der Urogynäkologischen Spezialabteilung werden verschiedene klinische, urodynamische, funktionsanatomische und histologisch-histochemische Untersuchungsergebnisse in einer Gesamtbeurteilung zusammengeführt, die eine weitere Qualitätsverbesserung in der Diagnostik/Therapie, Prognoseeinschätzung und Prophylaxe der Harninkontinenz bei der Frau ermöglichen soll.

Die Forschungsthemen der Abteilung Gynäkologische Onkologie befassen sich mit Methoden der Krebsfrüherkennung, der Einschätzung klinischer Ergebnisse und epidemiologischen Problemen, im geburtshilflichen Bereich werden in erster Linie Fragen der pränatalen Diagnostik forschungsmäßig bearbeitet, und das Fachgebiet Psychosoziale Frauenheilkunde beschäftigt sich mit Problemen, die durch die Betreuungsaufgaben vorgegeben sind.

Auf dem Gebiet der *medizinischen Betreuung* wird in den allgemeingynäkologischen Abteilungen die gynäkologische Grundbetreuung durchgeführt. Diese besteht überwiegend aus operativer Tätigkeit für Patienten des Bezirkes Berlin-Mitte und der angrenzenden Bezirke, die sich an die Charité wenden. Hinzu kommen Patientengut, bei welchem komplizierte Operationen zu erwarten sind bzw. Zweit- und Dritteingriffe, die auch von anderen Einzugsbereichen an die Charité überwiesen werden. Durch Einführung moderner Operationsverfahren, wie Mikro- und Laserchirurgie sowie endoskopische Operationstechniken, konnte die spezialisierte Aufgabenstellung im gynäkologischen Operationssaal wesentlich erweitert werden.

Die drei Spezialabteilungen erhalten ihr spezifisches Patientengut teilweise aus weiten Einzugsbereichen, gelegentlich auch aus dem Ausland.

In der Reproduktionsabteilung erfolgt die stationäre und ambulante Behandlung von Patientinnen mit gynäkologischen Hormonstörungen, Sterilität und Fehlbildungen. Es werden dafür spezielle Operationen bei organischen Störungen – auch mikro- und laserchirurgische Verfahren – und die gezielte Stimulationstherapie zur Ovulationsauslösung bei funktioneller Sterilität durchgeführt. Eine aktuelle Innovation aus dieser Abteilung ist die

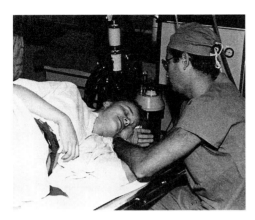

Anwesenheit des Vaters bei der Geburt

Entwicklung eines transuterinen Tubenkathetersystems für diagnostische, therapeutische und Forschungszwecke.

Die Urogynäkologische Spezialabteilung hat einen großen Einzugsbereich und hat sich besonders durch Fistel- und Inkontinenz-Operationen einen beachtlichen nationalen und internationalen Ruf erworben. Die guten Ergebnisse der zum Teil in der Charité-Frauenklinik inaugurierten Operationsmethoden beruhen auf einer jahrzehntelangen Tradition.

In die Arbeit der Abteilung für gynäkologische Onkologie sind neben Betreuungen zur Früherkennung von Karzinomen die Operation und zytostatische Behandlung sämtlicher gynäkologischen Karzinome einschließlich der Mammakarzinome einbezogen. Bei fortgeschrittenen Fällen des Zervixkarzinoms erfolgen in Zusammenarbeit mit den Urologen ultraradikale Operationen. Die abgestufte Therapie des Zervix- und Mammakarzinoms sowie deren Früherkennung wurden von dieser Abteilung aufgenommen, weiterentwickelt und verbreitet.

Grund- und Spezialbetreuung haben ähnlich anteilmäßig auch auf dem Gebiet der Geburtshilfe ihren Platz.

Die spezialisierte Schwangerenbetreuung wird auf der Grundlage langjähriger Erfahrungen, eigener wissenschaftlicher Erkenntnisse und mit Hilfe moderner Medizintechnik durchgeführt. Als Hauptrisikogruppen werden Schwangere mit belasteter Vorgeschichte (Fehlgeburten, Frühgeburten, Totgeburten), frühgeburtsgefährdete Schwangere und Schwangere mit internistischen oder anderen Erkrankungen betreut.

Die Schwangeren-Intensivbetreuungsstation in unmittelbarer Nachbarschaft des Kreißsaales ist eine Errungenschaft des Charité-Neubaus. Hier können Schwangere mit hohem Risiko betreut werden, die im Notfall kurzfristig in den benachbarten Kreißsaal verlegt werden können. Im Entbindungsbereich selbst gibt es Einzelplätze, so daß die Anwesenheit des Kindesvaters bei der Geburt möglich ist, wovon etwa die Hälfte aller werdenden Eltern Gebrauch macht (Abb.). Familienbetont ist dann auch der Aufenthalt auf den Wochenstationen, wo ein komplettes Rooming-in-System installiert ist.

Eine Sonderstellung im geburtshilflichen Bereich nimmt die Abteilung für Pränatale Diagnostik ein. Hier ist in den letzten sechs Jahren von einer Arbeitsgruppe ein Betreuungsbereich erschlossen und aufgebaut worden, der in seiner Spezialisierung und der interdisziplinären Verflechtung zu einem Zentrum geworden ist, das den wenigen Spitzenzentren im deutschsprachigen Raum vergleichbar und auch international anerkannt ist. Aus beinahe dem gesamten Gebiet der ehemaligen DDR, neuerdings auch aus allen Berliner Bezirken, werden hier Schwangere betreut, bei deren Feten im Ultraschallscreening der Verdacht auf Mißbildungen ausgesprochen wurde, oder die mit Erbkrankheiten oder genetischen Defekten oder anderen Erkrankungen behaftet sind. Die Methoden, die für die Diagnostik und Therapie angewandt werden, reichen von der Chorionbiopsie für genetische Untersuchungen, Punktionen von Körperhöhlen und Blutentnahmen aus der Nabelschnur bis zur medikamentösen und operativen intrauterinen Therapie des Feten.

Das Fachgebiet Psychosoziale Frauenheilkunde ist vor etwa 20 Jahren an der Klinik installiert worden und stützt sich auf die Tradition des Gynäkologen W. *Liepmann*, der Ende der 20er Jahre den ersten Lehrstuhl für Soziale Gynäkologie in Deutschland an der Berliner Universität erhielt.

Die Aufgaben, die von dieser Abteilung erfüllt werden, betreffen das soziale Umfeld der Frau, Partnerbeziehungen, Sexualität, Fertilität, Klimakterium und Menopause und die psychische Bewältigung gynäkologischer Erkrankungen. Die Zusammenarbeit von Gynäkologen, Soziologen, Psychologen und Fürsorgerinnen hat zum Aufbau von Gruppengesprächen bei bestimmten Patienten geführt, wie z. B. Krebspatienten, Frauen mit Früh- und Totgeburten u.

a. Die Abteilung versteht sich auch als Beratungsstelle für psychisch und sozial belastete Frauen und die Erkennung psychosomatischer Zusammenhänge.

Dissertationen

Gerd *Altmann:* Effizienz und Nebenwirkungen der Langzeittokolyse mit Betamimetika

Claudia *Behrends-Erche:* Dispositionen zu orogenitalen Erkrankungen bei Sportlerinnen im Alter von 12–26 Jahren, unter Berücksichtigung unterschiedlicher Trainingsbedingungen

Martina *Flöter:* Schwangerschaft und Geburt bei Kindern in Beckenlage, unter besonderer Berücksichtigung des Entbindungsmodus – Retrospektive Analyse der Jahre 1977–80 und 1987

Liane *Franke:* Sozialgynäkologische Untersuchungen zur Auswirkung der sozialpolitischen Maßnahmen von 1986 auf die Partnerschaftsbeziehung, Familiengröße und Berufstätigkeit der Frauen im fertilen Alter von 20–35 Jahren

Stephan *Langen:* Partnerschaft, Sexualität und Familienplanung in der Schwangerschaft – eine sozialgynäkologische Befragung von 497 Erstgebärenden

Ulla *Lieser:* Zum Aussagewert von Rheobase und Magnesium- sowie Kalziumspiegel im Serum der Schwangeren zur Beurteilung von Frühgeburtsbestrebungen

Fermin Jorge *Robaina Aguirre:* Gegenwärtiger Stand der Diagnose ektopischer Schwangerschaften

Renate *Schulze:* Die sozialgynäkologische Situation der Frau zwischen dem 55. und 75. Lebensjahr – eine Untersuchung von 200 Probandinnen im Kreis Eisenhüttenstadt

Dedt *Tamke* und Marius *Pohl:* Das respiratorische Biofeedback – erste Erfahrungen mit Entspannungsverfahren als Adjuvans zur Therapie drohender Frühgeburten

Klinik und Poliklinik für Hals-Nasen-Ohren-Krankheiten

Direktor:
o. Prof. Dr. sc. med. Hans-J. *Gerhardt,* Korrespondierendes Mitglied der Akademie der Wissenschaften

Stellvertreter:
a.o. Prof. Dr. sc. med. Bernd *Freigang*

Weitere Hochschullehrer:
o. Prof. Dr. sc. med. Jürgen *Wendler*
o. Doz. Dr. sc. med. Hartmut *Berndt*
o. Doz. Dr. sc. med. Wolfram *Seidner*
a.o. Doz. Dr. sc. med. Dr. med. dent. Konrad *Haake*

Oberschwester:
Eva *Kühn*

Die Aufgaben in *Bildung und Studium* werden innerhalb der Studienkonzeptionen für Mediziner und Stomatologen wahrgenommen (Vorlesungen, Seminare, Spiegelkurse), wobei die klinischen Spezialabteilungen (Allergologie, Audiologie, Neurootologie, Tumorchirurgie einschließlich plastisch-rekonstruktiver Chirurgie, Phoniatrie und Rhinologie) stets einbezogen sind. Lehraufträge außerhalb der Klinik bestehen für die Schwestern-Fachschule und die Hochschule für Musik.
Aufgaben der *Weiterbildung* werden nicht nur auf dem Gebiet der HNO-Heilkunde unter Einbeziehung der Spezialabteilungen erfüllt (Facharzt HNO, anteilmäßig Stomatologie, Mund-, Kiefer- und Gesichtschirurgie, Allgemeinmedizin, Rehabilitationspädagogik, Schwestern), sondern auch auf den Subspezialisierungsgebieten Audiologie und Phoniatrie (Subspezialisierung, anteilmäßig Facharzt HNO, audiologisch-phoniatrische Assistentinnen, klinische Sprechwissenschaft, Rehabilitationspädagogik, Schwestern) sowie auf den Gebieten Allergologie und Neurootologie. Stets erfolgt auch die Betreuung und Weiterbildung auswärtiger (auch ausländischer) Hospitanten.

In die *Forschung* sind alle Abteilungen im Rahmen ihrer Betreuungsaufgaben einbezogen. Daneben gibt es 2 Abteilungen, die ausschließlich für die Forschung zur Verfügung stehen und folgende Gebiete bearbeiten:

Abt. für Elektrophysiologie und Akustik
- Alle naturwissenschaftlich-technischen Aufgaben für das HNO-Fachgebiet, Entwicklung zahlreicher elektrodiagnostischer Hilfsmittel (u. a. Fazialisneurograph, Gustometer, Freifeldaudiometer, Pneumotachographie-Integrator, Registriereinrichtung für vestibulo-spinale Reaktionen)
- Lärmschwerhörigkeitskriterien für das Innenohr, Beiträge zur Theorie des Innenohr-Mikrophonpotentials
- Entwicklung einer binaural-asymmetrischen Hörhilfe
- Beiträge zur Methodik der Stimmschalldiagnostik (spektrale Stimmfeldmessung, Stimmbelastungstests)
- Entwicklung eines eigenständigen Gerätesystems für die innenohrprothetische Versorgung Tauber und Gehörloser (Innenohrprothese sowie spezifische Diagnosetechniken)
- Entwicklung eines automatisch synchronisierenden Laryngostroboskops.

Abt. für Experimentelle Otologie
- Experimentelle Grundlagenforschung zur Pathophysiologie der Innenohrdurchblutung und zu deren Beeinflußbarkeit
- Ätiologie, Pathogenese und Therapie von Innenohrerkrankungen (z. B. Hörsturz) und lärmbedingter Hörschäden
- Grundlagenuntersuchungen zur Anwendbarkeit der Laser-Doppler-Flowmetry für die Messung der Innenohrdurchblutung am Menschen.

Mit Ausnahme der genannten sind alle Abteilungen der Klinik und die Poliklinik in der stationären und ambulanten *medizinischen Betreuung* verankert. Im stationären Bereich verfügt die Klinik über zwei Stationen mit je 36 Betten, eine Halbstation mit 18 Tumorpatienten-Betten und 14 Kinderbetten auf einer interdisziplinären Station. Für die Chirurgie stehen 3 Operationssäle im zentralen Operationstrakt und 1 Saal für ambulante Operationen in der Poliklinik zur Verfügung. Die Poliklinik weist 6 ärztliche Arbeitsplätze im allgemeinen Teil und 7 ärztliche Arbeitsplätze in Spezialabteilungen auf. Die Arbeits- und damit auch Forschungsschwerpunkte der einzelnen Abteilungen und Arbeitsbereiche sind die folgenden:

Allergologie
- In-vivo- und In-vitro-Diagnostik bei Patienten mit Verdacht auf Rhinitis allergica (z. B. Skin-Prick-Tests, spezifische IgE-Bestimmungen)
- Behandlung und Dispensairebetreuung von Patienten mit allergischen Erkrankungen der oberen Luftwege, Konsultationszentrum

Audiologie
- Subjektive und objektive Hördiagnostik, prae- und postoperative Diagnostik für Patienten mit Cochlea-Implantaten
- Entwicklung eines Expertensystems für die Hördiagnostik
- Entwicklung einer automatisierten Patientendokumentation
- Hörgeräteanpassung bei Problempatienten
- Hörtraining für Patienten mit Hörgeräten und Cochlea-Implantaten

Neurootologie
- Objektive Diagnostik der Funktion des Vestibularorgans
- Dispensaire-Sprechstunden
- Rechnergestützte Nystagmometrie-Untersuchungen zur Histogrammanalyse der Nystagmusparameter

Tumortherapie und -dispensaire
- Ultraschalldiagnostik
- Tumorchirurgie einschließlich plastisch-rekonstruktiver Maßnahmen
- Kryo- und Laser-Chirurgie
- Aufbau eines Tumordatenprogramms
- Dispensaire für Tumorpatienten einschließlich sozialer Betreuung
- Operationskurse

Phoniatrie
- Diagnostik, Therapie und Rehabilitation bei Erkrankungen mit Störungen von Stimme und Sprache
- Tauglichkeitsuntersuchungen für Stimmberufe
- Entwicklung objektiver Untersuchungsverfahren für die Stimme mit Überführung in die industrielle Produktion: Mikrostroboskopie zur Funktionsdiagnostik der schwingenden Stimmlippen, Stimmfeldmessung zur Erfassung von Tonhöhen- und Stimmstärkeumfang, Spektralanalysen, Atemgeschwindigkeitsuntersuchungen während der Phonation, Versuche zur Messung der stimmlichen Belastbarkeit
- Funktionelle Mikrochirurgie zur Verbesse-

rung der Stimme (Phonochirurgie: Abtragungen von Geweberverdickungen an den Stimmlippen, Thyreoplastiken, teilweise Lasereinsatz)

Rhinologie
- Apparative Funktionsdiagnostik (Rhinomanometrie, Resistometrie, Sequenzszintigraphie, nasale Allergentests)
- Untersuchungen zur Physiologie und zum Reparationsverhalten der Kieferhöhlenschleimhaut in Zusammenarbeit mit der Klinik für Nuklearmedizin
- Dispensaire für Patienten mit chronisch-entzündlichen Erkrankungen der Nase und Nebenhöhlen

Plastische Chirurgie
- Ästhetische Chirurgie (Narbenkorrekturen, ästhetische Gesichtskorrekturen, Septo-Rhinoplastik, Ohrmuschelkorrekturen)
- Plastisch-rekonstruktive Chirurgie nach Tumoroperationen und Traumen

Aseptischer stationärer Bereich
- Mittelohroperationen zur Hörverbesserung bei Problempatienten
- Chirurgie von Ohrmißbildungen
- Felsenbeinchirurgie (Neurilemmome des N. acusticus und N. facialis, Glomustumoren u. a.)
- Schädelbasischirurgie (u. a. Orbita, Nn. optici, Hypophysenadenome)
- Hirnnervenchirurgie (Neurolyse, Neurektomie, Plastiken)
- Implantation von elektronischen Innenohrprothesen bei tauben Patienten
- Mikrovaskuläre Transplantationen nach Tumorchirurgie
- Operationskurse

Septischer stationärer Bereich
- Septische Chirurgie an Ohren, Nase, Nasennebenhöhlen, Rachen und Hals
- Funktionelle endoskopische Chirurgie der Nasennebenhöhlen
- Plastisch-rekonstruktive Chirurgie bei Stenosen des Larynx und der Halstrachea

Spezialisierte Diagnostik und Therapie
- Neurographie bei Facialisparesen (Differentialdiagnose, Operationsindikationen, Dispensaire), Konsultationszentrum
- Elektromyographie und Neurographie bei

Bewegungsstörungen (Lähmungen) im Gesichts-, Mund-, Rachen- und Kehlkopf-Bereich.

Dissertationen

Ditte *Geißler*: Morphologische Kriterien am adulten menschlichen Stapes als Indizien für unterschiedliche gestaltbildende Einflüsse während seiner embryonalen Morphogenese

Wolfram *Härtig*: Experimentelle Untersuchungen zur Physiologie der Nasennebenhöhle

Silvia *Kegel*: Langzeitergebnisse nach Unterbindung des Parotisganges

Wolfgang Harry *Kühne*: BERA-Untersuchungen an normalhörenden Erwachsenen und Kindern als Grundlage für eine objektive Hörschwellenermittlung – Erfahrungen mit der BERA bei der objektiven Hördiagnostik von schwerhörigen Kindern

Klinik und Poliklinik für Hautkrankheiten

Direktor:
o. Prof. Dr. sc. med. Niels *Sönnichsen*, Ordentliches Mitglied der Deutschen Akademie der Wissenschaften, Mitglied der Deutschen Akademie der Naturforscher LEOPOLDINA, Mitglied des Internationalen Komitees für Dermatologie

Stellvertreter:
o. Prof. Dr. sc. med. Helga *Albrecht-Nebe*

Weitere Hochschullehrer:
a.o. Prof. Dr. sc. med. Hans *Meffert*
a.o. Prof. Dr. sc. med. Irene *Tausch*
o. Doz. Dr. sc. med. Helmut *Winter*
a.o. Doz. Dr. sc. med. Klaus *Harnack*

Oberpfleger:
Günter *Gerber*

Leitende med.-techn. Fachassistentin:
Rosemarie *Bitta*

Verwaltungsleiter:
Ralph *Kerbler*

Die Klinik und Poliklinik für Hautkrankheiten gliedert sich in den stationären Bereich (6 Sta-

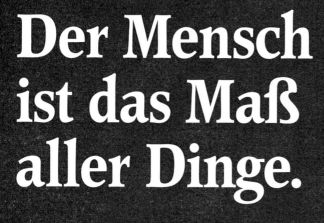

Der Mensch ist das Maß aller Dinge.

▷ Deshalb forschen wir für neue und bessere Arzneimittel.

▷ Deshalb fördern wir das Engagement und die Kreativität unserer Mitarbeiter.

▷ Deshalb sehen wir uns als Partner der Ärzte in Klinik und Praxis.

duphar

Wir messen mit menschlichen Maßstäben.

Duphar Pharma
Freundallee 19, 21/23
D-3000 Hannover 1

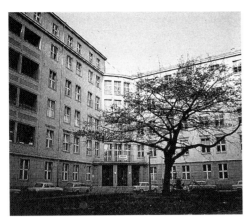

Die Hautklinik der Charité

tionen mit 150 Betten), den ambulanten Bereich mit der allgemeinen Poliklinik sowie zahlreichen Spezialsprechstunden, in spezielle Abteilungen für Strahlentherapie, operative Dermatologie und Physiotherapie, in spezialisierte diagnostische und therapeutische Arbeitsbereiche (z. B. Andrologie, Allergie-Diagnostik, Mykologie, Venerologie, HIV-Betreuung und andere) sowie in Forschungslaboratorien. Zur Klinik gehören 164 Mitarbeiter, davon sind 39 Hochschulkader.

Die *Ausbildung der Studenten* erfolgt in der Einheit einer systematischen Vorlesung mit Unterricht in kleinen Gruppen, um den Studenten bei Patientendemonstrationen die Möglichkeit zu geben, die diagnostische Einordnung von Hautveränderungen zu erlernen und notwendige Fertigkeiten zu üben. Von der Klinik werden besonders interessierte Studenten in die wissenschaftliche Arbeit einbezogen, um später evtl. als Assistenten in die Klinik übernommen zu werden.

Zur kontinuierlichen *Weiterbildung* und zum wissenschaftlichen Austausch werden in der Klinik dreimal monatlich wissenschaftliche Nachmittage und einmal monatlich ein wissenschaftlicher Abend durchgeführt. Darüber hinaus organisiert die Klinik jährlich verschiedene Kolloquia, auf denen aktuelle diagnostische und therapeutische Fragen besprochen werden. Es werden hierfür in- und ausländische Referenten gewonnen mit dem Ziel, ein hohes wissenschaftliches Niveau zu garantieren. Neben den Berliner Dermatologen stehen diese Veranstaltungen allen anderen Hautärzten offen.

Die Zahl der Hospitanten im Rahmen der Wei-

terbildung zum Facharzt als auch die der Wahlfamulaturen ist sehr hoch. Das betrifft auch die Fortbildung, da viele ausländische Kollegen an die Hautklinik kommen.

Die *Forschungsschwerpunkte* der Klinik beziehen sich auf folgende Gebiete:
- Autoimmunkrankheiten: Pathogenese, Diagnostik und Therapie
- Psoriasis vulgaris: Entwicklung neuer Therapieverfahren
- UV-Strahlung: Systemische Wirkung auf den Organismus
- Ausgewählte Fragen der Mykologie, Venerologie, HIV-Infektion, Andrologie, operativen Dermatologie (Melanom-Chirurgie, Wundheilung), Kinderdermatologie, Phlebologie und topischen Therapie.

Bei den Autoimmunerkrankungen konnten neue Erkenntnisse zur Pathogenese speziell des Lupus erythematodes erarbeitet werden. Für die Kollagenosen gelang es, unter Zuhilfenahme spezifischer Zellkernantikörper und unter Einbeziehung des jeweiligen klinischen Verlaufs eine prognoseorientierte Systematik zu erstellen und in die Klinik einzuführen. Aus dieser ergeben sich wichtige Ansatzpunkte hinsichtlich Therapieplanung und -durchführung. In der Psoriasisforschung konnte besonders die Therapie weiterentwickelt werden. In Kooperation mit anderen Einrichtungen wurden der Immunmodulator „Splenopentin" entwickelt und seine Einsatzmöglichkeiten bei primären und sekundären Immunodefizienzerkrankungen geprüft. Es wurden patientenfreundliche Modifikationen von Salben zur Optimierung der externen Therapie entwickelt und zahlreiche klinische Testungen neuer Pharmaka durchgeführt. Im Rahmen des Studiums der epidermalen Proliferation erfolgten die Kultivierung von Keratinozyten und deren Einsatz u. a. zur Deckung von Schleimhautdefekten. Die systematische Fortführung der experimentellen Arbeiten über die Wirkungsweise ultravioletter Strahlung hat neue Erkenntnisse und Möglichkeiten für diese Therapie auch außerhalb der Dermatologie erbracht, z. B. bei der Behandlung organisch-arterieller Durchblutungsstörungen und in der Transplantationsmedizin.

Eine wissenschaftliche Zusammenarbeit besteht nicht nur mit anderen Einrichtungen der Charité, sondern auch mit nationalen und internationalen Partnern. Die Kooperationsvereinbarungen erstrecken sich auf die Hauptforschungsgebiete und ebenso auf die Gebiete Andrologie, Mykologie, Venerologie, HIV-Betreuung, Kinderdermatologie und operative Dermatologie.

In der *medizinischen Betreuung* versorgt der stationäre Bereich der Klinik für Hautkrankheiten mehr als 50 % der dermatologisch Erkrankten aus dem Ostteil Berlins. Die ambulante Versorgung umfaßt jährlich 90 000 Konsultationen. Der größere Teil bezieht sich auf spezialisierte diagnostische und therapeutische Leistungen, die bedarfsgerecht erweitert werden können. Dazu werden u. a. zahlreiche spezialisierte Sprechstunden durchgeführt, in denen eine schnelle Überführung neuerer wissenschaftlicher Erkenntnisse in die Praxis gewährleistet ist. Parallel dazu erfolgt eine kontinuierliche Profilierung aller Abteilungen entsprechend neuer medizinischer Erkenntnisse. Für die Diagnostik, Therapie und Metaphylaxe des malignen Melanoms werden durch die Klinik nicht nur regionale, sondern in komplizierten Fällen auch überregionale Betreuungsaufgaben übernommen. Gleichzeitig wurden entsprechende Arbeitsempfehlungen für das diagnostische und therapeutische Vorgehen beim malignen Melanom erarbeitet. Besonderer Wert wird auf den weiteren Ausbau der Beziehungen mit den Kollegen im Territorium gelegt. Dazu finden regelmäßige Veranstaltungen statt, auf denen diagnostische und therapeutische Probleme diskutiert oder besondere Krankheitsfälle aus der Patientenklientel der Kollegen vorgestellt werden.

Dissertationen

Birgit *Berndt:* Untersuchungen zur Häufigkeit dermatologischer Erkrankungen unter Berücksichtigung von Zufallsbefunden bei Kindern und Jugendlichen im Alter von 0−16 Jahren in der Kreisstadt Eberswalde-Finow

Kristina *Drzimalla:* Zum Stellenwert der Therapie des atopischen Ekzems mit dem H_2-Antagonisten Cimexidin − Ergebnisse einer randomisierten Doppelblindstudie mit Cimexidin, Clemastin und Placebo bei 40 Patienten

Karsta *Gaunitz:* Untersuchungen zur Therapie der Akne vulgaris mit sichtbarem Licht

Christine *Haß:* Untersuchungen zur Erfaßbar-keit dermatologischer Befunde bei Kindern durch den Kinderstomatologen

Marlis *Reise:* Untersuchungen über Frequenz und Relevanz von infektiösen und nichtinfektiösen Hauterscheinungen bei Patienten nach Nierentransplantation

Sylvia *Schenk* und Henry *Schenk:* Zahn-, Mund- und Kieferanomalien und der Gebißzustand von Patienten mit genetisch determinierten Hautkrankheiten, Genodermatosen, ekto- und mesodermalen Fehlbildungssyndromen

Ralph *Schmidt:* Immunbiologische Wirkungen von Splenopentin in vitro und in tierexperimentellen Studien sowie erstmalige therapeutische Anwendung

Dirk *Strunk:* Verminderte Kontaktüberempfindlichkeit infolge Hemmung der ATPase-Aktivität epidermaler Langerhanszellen

Universitätsklinik für Innere Medizin „Theodor Brugsch"

Direktor:
o. Prof. Dr. med. habil. Hans *Berndt*

Stellvertreter:
o. Prof. Dr. sc. med. Joachim *Haase*

Weitere Hochschullehrer:
o. Prof. Dr. sc. med. Rainer *Ihle*
o. Prof. Dr. med. habil. Rassouli *Parsi*
o. Prof. Dr. sc. med. Udo-Jürgen *Schmidt*
a.o. Prof. Dr. sc. med. Emil *Apostoloff*
a.o. Prof. Dr. med. habil. Karl-Heinrich *Günther*
a.o. Prof. Dr. med. habil. Günther *Knappe*
a.o. Prof. Dr. sc. phil. Günther *Miehlke*
a.o. Prof. Dr. sc. med. Klaus *Precht*
a.o. Prof. Dr. sc. med. Hans-Heinrich *Schmidt*
a.o. Prof. Dr. sc. med. Joachim *Witte*
o. Doz. Dr. sc. med. Diethelm *Modersohn*
o. Doz. Dr. sc. med. Wolfgang *Schultze*
o. Doz. Dr. sc. med. Hans-Joachim *Schulz*
a.o. Doz. Dr. sc. med. Renate *Bohm*
a.o. Doz. Dr. sc. med. Heinz Werner *Buder*
a.o. Doz. Dr. sc. med. Kristian *Kothe*

Honorarprofessoren:
Prof. Dr. sc. med. Renate *Baumgarten*
Prof. Dr. sc. med. Erika *Gromnica-Ihle*

Prof. Dr. sc. med. Günther *Linß*
Prof. Dr. sc. med. Rudolf *Natusch*
Prof. Dr. med. habil. Günter *Wolff*

Honorardozenten:
Doz. Dr. sc. med. Reimer *Christ*
Doz. Dr. sc. med. Klaus-Peter *Ratzmann*

Leitende Oberschwester:
Hannelore *Morgenstern*

Leitende med.-techn. Fachassistentin:
Ursula *Ziuber*

Die Klinik befindet sich gegenwärtig in der Phase der Rekonstruktion des Hauptgebäudes. Der Nordflügel der ehemaligen II. Medizinischen Klinik wurde Ende 1990 fertiggestellt und in Betrieb genommen. Neben dem Hörsaal und den Funktionsbereichen sind darin die Abt. Gastroenterologie und die Abt. Hämatologie untergebracht. Auch wurde eine kleine Spezialstation für die Knochenmarktransplantation eingerichtet. Ungefähr drei Viertel des Hauptgebäudes sind z. Z. Baustelle bzw. freigeräumt, und der größere Teil der Klinik befindet sich bis zur Beendigung des Umbaus in der ehemaligen Universitätfrauenklinik in der Tucholskystraße, deren Gebäude einer umfassenden Renovierung unterzogen wurden.

Nach dem Beitritt der DDR zur Bundesrepublik Deutschland steht die künftige Struktur der Klinik für Innere Medizin zur Diskussion. Aus der Entwicklung und zunehmenden Differenzierung des großen Fachgebiets heraus – also ohne äußeren Anstoß, aber durch die Erneuerung beschleunigt – kommt der Gedanke auf, die Klinik in ein Zentrum für Innere Medizin mit selbständigen Abteilungen, jedoch unter dem gemeinsamen Dach des Lehrfaches Innere Medizin, zu verwandeln.

Die Klinik für Innere Medizin nimmt umfangreiche *Lehraufgaben* wahr für Studenten der Medizin (3. bis 6. Studienjahr), Zahnmedizin, Diplomkrankenpflege, Medizinpädagogik und der Medizinischen Fachschule. Sie umfassen Vorlesungen, Seminare, Praktika und sog. Berufspraktika einschließlich der Pflichtassistenz. Die Bemühungen um eine theoretisch vertiefte und praxisorientierte Lehre wurden durch räumliche Enge, vor allem infolge der Bauarbeiten, und auch durch den Mangel an moderner Technik behindert. Mit der Fertigstellung des Hauptgebäudes in einigen Jahren

werden sich die Bedingungen für die Lehre ganz wesentlich verbessern.

An der Klinik nehmen jährlich etwa 6 Assistenten die *Weiterbildung* auf und ebenso viele absolvieren das Facharztkolloqium, so daß ständig ungefähr 30 Weiterbildungsassistenten tätig sind. Mitarbeiter anderer Einrichtungen werden für z. T. längere Abschnitte der Facharztweiterbildung, zur Subspezialisierung oder zum Erlernen und Training ausgewählter Methoden an die Klinik delegiert, die damit einen wesentlichen Beitrag zur Qualifizierung von Ärzten leistet.

Von der Klinik, die Tagungsort der Berliner Gesellschaft für Innere Medizin ist, werden viele Veranstaltungen zur ärztlichen *Fortbildung* durchgeführt, von denen einige beispielhaft genannt seien: Berliner Herzkonferenz, Berliner Lebertag, Treffen Berliner Gastroenterologen, Jahrestreffen der Dialyseärzte sowie – z. T. in Verbindung mit der Akademie für Ärztliche Fortbildung – zahlreiche Lehrgänge, z. B. Gerontologie, Elektrokardiographie, Endokrinologie und eine große Zahl von Vorträgen, Demonstrationen und praktischen Unterweisungen an der Klinik, in anderen Einrichtungen und bei Tagungen medizinischwissenschaftlicher Gesellschaften. Darüber hinaus sind Hochschullehrer der Klinik an der Herausgabe von der Fortbildung dienenden Fachzeitschriften beteiligt, von denen „Zeitschrift für ärztliche Fortbildung", „Zeitschrift für Klinische Medizin", „Zeitschrift für Altersforschung" und „Medizin aktuell" genannt seien.

Bis zu deren „Abwicklung" bestanden enge kooperative Beziehungen zur Akademie für Ärztliche Fortbildung. So waren Hochschullehrer im Senat der Akademie und Vorsitzende von Zentralen oder Bezirksfachkommissionen bzw. Fachgruppen für die Anerkennung von Subspezialisten.

Die Klinik für Innere Medizin gliedert sich in 9 Abteilungen und zahlreiche Arbeitsbereiche, deren *Forschungsschwerpunkte* eng mit denen in der *medizinischen Betreuung* verbunden sind.

Abt. Allgemeine Innere Medizin (Leiter J. *Haase*):
Im Arbeitsbereich Autoimmunkrankheiten (Leiter E. *Apostoloff*) wurden neue Methoden zur Identifizierung und zum empfindlichen Nachweis von Autoantikörpern erarbei-

tet, die durch Patente geschützt wurden. Offenbar bestehen Beziehungen zwischen dem Autoantikörpermuster und klinischen Verläufen der Kollagenosen.

Es wurde begonnen, einen Arbeitsbereich Pulmologie aufzubauen. Dabei konnten bereits interessante Ergebnisse zur Lungenbeteiligung bei Kollagenosen erzielt werden. Eine leistungsfähige bronchologische Diagnostik und die Therapie von gut- und bösartigen Bronchusstenosen mittels Neodym-YAG-Laser wurden für Patienten aus dem ganzen Lande eingesetzt.

Abt. Kardiologie (amt. Leiter K. H. *Günther*):
Die Kardiologische Abteilung ist die größte der Klinik und umfaßt eine Intensiv- und eine Akutstation im Charité-Neubau sowie gegenwärtig zwei Normalstationen. In Forschung und Betreuung gibt es mehrere Schwerpunkte: Probleme der Myokarditis und der dilatativen Kardiomyopathie, die Bedeutung der Kollateralgefäße bei der ischämischen Herzkrankheit, Untersuchungen zu elektrophysiologischen Effekten von Arzneimitteln, die Elektrotherapie von Herzrhythmusstörungen, methodische Fragen der Verbesserung von Herzschrittmachern und − gemeinsam mit der Klinik für Herzchirurgie − die operative Behandlung von Rhythmusstörungen, Prävention, Bekämpfung und Arzneitherapie des Hochdrucks sowie die Analyse des renalen Hochdrucks und die Pathophysiologie des Blutdrucks nach Nierentransplantation, methodische Arbeiten zu den modernen bildgebenden Verfahren, wie Echokardiographie und, gemeinsam mit dem Institut für Röntgendiagnostik, Magnetresonanztomographie und Computertomographie des Herzens.

Im Arbeitsbereich Angiologie wurden Methoden zum Studium der Mikrozirkulation und Rheologie eingeführt und die Therapie peripherer arterieller Durchblutungsstörungen mit rheologisch wirksamen Verfahren, z. B. Hämodilution, Pentoxiphyllin, geprüft.

Abt. Hämatologie (Leiter R. *Ihle*):
Im Mittelpunkt von Forschung und Betreuung stehen die malignen Hämoblastosen und Lymphome. Mit der Erweiterung des experimentellhämatologischen Laboratoriums wurden verbesserte Möglichkeiten der immunologischen Differenzierung von unreifzelligen Leukämien

geschaffen, die eine individualisierte und hoffentlich erfolgreichere Therapie begründen. Experimentelle Arbeiten zur Rolle des Knochenmarkstromas für die Differenzierung von Stammzellen wurden weitergeführt. Die Knochenmarktransplantation wurde aufgenommen.

Abt. Nephrologie (Leiter K. *Precht*):
Die Arbeiten der Abteilung konzentrieren sich auf die Nierenersatztherapie und die internistischen Probleme von Komplikationen nach Nierentransplantation (in Zusammenarbeit mit der Klinik für Urologie). Indikationen, Leistungsfähigkeit und unerwünschte Wirkungen der Plasmapherese wurden untersucht. Mit dem Virchow-Preis ausgezeichnete Arbeiten über Spätfolgen und Komplikationen nach Nierentransplantation betrafen u. a. die Auswirkungen auf die Leber und die späte Rejektion. Begonnen wurden Untersuchungen zur Immunologie der Glomerulonephritis. Die technische Ausstattung der Abteilung mit modernen Dialysegeräten konnte in den letzten Jahren deutlich verbessert werden.

Abt. Gastroenterologie (Leiter H. *Berndt*):
Die Abteilung umfaßt zwei Stationen sowie den Arbeitsbereich Endoskopie (Leiter H.-J. *Schulz*) und den Arbeitsbereich Ultraschall mit Lithotripsie (Leiter OA *Wermke*).
Im Mittelpunkt steht die hochspezialisierte Versorgung von Patienten mit Krankheiten der Verdauungsorgane, wobei sich das Spektrum in den letzten Jahren gewandelt hat. Dies hängt vor allem zusammen mit methodischen Fortschritten der interventionellen Endoskopie und der Sonographie. Die endoskopische Therapie von Gallenwegserkrankungen wurde ausgebaut (z. B. Implantation von Endoprothesen), die Lasertherapie von Stenosen und Tumoren der Speiseröhre und des Rektums in breitem Maße eingeführt und die extrakorporale Stoßwellenlithotripsie der Gallengangssteine in Zusammenarbeit mit der Klinik für Urologie aufgenommen. Im Herbst 1990 wurde ein Lithotripsiegerät vom Typ Dornier MTL 9000 in der Klinik aufgestellt und in Betrieb genommen, vorrangig zur Therapie von Gallenblasensteinen.
Wissenschaftliche Arbeiten galten der Pathophysiologie und Therapie der Magendyspepsie, der Pathophysiologie der portalen Hypertension mit Hilfe der Duplex-Sonographie, der Pa-

thophysiologie der Leberzirrhose beim Kranken und beim Versuchstier, der Methode und Leistungsfähigkeit der Hydrosonographie, d. h. der Darstellung des Verdauungskanals nach Wasserfüllung mittels Ultraschall, der Rolle des *Helicobacter pylori*, dem experimentellen Ulcus ventriculi und seiner Therapie bei der Ratte (gemeinsam mit dem Pathologischen Institut) sowie der möglichen Rolle von Bakterien in der Pathogenese von Gallensteinen. In Zusammenarbeit mit Partnern außerhalb der Charité wurden schließlich Beiträge zur Epidemiologie der Cholelithiasis vorgelegt.

Abt. Endokrinologie (Leiter G. *Knappe*):
Im Mittelpunkt der Forschung und der stationären Versorgungsaufgaben stehen die Krankheiten der Hypophyse und der Nebennieren. Gemeinsam mit dem Institut für Experimentelle Endokrinologie wurden diagnostische Verfahren entwickelt und erprobt. Die traditionelle Zusammenarbeit mit der Klinik für Hals-Nasen-Ohren-Krankheiten bei der Therapie der Hypophysengeschwülste wurde weitergeführt. Klinische Erfahrungen zum Prolaktinom und Möglichkeiten der modernen Arzneimitteltherapie wurden analysiert.

Abt. Poliklinik (Leiter U.-J. *Schmidt*):
Neben den universitären Funktionen der Lehre und der Konsiliartätigkeit für Problempatienten wird die Poliklinik in hohem Maße für Fragen der Grundbetreuung in Anspruch genommen. Einige Ärzte sind ständig tätig, andere durchlaufen die Poliklinik im Rahmen der Weiterbildung zum Facharzt. Alle Fachabteilungen führen Spezialsprechstunden durch.
Poliklinisch tätige Ärzte sind naturgemäß an allen wissenschaftlichen und Versorgungsaufgaben beteiligt, die bei den Fachabteilungen genannt werden. Daneben widmet sich die Poliklinik speziell der Gerontologie und dem arteriellen Hochdruck.

Abt. Experimentelle Innere Medizin (Leiter D. *Modersohn*):
In diesem Arbeitsbereich werden eigenständige experimentelle Arbeiten ausgeführt. Zugleich stellt er allen anderen Abteilungen Möglichkeiten für das experimentelle Arbeiten zur Verfügung. Während früher Studien zur experimentellen bakteriellen Nephritis im Vordergrund standen, umfaßt das gegenwärtige Arbeitsgebiet in erster Linie die Pharmakologie und Pa-

thophysiologie des Herzens bzw. der Kardiaka. Daneben werden Untersuchungen zum experimentell induzierten Ulcus ventriculi an der Ratte und zur Leberzirrhose gemeinsam mit der Abt. Gastroenterologie durchgeführt.

Abt. Soziale Gerontologie (Leiter G. *Miehlke*):
Die Abteilung hat sich in neuerer Zeit den Problemen der Krankheitsbewältigung im höheren Lebensalter zugewandt und ist ferner vor allem durch methodische Beratung an vielen Projekten außerhalb der Charité beteiligt. Sie nimmt umfangreiche Lehrverpflichtungen in der Ausbildung von Soziologen wahr. Neue Lehraufgaben erwachsen ihr durch die Einordnung medizinsoziologischer Lehrinhalte in der Vorklinik.

Arbeitsbereich Mikrobiologie (Leiterin OÄ Dr. H. *Briedigkeit*):
Die Klinik verfügt über ein eigenes mikrobiologisches Laboratorium, so daß eine enge Zusammenarbeit mit den klinisch tätigen Kollegen gegeben ist, die vor allem dem rationellen Einsatz der antimikrobiotischen Therapie zugute kommt. Es wurden zahlreiche Arbeiten zur Prüfung von antibiotisch wirksamen Arzneimitteln vorgenommen, und Forschungsergebnisse zum *Helicobacter pylori* erbrachten methodische Fortschritte, u. a. einen neu entwickelten ELISA-Test hoher Empfindlichkeit und Validität.

Dissertationen

Reinhard *Althaber*: Perioperative Risikobewertung bei Herzklappenersatzoperationen

Leonhard *Bruch*: Aufbau eines Koronarthrombosemodells am Zwergschwein bei geschlossenem Thorax

Dagmar *Hauptvogel*: Die permanente Vorhofstimulation als optimale Langzeit-Therapie des Sinusknoten-Syndroms: Eine retrospektive Analyse des Krankengutes des Herzschrittmacher-Dispensaire der Charité der vergangenen 17 Jahre

Andreas *Hiebsch* und Ulrike *Hiebsch:* Die Behandlung akuter zerebraler Durchblutungsstörungen mit iso- und hypervolämischer Hämodilution – Beobachtungen rheologischer Parameter

Frank-Andreas *Horzetzky:* Die dynamische Entwicklung der Herzgröße bei Patienten mit

Kardiomyopathien und ihre Bedeutung für die Prognose. Eine Schirmbildverlaufskontrolle

Andreas *Kapelle:* Immunologische Marker bei Patienten mit einem systemischen Lupus erythematodes und ihre Beeinflussung unter Cyclophosphamid und der TLI (total lymphoid irradiation). Eine rechnergestützte Bearbeitung mit einem selbst ausgearbeiteten RHEUMA-Programm

Martina *Matthes:* Ergebnisse und Erfahrungen der stationären Behandlung von 498 Herzinfarktpatienten in einem 10-Jahreszeitraum (1974–1983) am Bergmannskrankenhaus Senftenberg

Annette *Orthey:* Prof. Dr. Moritz Litten. Leben und Schaffen eines jüdischen Arztes

Stefan *Schade:* Automatisierte EKG-Analyse – aktueller Stellenwert und eigene Erfahrungen mit dem Analyseprogramm nach Smith bei dessen praktischer Anwendung in der Charité

Sabine *Weinmeister:* Veränderungen der Tubulusfunktion der Niere und der glomerulären Filtrationsrate bei einseitig nephrektomierten Ratten

Klinik und Poliklinik für Kinderheilkunde

Direktor:
o. Prof. Dr. sc. med. Peter *Großmann*

Stellvertreter:
o. Prof. Dr. sc. med. Ernst Ludwig *Grauel*

Weitere Hochschullehrer:
o. Prof. Dr. sc. med. Jochen *Bartel*
o. Prof. Dr. sc. med. Dietmar *Mücke*
o. Prof. Dr. sc. med. Klaus *Zoellner*
a.o. Prof. Dr. sc. med. Siegmar *Devaux*
a.o. Prof. Dr. sc. med. Adelheid *Michel*
o. Doz. Dr. sc. med. Peter *Amendt*
o. Doz. Dr. sc. med. Wilfried *Eggert*
o. Doz. Dr. sc. med. Roland R. *Wauer*
a.o. Doz. Dr. sc. med. Wolf *Ihle*

Honorarprofessoren:
Prof. Dr. sc. med. Wolf-Rainer *Cario*
Prof. Dr. sc. med. Volker *Hesse*

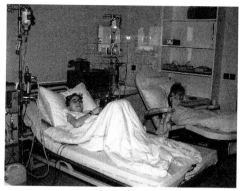
Kinder während der Behandlung mit der künstlichen Niere in der nephrologischen Abteilung der Charité-Kinderklinik

Oberschwester:
Waltraud *Rusch*

Leitende med.-techn. Fachassistentinnen:
MTLA Gudrun *Degen*
MTRA Brigitte *Pralle*

Verwaltungsleiter:
Dipl.-oec. Ingrid *Thümmler*

Die Kinderklinik gliedert sich in die 3 Abteilungen für Kardiologie. Nephrologie und Neonatologie sowie in 5 weitere Arbeitsbereiche – Stoffwechselerkrankungen und Ernährung, Endokrinologie, Onkologie/Hämatologie/Immunologie, allgemeine Pädiatrie incl. Neuropädiatrie und Poliklinik und Interdisziplinäre Kinderstationen (Urologie, Ophthalmologie, HNO. Kieferchirurgie).

Klinikeigene diagnostische Einrichtungen stehen für Röntgen- und Ultraschalldiagnostik, die nuklearmedizinische Nierendiagnostik, für Mikrobiologie incl. Serologie. Immunologie, für Hämatologie. Hämostaseologie, EKG und EEG zur Verfügung.

Neben der pädiatrischen *Ausbildung* angehender Ärzte und Zahnärzte nimmt die Klinik umfangreiche Aufgaben bei der Ausbildung von Diplomkrankenschwestern und -pflegern, Sonderschul- und Rehabilitationspädagogen, Kindergärtnerinnen, Hebammen und Kinderkrankenschwestern. Physiotherapeuten und Diätassistentinnen wahr.

In der postgraduellen *Weiterbildung* ist die Klinik durch das Angebot von Gruppenhospitationen und regelmäßigen Fortbildungskursen besonders auf den Gebieten Kardiologie. Neonatologie und Nephrologie aktiv, bildet aber auch jährlich Fachschwestern für Intensivmedizin im Kindesalter – Schwerpunkt Neonatologie – fort.

Die *Forschungsschwerpunkte* sind eng mit den Schwerpunkten in der *medizinischen Betreuung* verbunden:

Medizinische Betreuung	Forschung
Abt. Kinderkardiologie – Verstärkter Einsatz von Echokardiographie und MRT – Nachsorge herzoperierter Kinder – Kardiologische Ambulanz	– Leistungs- und Funktionsbeurteilung herzoperierter Kinder mittels Echokardiographie – Analyse von Herzrhythmusstörungen
Abt. Kindernephrologie – Dialyse (HD und CAPD) – Plasmapherese – Vorbereitung und Nachsorge von Nierentransplantierten – Moderne Diagnostik der Glomerulonephritis – Nephrologische Ambulanz	– Nierenfunktionsveränderungen nach akutem Nierenversagen und nach Nierentransplantation – Therapie der chronischen GN (Studien) – Optimierung der Immunsuppression nierentransplantierter Kinder (Wachstumsstudien) – Stoffwechselveränderungen bei chronischer Niereninsuffizienz (Leber, Erythrozyten)
Abt. Neonatologie – Mißbildungsdiagnostik/-therapie – Postnatale und postoperative interdisziplinäre ITS/Neugeborene – Aufzucht von extrem untergewichtigen Neugeborenen – Schwere perinatale Entwicklungsstörungen – Neonatologische Ambulanz	– Atemfunktionsdiagnostik bei unreifen Neugeborenen – Therapie des RDS mit Surfactant AWD und Ambroxol (multizentrische Studie) – Entwicklungsprognose Neugeborener mit hohem Risiko – Frühdiagnostik und Epidemiologie schwerer Infektionen – Prävention der frühen Anämie unreifer Neugeborener (EPO-Studie)
AB Stoffwechselerkrankungen und Ernährung – Angeborene Stoffwechselerkrankungen im Kindesalter (insbes. PKU und Galaktosämie) – Säuglingsernährung – Stoffwechselsprechstunde	– Genomische Diagnoseverfahren – Maternale PKU-Studie – Wachstumsstudien – Klassifikation muskulärer Erkrankungen
AB Endokrinologie – Wachstums- und Pubertätsstörungen – Intersexualität – Endokrinologische Ambulanz	– Wirkung und Nebenwirkung der Wachstumshormontherapie bei Minderwuchssyndromen und bei chronischer Niereninsuffizienz – Ontogenese der Hormonsekretion – Organische Hypoglykämie

Tabelle wird auf nächster Seite fortgesetzt

Medizinische Betreuung	Forschung
AB Onkologie/Hämatologie/Immunologie	
– Diagnostik maligner Erkrankungen, insbes. solider Tumoren des Kopfes	– Einbeziehung in zentrale Therapiestudien (Wilmstumor, Weichteilsarkome, Leukosen, Histiozytosis X, Keimzelltumoren)
– Optimierung der interdisziplinären Behandlungsstrategie	
– Diagnostik angeborener und erworbener Immunopathien	
– Spezialsprechstunden	
AB Allg. Pädiatrie	
– Insbesondere Gastroenterologie, Hepatologie, Neuropädiatrie	– Portale Hypertension
– Kinderpoliklinik	– Entwicklungsstudien
AB Interdisziplinäre Kinderstation	
– Das chirurgisch kranke Kind (Urologie, Ophthalmologie, Otorhinolaryngologie, Kieferchirurgie)	– Optimierung der Vorbereitung auf operative Eingriffe im Kindesalter

Dissertationen

Andrea *Herpolsheimer:* Kreatinkonzentration roter Blutzellen in der Ontogenese des Menschen

Ingo *Kleitke:* Das Verteilungsvolumen von 51-Cr-EDTA als Parameter zur Bestimmung eines günstigen Dialyseendgewichtes für Kinder im chronischen Hämodialyseprogramm

Marita *Türkowsky:* Untersuchungen zur Gestaltung des Arzt-Schwestern-Verhältnisses in der Kinderheilkunde

Zentrum für Nervenheilkunde

Direktor:
o. Prof. Dr. sc. med. Klaus-Jürgen *Neumärker,* Korrespondierendes Mitglied der Physikalisch-Medizinischen Sozietät Erlangen

Stellvertreter:
a.o. Prof. Dr. sc. med. Jörg *Planitzer*

Weitere Hochschullehrer:
o. Prof. Dr. sc. med. Gisela *Ehle*
o. Prof. Dr. sc. med. Helmut *Kulawik*
a.o. Prof. Dr. sc. med. Rüdiger *Lehmann*
a.o. Prof. Dr. sc. med. Ralf *Uebelhack*

Oberschwester:
Renate *Lessel*

Leitende med.-techn. Fachassistentin:
Ingeborg *Eckhold*

Verwaltungsleiter:
Dipl.-Staatswissenschaftler Klaus *Jäger*

Das Zentrum für Nervenheilkunde mit insgesamt 196 Betten, in dem 68 Wissenschaftliche Mitarbeiter und 133 Angehörige des Pflegepersonals tätig sind, gliedert sich in 3 Kliniken, eine Poliklinik und mehrere Abteilungen.
Die Klinik für Psychiatrie umfaßt 4 Stationen, die Klinik für Neurologie 3 Stationen und eine Intensivneurologische Überwachungsstation mit 6 Betten, und die Klinik für Psychiatrie und Neurologie des Kindes- und Jugendalters 2 Stationen.
Daneben gibt es die klinischen Fachabteilungen für Psychotherapie, Forensische Psychiatrie, Psychodiagnostik und Medizinische Psychologie und die Paraklinischen Abteilungen für Neurotomographie, Neuroradiologie, Neurobiologie, Neuroelektrodiagnostik, Liquordiagnostik und Klinische Neurochemie.
Die Aufgaben im Bereich *Bildung und Studium* umfassen die fachbezogene Ausbildung von Medizin- und Stomatologie-Studenten. Das Lehrangebot besteht in Vorlesungen und Seminaren und beinhaltet die Fächer Neurologie

und Psychiatrie des Kindes-, Jugendlichen- und Erwachsenenalters, Neurorehabilitation, Psychosomatische Medizin, Psychotherapie, Medizinische Psychologie, Forensische Psychiatrie, Psychodiagnostik, Neurotomographie, Neuroradiologie, Neuroelektrodiagnostik, Neurochemie und Liquordiagnostik. Auf diesen Gebieten erfolgt auch die *Weiterbildung* zum Facharzt sowie die *Fortbildung* von am Fach Interessierten, für die wissenschaftliche Veranstaltungen organisiert werden.

Wesentliche Teile des *Forschungsprogramms* des Zentrums für Nervenheilkunde sind in den Neurowissenschaftlichen Sonderforschungsbereich der Charité integriert:

− Differenzierung psychomotorischer Psychosen im Kindes- und Jugendalter
− differenzierte klinische und neurobiologische Diagnostik sowie Therapieprädiktion und Therapiekontrolle bei endogenen Psychosen
− Parkinson-Syndrom und zerebrovaskuläre Erkrankungen
− Beziehungen zwischen Schizophrenie und Parkinson-Syndrom: das Konzept der Basalganglienerkrankungen.

Einen Überblick zur Komplexität der bearbeiteten Problematik bietet das von K.-J. *Neumärker* et al. herausgegebene und 1991 im Springer-Verlag erscheinende Buch „Grenzgebiete zwischen Psychiatrie und Neurologie".

Die dem Zentrum für Nervenheilkunde zur Verfügung stehenden Diagnostikstrategien, u. a.
− Magnetresonanztomographie
− Computertomographie (Xenon-CT; computergestützte Hirnbiopsie)
− Interventionsneuroradiologie
− Brain-mapping
− neurobiologisch-neurochemische Diagnostik bilden die Grundlage sowohl für die Forschungsarbeit als auch für optimale neurologisch-psychiatrische Therapiekonzeptionen.

Die *medizinische Betreuung* im Sinne der Schwerpunktversorgung ist mit der klinischen und Grundlagenforschung eng verknüpft. Sie umfaßt in der

Neurologie
− Diagnostik und Therapie zerebrovaskulärer Erkrankungen
− Diagnostik und Therapie von neuromuskulären Erkrankungen
− Parkinson-Erkrankung
− Neuroimmunologische Erkrankungen.

Psychiatrie
− Differenzierte klinisch-psychopathologische

und neurobiologische Diagnostik endogener Psychosen (neurobiologische Grundlagen neuropsychiatrischer Erkrankungen, Indol- und Katecholamine bei endogenen Psychosen)
− Therapieprädiktion und Therapiekontrolle
− Psychotherapie
− Medizinische Grundlagen individueller Belastungsbewältigung.

Psychiatrie und Neurologie des Kindes- und Jugendalters
− Differenzierte Diagnostik und Therapie von Hirnfunktionsstörungen und Teilleistungsschwächen einschließlich Hirntumoren (klinische, neuropsychologische und bildgebende Aspekte)
− Anorexia und Bulimia nervosa (Identifikation der Frühformen, epidemiologische und transkulturelle Aspekte)
− Endogene Psychosen im Kindes- und Jugendalter (klinische, neuropsychologische, neurophysiologische, neurobiochemische und bildgebende Aspekte sowie DNA-mapping).

Poliklinik
− Geropsychiatrische Fragestellungen
− Zerebrale Durchblutungsstörungen
− Parkinson-Erkrankung
− Patienten mit neuroimmunologischen Erkrankungen (u. a. Myasthenie)
− AIDS.

Dissertationen

Ute *Arnold:* Hypoplasien der vertebrobasilären Arterien und ihre Bedeutung für die vertebrobasiläre Insuffizienz

Barbara *Belian:* EEG-Untersuchungen nach Anwendung der zerebralen Magnetresonanztomographie

Heike *Hoffmann:* Zur Bedeutung der neurologischen Intensivmedizin in der DDR anhand einer Bilanz über die ersten 8 Jahre der neurologischen Intensivüberwachungsstation der Charité

Kathrin *Isakowisch:* Untersuchung zur Ätiopathogenese des Transsexualismus

Wolfgang *Kaiser:* Zerebrale Reaktionen auf moderne myelographische Kontrastmittel

Ina *Preller* und Wolfgang *Preller:* Katamnestische Untersuchungen von Patienten mit Anorexia nervosa unter Einbeziehung einer Klassifizierung des Syndroms Anorexia nervosa

Klinik für Nuklearmedizin

Direktor:
o. Prof. Dr. sc. med. Volker *Pink*

Stellvertreter:
a.o. Prof. Dr. sc. med. Dietrich *Strangfeld*

Weitere Hochschullehrer:
o. Doz. Dr. sc. med. Klaus *Buchali*
a.o. Doz. Dr. sc. nat. Bernd *Johannsen*
a.o. Doz. Dr. sc. med. Hildegard *Lips*

Leitende med.-techn. Fachassistentin:
Ingrid *Schütz*

Die Klinik für Nuklearmedizin betreibt die Diagnostik und Therapie mit offenen radioaktiven Nukliden und besteht als selbständige Einrichtung seit der Gründung eines eigenen Lehrstuhls für Nuklearmedizin im Jahre 1974. Die Gliederung des diagnostischen Bereiches spiegelt die Hauptaufgaben wider:
– Nuklearkardiologie
– gastroenterologische und nephro-urologische Diagnostik
– ZNS-Diagnostik
– Skelettdiagnostik/Hämatologie
– Schilddrüsendiagnostik und -therapie
– Akutdiagnostik.
Zur Therapie mit offenen Radionukliden steht der Klinik nach Abschluß der 1989 begonnenen Rekonstruktions- und Baumaßnahmen eine Station mit 16 (derzeit 8) Betten zur Verfügung.
Untrennbarer Bestandteil der Klinik sind die Abteilungen Radiochemie/Radiopharmakologie und Physik/Technik mit den Aufgabenbereichen Radiopharmazie, In-vitro-Diagnostik, radiochemische sowie radiopharmakologische Forschung bzw. Strahlenschutz, Dosimetrie, Qualitätssicherung in der Meßtechnik, Meßwert- und Bildverarbeitung, Softwareentwicklung, Softwarepflege, nuklearphysikalische Forschung.
Von insgesamt 53 Mitarbeitern sind 14 Ärzte, 5 Naturwissenschaftler, 10 med.-technische Assistentinnen und 10 Krankenschwestern.
Zur Zeit werden in der Klinik für die Funktionsdiagnostik folgende prozeßrechnergesteuerte Meßplätze eingesetzt:
Eine ECT-Kamera für die Tomographie, drei Szintillationskameras für die planare Funktionsszintigraphie, eine Szintillationskamera für spezielle Forschungsaufgaben in Verbindung mit der kardiovaskulären Röntgendiagnostik und eine Szintillationskamera für tierexperimentelle Untersuchungen sowie ein Scanner und verschiedene Einzelsonden-Funktionsmeßplätze. Die Positronen-Emissions-Tomographie (PET) steht in der Charité noch nicht zur Verfügung.

Aufgaben der *Lehre* werden für Studenten der Medizin und Stomatologie durch Vorlesungen erfüllt, die durch das Angebot fakultativer Seminare ergänzt werden. Die Prüfung im Fach Nuklearmedizin erfolgt im Rahmen des Staatsexamens für Medizinische Radiologie. Mitarbeiter der Physikalisch-technischen Abteilung nehmen an der Medizinstudenten-Ausbildung im Fach Physik teil.
Auf dem Gebiet der *Weiterbildung* ist die Klinik eines der Zentren, an denen das komplette Angebot der Ausbildung zum Facharzt für Nuklearmedizin absolviert werden kann. Sie ist in das Ausbildungssystem für das postgraduale Studium zum Naturwissenschaftler in der Medizin integriert. Darüber hinaus werden nationale und internationale Aufgaben der postgradualen Weiterbildung einschließlich Lektoreinsätze bei interregionalen IAEA-Trainingskursen übernommen. Ferner ist die Klinik in die theoretische und berufspraktische Ausbildung zur Medizinisch-technischen Assistentin und Weiterbildung zur Fachassistentin für Nuklearmedizin einbezogen.
An der *Forschung* sind die verschiedenen Abteilungen und Bereiche differenziert beteiligt, wobei die Bearbeitung umfassender, von den naturwissenschaftlichen Grundlagen bis zur klinischen Anwendung reichender Themen angestrebt wird.
Die radiochemische/radiopharmakologische Forschung ist gegenwärtig auf die Chemie und Pharmakologie von Technetiumverbindungen orientiert. Die koordinationschemischen, radiopharmazeutischen und tierexperimentellen Arbeiten über Tc(V)-oxokomplexe von Mercaptoverbindungen erfolgen im Rahmen gemeinsamer Forschungsvorhaben mit dem ZfK Rossendorf, Instituten der Pharmaindustrie und der Klinik für Innere Medizin der Charité. Nach Aufklärung der Reaktionswege und -produkte im System Tc/MAG3 wurde ein neuer Präparationsweg für das kitpräparierte Nierenfunktionsagens Tc-99m-MAG3 beschrieben. Ferner wurde eine

neue Markierungsmethode für Thrombozyten eingeführt.

In der nuklearphysikalischen Forschung werden durch Modellentwicklungen, Modellexperimente sowie neue mathematische Modellierung die physikalischen und technischen Grenzen nuklearmedizinischer Untersuchungsverfahren untersucht und auf die medizinische Diagnostik übertragen. Die Abteilung war maßgeblich an der Entwicklung eines Einzelsondenmeßplatzes (Radiokardioskop) zur bedside-Bestimmung der Auswurffraktion des Herzens beteiligt. Das Radiokardioskop ist ein leistungsfähiges, mobiles (und preisgünstiges) Gerät zur Beurteilung der Herzfunktion unter intensivtherapeutischen Bedingungen.

Die nuklearkardiologische Forschung beinhaltet Untersuchungen zur Pathogenese der ischämischen Herzkrankheit und zur Mikrozirkulation des Myokards bei gestörter Blutviskosität sowie die Erarbeitung von Prognoseparametern zur Verbesserung der Indikationsstellung und der Ergebnisse der Intensivtherapie.

Methodische Voraussetzungen werden für Perfusions- und Rezeptorverteilungsstudien am ZNS im Zusammenhang mit neurochirurgischen Eingriffen (Epilepsiebehandlung, Omentum majus-Transplantation) und neurobiochemischen Charakterisierungen (depressive Psychosen) geschaffen.

Wissenschaftliche Aufgaben im nephro-urologischen Bereich betreffen die Überprüfung des Einflusses von Stoßwellen auf die qualitative und quantitative Nierenfunktion bei der Nierensteintherapie mit dem Lithotripter. Ferner erfolgen Untersuchungen zur glomerulären Filtrationsreserve bei Nierengesunden und Nierenkranken vor und nach oraler Eiweißbelastung sowie Untersuchungen zur glomerulären Filtrationsreserve bei Einnierigen nach Lebendnierenspende.

Schließlich werden Probleme der Organtransplantation (Perfusion, Funktion), der Tumordifferenzierung (Leber) sowie der Pharmakaverteilung bei lokoregionaler Chemotherapie bearbeitet, und in einer prospektiven Studie wird ein Vergleich von Sr-89-Chlorid und Y-90-Zitrat zur Therapie von Skelettmetastasen durchgeführt. Eine durch Mitarbeiter der Klinik koordinierte Multizenterstudie dient der Optimierung der Therapie von Schilddrüsenkarzinomen.

In der *medizinischen Betreuung* werden Patienten der Charité, aus kooperierenden Ein-

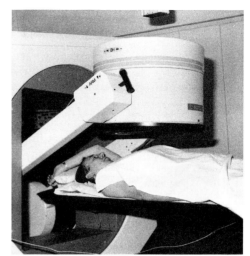

Untersuchung an der Spect-Kamera (ECT)

richtungen in Berlin und dem Land Brandenburg sowie, vor allem hinsichtlich der Radionuklid-Therapie, auch aus anderen Regionen versorgt.

Die In-vitro-Diagnostik ist auf die komplette Palette der Schilddrüsenfunktionsparameter (TSH, TT_3, TT_4, TRAK, Anti-TPO, TAK, TGB, Tg), ausgewählte Parameter des Knochenstoffwechsels (PTH mittelständig und intakt, Osteocalcin) und spezielle Tumormarker (PSA und CA-19-9) spezialisiert.

Die Schilddrüsendiagnostik wird ergänzt durch Szintigraphie, Sonographie und Feinnadelpunktion, und Hauptindikationen für die Skelettszintigraphie sind Metastasensuche und Verlaufskontrolle bei Implantaten.

Bei der ZNS-Diagnostik steht z. Z. die Perfusionsdiagnostik einschließlich pharmakologischer Belastungstests im Vordergrund. Die umfangreiche Palette von Untersuchungen der Abdominalorgane ist besonders auf Probleme der Organtransplantation ausgerichtet. Als Spezialbetreuung erfolgt die quantitative Bestimmung der glomerulären Filtrationsrate als alleinige Clearance oder in Verbindung mit der Funktions- oder Perfusionsszintigraphie der Niere.

Zur Spezialbetreuung gehören weitere Verfahren wie die Beurteilung der mucoziliären Clearance der Kieferhöhlenschleimhaut bei Patienten mit chronischer Sinusitis, die Radionukliddakryographie zur Diagnostik von Abfluß- oder Sekretionsstörungen im Bereich der Tränenwege oder die Lymphabstromszintigraphie

123

beim kutanen Melanom, die im Berliner Raum ausschließlich in der Charité durchgeführt werden.

Nuklearkardiologische Untersuchungen werden eingesetzt zur Diagnostik, Verlaufsbeurteilung und Prognoseeinschätzung bei primären oder sekundären Störungen der Herz-Kreislauffunktion, zur Funktionsuntersuchung angeborener oder erworbener Herzfehler sowie zur Beurteilung der Perfusion peripherer Organe einschließlich der Emboliediagnostik (z. B. Lungenembolie). Von besonderer Bedeutung sind die Untersuchungen zur Beurteilung der Vitalität des Myokards bei Verdacht oder Vorliegen einer ischämischen Herzkrankheit und zur Differenzierung zwischen Ischämiezone und Narbe nach Herzinfarkt.

Die nuklearmedizinische Akutdiagnostik umfaßt sowohl bed-side-Untersuchungen mittels Sondentechnik als auch die Beurteilung akuter Zustände durch Untersuchungen an einer Szintillationskamera in der Klinik für Nuklearmedizin. Zur letzteren Variante gehören in erster Linie die Lungenembolie-Diagnostik und die Beurteilung der Perfusion bei Komplikationen nach Nieren- und Lebertransplantationen. Am Patientenbett erfolgt vor allem die Linksherz-Funktionseinschätzung bei akutem Herzinfarkt, nach Herzoperation und Herztransplantation, woraus sowohl therapeutische Konsequenzen gezogen werden als auch prognostische Orientierungen folgen.

Die nuklearmedizinische Bettenstation wird überwiegend durch Patienten mit Schilddrüsenkarzinomen ausgelastet, bei denen eine Radioiodtherapie durchgeführt wird. Es werden aber auch benigne Schilddrüsenerkrankungen, wie die Autoimmunhyperthyreose, funktionelle Autonomie oder die euthyreote Struma behandelt. Ferner steht die Bettenstation für die P-32-Therapie bei Polyzythämia vera und für die Behandlung von Skelettmetastasen mit Sr-89-Chlorid oder Y-90-Zitrat zur Verfügung. Die behandelten Patienten erhalten im ambulanten Bereich der Klinik eine weitere Dispensairebetreuung, insbesondere Schilddrüsenpatienten und Patienten mit Polyzythämia vera in poliklinischen Spezialsprechstunden.

Dissertation

Annette *Lewerenz:* Die Analyse der [131]-Jod-Hippurat-Gewebeclearancekurve als zusätzlicher Parameter zur Erfassung methodischer Fehler beim ING

Klinik und Poliklinik für Onkologie

Direktor:
o. Prof. Dr. sc. med. K. *Ebeling*

Stellvertreter:
OA Dr. sc. med. P. *Reitzig*

Oberschwester:
S. Heidi *Dahnke*

Leitende med.-techn. Fachassistentinnen:
Helga *Schubert* (Strahlentherapie)
Regine *Knuth* (Röntgendiagnostik)

Verwaltungsleiterin:
Dipl. oec. Dagmar *Möbius*

Die Klinik besteht aus 7 großen Abteilungen, in denen insgesamt 176 Mitarbeiter tätig sind. Davon sind 43 Akademiker verschiedenster Fachrichtungen, u. a. Mediziner, Mathematiker, Biologen, Physiker, Diplomingenieure und Soziologen.

Auf Initiative von *Sauerbruch* entwickelte sich 1936 aus dem „Institut für Krebsforschung" die „Universitätsklinik für Geschwulstkranke" an der Charité. Damit war „erstmalig im Deutschen Reich die Krebsbekämpfung in einer Weise möglich, die wegen der engen Zusammenarbeit des Krebsspezialisten mit den Chirurgen und Röntgenologen zu großen Hoffnungen berechtigte".

Ab 1951 setzte *Gietzelt* diese Tradition durch den Ausbau der Geschwulstklinik in ihrer jetzigen räumlichen Anordnung fort. Damit wurde eine im deutschsprachigen Raum einmalige Universitätsklinik für Onkologie geschaffen, in der Spezialisten der verschiedensten klinischen Disziplinen gleichberechtigt neben Naturwissenschaftlern unter einer einheitlichen organisatorischen Leitung tätig sind. Neben einer Patientenbehandlung auf hohem Niveau waren

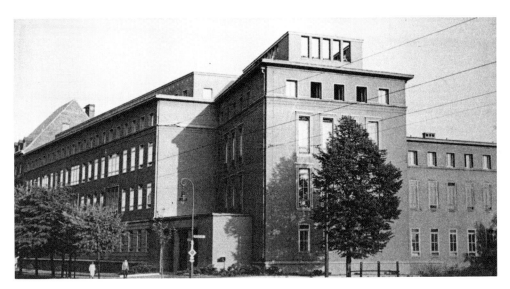

Die Klinik für Onkologie der Charité

somit zugleich gute Voraussetzungen für die experimentell-klinische und klinische Forschung gegeben.

Mit der Umbenennung der „Geschwulstklinik" in „Klinik und Poliklinik für Onkologie" hat sich die Medizinische Fakultät der Charité 1986 wiederum eindeutig zum Konzept einer multidisziplinär organisierten Einrichtung bekannt und 1988 mit der Einrichtung und Besetzung eines Lehrstuhls für Onkologie auch Akzente gesetzt, die der internationalen Entwicklung und der zunehmenden Bedeutung einer umfassenden Krebsbekämpfung in Europa für die Lehre Rechnung tragen. Die Klinik versteht sich deshalb als ein integrierter und integrierend wirkender Bestandteil eines „Tumorzentrums Charité", in das sie ihre spezifischen Potenzen einbringt, wichtige koordinierende Leistungen übernimmt und über die rein klinische Funktion hinaus der präventiven onkologischen Komponente im territorialen Einzugsbereich der Charité zu praktischen Erfolgen verhelfen will. Die gegenwärtige bauliche Erneuerung der Klinik trägt diesem inhaltlichen Konzept Rechnung.

In der studentischen *Ausbildung* ist die Klinik durch Hauptvorlesungen in den Fachgebieten Onkologie (10 Stunden im 3. Studienjahr) und Strahlentherapie (5 Stunden im 5. Studienjahr), einschließlich der dazugehörigen Seminare, vertreten.

Darüber hinaus sind eine Reihe von Mitarbeitern an der postgradualen *Weiter- und Fortbildung* beteiligt sowie in die Ausbildung an anderen Instituten der Charité und der Humboldt-Universität einbezogen.

Folgende *Forschungsthemen* werden an der Klinik vorrangig bearbeitet bzw. sollen bearbeitet oder mitbearbeitet werden:

- Epidemiologie und Risikofaktoren beim Mammakarzinom (WHO-Studie)
- Prognosefaktoren beim Mammakarzinom (WHO-Studie)
- Demonstrationsmodell Mammographie-Screening (BMFT-Studie)
- Effektivität der Brustselbstuntersuchung (WHO-Studie)
- Immunmonitoring bei onkologischen Patienten (Inst. f. Med. Immunologie)
- Einfluß der Lithiumgabe auf zelluläre Parameter des Immunsystems bei der Strahlentherapie ausgewählter Tumoren
- HPV in der Ätiologie des Zervixkarzinoms (ZIM Berlin-Buch)
- Mitarbeit bei multizentrischen Studien zur Hormon-, Chemo- und Strahlentherapie von Mammakarzinomen, Zervixkarzinomen und Bronchialkarzinomen
- Untersuchungen zur simultanen Strahlen- und Tumorchemotherapie bei Bronchialkarzinom, Weichteiltumoren und hepatozellulärem Karzinom.

Das Einzugsgebiet der Klinik in der *medizinischen Betreuung* umfaßt vornehmlich Berlin und das Land Brandenburg sowie bei

125

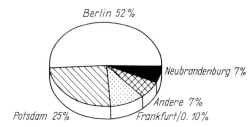

Berlin 52%

Neubrandenburg 7%

Andere 7%

Frankfurt/O. 10%

Potsdam 25%

Herkunft der an die Klinik und Poliklinik für Onkologie überwiesenen Patienten im Jahre 1989

ausgewählten Fragestellungen den Bereich der Länder Mecklenburg-Vorpommern, Sachsen, Sachsen-Anhalt und Thüringen (Abb.).
Im Jahre 1989 erfolgten 38 000 ambulante Konsultationen, darunter 10 000 Erstkonsultationen, und 2 028 Patienten wurden stationär behandelt. Die häufigsten Behandlungsdiagnosen waren gynäkologische Tumoren (22 %), Mammakarzinome (18 %) und Bronchialkarzinome (15 %).
2000 Patienten wurden teils unter ambulanten, teils unter stationären Bedingungen einer Hochvolt-Strahlentherapie unterzogen. Zu den Leistungen der Klinik gehören weiterhin 2 076 Ultraschall- sowie 14 400 Röntgenuntersuchungen, darunter 5 700 Mammographien.
Die Aufgaben der einzelnen Abteilungen in der *Forschung* und *medizinischen Betreuung* liegen insbesondere auf folgenden Gebieten:

Abt. Poliklinik und spezialisierte Diagnostik
Zur Abteilung gehören gegenwärtig 6 ambulante ärztliche Arbeitsplätze mit allen Möglichkeiten der konventionellen Röntgendiagnostik sowie eine moderne Mammographie- und Ultraschalleinheit. Ihre Aufgaben bestehen in der komplexen Primär-, Rezidiv- und Ausbreitungsdiagnostik für alle Lokalisationen in enger Kooperation mit den anderen Fachdisziplinen der Charité. Hier werden multidisziplinäre Therapieentscheidungen im Rahmen regelmäßig bestehender und nach Bedarf erweiterter Tumorkonferenzen unter Mitwirkung von Vertretern der Fachkliniken der Charité getroffen. Eine Ausdehnung der Tumorkonferenzen als Konsultations- und Kommunikationszentren für territoriale Einrichtungen und niedergelassene Ärzte ist vorgesehen. Die medizinische und psychosoziale Frühnachsorge und Frührehabilitation ist eine weitere Aufgabe dieser Abteilung: notwendige Kapazitäten zur palliativen Therapieführung und zur Schmerz-

therapie entstehen im Zuge der Umorientierung des Gesundheitswesens und der spezifischer werdenden Aufgaben einer Universitätsklinik in Lehre und Forschung. Endoskopische Methoden werden vorrangig in Verbindung mit dem weiteren Ausbau der After-loading-Kontakttherapie zum Einsatz kommen müssen.

Abt. Radiologische Onkologie
Die Abteilung verfügt über 2 Kobalteinheiten, 1 Linearbeschleuniger, 1 Betatron, moderne Behandlungsmöglichkeiten zur konventionellen Röntgentherapie und zur AL-Kontakttherapie auf der Grundlage computergestützter Bestrahlungsplanungssysteme sowie über eine Bettenstation. Schwerpunkte liegen in der Therapie von gynäkologischen Tumoren und Mammakarzinomen, von Bronchialkarzinomen, von HNO-Tumoren und Tumoren des oberen Gastrointestinaltraktes.
Nach Rekonstruktion der Operationsabteilung ist die Wiederaufnahme der intraoperativen Strahlentherapie vorgesehen sowie die Weiterentwicklung multimodaler Kombinationen mit Lasertherapieanwendung, Hyperthermie und systemischer Therapie.

Abt. Strahlenphysik
Die Aufgaben dieser Abteilung bestehen in der computergestützten Bestrahlungsplanung (Sidos, Mevaplan), der Qualitätssicherung der Strahlentherapie, der Dosimetrie am Patienten und an den Geräten, dem Strahlenschutz und der Wartung der Strahlentherapiegeräte einschließlich Ausführung kleinerer Reparaturen.

Abt. Internistische Onkologie
Die Abteilung setzt sich aus einer stationären Einheit sowie einer Tagesstation für die ambulante Tumorchemotherapie zusammen. Ihre Aufgaben bestehen in der Durchführung und Weiterentwicklung aller Arten der systemischen Therapie für alle Tumorlokalisationen mit systematischer Prüfung neuer Therapiekonzeptionen im Rahmen klinischer Studien (Erprobung neuer Präparate und Therapieprotokolle, Organisation und Teilnahme an randomisierten klinischen Trials). Schwerpunkte sind die adjuvante und palliative Behandlung des Mammakarzinoms sowie die kombinierte Chemo-Strahlentherapie schwer therapierbarer Tumoren mit kurativen und palliativen Zielstellungen.

Abt. Gynäkologische Onkologie

Auf der Grundlage einer Station und von 2 ambulanten Arbeitsplätzen ist die Abteilung in erster Linie für die Durchführung und Weiterentwicklung uni- und multimodaler kurativer Therapiekonzepte bei allen gynäkologischen Tumoren unter besonderer Berücksichtigung des Ovarialkarzinoms und palliativer Zielstellungen mit Langzeiteffekt verantwortlich. Spezialisten der Abteilung sind auch für die gynäkologische Strahlentherapie zuständig. Die Abteilung ist spezialisiert auf die Behandlung von gestationsbedingten Trophoblasttumoren sowie markerproduzierenden Keimzelltumoren und orientiert sich auf die klinische Prüfung neuer Behandlungsverfahren im Rahmen kontrollierter klinischer Studien. Daneben besteht ein Blasenmolendispensaire. Die Behandlungsergebnisse werden im „Annual Report" der FIGO publiziert. Wissenschaftliche Untersuchungen beschäftigen sich mit der Prognose des Mammakarzinoms, der Rolle von HPV in der Ätiologie des Zervixkarzinoms sowie der Auswirkung von Therapiestandards auf die gynäkologische Praxis.

Abt. Tumorbiologie

Diese Abteilung schafft die notwendige Verbindung zwischen Grundlagenforschung und Klinik und sichert die Anwendung erprobter und die Erforschung ausgewählter Methoden der Tumorbiologie in der klinischen Praxis. Dies betrifft die Bestimmung von Hormonrezeptoren, Wachstumsfaktoren und Tumormarkern. Es existiert eine rechnergestützte Serumbank zur Lösung wissenschaftlicher Fragestellungen.

Abt. Präventive Onkologie

Die gegenwärtigen Aufgaben der Abteilung sind eng mit der primären und sekundären Prävention auf dem Gebiet der gynäkologischen Onkologie verbunden. Im Vordergrund stehen Arbeiten zur deskriptiven und analytischen Epidemiologie gynäkologischer Tumoren, zur Erfassung bedeutsamer Risikofaktoren und zur Überprüfung des Nutzens bzw. der Organisation von Früherkennungsprogrammen für Zervix- und Mammakarzinom. Die Voraussetzungen zur Koordination, Dokumentation und biomathematischen Auswertung kontrollierter Studien wurden geschaffen. Das vorhandene Klinik-Krebs-Register arbeitet eng mit dieser Abteilung zusammen.

Orthopädische Universitätsklinik und Poliklinik

Direktor:
OMR o. Prof. Dr. sc. med. Hartmut *Zippel*

Stellvertreter:
a.o. Prof. Dr. sc. med. Holger *Hähnel*

Weitere Hochschullehrer:
MR o. Prof. Dr. sc. med. Kurt *Schellnack*
a.o. Doz. Dr. sc. nat. Hans-Hubert *Heilmann*
a.o. Doz. Dr. sc. med. Bodo *Paul*

Oberpfleger:
Bodo *Bade*

Die Einrichtung umfaßt einen stationären Bereich mit 125 Betten, die sich auf vier Stationen im Charité-Neubau verteilen, eine Poliklinik mit fünf ärztlichen Arbeitsplätzen, eine Orthopädie-technische Werkstatt (Orthopädietechnische Abteilung) und eine Forschungsabteilung.

Die *Forschungsschwerpunkte* im klinischen Bereich sind

– Instabilitäten des Schultergelenks sowie arthroskopische Wiederherstellungsverfahren am Schulter- und Kniegelenk
– die Erprobung zeitgemäßer bandplastischer Rekonstruktionen einschließlich ihrer orthetischen Versorgung am Knie- und Sprunggelenk
– die Erprobung bzw. Weiterentwicklung von Korrektur- und Stabilisierungsverfahren an der Wirbelsäule
– die Erprobung von neuen zementfrei implantierbaren Endoprothesen bei Primäreingriffen und Revisionen
– die Erprobung neuer bzw. weiterentwickelter Knochendistraktionsmethoden.

In der angewandten Grundlagenforschung liegen die Schwerpunkte in der experimentellen Untersuchung der Adaption des Gelenkknorpels an Belastungsreize, der Kultivierung und Replantation foetaler Chondrozyten zur Knorpeldefektheilung, der Weiterentwicklung der In-vivo-Sauerstoffpartialdruckmessung am humanen Kniegelenk zur Charakterisierung des synovialen Milieus und zur Beschreibung der Wirksamkeit von Pharmaka bzw. alternativer physikalischer Behandlungsverfahren und schließlich in Untersuchungen zur bioelektrischen Knorpelmatrixregulation.

Die klinischen Profillinien in der *medizinischen Betreuung*, denen sowohl eigenständige Bettenkapazitäten als auch spezielle Sprechstunden in der Poliklinik zugeordnet sind, beinhalten:

- allgemeine Orthopädie und Wiederherstellungschirurgie
- Arthroskopie und arthroskopische Chirurgie mit besonderer Spezialisierung auf das Knie-, Schulter- und Sprunggelenk
- rekonstruktive Wirbelsäulenchirurgie und Wirbelsäulenorthopädie unter Einschluß aller zeitgemäßen Korrektur- und Rekonstruktionsverfahren bei angeborenen und erworbenen Deformitäten, Frakturen, Tumoren und degenerativen Veränderungen
- Endoprothetik unter besonderer Berücksichtigung des endoprothetischen Ersatzes von Hüft- und Kniegelenken, vordergründig mit zementfrei zu verankernden Implantaten, Prothesenwechselstrategien
- Kinderorthopädie mit besonderer Profilierung auf dem Gebiet der Extremitätenverlängerung bei angeborenen oder erworbenen Wachstumsdefiziten, posttraumatischen Verkürzungen sowie systemischen Knochenerkrankungen, die mit proportioniertem oder disproportioniertem Minder- oder Zwergwuchs einhergehen
- Sport- und Balletttraumatologie und -orthopädie mit Schwergewicht auf ligamentären Verletzungen und Schäden.

Dissertationen

Michael *Haß:* Nachuntersuchungsergebnisse von 115 implantierten Gleitachs- und Schlittenendoprothesen an der Orthopädischen Klinik der Charité unter besonderer Berücksichtigung von Komplikationen und Problemen der Knieendoprothetik

Kirsten *Minden* und Hans-Heinrich *Minden:* Morphologische Frühveränderungen bei Osteoarthrose. Kleintierverlaufsversuch mit adulten Meerschweinchen

Michael *Muschik:* Die interkorporale ventrale Spondylodese in der Lendenwirbelsäule mit und ohne dorsale Instrumentation – Eine vergleichende Studie unter Berücksichtigung biomechanischer und pathogenetischer Aspekte der Spondylosisthesis

Andreas *Werner* und Wolfgang *Jeske:* Spätergebnisse nach Meniskektomie

Klinik für Urologie

Direktor:
o. Prof. Dr. sc. med. Peter *Althaus*

Stellvertreter:
o. Doz. Dr. sc. med. Horst *Vogler*

Weitere Hochschullehrer:
o. Prof. Dr. sc. med. Dietmar *Scholz*
a.o. Prof. Dr. sc. med. Hans-Martin *Guddat*
o. Doz. Dr. sc. med. Gerald *Brien*
a.o. Doz. Dr. sc. med. Klaus *Jung*
a.o. Doz. Dr. sc. med. Bernd *Schönberger*

Honorardozenten:
Doz. Dr. sc. med. Jürgen *Kaden*
Doz. Dr. sc. med. Gottfried *May*

Oberschwester:
Karin *Looff*

Verwaltungsleiterin:
Almut *Weichbrodt*

Im Jahre 1970 etablierte sich die Urologie an der Humboldt-Universität als eigenständiges Fachgebiet mit Lehrstuhl, Poliklinik und Forschungsabteilung. Die klinische Basis befand sich zunächst noch im Städtischen Krankenhaus in Berlin-Friedrichshain.
Erst 1981 wurde unter Leitung von Prof. Dr. sc. med. Moritz *Mebel* die erste Urologische Klinik in der Geschichte der Charité gegründet, die dann ein Jahr später im neuen Hochhauskomplex ihre Arbeit aufnehmen konnte. 1988 übernahm der damalige stellvertretende Klinikdirektor, Prof. Dr. sc. med. Peter *Althaus*, die Leitung der Klinik. Die arbeitsreiche und komplizierte Aufbauphase der Klinik war überwunden. Diese hatte sich in den 8 Jahren ihres Bestehens zu einem integralen Bestandteil der Charité und zum zentralen Bindeglied für experimentelle Organtransplantation und Nierentransplantiertendispensaire entwickelt.
Das *Lehrgebiet* Urologie wird den Medizinstudenten des IV. Studienjahres in 30 Unterrichtsstunden vermittelt. Die Hauptvorlesung gibt eine Einführung in die Urologie und wird durch klinische Patientendemonstrationen im Hörsaal und Seminare am Krankenbett er-

gänzt und illustriert. Um möglichst kleine Seminargruppen bilden zu können, betreuen jeweils zwei Fachärzte ein Seminar. Die enge Zusammenarbeit mit der Klinik und Poliklinik für Urologie im Städtischen Krankenhaus in Berlin-Friedrichshain bei der studentischen Ausbildung hat sich über viele Jahre bewährt. Es werden 4 fakultative Seminare zu Fragen der Kinderurologie, Urolithiasis, Uroonkologie und Niereninsuffizienz und zahlreiche Promotionsthemen zu experimentellen und klinischen Fragestellungen angeboten. Die Ausbildung wird mit einer praktisch orientierten Konsultation beim Seminarleiter und einer mündlichen Prüfung (Beleg) bei einem Hochschullehrer abgeschlossen. Für Medizinpädagogen sowie für angehende Schwestern und Pfleger halten erfahrene Vertreter der Klinik Vorlesungen und Unterrichtsstunden im Fach Urologie.

Die *Forschungsabteilung* für experimentelle Organtransplantation ist auf dem Gelände des Städtischen Krankenhauses in Berlin-Friedrichshain in einem komfortablen Neubau untergebracht. Die zahlreichen Aufgaben, die durch die Mitarbeit am Forschungsprojekt „Chronische Niereninsuffizienz" entstehen, haben sie auf 25 Mitarbeiter anwachsen lassen.

Einige bemerkenswerte Ergebnisse wurden bei der Verbesserung der Spender-Empfänger-Auswahl durch Einbeziehung des Antikörpernachweises gegen Zytomegalieviren, Optimierung der Immunsuppression nach Nierentransplantation und Verlängerung des Transplantatüberlebens durch die Photochemotherapie erzielt.

Die zukünftigen Forschungsaufgaben gruppieren sich um die Themenkomplexe: Zytoprotektion der Niere, Therapieoptimierung bei Organspendern durch Untersuchung des neurohormonalen Verhaltens, Reduktion der Transplantatimmunogenität und Etablierung einer bedarfsgerechten Immunsuppression, Nierenschädigung und Umwelt sowie Optimierung der Rejektionsdiagnostik und Infektionsimmunologie.

Darüber hinaus hat die Forschungsabteilung zahlreiche klinische Aufgaben, die sich aus der engen Zusammenarbeit mit dem Nierentransplantationszentrum im Friedrichshain ergeben. Es gehören dazu Fragen der Rejektionsdiagnostik, der Auswertung von Transplantatzytologiepräparaten sowie Probleme bei der Therapieüberwachung und -steuerung nach erfolgreicher Nierentransplantation.

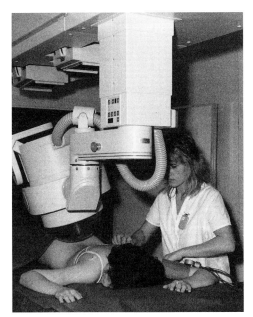

Extrakorporale Stoßwellenlithotripsie

Im Rahmen der *medizinischen Betreuung* werden jährlich 2000 erwachsene Patienten und 400 Kinder stationär behandelt. Die Liegedauer beträgt im Durchschnitt 11 Tage. Etwa 1400 operative Eingriffe werden pro Jahr vorgenommen, wobei nur die Hälfte „offene chirurgische" Maßnahmen betreffen. Die andere Hälfte sind endoskopische Eingriffe an Nieren, Harnleiter, Blase und Harnröhre.

Seit 1987 verfügt die Klinik für Urologie über ein Gerät zur extrakorporalen Stoßwellenlithotripsie (Abb.). Jährlich werden 1200 Behandlungen bei etwa 800 Patienten vorgenommen. Daneben wurden in Zusammenarbeit mit den Gastro-Enterologen Gallen- und Gallengangsteine therapiert. Die extrakorporale Stoßwellentherapie und die perkutane Nierensteintherapie haben die „klassischen Steinoperationen" in den Hintergrund gedrängt, doch hat die Abteilung Harnsteintherapie trotz des technischen Fortschritts die Steinprophylaxe und -metaphylaxe nie aus dem Auge verloren.

Die Abteilung Uroonkologie hat sich auf die Behandlung von Hodentumoren spezialisiert. In den Jahren des Bestehens der Klinik für Urologie wurden 300 Patienten mit germinalen Tumoren operiert und/oder chemotherapiert. Eine enge interdisziplinäre Kooperation zwischen der Kinderklinik und der Klinik für Urologie hat den Aufbau einer leistungsfähigen kinderurologischen Abteilung mit 12 Betten ermöglicht. Urologen und Kinderärzte betreuen zusammen mit speziell geschulten Kinderkrankenschwestern die kleinen Patienten. In ähnlicher Weise ließ sich auch die Nierentransplantation bei Kindern organisieren und optimieren. Seit Anfang 1989 wurden 30 Kinder mit einem Nierentransplantat von lebenden oder, vorwiegend, von verstorbenen Spendern versorgt.

Die Abteilung Nierentransplantation betreute in den letzten Jahren Patienten unmittelbar nach der Transplantation, aber auch Patienten mit urologisch bedingten Spätkomplikationen. Die notwendige Hämodialyse wird von Nephrologen der Klinik für Innere Medizin übernommen. Mit den Problemen der Immunsuppression und anderer interner Komplikationen beschäftigen sich die Internisten des Nierentransplantiertendispensaires. Diese neben der Urologischen Poliklinik existierende ambulante Abteilung betreut etwa 700 Patienten nach Transplantation über die Grenzen Berlin-Brandenburgs hinaus.

In der Poliklinik für Urologie werden an 4 ärztlichen Arbeitsplätzen pro Jahr 22000 Konsultationen durchgeführt. Ultraschalltomographische und urodynamische Untersuchungen nehmen die Urologen in eigener Regie vor. Videographische und videourodynamische Untersuchungen erfolgen in Kooperation mit dem Institut für Röntgendiagnostik, angiographische und interventionsradiologische Eingriffe in Zusammenarbeit mit dem Institut für Kardiovaskuläre Diagnostik. Diese interdisziplinäre Zusammenarbeit hat sich in der Vergangenheit durch ein hohes Maß an Sachkompetenz und eine kritische Indikationsstellung ausgezeichnet. Deshalb darf dieser Fortschritt, der sich stets zum Wohle des Patienten ausgewirkt hat, nicht durch kleinliches und egoistisches Eigenständigkeitsdenken behindert werden.

Dissertationen

Stephan *Fenske:* Ergebnisse in der Behandlung des Prostatakarzinoms am Bezirkskrankenhaus Cottbus im Zeitraum von 1975–1985

Wolfgang *Kirchner:* Das Verhalten der Nucleoli (Kernkörperchen) in Abhängigkeit vom unterschiedlichen Malignitätsgrad (Grading) der Harnblasentumoren. Auswertung mit der Methode der automatisierten Mikroskopbildanalyse

Hassan *Murad:* Arteriovenöse Gefäßverschlüsse zur Hämodialyse an der Klinik für Nephrologie und Urologie Aue im Zeitraum 1979–1986

Elke *Tutschku:* Die extrakorporale Stoßwellenlithotripsie (ESWL) an der Charité – Organisation des Therapieablaufes und erste klinische Erfahrungen bei 500 Behandlungen

Poliklinik für Physiotherapie

Direktor:
o. Prof. Dr. sc. med. Eberhard *Conradi*

Stellvertreter:
o. Doz. Dr. sc. med. Hans-Joachim *Winterfeld*

Leitende Physiotherapeutin:
Almut *Springer*

Leitende Schwester:
Siegtraud *Uter*

Die Poliklinik für Physiotherapie ist im Juni 1989 aus dem alten Gebäude in der Monbijoustraße, in dem sie sich seit 1905 befand und später als Klinik für natürliche Heil- und Lebensweise bekannt wurde, in das Charité-Gelände umgezogen. Damit war die über 8 Jahre währende Verteilung der Einrichtung auf zwei Standorte beendet und das Fachgebiet in den Kontext der anderen klinischen Disziplinen eingeordnet.

Die Einrichtung gliedert sich in 3 Abteilungen:
– Poliklinik mit 2 Behandlungsabteilungen
– Bettseitige Physiotherapie
– Experimentelle Physiotherapie.

Die Physiotherapie an der Charité versteht sich als akademisches Lehr- und Forschungsgebiet mit weitreichenden disziplinären und interdisziplinären Betreuungsaufgaben. Das Wissenschaftsgebiet Physiotherapie integriert die Methoden der Physikalischen Medizin, der Naturheilverfahren und Teilgebiete der Medizinischen Rehabilitation. Dabei ist das Fach als das einigende wissenschaftliche Band für die genannten Sachgebiete und Richtungen einschließlich der Kurortmedizin zu verstehen.

Das Ziel der *Lehre* ist die Vermittlung von Prinzipien und Grundkenntnissen der Physikalischen Therapie einschließlich der Naturheilverfahren, um den künftigen Arzt zur sachgemäßen Anwendung dieser Methoden in der Klinik und ambulanten Praxis zu befähigen. Ohne sachverständige Kontrolle durch den Arzt bleibt die Physikalische Medizin dem Ermessen von Fachschulkräften überlassen und erlangt nicht die volle Entfaltung der ihr immanenten therapeutischen Potenzen.

Die wichtigsten Lehrinhalte sind:

- Prinzipielle Wirkungsunterschiede zwischen medikamentöser und nichtmedikamentöser Therapie
- Methodenlehre mit Vermittlung physikalischer und physiologischer Grundlagen, Dosierungsrichtlinien und Indikationen (Bewegungstherapie, Chirotherapie, Hydrotherapie, Hochfrequenz- und Ultraschalltherapie, Ernährungstherapie, Ordnungstherapie usw.)
- Einführung in die Anliegen der Naturheilverfahren
- Einführung anhand praktischer Beispiele in die Anwendung der Methoden in Klinik und Ambulanz
- Seminare und Praktika zum Kennenlernen der Methoden.

Damit der künftige Arzt die Leistungsfähigkeit der Physiotherapie in vollem Umfang erkennen kann, muß die Lehre sowohl am Krankenbett als auch im poliklinischen Betrieb erfolgen. Nur dadurch erscheint Physiotherapie als ein Teil der Gesamtmedizin und nicht als eine Randerscheinung oder Außenseiterrichtung der Medizin. Durch den unmittelbaren Bezug zu den anderen klinischen Fachgebieten soll der Arzt die physiotherapeutischen Methoden, einschließlich der Naturheilverfahren, eingeordnet in ein therapeutisches Gesamtkonzept und nicht in Konfrontation zur Hochschulmedizin erlernen.

Physiotherapie wird im 8. Semester mit 30 Stunden Vorlesung und Seminar gelehrt. Der Unterricht schließt mit einer disziplinären Prüfung ab, deren Benotung in das Staatsexamen eingeht.

Die *Forschung* in der Physiotherapie muß in erster Linie zur Aufklärung disziplinärer Grundfragen des Faches beitragen. Forschungsthemen des Lehrstuhls für Physiotherapie an der Charité sind:

- Abhärtung durch wiederholte langfristige Wärme-Kälte-Therapie (Sauna, Eisbaden)
  Hier wurden Teilmechanismen des Abhär-

tungsprozesses aufgeklärt und der Zusammenhang mit einer geringeren Anfälligkeit gegenüber Erkältungskrankheiten epidemiologisch bestätigt. Ein weiteres Vorhaben ist der Nachweis von Anpassungsprozessen in der Klimakammer.
- Grundlagen des Lymphödems und der Gewebetherapie
  Es sollen Fragen der Ödemverteilung und der mechanischen Eigenschaften pathologisch veränderter Gewebe sowie deren Ansprechbarkeit auf unterschiedliche physikalische Maßnahmen geprüft werden. Voraussetzung ist die Vervollständigung der apparativen Ausstattung der Einrichtung (Ultraschallsonographie, Dermaflex-Geräte zur Tonus- und Elastizitätsbestimmung von Weichteilgewebe sowie EMG).
- Nichtmedikamentöse Therapie bei Herz-Kreislauf-Kranken
  Bisherige Ergebnisse haben erkennen lassen, daß nicht nur ausdauerbetontes Training, sondern auch regelmäßiger Saunabesuch zur Senkung des peripheren Kreislaufwiderstandes führt. Geplant ist die Fortsetzung der Langzeitstudien, u. a. bei Patienten nach aortocoronarem Bypass, mittels Training, Sauna und Entspannungstherapie.
- Hochfrequenztherapie
  Hier wurden wesentliche Beiträge zur Temperaturverteilung im Gewebe unter Mikrowelleneinstrahlung und Kurzwellenbehandlung erarbeitet. Im Aufbau ist die Testung der Wirkung von magnetischen Wechselfeldern auf Gewebe und Zellen.

Das Profil der Poliklinik in der *medizinischen Betreuung* ist grundsätzlich auf die Aufgaben der Lehre und Forschung ausgerichtet. Da die Beschränkung auf die Behandlung ambulanter Patienten bzw. auf konsultative Tätigkeit in den Kliniken keine ausreichenden Möglichkeiten zur Vermittlung der Wirksamkeit der Physiotherapie an die Studenten bietet, ist der Wiederaufbau der Abteilung für Klinische Physiotherapie eine dringende Notwendigkeit für die Zukunft.

Dissertationen

Ursula *Grabs:* Temperaturmessungen am Phantom bei ausgewählten Verfahren der Hochfrequenztherapie einschließlich ihrer impulsierten Anwendung im Vergleich zur Rotlichtbehandlung

Marion *Landgraf:* Immunologische Wirkungen abhärtender Maßnahmen (kleine Hydrotherapie) im Kleinkindesalter

Volker *Liefring:* Lungenfunktionsparameter und Oesophagustemperatur nach einmaliger Kurzwellentherapie bei Patienten mit chronisch obstruktiven Lungenkrankheiten

Hayssam *Mansour:* Bewertung gezielter bewegungstherapeutischer Übungen anhand klinischer und elektromyographischer Parameter im Verlauf einer 4wöchigen stationären Physiotherapie

Antje *Materna:* Die Beeinflussung unspezifischer Resistenzmechanismen durch Sauna und Winterschwimmen

Zentrum für Zahn-, Mund- und Kieferheilkunde

Der Fachbereich ZMK ist die größte Hochschuleinrichtung für Zahn-, Mund- und Kieferkrankheiten auf dem Gebiet Ostdeutschlands. Ihr Ursprung geht zurück auf die Eröffnung des ersten Instituts zur akademischen Ausbildung von Zahnärzten im damaligen Deutschen Reich im Jahre 1884.

Der überwiegende Teil der zu diesem Fachbereich gehörenden Einrichtungen ist in dem 1912 in Betrieb genommenen Gebäude Invalidenstraße 87/89 untergebracht. Im Herbst 1991 wird das gegenwärtig in der Rekonstruktion befindliche ehemalige „Nebenchirurgie"-Gebäude vom FB ZMK übernommen. Dort werden sich dann die Polikliniken für Kinderzahnheilkunde bzw. Kieferorthopädie, die Forschungsabteilung, die Bibliothek und andere Arbeitsbereiche befinden. Bezogen auf das Gebäude Invalidenstraße bedeutet dies einen Zuwachs an Nutzfläche von etwa 40 %.

Im Zusammenhang mit den Diskussionen über ein neues Statut der Humboldt-Universität zu Berlin und zur Anpassung an die in Westeuropa und im anglo-amerikanischen Raum gebräuchlichen Bezeichnungen ist es sinnvoll, Umbenennungen der bisher unter der Bezeichnung „Sektion Stomatologie" zusammengefaßten Einrichtungen vorzunehmen.

Der Gesamtkomplex der Einrichtungen wird von einem Direktor geleitet, der im kollegialen Gremium der Direktoren bzw. Leiter der einzelnen Einrichtungen den Vorsitz hat. Diese Funktion wird gegenwärtig von Prof. Dr. sc. med. Christian *Thierfelder* ausgeübt. Zur Erfüllung der vielfältigen Leitungs-, Organisations- und Verwaltungsaufgaben sind eingesetzt:
- Stellvertreter für Bildung und Studium
  (Doz. Dr. sc. med. Bernd-Michael *Kleber*)
- Stellvertreter für medizinische Betreuung
  (Doz. Dr. sc. med. Michael *Höcker*)
- Stellvertreter für Forschung
  (Prof. Dr. sc. nat. Hartmut *Wolf*)
- Verwaltungsleiter
  (Eckhard *Jänichen*)
- wiss. Sekretär
  (Manfred *Datta*).

Oberschwester für den gesamten ambulanten und stationären Bereich ist Edith *Thierfelder*. Leitende med.-technische Assistentin (Röntgen) ist Ingelore *Held*.

Dissertation

Thomas *Lietz*: Zur Nutzung eines Arbeitsbuches der Zahntechnik bei der praktischen Ausbildung von Stomatologiestudenten

Klinik und Poliklinik für Kiefer- und Gesichtschirurgie und Poliklinik für Zahnärztliche Chirurgie

Direktor:
o. Prof. Dr. sc. med. Dr. med. dent. Hans-Joachim *Neumann*

Stellvertreter:
Doz. Dr. sc. med. Dr. med. dent. Bernd *Rink*

Weitere Hochschullehrer:
o. Prof. Dr. sc. med. Dr. med. dent. Alfred *Müller*
o. Doz. Dr. sc. med. Michael *Nitzschke*
a.o. Doz. Dr. sc. med. Günther *Pilz*

Oberschwester:
Edith *Thierfelder*

Die Einrichtung besteht aus einer Klinik und zwei Polikliniken. Hauptinhalte der von der

Klinik und den Polikliniken getragenen *Lehrveranstaltungen*, Seminare und Kurse des Lehrgebietes „Zahn-, Mund- und Kieferheilkunde" sind die Vermittlung eines praxisorientierten Wissens und die Aneignung grundlegender Fertigkeiten für die zahnärztlich-chirurgische Tätigkeit. Weiterhin gehört zu den Aufgaben in Bildung und Studium die Vermittlung von Übersichtswissen zu unserem Fachgebiet für Medizinstudenten.

Darüber hinaus obliegt der Klinik die *Weiterbildung* von Ärzten für Mund-, Kiefer- und Gesichtschirurgie, die auch in den östlichen fünf Bundesländern und im Ostteil von Berlin seit dem 1. September 1990 die Approbation als Arzt und Zahnarzt voraussetzt. Ärzte für Mund-, Kiefer- und Gesichtschirurgie wurden und werden zur Zeit noch für den Ostberliner Raum nur an der Charité ausgebildet, wodurch die Weiterbildung an unserer Klinik einen ausgesprochen breiten Raum einnimmt. Im poliklinischen Bereich erfolgt schließlich die Qualifikation zum Zahnarzt für Oralchirurgie in einer 4jährigen Weiterbildungszeit.

Schwerpunkte in der *Forschung* waren und sind die klinische und tierexperimentelle Teratologie unter besonderer Berücksichtigung von Fragen der Umweltteratologie und einer symptomatischen Fehlbildungsprävention, die komplexe Rehabilitation von Patienten mit Lippen-Kiefer-Gaumenspalten, Therapiestudien bei fortgeschrittenen Zungen-Mundbodenkarzinomen, die Biomaterialforschung und die zahnärztliche Implantologie. Die genannten Themen wurden bislang im Ostberliner Teil nur an unserer Einrichtung bearbeitet.

Der Schwerpunkt der *medizinischen Betreuung* liegt im klinischen Bereich auf den Gebieten der Behandlung von Tumoren mit den Möglichkeiten der plastisch-rekonstruktiven und wiederherstellenden Kiefer- und Gesichtschirurgie, der komplexen Rehabilitation von Patienten mit Lippen-Kiefer-Gaumenspalten, der chirurgischen Therapie von Dysgnathien, der Traumatologie in der Mund-, Kiefer- und Gesichtschirurgie und in der Behandlung von odontogenen pyogenen Infektionen. Eine weitere Säule der klinischen Tätigkeit bildet die plastisch-ästhetische Gesichtschirurgie.

In den Polikliniken werden neben der zahnärztlich-chirurgischen Grundversorgung vor allem Aufgaben der zahnärztlichen Implantologie, präprothetischen Chirurgie sowie der interdisziplinären Therapie bei funktionellen und organischen Inkoordinationen der Kiefergelenkfunktion wahrgenommen. Außerdem werden Dispensairesprechstunden für Patienten mit Malignomen, Lippen-Kiefer-Gaumenspalten, Dysgnathien, Präkanzerosen, Mundschleimhauterkrankungen und mit Kiefergelenkerkrankungen sowie Sprechstunden für ästhetisch-plastische Gesichtschirurgie durchgeführt.

Dissertationen

Kerstin *Kluge*: Ameloblastome – eine retrospektive Studie auf der Grundlage des Krankengutes der Klinik für Kiefer- und Gesichtschirurgie der Charité aus den Jahren 1967–1986

Maren *Ludwig* und Uwe *Sponholz*: Untersuchung zur pränatalen Wirkung der p-Chlorphenoxyessigsäure beim Laboratoriumstier

Mirjam *Schindler*: Zur Therapie des Lippenkarzinoms – Behandlungsergebnisse unter besonderer Berücksichtigung des Rezidiv- und Metastasierungsverhaltens

Poliklinik für Kieferorthopädie

Direktorin:
o. Doz. Dr. sc. med. Charlotte *Opitz*

Stellvertreter:
Dr. sc. med. Hans-Jörg *Schenk*

Leitende Stomatologische Schwester:
Grit *König*

Die Poliklinik ist in die beiden Abteilungen Allgemeine und spezielle Kieferorthopädie gegliedert. Die Gesamtzahl der Mitarbeiter beträgt 13, von denen 8 eine Hochschulausbildung haben.

Im *Studium* der Zahnmedizin stellt die Kieferorthopädie eines der vier Grundlagenfächer dar. Im neuen Studienplan wurde die Vermittlung des Fachwissens auf vier Semester innerhalb der beiden letzten Studienjahre und damit auf das Doppelte des bisherigen Stundenvolumens erweitert. Präventive Aspekte des Faches werden aber bereits im dritten und vierten Semester im Rahmen einer Vorlesungsreihe „Präventive Stomatologie" gelehrt und in einem anschließenden klinischen Praktikum vertieft. Schwerpunkte in den Fachvorlesungen und den begleitenden Seminaren sind

- normale und gestörte Schädel-Gebißentwicklung
- Diagnostik der Anomalieformen und deren Behandlung
- interdisziplinäre Verflechtung der Kieferorthopädie mit anderen zahnmedizinischen Fächern.

In den klinischen Kursen wird der Lehrstoff am Patienten praktisch demonstriert.

In einer Vorlesungsreihe für Sprachheillehrer, die im Auftrag der Sektion Rehabilitationspädagogik durchgeführt wird, werden Grundkenntnisse morphologischer und funktioneller Fehlentwicklungen im orofazialen System, die auch die Sprachentwicklung beeinflussen, vermittelt.

Im Rahmen der *Weiterbildung* werden 3–4 Assistenten zum Fachzahnarzt für Kieferorthopädie ausgebildet. Fast ständig hospitieren außerdem Weiterbildungskandidaten der Fachrichtung Kieferorthopädie aus städtischen Einrichtungen und Weiterbildungsassistenten der Fachrichtung Kinderstomatologie. Der von unserer Poliklinik gegründete Arbeitskreis der Berliner Kieferorthopäden dient der Fortbildung von Fachzahnärzten. Seine Vereinigung mit der Westberliner Kieferorthopädischen Gesellschaft steht bevor.

Schwerpunkt der *Forschung* ist das Thema „Computergestützte kieferorthopädische Modellanalyse (CAMA)",

das zusammen mit der Poliklinik für Kieferorthopädie und Kinderstomatologie der Zahnklinik Nord der FU Berlin bearbeitet wird, und für das Forschungsmittel aus der VW-Stiftung zur Verfügung stehen.

Eine weitere, mehr klinisch orientierte Forschungsaufgabe wird die objektive Erfassung von Funktionsstörungen im orofazialen Bereich sein.

Die Aufgaben in der *medizinischen Betreuung* sind in erster Linie auf das Kindes- und Jugendalter orientiert. In zunehmendem Maße nehmen jedoch auch erwachsene Patienten, die dann aber gewöhnlich mit festsitzenden orthodontischen Apparaten behandelt werden, Betreuungsleistungen der Kieferorthopädie in Anspruch. Bei einem Teil dieser Erwachsenen ist eine operative Korrektur der Anomalie notwendig. In diesen Fällen ist die Zusammenarbeit mit der Klinik für Kiefer-Gesichtschirurgie

besonders eng, weil in der Phase vor und nach der Operation kieferorthopädische Therapiemittel eingesetzt werden müssen.

Profilgebend für die Charité ist die interdisziplinäre Behandlung von Patienten mit angeborenen Fehlbildungen im Kiefer-Gesichtsbereich, der sich eine interdisziplinäre Arbeitsgruppe seit mehr als 25 Jahren besonders widmet. Dem Kieferorthopäden kommt bei der Rehabilitation solcher Patienten eine wichtige Rolle zu.

Seit mehreren Jahren erfolgt die sehr aufwendige kieferorthopädische Modell- und Fernröntgendiagnostik computergestützt, wobei die Software dazu in unserer Poliklinik entwickelt worden ist.

Dissertation

Sabine *Tarnovius:* Vergleichende Modelluntersuchungen bei Patienten mit Lippen-Kiefer-Gaumen-Segel-Spalten vor und nach dem operativen Verschluß des Gaumens

Poliklinik für Kinderzahnheilkunde und zahnärztliche Prophylaxe

Direktor (amt.):
o. Prof. Dr. med. dent. habil. Rainer *Zuhrt*

Stellvertreter:
o. Doz. Dr. sc. med. Christine *Herrmann*

Mit der vom Minister für Bildung mit Wirkung vom 1. September 1990 bestätigten Gründung einer Poliklinik für Kinderzahnheilkunde am Fachbereich für Zahn-, Mund- und Kieferheilkunde der Charité wird einer sich lange abzeichnenden eigenständigen Entwicklung dieses Fachgebietes an der Humboldt-Universität wirksam Rechnung getragen. Bereits im Jahre 1962 wurde mit Walter *Künzel* der erste Dozent für das Fachgebiet Kinderzahnheilkunde in Berlin berufen. Er folgte kurze Zeit danach einem Ruf als ordentlicher Professor für Konservierende Stomatologie nach Leipzig. Im Jahre 1976 wurde die Selbständigkeit der Ab-

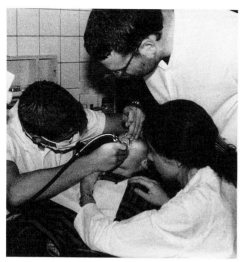

Zwei Studenten des 5. Studienjahres bei der kinder-
zahnärztlichen Tätigkeit unter Aufsicht eines Lehr-
assistenten

teilung für Kinderstomatologie innerhalb der
Poliklinik für Konservierende Stomatologie bestätigt und die Leitung Christine *Herrmann*
übertragen.

Seit 1975 ist die Kinderstomatologie an allen
Hochschulen der ehemaligen DDR eigenständiges *Lehrgebiet* mit Abschlußprüfung im 5. Studienjahr. Aufbauend auf den Kenntnissen über
die sich wandelnden somatischen und psychischen Bedingungen in den verschiedenen Ent-
wicklungs- und Altersperioden des Kindes, die
in den vorklinischen Fachgebieten, speziell im
Praktikum „Präventive Stomatologie" und im
Fach Pädiatrie vermittelt werden, und ausgehend vom Verständnis der Wachstums-, Diffe-
renzierungs- und Reifungsprozesse in dieser
Entwicklungsetappe des menschlichen Organismus werden die spezifischen Probleme der
Prävention und Therapie stomatologischer Erkrankungen in 35 Stunden Vorlesung, 14
Stunden Seminar und 30 Stunden Praktikum
pro Student vermittelt. Einen wesentlichen
Beitrag zur Motivation der Studenten für Maßnahmen der primären Prävention stellt das
Praktikum „Präventive Stomatologie" dar, für
dessen interdisziplinäre inhaltliche Gestaltung
im 2. Studienjahr die Mitarbeiter der Poliklinik
verantwortlich sind. Sie übernehmen außerdem regelmäßige Lehrverpflichtungen in anderen Fachdisziplinen (Röntgenologie, Einführung in die Stomatologie).

In der *Weiter- und Fortbildung* führen die Mitarbeiter der Poliklinik über die Bezirksakade-
mie Gruppenhospitationen sowie eigene Veranstaltungen für Berliner und Potsdamer Kin-
derzahnärzte durch, und in Urania-Veranstal-
tungen und Elternabenden werden Kindern
und Erwachsenen die Grundlagen der primären und sekundären Prävention oraler Erkrankungen nahegebracht.

Auf dem Gebiet der *Forschung* sind die Aufgaben in die Themenkomplexe der Poliklinik für
Zahnerhaltung eingebettet. Die aktuellen wissenschaftlichen Beiträge betreffen die Laserwechselwirkung mit Zahnhartgeweben. In Kooperation mit dem Laser-Medizin-Zentrum
GmbH in Steglitz werden Grundlagenuntersuchungen zur präventiven und frühtherapeuti-
schen Laseranwendung in der Zahnheilkunde
durchgeführt.

Daneben werden in wissenschaftlicher Kooperation mit Kliniken und Instituten der Charité
und mit Partnern aus den Polikliniken für
Zahn-, Mund- und Kieferheilkunde (Süd) der
Freien Universität Fragen der Pathogenese und
strukturellen Manifestation endogener und he-
reditärer Zahnhartgewebsdysplasien bearbeitet. Aus der klinischen Forschung resultieren
spezifische   zahnärztliche   Betreuungspro-
gramme für Patienten mit unterschiedlichen
chronischen Erkrankungen.

Einen besonderen Schwerpunkt bildet die *medizinische Betreuung*. In zwei Kindergärten
und der 10. Oberschule Berlin-Mitte werden
Aufgaben der primär- und sekundär-präventi-
ven Betreuung realisiert. Die poliklinische Tätigkeit der Kinderzahnheilkunde wird im Be-
streben um Früherkennung und Frühbehand-
lung wesentlich durch die Erfassung und Dispensairebetreuung von besonderen Patienten-
gruppen bestimmt. Das sind vor allem:
– körperlich und geistig geschädigte Kinder
  und Jugendliche und deren Behandlung im
  Bedarfsfall in Allgemeinanästhesie
– Patienten mit chronischen Grunderkrankun-
  gen (als Beitrag zur komplexen medizinischen und zahnärztlichen Betreuung im Rahmen des Universitätsklinikums)
– Patienten mit psychischem Fehlverhalten
– Patienten mit spezifischen stomatologischen
  Erkrankungen, die einer individuellen Betreuung bedürfen (Form- und Strukturveränderungen der Zahnhartgewebe) und
– Patienten mit Zahnstellungs- und Kieferano-
  malien, die eine komplexe stomatologische
  Betreuung erfahren.

Poliklinik für Prothetische Zahnheilkunde

Direktor:
o. Prof. Dr. sc. med. Christian *Thierfelder*
Mitglied der Academy of Dentistry International und der Pierre Fauchard Academy

Stellvertreter:
o. Doz. Dr. sc. med. Klaus-Peter *Lange*

Leitende zahnärztl. Helferin:
Schwester Birgit *Holnthoner*

Die Poliklinik umfaßt die
– Abteilung für vorklinische Zahnersatzkunde
– Abteilung für klinische Zahnersatzkunde
– Abteilung für Defektprothetik und Epithetik.
Sie hat gegenwärtig 38 Mitarbeiter, davon 29 mit einem Hochschulabschluß und 9 mittlere medizinische Fachkräfte bzw. technische Mitarbeiter.
Die Poliklinik sieht ihre Hauptaufgabe in der *Ausbildung* von Zahnärzten. Das Bildungs- und Studienprogramm erstreckt sich vom I. bis zum V. Studienjahr. Es beginnt mit einem Intensiv-Praktikum vor Beginn des I. Studienjahres und wird mit der vorklinischen Prothetik im I. und II. Studienjahr fortgesetzt. Während dieser Ausbildung erlernen die Studenten den Umgang mit den wichtigsten zahntechnischen Methoden und Materialien. Sie üben sich in der praktischen Verarbeitung, erhalten eine spezielle Ausbildung in Werkstoffkunde und fertigen an Kiefermodellen selbständig Kronen, Brücken und herausnehmbaren Zahnersatz an. Die vorklinische Prothetik besteht aus aufeinander abgestimmten Vorlesungen, Seminaren, Praktika und Demonstrationen. Sie schließt mit dem zahnärztlichen Physikum nach dem IV. Semester ab.
Die Vorbereitung auf die klinische zahnärztliche Prothetik beginnt mit einem propädeutischen Kurs im III. Studienjahr. Die Studierenden üben am Phantom die ersten klinisch relevanten Fertigkeiten. Sie absolvieren einen Abformkurs und nehmen an zahnärztlich-klinischen Visiten teil, wo sie die Vorgehensweise durch erfahrene Assistenten demonstriert bekommen.
Im IV. und V. Studienjahr wird in Vorlesungen und praktischen Übungen die klinische Prothetik vermittelt. In diesen klinischen Praktika führen die Studenten alle wesentlichen therapeutischen Maßnahmen der prothetischen Betreuung am Patienten unter Anleitung und Kontrolle von erfahrenen Ausbildungsassistenten durch. Einen Teil der dafür erforderlichen zahntechnischen Arbeiten erledigen sie selbst im klinischen Studentenlabor. Die klinische Prothetik wird im V. Studienjahr mit einem praktischen und einem theoretischen Staatsexamen abgeschlossen. Neben der Vermittlung des vorgeschriebenen Lehrstoffes haben die Studierenden die Möglichkeit, sich bei fakultativen Vorlesungen und durch die sehr häufigen Gastvorlesungen ausgewählter Referenten zusätzliche Kenntnisse zu erwerben.
An der Klinik wird eine sehr kontinuierliche und intensive *Weiter- und Fortbildung* für die eigenen Kollegen, aber auch für Mitarbeiter benachbarter Einrichtungen organisiert. Es werden regelmäßig Vorträge von Experten gehalten sowie praktische Demonstrationen zu neuen Verfahren, Methoden und Materialien durchgeführt. Der Vorsitzende der Gesellschaft für Zahn-, Mund- und Kieferheilkunde an der Humboldt-Universität ist Mitarbeiter der Poliklinik und hält damit einen besonders engen Kontakt zu den Tagungen dieser Gesellschaft.
In der *Forschung* werden hauptsächlich klinisch angewandte Fragen bearbeitet. Diese sind:
– Testung und Optimierung von Dental-Keramiken und Glaskeramiken
– klinische Studien zu neuartigen Dentallegierungen
– experimentelle und klinische Untersuchungen zum Metall-Plast/Keramikverbund einschließlich Untersuchungen zur neuen Fügetechnologie Kleben
– Langzeitstudien zur Implantologie einschließlich der Untersuchung von Stoffwechselparametern und der Anwendung bei Extremfällen.
Die Untersuchungen erfolgen in enger Zusammenarbeit mit anderen Polikliniken unseres Fachbereiches sowie mit der Abt. für Biomaterialforschung und medizinische Werkstoffkunde. Enge nationale Kooperationsbeziehungen bestehen zu anderen Hochschuleinrichtungen und Instituten der Akademie der Wissenschaften sowie zu den renommierten Dental-Firmen unseres Landes. International arbeiten wir mit Universitäten in Japan, den USA und im europäischen Raum zusammen.
Die zahnärztlichen Mitarbeiter führen umfang-

reiche *medizinische Betreuungsmaßnahmen* an einer ausgewählten Patientenklientel durch. In den Spezialsprechstunden für Defektprothetik und Epithetik werden vor allem Patienten nach Tumor-Operationen prothetisch nachversorgt. Ferner gibt es eine Spezialsprechstunde für zahnärztliche Implantologie: Patienten mit Lippen-Kiefer-Gaumenspalten sowie kieferorthopädisch vorbehandelte und Kinder mit angeborenen Zahnerkrankungen werden prothetisch versorgt. Insgesamt werden in erster Linie schwierige und umfangreiche rehabilitative Maßnahmen realisiert.

Dissertationen

Birgit *Böttcher:* Zur direkten Überkappung der Pulpa dentis – eine tierexperimentelle Studie

Lutz *Drews:* Vergleichende Testung synthetischer und kommerzieller Haftvermittler für den stomatologischen Metall-Plast-Verbund

Stephan *Kressin:* Ergebnisse 20jähriger präventiv orientierter stomatologischer Betreuung am Beispiel des Personals der zivilen Luftfahrt der DDR

Marika *Müller:* Kariesstatistische Längs- und Querschnittsuntersuchungen an 7- bis 16jährigen Berliner Schülern im Zeitraum von 1974 bis 1987

Poliklinik für Zahnerhaltung

Direktor:
o. Prof. Dr. med. dent. habil. Rainer *Zuhrt*

Stellvertreter:
a.o. Prof. Dr. sc. med. Roland *Kluge*

Weitere Hochschullehrer:
o. Prof. Dr. sc. med. Gisela *Graehn*
o. Doz. Dr. sc. med. Bernd-Michael *Kleber*

Leitende Stomatologische Schwester:
Birgit *Ziersch*

Leitende med.-techn. Assistentin:
Brigitte *Haase*

Die Poliklinik besteht gegenwärtig aus drei Fachabteilungen:
1. Abteilung für Konservierende Zahnheil-

kunde, deren Gegenstand unter der Leitung von OA Dr. sc. med. *Jahn* die Prophylaxe, Diagnostik, Therapie und Nachsorge von Zahnhartsubstanzdefekten, Pulpopathien und apikalen Periodontopathien ist,
2. Abteilung für Periodontologie, die unter der Leitung von Doz. Dr. sc. med. *Kleber* die Prophylaxe, Diagnostik, Therapie und Nachsorge von marginalen Periodontopathien bearbeitet,
3. das Laboratorium für Histologie unter der Leitung von Dr. med. Bernd *Hölzel*, dessen Aufgabenspektrum die Herstellung von Zahnschliffen, die Gewinnung von Schnittpräparaten der Zahnhart- und -weichgewebe einschließlich des Periodontiums sowie In-vitro-Studien am Kariesmodell umfaßt.

In Vorbereitung befindet sich unter Verantwortung von OA Dr. sc. med. *Dobberstein* die Einrichtung eines Laserlaboratoriums für Grundlagenforschung auf dem Gebiet der Laseranwendung in der Stomatologie.

Die Universitätspoliklinik für Zahnerhaltung ist aus der Konservierenden Abteilung des ersten deutschen Zahnärztlichen Universitätsinstituts hervorgegangen, an der seit dessen Gründung 1884 W. D. *Miller* tätig war, der als Begründer der naturwissenschaftlichen Kariesforschung und der Konservierenden Zahnheilkunde im eigentlichen Sinne in Deutschland gilt. Die wissenschaftlichen Traditionen liegen primär auf folgenden Forschungsgebieten: präparatorische und technologische Aspekte der Füllungstherapie (*Miller, Dieck, Wenzel, E. Harndt, Kluge*), Differentialdiagnostik der Pulpopathien (*Miller, E. Harndt, Plathner, Zuhrt*), experimentelle Kariesforschung (*Münch, Künzel, Kluge, Plathner, Zuhrt*), Diagnostik und Therapie vor allem der entzündlichen marginalen Periodontopathien (*Wannenmacher, E. Harndt, Künzel, Kleber*). In besonderem Maße bestehen diese Traditionen jedoch in einer engen theoretischen und praktischen Bindung an medizinisch-experimentelle, klinische und sozialmedizinische Disziplinen außerhalb der Stomatologie (*Miller, Dieck, E. Harndt, Wenzel, Wannenmacher, Münch*) sowie an die Pädagogik (*Graehn*). Darauf basiert ein spezifisches und von vergleichbaren Einrichtungen abgehobenes Herangehen an die Aufgaben in der Forschung, Lehre und zahnärztlichen Praxis. Ganz bewußt wird die Klärung der Phänomene von Gesundheit und Krankheit im Fachgebiet nicht allein mit Hilfe naturwissenschaftlicher Methoden, sondern unter Einbeziehung sozialer und psychischer Aspekte im allgemeinen und erst recht im einzelnen gesucht.

Ausgehend von den Ergebnissen der Forschung und von den Erfahrungen aus den Spezialgebieten der zahnärztlichen Praxis steht die theoretische und praktische *Ausbildung* des zahnärztlichen Nachwuchses in den Lehrgebieten Konservierende Zahnheilkunde und Periodontologie unter den Aspekten der Interdisziplinarität, der Ganzheitsmedizin und der biopsychosozialen Bedingtheit von Gesundheit und Krankheit als wesentlichen Hintergründen für zahnärztliches Wissen und Können. Dieses wird im 3. bis 5. Studienjahr mit einem jährlichen Aufwand von rund 7000 Lehrstunden vermittelt, deren Anzahl aus der berufspraktischen Ausbildung in kleinen Gruppen resultiert. Ziel der Lehre ist die Befähigung der künftigen Zahnärzte zu berufsethischen Haltungen, zur wissenschaftlich begründeten Prophylaxe, Diagnostik, Therapie und Nachsorge der häufigen stomatologischen Erkrankungen sowie zur differentialdiagnostischen Abgrenzung seltener und/oder nicht fachspezifischer Erkrankungen und Gesundheitsstörungen im Mund-Kiefer-Bereich.

In der *Weiterbildung* fühlen sich die Mitarbeiter der Poliklinik für die Propagierung neuer Methoden und Materialien für die gesamte Zahnerhaltung verantwortlich. Dies geschieht durch Angebote von Seminaren und Demonstrationen sowie durch Erfüllung von Referentenwünschen.

Schwerpunkte der *Grundlagenforschung* sind:
1. Laseranwendung in der Zahnheilkunde. In bewußter Abkehr von der weltweit betriebenen empirischen Anwendungsforschung für diese Schlüsseltechnologie in der Zahnheilkunde werden seit etwa 1980 Untersuchungen zur Parameteroptimierung für präventive, kurative oder technologische Maßnahmen durchgeführt. Die bisher erzielten Ergebnisse bilden die Grundlage für eine Kooperationsvereinbarung mit dem Laser-Medizin-Zentrum GmbH in Berlin-Steglitz.
2. Untersuchungen zur Odontogenese und Dispositionsbestimmung von Erkrankungen der Zahnhartgewebe und des Periodonts. In tierexperimentellen und klinischen, interdisziplinär angelegten Studien zur Odontogenese wurden Auswirkungen eines nutritiven Magnesiummangels untersucht mit dem Ergebnis, daß die Kariesdisposition durch Störungen im Mineralstoffwechsel beeinflußbar ist. Studien über Auswirkungen von Schwerelosigkeit auf die biologischen Regulationen im orofazialen System ergeben, daß sich die Reagibilität des Kieferknochens und der Zahnhartsubstanzen verändert.

In der *klinischen Forschung* haben umfangreiche Erfahrungen bei der klinischen Testung von Werkstoffen und Methoden für die restaurative Zahnheilkunde 1989 zum Abschluß einer Kooperationsvereinbarung mit der Zahnklinik Nord der FU betreffend Erprobung von Kompositwerkstoffen sowie zu Testvereinbarungen mit führenden Firmen aus der Dentalmaterial-Branche geführt. Weitere Forschungsgebiete mit abgeschlossener Anlaufphase sind die Ätiologie, Prävention und Therapie nichtkariöser Hartsubstanzdefekte, Periodontitisprogression und Arzneimittelnebenwirkungen am marginalen Periodont sowie die computergestützte Identifizierung unbekannter Toter durch odontologischen Vergleich.

In der *medizinischen Betreuung* sind Spezialgebiete einmal die Betreuung von Patienten mit chronischen Gesundheitsstörungen, wie Lippen-Kiefer-Gaumenspalten, geistige und/oder körperliche Behinderung, angeborene Niereninsuffizienz, Magersucht, Sklerodermie. Bei diesen zum Teil in Spezialsprechstunden absolvierten Betreuungsaufgaben kommen die Verflechtungen von Medizin und Stomatologie, von biologischen, sozialen und psychischen Faktoren eindrucksvoll zum Tragen. Zum anderen werden Langzeitstudien und Verlaufsbeobachtungen mit ausgewählten neuen Methoden und/oder Materialien für die Restauration von Zahnhartsubstanzdefekten und Periodontopathien durchgeführt. Auf diesem Gebiet liegen langjährige Erfahrungen bei der Anwendung international anerkannter Bewertungsmethoden vor.

In vertraglich fixierter Kooperation mit dem Institut für Gerichtliche Medizin wirkt die Poliklinik bei der forensisch-stomatologischen Identifizierung unbekannter Toter im Einzelfall (etwa 25 Gutachten/Jahr) und bei Massenunfällen (Flugzeugunglücke in Königs-Wusterhausen, Bohnsdorf, Waßmannsdorf, Eisenbahnunglück in Booßen) mit. Es laufen Verhandlungen über die Bildung einer Gesamtberliner Katastrophenkommission unter Einbeziehung der Stomatologen der Charité.

Paul-Olaf *Beeking:* Untersuchungen laserinduzierter Oberflächenveränderungen des Zahnschmelzes nach definierter Säureexposition

Ulrike *Blankenstein:* Polarisationsoptische Untersuchungen an kollagenen Fasern der normalen und krankhaften Gingiva

Joachim *Böhme:* Histochemische Untersuchungen am orthodontisch stimulierten Periodont von Ratten

Gudrun *Dunger* und Axel *Dunger:* Licht- und rasterelektronenmikroskopische Untersuchungen der Laserwechselwirkung mit nichtmetallischen Füllungsmaterialien

Frank *Espenhayn* und Sibylle *Röbel:* Leistungsprüfung an gegenwärtig verfügbaren Stahlfräsen

Peter *Fischer:* Laserschweißen der Nichtedelmetallegierung GISADENT KCM 83 – Eine Grundlagenanalyse

Torsten *Hennig:* Überprüfung der Möglichkeit der Altersbestimmung an Einzelzähnen mittels Wurzeldentintransparenz bei einer Population aus dem 10.–12. Jahrhundert

Liane *Hirte* und Detlef *Hirte:* Tierexperimentelle Untersuchungen zu zellulären und vaskulären Reaktionen des intraalveolären Periodontiums auf Federkrafteinwirkung am Zahn

Ilona *Katzorke:* Der Arzt und Hochschullehrer Henry Wenzel zwischen Kaiserreich und Arbeiter- und Bauern-Staat

Jens *Kögel* und Andrea *Kögel:* Der Einfluß von Kupferindomethazin, Kupfersalizylat und E-aminokapronsäure auf das Periodont bei orthodontischer Zahnbewegung – Biochemische und histomorphometrische Untersuchungen an ersten Oberkiefermolaren der Wistarratte

Gabriele *Manjowk:* Untersuchungen zur Remineralisation initialkariöser Defekte

Kerstin *Manzke:* Ursachenermittlung für die statistische Gleichheit des Kariesbefalls (DMFIT-Index) bei 16- bis 18jährigen Probanden aus Gebieten mit und ohne Trinkwasserfluoridierung

Frank *Obermüller* und Ralf *Kleinfeldt:* Tierexperimentelle Untersuchungen zum Einfluß der Serinprotease Thermitase und des Vitamin-D-Metaboliten 1,25-Dihydroxycholecalciferol auf den periodontalen Stoffwechsel in Verbindung mit orthodontisch induziertem Gewebeumbau

Silvia *Pietschmann* und Christine *Paris:* Klinisch-experimentelle Einjahresstudie zur Brauchbarkeit eines gamma-2-freien Amalgams

Sabine *Radow:* In-vitro-Untersuchungen zum Einfluß der Ätzdauer auf die Sekundärkariesdisposition von Autopolymerisatfüllungen

Ulrich *Schmiedeknecht:* Longitudinalstudie zum sekundärkariesprotektiven Einfluß einer Kavitätenwandtouchierung mit Duromphat[R]

Ute *Schramm:* Temperaturmessung im Pulpakavum bei lokaler Bearbeitung der Zahnoberfläche mit CO_2-Laser

Beate *Staege* und Christine *Berndt:* Studie zur Epidemiologie keilförmiger Defekte

Frank *Strahlendorf* und Michael *Lucht-Geuther:* Der Einfluß der Initialtherapie auf ausgewählte klinische, mikrobiologische, immunologische und biochemische Parameter bei Patienten mit Erwachsenen-Periodontitis

Marika *Ullsperger:* Kariesstatistische Längs- und Querschnittsuntersuchungen an 7- bis 16jährigen Berliner Schülern im Zeitraum von 1974 bis 1987

Rosemarie *Wegner* und Wolfgang *Wegner:* Individualprophylaxe in der frequentierten stomatologischen Praxis

Angelika *zur Mühlen:* Zur Effektivität systematischer kinderstomatologischer Betreuung bei zerebral geschädigten Patienten

Abteilung Biomaterialforschung und medizinische Werkstoffkunde

Leiter:
a.o. Prof. Dr. sc. nat. Hartmut *Wolf*

Stellvertreter:
Dr. rer. nat. Winfried *Mientus*

Die Abteilung wurde im September 1983 gegründet und ist eine selbständige Struktureinheit des Fachbereiches. Sie gliedert sich in die

Laborbereiche Biomaterial-, Metall- und Plastforschung und hat 13 Mitarbeiter, davon 2 habilitierte und 5 promovierte Naturwissenschaftler (Chemiker, Biologen, Biophysiker), 2 Fachschulingenieurinnen und 3 Angehörige mittlerer medizinischer Berufe.

In der Abteilung wurde das experimentell-theoretische und methodische Forschungspotential des Fachbereiches konzentriert mit dem Ziel, für die Bearbeitung der Forschungsschwerpunkte der Sektion die nötige methodische und apparative Basis zu schaffen, das naturwissenschaftliche Fachwissen in die interdisziplinäre Zusammenarbeit einzubringen und eigenständige Forschungsprojekte auf dem Gebiet der medizinischen Werkstoffkunde und Biomaterialforschung zu bearbeiten.

In der *Lehre und Weiterbildung* wurden Seminare und Praktika bei der Physik- und Biophysikausbildung von Medizin- und Stomatologiestudenten übernommen sowie zahlreiche Diplom- und Promotionsarbeiten betreut. Außerdem wurde der Abschnitt „Einführung in die Biomaterialwissenschaft" einschließlich praktischer Übungen und Konsultationen bei der postgradualen Fachwissenschaftlerausbildung im Fach Biophysik bzw. Biomedizin-Technik von Wissenschaftlern der Abteilung gestaltet. Im Rahmen der Neugestaltung von Lehre, Ausbildung und Weiterbildung soll der Anteil an der studentischen Grundausbildung und der postgradualen Weiterbildung erheblich erweitert werden. So sollen in der vorklinischen Ausbildung im Fach Zahn-, Mund- und Kieferheilkunde folgende Lehrveranstaltungen übernommen werden:

- Grundausbildung in der Physik und Medizinischen Biophysik (Vorlesung, Praktika, Seminare)
- Vorlesung über „Medizinische Werkstoffkunde"
- Praktikum im Fach „Medizinische Werkstoffkunde".

In der postgradualen Weiterbildung für Nachwuchswissenschaftler ist die Durchführung eines einwöchigen Trainingskurses für Teilnehmer aus allen EG-Ländern sowie Polen, Bulgarien und Ungarn zum Thema „Biomaterials: Test Methods and Standardisation" im Rahmen des TEMPUS-Projektes der EG-Länder vorgesehen, an dem neben unserer Abteilung Institute der Universität Liverpool,

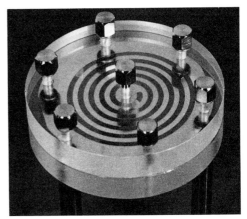

Meßkammer der in der Abteilung neu entwickelten „Spiralen-Methode" zur In-vitro-Messung der Blutverträglichkeit von flachen polymeren Biomaterial-Kandidaten

der RWTH Aachen, der Semmelweis Universität und der Polnischen Akademie der Wissenschaften als Projektträger beteiligt sein werden.

In der *Forschung* wurden in den vergangenen fünf Jahren im Rahmen von Hauptforschungsrichtungen Beiträge zur Ausarbeitung eines standardisierten In-vitro-Testprogramms für werkstoffkundliche Parameter und die Biokompatiblität von biomedizinischen Werkstoffen sowie zur Entwicklung von Dentaladhäsiva, Bioglaskeramiken und blutverträglichen Polymeren erbracht. In Zusammenarbeit mit Industriepartnern war die Abteilung an der Entwicklung biomedizinischer Produkte wie abriebfestere Kunststoffzähne, resorbierbare Bioglaskeramiken, Silikon-Katheter und blutverträgliche Hohlfasermembranen für die Dialyse beteiligt. Mehrere Patente bis hin zur Lizenzvergabe zur Produktion von Dentaladhäsiva konnten erarbeitet werden.

In Vorbereitung befinden sich Projekte zu Themen der medizinischen Werkstoffkunde und Biomaterialforschung. Als wichtigste Projekte seien genannt:

- Standardisierung einer In-vitro-Abrasionsmethode zur Gewährleistung der Korrelation mit In-vivo-Ergebnissen
- Charakterisierung und Optimierung des OVS-Systems
- Zerstörungsfreie Charakterisierung und Prüfung dentaler und medizinischer Verbundsysteme

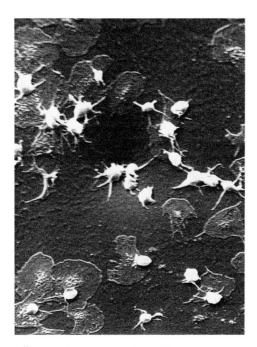

Adhärierende und gespreitete Thrombozyten an einer Polymeroberfläche nach Blutkontakt. Anstelle der Auswertung solcher elektronenmikroskopischer Aufnahmen kann die Thrombozytenadhäsion mit der Spiralen-Methode mit gleicher Genauigkeit, aber viel höherer Zeit- und Kosteneffizienz ermittelt werden

- Eigenschaftsmodifizierung von Dentalkunststoffen und Verbundsystemen durch deren Behandlung mit Laser-Strahlen
- Biomolekülimmobilisation zur Biokompatibilitätsverbesserung von Biomaterialien
- Aktivierung neutrophiler Granulozyten durch Kunststoff-Oberflächen
- Testhierarchie zur In-vitro-Biokompatibilitäts-Charakterisierung
- Charakterisierung der Adhäsivität und der In-vitro-Blutverträglichkeit von Endothelzellen an oberflächenmodifizierten Polymeren.

Dissertation

Susanne *Schubert* und Rainer *Wudowenz:* Untersuchungen zur akuten in vitro Toxizität modifizierter Cellulose-Membranen für einen neuen Dialysatortyp

Abteilung Patientenaufnahme, Dokumentation und Röntgendiagnostik

Leiter:
MR Doz. Dr. sc. med. Michael *Höcker*

Stellvertreter:
OÄ Dr. med. Ute *Laumer*

Leitende Röntgenassistentin:
Ingelore *Held*

Leitende zahnärztliche Helferin:
Irmgard *Lübke*

Die Abteilung besteht aus insgesamt 5 wissenschaftlichen Mitarbeitern, 4 zahnärztlichen Helferinnen und einer leitenden Aufnahmeangestellten, der zugleich auch alle Aufnahmekräfte der Sektion unterstellt sind.

In der *Lehre* sind die wissenschaftlichen Assistenten in den vorklinischen Unterricht über Zahnersatzkunde integriert, und im 5. Studienjahr wird durch den Leiter ein Vorlesungskomplex „Gerostomatologie" durchgeführt. Im Rahmen von *Weiterbildungsmaßnahmen* werden in der Abteilung Hospitationen für auswärtige Kollegen ermöglicht. Künftig werden auch Weiterbildungslehrgänge für Helferinnen auf dem Gebiet der zahnärztlichen Röntgendiagnostik angeboten.

Forschungsschwerpunkte der Abteilung sind die Gerostomatologie, wobei gegenwärtig in Zusammenarbeit mit der Medizinischen Akademie Erfurt eine von der WHO getragene multinationale Studie zur oralen Gesundheit bei alten Patienten organisiert und rechentechnisch abgesichert wird, sowie klinische Studien über die Bewährung von oralen Implantaten.

Auf dem Gebiet der *medizinischen Betreuung* hat die Abteilung vorrangig die Aufgabe der zentralen Aufnahme, Primärbefundung, Notversorgung, Registratur und Weiterleitung der Patienten in die entsprechenden Abteilungen der Sektion. Daneben werden bei Bedarf die Mitarbeiter der Charité betreut sowie der zahnärztliche Bereitschaftsdienst und der konsiliarische Dienst für die einzelnen stationären Bereiche der Charité organisiert. An speziellen Versorgungsleistungen sind die wöchentliche

Implantatsprechstunde und die Versorgung von Patienten mit oralen Implantaten unter besonderer Betonung des zahnlosen Patienten hervorzuheben.

Die Abteilung ist mit moderner Röntgentechnik ausgestattet. Im Jahr werden etwa 900 Schädelaufnahmen, 5500 Orthopantomogramme, 13500 Zahnfilme, 700 Fernröntgen- und ca. 50 Extremitätenaufnahmen für die Sektion und bei Bedarf auch für andere Einrichtungen der Stadt angefertigt.

Dissertationen

Ines *Kubitza:* Einstellung und stomatologisches Gesundheitswissen des medizinischen Pflegepersonals zur Betreuung älterer Menschen in Feierabend- und Pflegeheimen

Emmi *Schulze* und Rainer *Lerche:* Oraler Gesundheitszustand primär geistig geschädigter Bürger und die Problematik ihrer Betreuung in einem ausgewählten Einzugsgebiet

Weitere Einrichtungen

Abteilung Krankenpflege

Leiter:
MR o. Prof. Dr. sc. med. F. *Dietze*

Stellvertreter:
Dr. päd. Doris *Scheffler*

In der Grundstudienrichtung Krankenpflege werden seit 1982 leitende Krankenschwestern/-pfleger in einem 4jährigen Fernstudium zur Diplomkrankenschwester bzw. zum Diplomkrankenpfleger ausgebildet. Die Lehrveranstaltungen werden von den insgesamt 5 Mitarbeitern der Abteilung in Kooperation mit erfahrenen Hochschullehrern der Charité und Dozenten aus anderen Berliner medizinischen Einrichtungen realisiert. Jährlich werden ca. 30 Studenten immatrikuliert. Gegenwärtig studieren in den vier Studienjahren 95 Fernstudenten. 1986 haben die ersten 27 Absolventen das Studium erfolgreich beendet. Inzwischen sind insgesamt 145 Diplomkrankenschwestern/-pfleger in der Praxis tätig. In jedem Studienjahr finden 6 Studienkurse von je einer Woche Dauer an der Charité statt. Zusätzlich hospitieren die Studenten jährlich 3 Wochen in ausgewählten Gesundheitseinrichtungen. Allgemeines Ziel des Studiums ist die Erhöhung der beruflichen, sozialen und personellen Kompetenz sowie der Erwerb einer wissenschaftlichen Befähigung als Pflege-ManagerIn.

Unter Berücksichtigung der gesellschaftlichen Veränderungen wurde das Studium 1990 mit einem aktuell überarbeiteten Studienplan, der den neuen Anforderungen an die Krankenhausleitung gerecht wird, fortgesetzt. Im einzelnen verfolgt es die Ziele

– die Pflegekompetenz der leitenden Schwestern/Pfleger zu erhöhen, um in ihren Arbeitsbereichen Pflegetheorien und -konzepte fachgerecht durchsetzen zu können;

– durch die Vermittlung von Lehrinhalten, z. B. der Lehrgebiete Psychologie, Soziologie, Pädagogik und Ethik, die Führungskompetenz für die im Gesundheitswesen größte Personalgruppe zu erhöhen;

– die Leitungskompetenz unter dem Gesichtspunkt einer modernen Krankenhausbetriebsführung zu erweitern. Die Wissensvermittlung dazu erfolgt hauptsächlich in den Ausbildungskomplexen Betriebswirtschaft, Management, Informatik, Biostatistik und Recht;

– die Fernstudenten zur selbständigen Bearbeitung von relevanten Forschungsthemen der Krankenpflege zu motivieren.

In den bereits abgeschlossenen Diplomarbeiten wurden insbesondere *Forschungsthemen* der Krankenpflege, der Pflegedienstleitung, der Berufsbewältigung und der Hygiene im Krankenhaus bearbeitet. Darüber hinaus beschäftigen sich die Fernstudenten in ihren Diplomarbeiten aber auch mit Fragen der Verbesserung der Aus-, Weiter- und Fortbildung für die Berufsgruppe der Krankenschwestern und -pfleger, des Rechts in der Krankenpflege, der Patientenzufriedenheit und der Gesundheitserziehung. Die Ergebnisse besonders praxisrelevanter Arbeiten wurden in den Zeitschriften „Heilberufe" und „humanitas" veröffentlicht.

Medizinische Fachschule der Charité

Direktorin:
Oberstudiendirektor Dipl.-Pädagogin Diethild *Lemcke*

Stellvertreterin:
Fachschuldoz. Dipl.-Medizinpädagogin Ursula *Schwede*

Vor Kinderlähmung können wir sie schützen. Vor Krebs und Aids noch nicht.

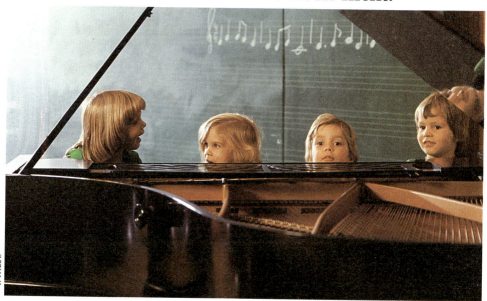

R 1122b

Daß unsere Kinder heute nur ein Stück „geimpften" Würfelzucker essen müssen, um vor Kinderlähmung geschützt zu sein, ist der Arzneimittelforschung zu verdanken.

Daß viele andere Krankheiten ihren Schrecken verloren haben, ebenfalls.

Aber immer noch warten und hoffen Millionen kranke Menschen auf neue Erfolge im Kampf gegen bislang noch unheilbare Krankheiten.

Generationenvertrag der Forschung.

Die moderne Biochemie eröffnet der Medizin neue, große Chancen. Aber die Forschung hat auch ihren Preis. So betragen heute schon die Forschungskosten für ein Medikament mit neuem Wirkstoff durchschnittlich 250 Millionen Mark.

Die Entwicklungszeiten für Arzneimittel haben sich in den vergangenen zwanzig Jahren vervierfacht. So vergehen im Durchschnitt 10 bis 12 Jahre, bis ein neues Medikament Ärzten und Patienten zur Verfügung gestellt werden kann.

Finanziert wird der Fortschritt von morgen durch Arzneimittel von heute.

Dieser „Generationenvertrag" der Forschung ist in Gefahr, wenn künftig nur noch der Preis von billigeren Nachahmerprodukten nicht forschender Unternehmen von den Krankenkassen erstattet wird.

Eine Einschränkung oder gar ein Verzicht der Arzneimittelforschung auf einzelnen Gebieten wird die Folge sein.

Eine fatale Entwicklung einmal deshalb, weil zwei Drittel aller Krankheiten noch immer nicht geheilt werden können, zum anderen deshalb, weil neue, bessere Medikamente oft andere, erheblich teurere Therapieformen ersetzen können.

Neue Medikamente helfen Kosten sparen.

Eines ist klar: Nur wer die Früchte seiner Arbeit auch ernten kann, wird den immensen Forschungsaufwand und das Risiko für kostspielige Fehlschläge auf sich nehmen können.

Zum Wohle aller. Hoechst AG, InfoService 6230 Frankfurt am Main

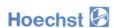

Fachrichtungsleiter:
Oberstudiendirektor Dipl.-Pädagoge Diethard *Kurz* (Krankenpflege)
Fachschuldoz. Dipl.-Medizinpädagogin Sybille *Hüttich* (Physiotherapie)
Fachschuldoz. Dipl.-Medizinpädagogin Jutta *Hoffmann* (Kinderkrankenpflege und Geburtshilfe)
Fachschuldoz. Dipl.-Pädagogin Ingrid *Oehmke* (Diätetik)
Fachschuldoz. Dipl.-Medizinpädagoge Klaus *Reiche* (Zahntechnik und Zahnarzthelferin)

Wohnheimleiterin:
Diplomlehrerin Karin *Lemme*

Verwaltungsleiterin:
Fachschulökonomin Christel *Köppe*

Die Medizinische Fachschule der Charité setzt in der *Ausbildung* von medizinischem Personal eine Tradition fort, die an der Charité bereits im Jahre 1751 mit der Ausbildung von Hebammen und im Jahre 1832 mit der Einrichtung einer Krankenpflegeschule begründet wurde. In der Ausbildung von Krankenpflegepersonal besteht damit seit mehr als 150 Jahren eine Tradition, die weit über die Charité hinaus Wirkung hat.

Als die im Jahre 1951 gegründete Medizinische Fachschule mit 250 Schülern und 7 Lehrkräften die Arbeit begann, bestand die Möglichkeit, die Berufe Krankenschwester, Kinderkrankenschwester, Physiotherapeutin und Diätassistentin zu erlernen. Heute, kurz vor dem 40jährigen Bestehen der Schule, werden rund 1050 junge Menschen in diesen Medizinalfachberufen ausgebildet oder absolvieren die Berufsausbildung zur Hebamme, zum Zahntechniker bzw. zur Zahnarzthelferin.

80 Lehrkräfte vermitteln gemeinsam mit Ärzten – überwiegend aus der Charité – auf der Grundlage bestätigter Ausbildungsdokumente das für die berufliche Tätigkeit notwendige naturwissenschaftliche, technische, Rechts-, medizinische Grundlagen- und spezielle klinisch-medizinische Wissen und entwickeln bei den Auszubildenden Fähigkeiten für die sachkundige, ethisch anspruchsvolle Betreuung und psychologische Führung des kranken Menschen. Unterstützt wird die Schule dabei von den Kliniken der Charité und weiteren Berliner Gesundheitseinrichtungen, die – wie in Ausbildungsverträgen vereinbart – die praktische Ausbildung in den klinischen Fachbereichen,

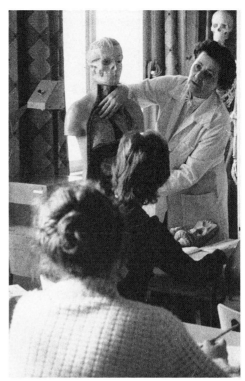

Anatomieunterricht für zukünftige Krankenschwestern

physiotherapeutischen Abteilungen, Diätküchen, zahntechnischen Laboren und Zahnarztpraxen gewährleisten.

Voraussetzung für die 3jährige medizinische Fachschulausbildung (Berufsausbildung zum Zahntechniker 3 ½ Jahre) sind der erfolgreiche Abschluß der 10. Klasse der allgemeinbildenden Schule, das vollendete 17. Lebensjahr sowie natürlich die gesundheitliche und leistungsmäßige Eignung.

Neben den 80 Lehrkräften, die überwiegend eine abgeschlossene Hochschulqualifizierung als Diplom-Medizinpädagoge haben, gehören zur Fachschule noch 9 Erzieher für das Internat, das Bestandteil der Studentenheime der Humboldt-Universität ist. Weiterhin arbeiten in der Abteilung Verwaltung und Technik 15 Mitarbeiter, um gute Arbeitsbedingungen im Hauptgebäude und den 3 Außenobjekten der Fachschule zu sichern, so daß im Mitarbeiterkollektiv der Schule mehr als 100 Beschäftigte im Interesse der 1050 Auszubildenden tätig sind. Durch Schülervertretungen nehmen die Auszubildenden selbst direkt auf den Bildungsprozeß Einfluß, bringen ihre Vorschläge ein.

Gegenwärtig bestimmt die Umgestaltung der Ausbildung entsprechend dem Krankenpflegegesetz der BRD die pädagogische Arbeit in der Fachschule. Vielfältige Kontakte zu Partnerschulen in Berlin, in anderen Städten Deutschlands und im Ausland (Schweden, UdSSR, USA, Niederlande) und die Mitwirkung in Berufsverbänden und medizinischen Gesellschaften vermitteln Anregungen für die Vervollkommnung der Ausbildungsarbeit.

Das enge Zusammenwirken von Schule und Gesundheitseinrichtungen auf hohem fachlichen Niveau sowie das überwiegend große Interesse der Auszubildenden sind Grundlage für die nun schon seit Jahrzehnten guten Ausbildungsergebnisse. Jährlich nehmen 300–350 Absolventen der Fachschule ihre Arbeit in der Charité, in weiteren medizinischen Einrichtungen Berlins und in anderen Orten auf. Mit soliden fachlichen Leistungen und großer Einsatzbereitschaft halfen Auszubildende und Lehrende in der Zeit der Wende und den Folgemonaten, die schwierige Situation in der medizinischen Betreuung der Charité und anderer Berliner Krankenhäuser zu meistern.

Über die Ausbildungsverpflichtungen in den Medizinalfachberufen hinaus leistet die Fachschule als Praktikumsstätte für Lehrerstudenten der Abteilung Medizinpädagogik der Humboldt-Universität einen Beitrag für die Heranbildung zukünftiger Lehrer an medizinischen Fachschulen.

Abteilung Medizinpädagogik

Leiterin:
o. Dozent Dr. sc. paed. Jutta *Beier*

Stellvertreterin für Studium und Bildung:
Dr. paed. Ingrid *Zeeh*

Stellvertreter für Forschung:
a.o. Dozent Dr. sc. paed. Karl-Heinz *Fichtner*

Arbeitsgruppe Präsenzstudium:
Dr. paed. Barbara *Fritzsche*

Arbeitsgruppe Fernstudium:
Dr. paed. Leonore *Plensat*

Arbeitsgruppe Fern- und Sonderstudium:
Dipl.-Med.-Päd. Gisela *Jahn*

Arbeitsgruppe Weiter- und Fortbildung:
Dipl.-Med.-Päd. Gisa *Günther*

Der Abteilung, die von 1968 bis Anfang 1990 von Prof. Dr. W. *Schär* geleitet wurde, gehören neben den genannten weitere 7 wissenschaftliche sowie 4 technische Mitarbeiter an.

Die seit 1963 praktizierte hochschulmäßige *Ausbildung von Diplommedizinpädagogen/innen* hat bewirkt, daß an allen auf dem Gebiet der ehemaligen DDR gelegenen Bildungsstätten des Gesundheits- und Sozialwesens Absolventen der Abteilung tätig sind. Damit wurden die Voraussetzungen dafür geschaffen, daß die Ausbildung in den Medizinalfachberufen durch speziell dafür an der Universität herangebildete Lehrer erfolgt.

International besteht großes Interesse an diesem Studiengang, da es trotz massiver Bestrebungen bisher in anderen europäischen Ländern nicht gelungen ist, ein Hochschulstudium für Lehrende in den Medizinfachberufen einzurichten. Die Ausbildung von Diplommedizinpädagogen hat somit im EG-Rahmen Modellcharakter, und für das Studienjahr 1990/ 91 konnten bereits 27 Studentinnen aus der ehemaligen Bundesrepublik und Westberlin immatrikuliert werden.

Ziel des Studiums ist der Erwerb der wissenschaftlichen und praktischen Voraussetzungen für die Ausübung einer Lehr- und Beratungstätigkeit an den Bildungs- oder Beratungseinrichtungen des Gesundheits- und Sozialwesens. Als Studienabschluß wird im Zusammenhang mit einer Hochschulprüfung ein Hochschuldiplom verliehen. Die Absolventen führen die Berufsbezeichnung DiplommedizinpädagogIn.

Das Hochschulstudium ist in verschiedenen Formen möglich, wobei das Präsenzstudium, das eine Regelstudienzeit von vier Jahren umfaßt, die Hauptform darstellt. Voraussetzung für die Zulassung zum Studium sind
– der Nachweis der allgemeinen oder fachgebundenen Hochschulreife sowie
– die Ausbildung in einem Beruf des Gesundheits- und Sozialwesens.

Für das berufsbegleitende Fernstudium ist darüber hinaus eine medizinpädagogische Tätigkeit erforderlich, und für das Fernstudium sind der erfolgreiche Abschluß als Medizinpädagoge (Fachschule) oder als Unterrichtsschwester/ Pfleger bzw. ein entsprechender Abschluß für eine Lehrtätigkeit in anderen Medizinalfachberufen nachzuweisen. Im Studienjahr 1990/91 befinden sich insgesamt 565 Studenten im Studiengang Medizinpädagogik.

An der Humboldt-Universität zu Berlin ist die

Medizinpädagogik als Studiengang der Medizinischen Fakultät fest etabliert. Die enge Verflechtung von Lehre, Forschung und medizinischer Betreuung an der Charité stellt eine wichtige Voraussetzung für eine auf hohem Niveau erfolgende Ausbildung der Diplommedizinpädagogen/innen dar. Viele Lehrkräfte sind in diesen drei Hauptprozessen der medizinischen, natur- und gesellschaftswissenschaftlichen Bereiche der Universität tätig.

Die in den Zulassungsbedingungen geforderte abgeschlossene Ausbildung in einem Beruf des Gesundheits- und Sozialwesens ist notwendig, damit die im Studium angebotenen theoretischen Inhalte mit den beruflichen Erfahrungen verquickt und auf diese Weise voll wirksam werden können. Die naturwissenschaftlichen, pädagogischen und medizinischen Inhalte werden zwar von den Vertretern dieser Fachdisziplinen vermittelt, sind jedoch spezifisch aus der Sicht des späteren medizinpädagogisch orientierten Tätigkeitsfeldes ausgewählt und strukturiert. Die Lehrkräfte verfügen zum größten Teil über langjährige Erfahrungen bei der hochschulmäßigen Ausbildung von Diplommedizinpädagogen/innen. Während des Grundstudiums steht die Aneignung von Inhalten aus den Naturwissenschaften im Vordergrund, die in enger Beziehung zur Medizin stehen (Biologie, Biophysik, Biochemie). Hinzu kommen die Anatomie, Physiologie, Mikrobiologie und Allgemeine Pathologie. Gleichzeitig werden Inhalte aus den entsprechenden erziehungswissenschaftlichen und sozialwissenschaftlichen Gebieten angeboten. Eine Vielzahl von Praktika, die insbesondere in das Direktstudium systematisch eingelagert sind, soll die Entwicklung des pädagogischen und fachlichen Könnens zielgerichtet fördern.

Eine im Studiengang konzipierte Möglichkeit der individuellen Spezialisierung erfolgt zusätzlich ohne Abstriche am Umfang der Studieninhalte und Studienziele, die für alle Studenten gelten. Auf diese Weise werden gleichzeitig eine besondere Profilierung für bestimmte Tätigkeitsfelder (z. B. Unterricht in der Pflege) erreicht und eine hohe Disponibilität der Absolventen gesichert. Es besteht die Möglichkeit, sich auf den Einsatz in speziellen Fächern in speziellen Berufsgruppen (theoretischer Unterricht oder/und berufspraktischer Unterricht) bzw. auf die medizinpädagogisch orientierte Gesundheitsberatung gezielt vorzubereiten. Hinsichtlich der späteren beruflichen Unterrichtstätigkeit werden somit alle Medizinalfachberufe erfaßt, für die ein Bedarf besteht, und es erfolgt keine ausschließliche Konzentration auf die Pflegeberufe. Hervorzuheben ist ferner, daß die Abteilung Medizinpädagogik von Beginn an die kontinuierliche Fortbildung aller Absolventen dieses Studienganges gewährleistet hat und über Publikationen, Vorträge u. a. direkt zur Erhöhung der Ausbildungsqualität an den medizinischen Fachschulen beiträgt.

Gegenstand medizinpädagogischer *Forschung* ist der medizinpädagogische Prozeß, der durch eine spezifische Verflechtung von Geisteswissenschaften, Natur- und medizinischen Wissenschaften geprägt wird. Ihre Objekte sind vor allem die Teildisziplinen Unterrichtsmethodik und gesundheitserzieherische Beratungsmethodik.

Im einzelnen werden Untersuchungen zur

– Allgemeinen Fachdidaktik Medizin, d. h. zur Methodik des medizinischen Fachunterrichts
– Speziellen Fachdidaktik (Praxis) und zur
– Speziellen Fachdidaktik (Theorie)

durchgeführt.

Neben einer Vielzahl von Ausbildungsmaterialien, methodischen Empfehlungen, Unterrichtsmitteln, Wissensspeichern und Unterrichtshilfen für die medizinische Fachschulausbildung werden gegenwärtig die Ergebnisse einer langjährigen Forschungsarbeit zur Allgemeinen und Speziellen Fachdidaktik verschiedener Fachdisziplinen der Medizin und Sozialwissenschaft in einer Monographie zur Methodik des medizinischen Fachunterrichts zusammengefaßt.

Forschungsergebnisse der Fachdidaktik, die Aussagen zur spezifischen Unterrichtsgestaltung bei theoretischen Lehrgebieten der medizinischen Fachschulausbildung vorlegen bzw. Erkenntnisse über Besonderheiten der beruflichen Könnensentwicklung in den Medizinalfachberufen ausweisen, wurden vorwiegend über studentische Arbeiten erzielt, deren Qualität durch zahlreiche Auszeichnungen mit dem Humboldt- bzw. dem Robert-Koch-Preis nachgewiesen werden konnte.

Hochschulpraktische Fragestellungen der Medizinpädagogik werden seit Bestehen der Abteilung im Rahmen der Lehrerbildungsforschung bearbeitet und in Gestalt von Studienplänen, Lehrprogrammen, Praktikumsprogrammen, Lehrkonzeptionen, Lehrbriefen und Curricula unmittelbar in die Lehre überführt.

Da es auf dem Gebiet einer universitären Medizinpädagogiksausbildung im westlichen Teil Deutschlands nur Erfahrungen eines einmaligen 3jährigen Modellstudienganges an der FU Berlin gibt, werden die Ergebnisse und jahrzehntelangen Ausbildungserfahrungen im gegenwärtigen Einigungsprozeß als besonders wertvoll eingeschätzt. Gleiches gilt auch für die zentral gesteuerte Lehrerweiterbildung durch die Abteilung Medizinpädagogik. Von den ca. 1600 Diplommedizinpädagogen haben bisher 35 die Promotion erlangt und 2 sich habilitiert. Die Abteilung Medizinpädagogik unterhält seit Jahren wissenschaftliche Beziehungen zu Ungarn, der ČSFR und zu Kuba. 1990 entstanden neue Formen der Zusammenarbeit mit den Niederlanden und der Schweiz.

Apotheke der Charité

Kommisarischer Direktor:
Dr. rer. nat. Dietmar *Werchan*

Stellvertreter:
Dr. rer. nat. Isolde *Korner*

Leitende Mitarbeiter:
Dr. rer. nat. Hannelore *Modemann*
Abt. Stationäre Versorgung
Dr. rer. nat. Isolde *Korner*
Abt. Klinische Pharmazie
Fachapotheker Gerlinde *Wronski*
Abt. Allgemeine Arzneimittelherstellung
Fachapotheker Christine *Bismarck*
Abt. Sterile und aseptische Arzneimittelherstellung
Fachapotheker Ingrid *Puslat*
Abt. Labordiagnostikaversorgung
Dr. rer. nat. Hella *Bardella*
Abt. Qualitätssicherung

Jünger als die Charité, älter als die Medizinische Fakultät der Universität – das ist die Apotheke der Charité im 228. Jahr ihres Bestehens. 1763 auf direkte Weisung von *Friedrich* II. gegründet, ist sie die am längsten bestehende Krankenhausapotheke Berlins.
Das erhalten gebliebene Hofapotheken-Reglement von 1763 (Abb. 1) deckte in der geharnischten Sprache der damaligen Zeit bestimmte Mißstände auf, die „besonders in dem großen Charité-Lazareth vorgefallen sind" und enthält den Befehl „Seiner Königlichen Maje-

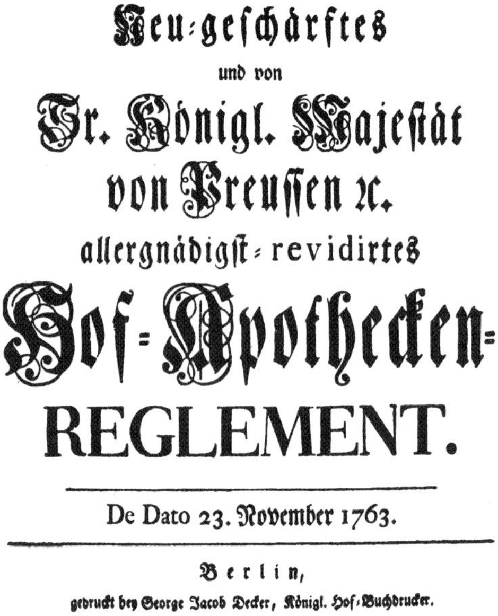

Neu-geschärftes
und von
Fr. Königl. Majestät von Preussen ꝛc.
allergnädigst-revidirtes
Hof-Apotheken-REGLEMENT.

De Dato 23. November 1763.

Berlin,
gedruckt bey George Jacob Decker, Königl. Hof-Buchdrucker.

Abb. 1. Titelblatt des Hofapotheken-Reglements vom 23. November 1763

stät", in der Charité einen Provisor zu bestellen, Räume zum Laborieren und zur Verwahrung des „Corpus pharmaceuticum" anzuweisen.
Die wechselvolle Geschichte der Apotheke war bis 1918 entscheidend vom königlichen Hofe mitbestimmt. Das äußerte sich beispielsweise in der vollständig kostenlosen Arzneibelieferung durch die Hofapotheke bis 1824 bzw. zu einem Viertel des Taxpreises bis zum Zusammenbruch des deutschen Kaiserhauses.
Heute versorgt die Apotheke der Charité mit ihren 58 Mitarbeitern, davon 18 Apotheker und 28 Angehörige des mittleren pharmazeutischen Personals, die Kliniken und Polikliniken, die diagnostischen sowie theoretischen Institute mit Arzneimitteln und gleichgestellten Erzeugnissen wie ausgewählten Medizinalprodukten, Prothesen, Diagnostika, Laborchemikalien sowie Substanzen für die Forschung. Ein beachtlicher Teil der Mitarbeiter ist in den Herstellungsabteilungen tätig, um im Rahmen der patientenbezogenen, dosisadaptierten Rezeptur geeignete Arzneiformen herzustellen oder unter subindustriellen Bedingungen chargenweise für das Klinikum zu produzieren. Hierzu ist die Apotheke technologisch gut ausgestattet.
Diese sich in das Gesamtbild der Apotheke einfügenden Aspekte bieten die soliden Vorausset-

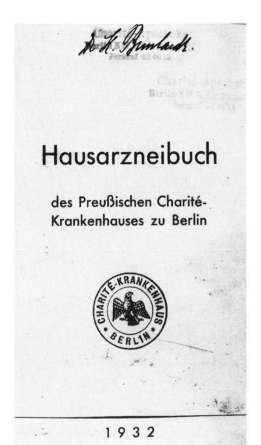

Abb. 2. Deckblatt des Hausarzneibuches des Preußischen Charité-Krankenhauses zu Berlin. 1932

zungen für die Einbeziehung der Einrichtung in die *Aus-, Fort- und Weiterbildung*. Die Apotheke ist anerkannte Weiterbildungsstätte für die Fachapothekerausbildung. Hier absolvieren Studenten des Fachbereiches Pharmazie unserer Universität mehrere Praktikumsabschnitte; ebenso werden die Ausbildungsmöglichkeiten für mittleres pharmazeutisches Personal genutzt. Von Apothekern werden Diplomanden betreut und Themen für Abschluß- bzw. Praktikumsarbeiten für Pharmazie-Ingenieure und Studenten vergeben. Die nunmehr zentrale Lage der Charité nutzend, wurden bereits 1990 mehrere von der Apotheke organisierte Weiterbildungsveranstaltungen für Krankenhausapotheker der Region Berlin-Brandenburg durchgeführt.

Im Rahmen angewandter pharmazeutischer *Forschung* und in Kooperation mit Kliniken und Instituten erfolgt die Bearbeitung von Teilthemen bei der Arzneiformenoptimierung bzw.

Mitarbeit bei klinischen Studien. Von den Ergebnissen dieser interdisziplinären Arbeit zeugen schutzrechtlich gesicherte Patente und entsprechende Publikationen.

Mit der umfassenden Erweiterung des Arzneimittelangebotes nach Herstellung der staatlichen Einheit lebt an der Charité eine Tradition wieder auf, die auf das Jahr 1932 zurückgeht und zum damaligen Zeitpunkt beispielgebend für Deutschland war (Abb. 2). Eine hausspezifische Arzneimittelliste enthält das für die *stationäre Versorgung* notwendige Arzneimittelsortiment, das nach medizinischen, pharmazeutischen und ökonomischen Gesichtspunkten aus dem Überangebot an Arzneispezialitäten auszuwählen ist. Auf Initiative der Apotheke konstituierte sich im Sommer 1990 die Arzneimittelkommission der Charité, um nach jeweils vorausgehenden Gesprächen in Expertenrunden die Arzneimittel für über 50 Indikationsgruppen festzulegen. Im Laufe des I. Halbjahres 1991 wird mit Hilfe dieser Arzneimittelliste und der Installation eines rechnergestützten Bewirtschaftungssystems die Arzneimittelversorgung auf das Niveau einer wohlversehenen Universitätsapotheke gebracht. Vielfältige Möglichkeiten zur analytischen Arbeit mit Verbrauchsdaten stehen dann den Kliniken, der Verwaltung sowie der Apotheke für die Budgetplanung und -kontrolle zur Verfügung.

Die Mitarbeiter der Einrichtung haben sich weitreichende Aufgaben gestellt, um den bisher engen Rahmen der Arzneiversorgung im Krankenhaus – Beschaffen, Lagern, Verteilen – zu verlassen. Die vergleichsweise günstigen stellenplanmäßigen Voraussetzungen in den sechs Fachabteilungen der Apotheke erlauben es, dem Klinikum weitere klinisch-pharmazeutische Dienstleistungen anzubieten. Als ausgewählte Beispiele gelten die Herstellung von Mischlösungen für die totale parenterale Ernährung, zentrale Zytostatikazubereitung und die Verbesserung der Arzneimittelinformation.

Zentralbibliothek

Leiterin:
o. Doz. Dr. med. Dörte *Ruff*

Stellvertreterinnen:
Bibliotheksrat Inge *Sultzer*
Dipl. Wirtsch. Annerose *Wittstock*

149

1954 beschloß die Medizinische Fakultät der Humboldt-Universität zu Berlin, daß neben den Klinik- und Institutsbibliotheken eine Zentralbibliothek aufgebaut werden sollte. Diese erhielt eigene Räume im Institut für Pathologische Anatomie, wo sie sich auch heute noch, nach 36 Jahren, unter allerdings sehr beengten Verhältnissen befindet.

Alle eingegangenen Zeitschriften liegen 10 Tage im Lesesaal aus, so daß die Leser die Möglichkeit haben, die sie interessierenden Zeitschriften einzusehen und sich eine Kopie anfertigen zu lassen. Anschließend werden die Fachzeitschriften an die 22 Bibliotheken der Kliniken und Institute der Charité ausgeliefert. Alle Zeitschriften, die von allgemeinem Interesse sind, verbleiben jedoch in der Zentralbibliothek.

Mit Errichtung eines Neubaus der Charité wurde eine gemeinsame Bibliothek für die dort arbeitenden 11 Fachdisziplinen eingerichtet. Für die bildgebende Diagnostik steht eine gesonderte Bibliothek zur Verfügung. Alte und ältere Literatur wird im Magazin in der ehemaligen Frauenklinik in der Tucholskystraße aufbewahrt.

Die Zentralbibliothek im Institut für Pathologische Anatomie ist Auskunfts- (zentraler Katalog, Informationsmittel) und Verwaltungszentrum (zentrale Bestellungen und zentraler Eingang sowie zentraler Geschäftsgang). Sie verfügt über einen Bestand von 187 913 Büchern und abgeschlossenen Zeitschriftenbänden. Der jährliche Zuwachs beträgt ca. 5 000 Bände. Sammelschwerpunkte sind die Hauptforschungsrichtungen und Forschungsprojekte der Medizinischen Fakultät. Die Lehrbuchsammlung kann aus Raummangel derzeit nicht in der Charité geführt werden und befindet sich deshalb in der Universitätsbibliothek.

Es werden 990 Zeitschriftentitel, davon 770 ausländische, mit 2 115 Exemplaren gehalten. Die Anzahl der Zeitschriften verpflichtet die Bibliothek, sich intensiv der Fernleihe zu widmen. 1989 wurden etwa 13 500 Fernleihbestellungen vorwiegend durch die Versendung von Kopien erledigt, die von mehr als 300 wissenschaftlichen Bibliotheken des In- und Auslandes aufgegeben worden waren.

Personalia

Berufungen

Mit Wirkung vom 1. 2. 1990 wurde zum ordentlichen Professor berufen:

a.o. Prof. Dr. sc. nat. Dietmar *Lerche* für das Fachgebiet Biophysik.

Zum außerordentlichen Professor wurden mit Wirkung vom 15. 9. 1990 berufen:

Hochschuldozent Dr. med. habil. Kurt *Groot-Wassink* für das Fachgebiet Geburtshilfe und Gynäkologie

Hochschuldozent Dr. sc. med. Hans-Heinrich *Schmidt* für das Fachgebiet Innere Medizin.

Zum Honorarprofessor wurden mit Wirkung vom 15. 9. 1990 berufen:

Hochschuldozent Dr. sc. med. Jens *Gummel* für das Fachgebiet Orthopädie

MR Hochschuldozent Dr. sc. med. Uwe-Horst *Paul* für das Fachgebiet Orthopädie.

Zum Hochschuldozenten wurden berufen: Mit Wirkung vom 1. 12. 1989

Dr. sc. nat. Hans *Bäumler* für das Fachgebiet Medizinische Physik und Biophysik

Mit Wirkung vom 1. 9. 1990

Dr. sc. paed. Jutta *Beier* für das Fachgebiet Berufspädagogik

Dr. sc. med. Heidrun *Fink* für das Fachgebiet Pharmakologie

Dr. sc. med. Eberhard *Lignitz* für das Fachgebiet Gerichtliche Medizin

Dr. sc. med. Diethelm *Modersohn* für das Fachgebiet Pathophysiologie

Dr. sc. med. Hans-Joachim *Schulz* für das Fachgebiet Pathologische Anatomie

Dr. sc. med. Ursula *Zippel* für das Fachgebiet Physiologie.

Zum Honorardozenten wurden mit Wirkung vom 1. 9. 1990 berufen:

Dr. sc. med. Reimar *Christ* für das Fachgebiet Innere Medizin

Dr. sc. med. Jürgen *Kaden* für das Fachgebiet Immunologie

Dr. sc. med. Wolfgang *Lahl* für das Fachgebiet Gefäßchirurgie

Dr. sc. med. Gottfried *May* für das Fachgebiet Organtransplantation

Dr. sc. med. Klaus Peter *Ratzmann* für das Fachgebiet Innere Medizin/Diabetologie

Dr. sc. med. Edith *Seeger* für das Fachgebiet Mikrobiologie

Dr. sc. med. Diethard *Wahl* für das Fachgebiet Chirurgie.

Umberufungen

Von der Ernst-Moritz-Arndt-Universität Greifswald wurde mit Wirkung vom 1. 2. 1990 Herr o. Prof. Dr. sc. med. Peter *Schneck* für das Fachgebiet Geschichte der Medizin an die Humboldt-Universität zu Berlin umberufen und zum Direktor des Instituts für Geschichte der Medizin ernannt.

Mit Wirkung vom 5. 4. 1990 wurde von der Medizinischen Akademie Erfurt Herr Honorarprof. Dr. sc. med. Klaus *Thielmann* zum ordentlichen Professor für das Fachgebiet Pathologische Biochemie an die Humboldt-Universität zu Berlin umberufen.

Zum Hochschuldozenten und a.o. Professor für das Fachgebiet Pathologische und Klinische Biochemie wurde an der Humboldt-Universität zu Berlin Frau Honorarprof. Dr. sc. med. Bärbel *Papies* mit Wirkung vom 1. 12. 1989 umberufen.

Von der Medizinischen Akademie Magdeburg wurde mit Wirkung vom 1. 4. 1990 Herr a.o. Prof. Dr. sc. med. Bernd *Freigang* für das Fachgebiet Oto-Rhino-Laryngologie an die Humboldt-Universität zu Berlin umberufen.

Von der Akademie der Wissenschaften der DDR wurde mit Wirkung vom 15. 3. 1990 Frau Honorardoz. Dr. med. habil. Else *Ackermann* als a.o. Dozentin für das Fachgebiet Klinische Pharmakologie an die Humboldt-Universität zu Berlin umberufen.

Emeritierungen und Abberufungen

Herr o. Prof. Dr. rer. nat. habil. Heinz *Fischer*, Leiter der Abt. Allgemeine Biologie und Direktor für Erziehung und Ausbildung, zum 1. 1. 1990

Herr o. Prof. Dr. sc. nat. Klaus *Eckoldt*, Direktor des Instituts für Medizinische Physik und Biophysik, zum 1. 2. 1990

Herr o. Prof. Dr. med. habil. Wolfgang *Rüdiger*, Direktor des Instituts für Physiologie, zum 1. 5. 1990

Herr o. Prof. Dr. sc. med. Wolfgang *Geißler*, Abteilungsleiter in der Klinik und Poliklinik für Innere Medizin, zum 1. 9. 1990.

Herr a.o. Prof. Dr. paed. habil. Walter *Schär*, Leiter der Abt. Medizinpädagogik, wurde zum 1. 4. 1990 in den Ruhestand versetzt.

Herr o. Doz. Dr. sc. med. Karl-Heinz *Dallüge*, Klinik und Poliklinik für Onkologie, wurde mit Wirkung vom 1. 9. 1990 abberufen.

Im Frühjahrssemester des Studienjahres 1989/90 wurde Herr Prof. Dr. med. habil. Tibor *Diamantstein* auf den Robert-Koch-Lehrstuhl für ausländische Gastprofessoren des Bereiches Medizin der Humboldt-Universität zu Berlin berufen.

Am 25. 9. 1925 in Neumarkt, Siebenbürgen, Rumänien, geboren, wurde T. Diamantstein 1944 mit seinen Eltern nach Auschwitz-Birkenau deportiert und 1945 aus dem KZ Dachau befreit. Einem durch die Lagerhaft bedingten längeren Krankenhausaufenthalt folgten das Chemiestudium an der TH München und 1961 die Promotion mit „summa cum laude" über neue Wege des Fructosestoffwechsels. Nach

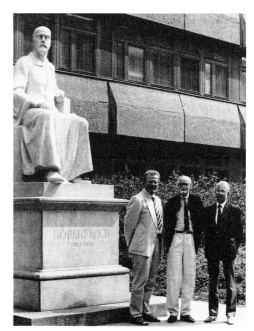

Der Inhaber des Robert-Koch-Lehrstuhls Prof. Dr. Diamantstein (Mitte) mit dem Prorektor für Medizin Prof. Dr. Matthes (li.) und dem Dekan der Medizinischen Fakultät Prof. Dr. David am Robert-Koch-Denkmal vor dem Neubau der Charité

kurzer Tätigkeit im biochemischen Laboratorium des Instituts für Technische Chemie siedelte Dr. Diamantstein 1962 nach Berlin über, wo er sich als Assistent am Institut für Tierzucht und Tierernährung der Freien Universität mit Fragen des Calciumstoffwechsels beschäftigte und sich 1964 zu dieser Thematik für das Fach Veterinärbiochemie habilitierte. 1965 erfolgte die Umhabilitation an die Medizinische Fakultät der Freien Universität für das Fach Physiologische Chemie, und im gleichen Jahr übernahm Prof. Diamantstein die Leitung der biochemischen und immunologischen Laboratorien der HNO-Klinik der Freien Universität zunächst im Krankenhaus Westend und später am Klinikum Steglitz. Dort wurde er 1970 zum Abteilungsleiter der an die HNO-Klinik angegliederten immunologischen Forschungseinheit ernannt. Die Berufung zum C4-Professor und Inhaber des Lehrstuhls für Immunologie am neugegründeten Institut für Immunologie im Fachbereich 2 (Medizinische Fakultät) im Klinikum Steglitz der Freien Universität erfolgte 1987.

Mit Beginn seiner Tätigkeit an der Medizinischen Fakultät der Freien Universität Berlin hat sich Prof. Diamantstein der Immunologie zugewandt. Zunächst prüfte er Polyanionen auf ihre immunostimulatorischen Eigenschaften. Die Untersuchung des Wirkungsmechanismus dieser Substanzen führte zu der Hypothese, daß – im Gegensatz zu der damals vorherrschenden Ansicht – ein T-Lymphozyt einem B-Lymphozyt nicht notwendigerweise durch direkten Kontakt, sondern durch von diesem oder von Makrophagen freigesetzte Faktoren hilft. Polyanionen sollten die Wirkung dieser Faktoren imitieren oder ihre Bildung induzieren. Diese Versuche führten dann in gerader Linie zu Untersuchungen über entsprechende Faktoren, wobei der von ihm geleiteten Gruppe als einer der ersten der Nachweis gelang, daß solche lymphozytenaktivierende Faktoren (LAF) nicht nur von Makrophagen – wie bis dahin angenommen –, sondern auch von T-Lymphozyten produziert werden. In diesem Zusammenhang sind auch frühe Arbeiten über die mögliche Rolle von Ca^{++}-Ionen und zyklischen Nukleotiden als Signalmediatoren entstanden. 1979 ist aufgrund der Arbeiten anderer Gruppen klar geworden, daß der von T-Lymphozyten produzierte LAF einen Wachstumsfaktor für T-Lymphozyten (TCGF, heute als Interleukin-2 = IL-2 bekannt) dar-

stellt. Da Antigen-präaktivierte T-Lymphozyten in Gegenwart dieses Faktors proliferieren, wurde die Existenz spezifischer Rezeptoren für diesen Wachstumsfaktor postuliert. Seit dieser Zeit beschäftigt sich Prof. Diamantstein mit der Isolierung von IL-2-Rezeptoren, mit Untersuchungen zu deren Funktion bzw. der von IL-2-Rezeptor-tragenden Zellen sowie mit den therapeutischen Möglichkeiten, die eine gegen den IL-2-Rezeptor gerichtete Immuntherapie bietet. Die Arbeiten Prof. Diamantsteins erfuhren hohe nationale und internationale Anerkennung. So ist er Mitglied des Beirates der Gesellschaft für Immunologie und der New York Academy of Sciences und gehört dem Editorial Board von 4 internationalen Zeitschriften auf dem Gebiet der Immunologie an.

Seit 1984 bestehen sehr enge wissenschaftliche Kooperationsbeziehungen zwischen dem Institut für Immunologie der Freien Universität und dem Institut für Medizinische Immunologie der Charité. Zahlreiche gemeinsame Publikationen in herausragenden internationalen Zeitschriften sind ein Beweis dafür. Herr Professor Diamantstein hat den Immunologen der Charité auf vielfältige Weise geholfen, ein leistungsfähiges Institut aufzubauen, und die Zusammenarbeit hat zu Ergebnissen geführt, die keine der beteiligten Einrichtungen allein erzielt hätte. Gegenwärtig wird diese Kooperation weiter ausgebaut, und gemeinsame Forschungsprojekte werden beantragt und bearbeitet. Im Mittelpunkt steht dabei die selektive Immunmodulation zur Behandlung von Autoimmunkrankheiten und Rejektionskrisen bei Transplantatempfängern.

F. Döcke / R. *von Baehr*

Die „Facultas docendi" erhielten:

Bauer, Klaus-Jürgen
Kinderheilkunde

Bergmann, Mathias
Anatomie

Brenke, Angelika
Dermatologie

Brenke, Rainer
Physiotherapie

Gorynia, Inge
Neurophysiologie

Harms, Lutz
Neurologie

Hempel, Annerose
Pädiatrie

Hempel, Rolf-Dieter
Innere Medizin

Höck, Sabine
Kinderheilkunde

Kalz, Wilfried
Prothetische Stomatologie

Kucera, Wolfgang
Biophysik

Küchler, Ingeborg
Biomathematik

Kuhlmey, Adelheid
Medizinische Soziologie/Gerontologie

Kursawe, Hubertus
Neurologie/Psychiatrie

Meese, Gabriele
Konservierende Stomatologie

Müller, Wolfgang
Hals-Nasen-Ohren-Heilkunde

Pages, Ines-Helen
Physiotherapie

Plaschke, Martina
Anatomie

Ruser, Ilse
Neurologie/Psychiatrie

Schmidt, Gunter
Kinderheilkunde

Schroeder, Cornelia
Allgemeine und molekulare Virologie

Schulz, Wilfried
Neurochirurgie

Seidler, Eberhard
Histologie/Histochemie

Skorka, Gisela
Pharmakologie/Toxikologie

Springwaldt, Norbert
Zahnärztliche Prothetik

Tapp, Rosemarie
Histologie/Mikr. Anatomie

Wendt, Max Otto
Physik/Biophysik

Wenzel, Mareike
Anatomie

Werbs, Mechthild
Hals-Nasen-Ohren-Heilkunde

Ziermann, Ursula
Psychologie

Auszeichnungen

Anläßlich des Geburtstages von Rudolf Vir-chow am 13. Oktober wurden am 28. September 1990 mit dem „Rudolf-Virchow-Preis" ausgezeichnet:

Herr Doz. Dr. sc. nat. Bernd *Johannsen*, Klinik für Nuklearmedizin, für seine Untersuchungen zur Chemie und Pharmakologie von Technetium

Frau OA Dr. sc. med. Petra *Reinke*, Klinik für Innere Medizin, für ihre Untersuchungen zu den Spätkomplikationen nach Nierentransplantation

Herr OA Dr. sc. med. Wolfram *Wermke*, Klinik für Innere Medizin, für seine sonomorphometrischen und dopplersonographischen Untersuchungen bei chronischen Leberkrankheiten.

Am 7. 11. 1990 wurde Herr OA Dr. sc. med. Rainer *Bollmann*, Frauenklinik der Charité, für seine Verdienste auf dem Gebiet der Gynäkologie und Geburtshilfe mit dem „Helmut-Kraatz-Preis" der Humboldt-Universität zu Berlin ausgezeichnet.

Am 17. 12. 1990 wurde Herrn Prof. Dr. med. Gottfried *Mauff*, Institut für Medizinische Mikrobiologie und Hygiene der Universität Köln, der „Preis für gerichtliche Medizin der Humboldt-Universität zu Berlin" für seine Leistungen auf dem Gebiet der Forensischen Blutgruppenkunde verliehen.

Geburtstage

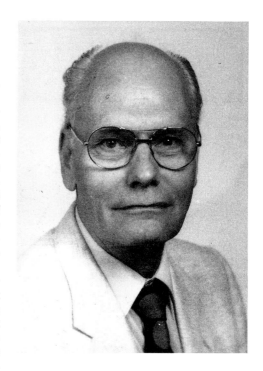

Am 21. Februar 1990 wurde Herr MR Prof. Dr. sc. med. Wolfgang *Arendt* 65 Jahre alt.

Was nicht in Vergessenheit gerät an förderndem Rat und wohlwollender Unterstützung, gewinnt an Wert mit den Jahren für jeden, der eigene Schritte in Leben und Beruf geht. Wolfgang Arendt war das Glück beschieden, über ein viertel Jahrhundert nicht nur für viele Assistenten der Orthopädischen Klinik der Charité Vorbild und Ansporn gewesen zu sein; die auf seiner Persönlichkeit und fachlichen Kompetenz begründete Ausstrahlung hat die Orthopädie der DDR in den zurückliegenden Jahrzehnten vor der Isolierung bewahrt.

1925 in Kohlsdorf im Kreise Beeskow-Storkow als Sohn des Lehrers und Kantors Erich Arendt und seiner Ehefrau Katharina geboren, verlebt Wolfgang Arendt die Jahre der frühen Kindheit in ländlicher Harmonie. Der Wunsch der Eltern nach einer gediegenen Schulbildung des Sohnes bewegt sie zu einem Umzug nach Brandenburg an der Havel, wo Wolfgang Arendt bis zum Abitur das v. Saldernsche Realgymnasium besucht. 1942 wird er zur Marine einberufen und wendet sich – nach Aufgabe der Berufswünsche Förster, Pfarrer und Jurist – dem Studium der Medizin zu, das er in den Jahren von 1943 bis 1945 an der Marineärztlichen Akademie in Tübingen beginnt und nach dem Kriegsende von 1946 bis 1949 in Göttingen fortsetzt. In den ersten 5 Jahren nach dem Staatsexamen ist er als Betriebsarzt bei den Städtischen Wasserwerken Berlins tätig.

In den Jahren von 1954 bis 1957 erhält er unter dem Direktorat von Friedrich Loeffler (1885–1967) an der Orthopädischen Klinik der Charité seine Facharztausbildung. Unter Loefflers Nachfolgern Otto Karl Sperling (geb. 1917), Gerhard Kaiser (geb. 1912) und Hartmut Zippel (geb. 1938) entwickelt und bewahrt sich Wolfgang Arendt ein hohes Maß an Eigenständigkeit, wird wegen der immer wieder mehrere Jahre währenden Amtszeiten kommissarischer Klinikleiter als Leiter der Poliklinik zum Garanten einer kontinuierlichen Entwicklung der Klinik und zum „guten Geist" für die Mitarbeiter. Im Jahre 1980 wird er zum a. o. Professor für Orthopädie an der Humboldt-Universität berufen.

Seine wissenschaftliche Arbeit befaßt sich in erster Linie mit der Pathophysiologie des Stütz- und Bewegungsapparates, mit der licht- und submikroskopischen Struktur des Bindegewebes und des Gelenkknorpels und der konservativen Therapie nichtentzündlicher Wirbelsäulenerkrankungen. Die Ergebnisse finden ihren Niederschlag in 139 wissenschaftlichen Publikationen und Vorträgen, in über 200 populärwissenschaftlichen Publikationen und 100 Ratgebersendungen im Radio, in 3 Büchern, die in Deutschland, Bulgarien, Polen und Österreich erschienen sind, und in 4 Buchbeiträgen. Mit anderen Hochschullehrern hat er, vereint in der Gesangsgruppe „Magister und Scholaren", unter dem Titel „Vivat academia" bei Amiga Studentenlieder herausgebracht.

Hochgeschätzt von den Orthopäden des In- und Auslandes, übte Wolfgang Arendt wichtige Funktionen in nationalen und internationalen Gremien aus, von denen als bedeutendste die des Sekretärs der Gesellschaft für Orthopädie der DDR (1964–1983) und des Nationaldelegierten der DDR in der Société Internationale de Chirurgie Orthopédique et de Traumatologie (SICOT) (1977–1984) genannt werden sollen. Äußere Zeichen der hohen Wertschätzung sind die Auszeichnung mit der Ehrenplakette der Deutschen Gesellschaft für Klinische

Medizin (1974), die Purkyne-Medaille der Gesellschaft für Medizin der ČSSR (1973), seine Ernennung zum Korrespondierenden Mitglied der Ungarischen Gesellschaft für Orthopädie (1978) und zum Ehrenmitglied der Ägyptischen Gesellschaft für Orthopädie (1979), die Verleihung der F.-Gietzelt- und der Paul-Friedrich-Scheel-Medaille (1984) und die Ernennung zum Ehrenmitglied der Gesellschaft für Orthopädie der DDR im Jahre 1989.

Die Freunde, Kollegen, Schüler und Mitarbeiter wünschen Wolfgang Arendt Gesundheit und viele glückliche Jahre an der Seite seiner Frau Margret, seiner Kinder und Enkelkinder.

U.-H. *Paul*, Sommerfeld

Am 14. März 1990 beging Herr Prof. Dr. sc. med. Hans-Jacob *Correns* seinen 65. Geburtstag.

Sein Werdegang weist ihn als einen der Pioniere des Fachgebietes Nuklearmedizin der DDR aus:

Beginn der Beschäftigung mit dem Radioiodtest in der Medizinischen Poliklinik der Friedrich-Schiller-Universität in Jena ab 1956. Spezialausbildung für Nuklearmedizin in der Sowjetunion 1957. Aufbau der Isotopenabteilung in der Radiologischen Klinik in Jena und Habilitation zu Problemen der Schilddrüsendiagnostik, Entwicklung des Radiophosphor-Augentestes sowie eigene gerätetechnische Entwicklungen (Szintillations-Scanner). 1969 Berufung auf den Lehrstuhl für Radiologie an der Ernst-Moritz-Arndt-Universität Greifswald mit der Aufgabe, die Nuklearmedizin als Fachgebiet einzuführen und eine effektive Radiologische Klinik zu errichten. Durch die Formung leistungsfähiger, gut motivierter Arbeitsgruppen und durch erste entscheidende Schritte zur Konzentration vorhandener sowie Errichtung neuer radiologischer Einrichtungen hatte Prof. Correns bis Mitte der siebziger Jahre wesentlichen Anteil an der Verbesserung der medizinischen Betreuung sowie an der Entwicklung des wissenschaftlichen Lebens in Greifswald.

1974 auf den neugeschaffenen Lehrstuhl Nuklearmedizin am Bereich Medizin (Charité) der Humboldt-Universität berufen, wurde er mit der Gründung der Klinik für Nuklearmedizin beauftragt. Innerhalb weniger Jahre gelang es ihm, die zersplitterten und auf die Bedürfnisse einzelner Kliniken zugeschnittenen „Isotopen-labore" inhaltlich und organisatorisch zusammenzuführen. Die Schaffung eines zentralen diagnostischen Bereiches Nuklearmedizin innerhalb des Neubaus der Charité, verbunden mit einer vorausschauenden Erweiterung der technischen Ausrüstung, hatte wesentlichen Anteil daran. Diese Zentralisierung war stets verbunden mit einer umfangreichen interdisziplinären Tätigkeit, insbesondere der Förderung und Schaffung von spezialisierten patientennahen Meßeinrichtungen, der Durchführung gemeinsamer Untersuchungen mit Vertretern anderer Fachgebiete, der aktiven Unterstützung gemeinsamer Forschung und interdisziplinär angelegter Graduierungsarbeiten.

Eines seiner Verdienste war es, den hohen Stellenwert der naturwissenschaftlichen Basis der Nuklearmedizin – Radiochemie, Physik und Meßtechnik/Datenverarbeitung – frühzeitig erkannt und gefördert zu haben. Sein persönliches Interesse lag in den Berliner Jahren besonders im Bereich der Nuklearmedizinischen Therapie des Schilddrüsenkarzinoms und von Knochenmetastasen bei Prostatakarzinomen, wobei unter seiner Leitung auch international anerkannte Resultate erzielt wurden.

Professor Correns war Mitglied der Fakultät, als Prodekan Vorsitzender der Promotion-B-Kommission und über den Rahmen der Charité hinaus Leiter der Forschungsstrukturen für Nuklearmedizin der DDR. Nachdem er von

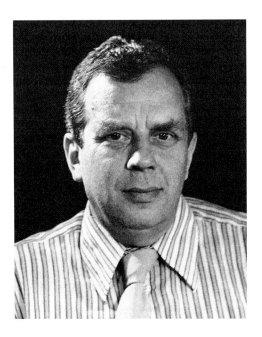

1969 bis 1975 Vorsitzender der damaligen Sektion Nuklearmedizin in der Gesellschaft für Medizinische Radiologie gewesen war, blieb er bis zu seiner Emeritierung 1987 Mitglied des Vorstandes der Gesellschaft für Nuklearmedizin der DDR und wurde nach der Gründung der Europäischen Gesellschaft für Nuklearmedizin nationaler Delegierter der DDR-Gesellschaft.

Seine Schüler behalten ihn als fordernden Lehrer in Erinnerung, der mit sicherem Blick Neigungen sowie Fähigkeiten erkannte und einfühlsam mit fachlicher Kompetenz förderte.

K. *Buchali* / V. *Pink*

Nachruf

Am 19. Dezember 1990 verstarb der langjährige Direktor der Charité-Augenklinik der Humboldt-Universität zu Berlin Herr Prof. em. Dr. Dr. h.c. Karl *Velhagen*.

Karl Velhagen, dem ein langes Leben geschenkt wurde, das er rüstig und arbeitsam verbracht hat, gilt in Deutschland als der Nestor der Augenheilkunde. Er hat nicht nur einer Vielzahl von Augenärzten den Weg in das wissenschaftliche und praktische Leben unseres Faches ermöglicht, geebnet und gestaltet, sondern als letzter Schüler Theodor Axenfelds und Sohn eines international renommierten Ophthalmologen, der noch bei Graefe gelernt hatte, die Verbindung zwischen älterer und moderner Augenheilkunde hergestellt. Wolfgang Münchow hat in seinem Band des „Augenarztes", in dem er die Geschichte des Faches darstellte, diese „Ophthalmologendynastie" der Velhagens gewürdigt.

Karl Velhagen wurde am 22. September 1897 in Chemnitz geboren und starb in seinem 94. Lebensjahr. Er war voll eingebunden in die Wissenschaftsgeschichte des zwanzigsten Jahrhunderts, die durch die Verwüstungen zweier Weltkriege, den Zerfall des Kaiserreiches, den Zusammenbruch der Weimarer Republik und die Zerschlagung des faschistischen Staates durch die Alliierten charakterisiert wurde. Diese Ereignisse bedeuteten für Karl Velhagen, aber auch für seine Ehefrau Erika immer persönliche Schicksalsschläge und auch stets einen Neubeginn, der mit unverdrossenem Mut hingenommen werden mußte.

Nach dem Beginn der fachlichen Ausbildung bei Axenfeld in Freiburg ging Velhagen nach Halle/S., um sich dort unter Clausen 1930 mit einer Monographie über „Aktive und neurotrope Substanzen im Auge" zu habilitieren. 1936 wurde er zum a. o. Professor in Halle berufen, aber schon 1938 erfolgte nach einem kurzen Interregnum in Köln die Berufung als Direktor der Universitäts-Augenklinik nach Greifswald. Dort mußte er schon bald die Aufgabe übernehmen, ein rückwärtiges Kriegslazarett zu leiten. Von alten „Greifswaldern" habe ich noch erzählen hören, wie der Professor nach dem Eintreffen der Lazarettzüge tags und nachts am Operationstisch stand und die größtenteils Schwerverwundeten mit wenigen Schwestern und der Unterstützung eines oder zweier Assistenten zu versorgen hatte. Kam Fliegeralarm, mußte der Professor auch helfen, die gehunfähigen Verwundeten in die Schutzräume zu schleppen. Die kampflose Kapitulation der Stadt Greifswald 1945 erhielt der Familie Velhagen zwar die Unterkunft und den kleinen persönlichen Besitz, aber politische Willkür und die politische Intrige eines „fachlichen Interessenten" verdrängten den Professor aus der Klinik. Dieser ließ sich jedoch nicht entmutigen und schlug sich im Chaos der unmittelbaren Nachkriegswirren nach Chemnitz

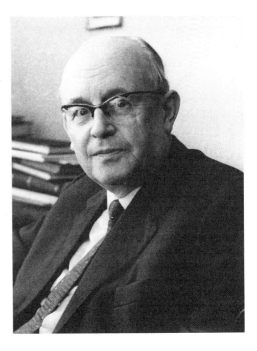

durch, um am alten Wirkungsort wieder eine Augenheilstätte aufzubauen und die Blindenschule medizinisch zu betreuen. Für diese Pionierarbeit wurde Karl Velhagen von der Stadt Chemnitz zum Obermedizinalrat ernannt.

1950 wurde Karl Velhagen zum Direktor der Univ.-Augenklinik Leipzig und zum ordentlichen Professor berufen. Bekannte Schüler aus dieser Zeit waren Fritz Müller, Elisabeth Schmöger und Kurt Emmrich. 1958 erfolgte die Berufung an die verwaiste Charité-Augenklinik in Berlin, und 1959 verlieh ihm die Medizinische Fakultät Leipzig den Ehrendoktor.

Nachdrücklich ist hervorzuheben, daß unter Velhagens Direktorat an der Charité-Augenklinik Themen wissenschaftlich vorangetrieben wurden, die zu heute fast selbstverständlichen diagnostisch-therapeutischen Methoden geführt haben, wie die Ultraschalldiagnostik des Auges, die Photokoagulation und die Fluoreszenzangiographie. Gerhard Goder wurde durch den Verstorbenen angeregt, das Gebiet der Ophthalmohistopathologie zu pflegen, Frau Richter nahm sich des damals hochaktuellen Gebietes der Pleoptik/Ortoptik an, und mit Piltz verband Velhagen selbst das grundlagenwissenschaftliche Interesse an der Pharmakologie und Pharmakokinetik des Auges.

Trotz eines an klinischer Arbeit, organisatorischer Mühe und administrativer Tätigkeit wahrlich nicht armen Lebens gehörte die wissenschaftliche Publizistik zu den Gebieten, die Karl Velhagen mit besonderer Liebe, aber auch mit seltenem Erfolg pflegte. Bereits 1943 erschien „Sehorgan und innere Sekretion", sicherlich beeinflußt durch die große Rolle, die die Endokrinologie an der Medizinischen Fakultät Greifswald damals spielte. Wichtige Bücher aus Velhagens Feder, die dringend benötigt wurden und in erster Linie der Ausbildung des augenärztlichen Hilfspersonals dienen sollten, waren das „Unterrichtsbuch für das augenärztliche Hilfspersonal", damals wie heute sehr begehrt, ebenso wie der „Helfer für den Augenarzt", beide im Thieme-Verlag Leipzig erschienen. Der „Liebling" unter den Büchern, um den sich Karl Velhagen besonders intensiv bemühte, waren die „Tafeln zur Prüfung des Farbensinnes". Die „Propädeutische augenärztliche Operationslehre", die der Anfänger im Operationssaal ebenso gern zur Hand nahm wie der Geübtere, waren prägende Schriften für die jungen Augenärzte, wie die „Zwanglosen Abhandlungen aus dem Gebiet der Augen-

heilkunde" wichtige und sehr oft einzige Publikationsmöglichkeiten für Wissenschaftler aus der früheren DDR blieben. Karl Velhagen betreute diese Sammlung und eröffnete damit vielen die einzige Möglichkeit, sich in der Weltliteratur zu Worte zu melden.

Neben zahlreichen kürzeren und längeren Beiträgen in Handbüchern, neben der langjährigen Mitarbeit im Redaktionskollegium der „Klinischen Monatsblätter für Augenheilkunde" stellte die Herausgabe der 1. und 2. Auflage des handbuchähnlichen „Der Augenarzt" Karl Velhagen vor eine schwere Aufgabe, der er sich willig und sehr arbeitsam unterwarf, obgleich er es oft leid war, die lange Zeit seiner Emeritierung dafür zu verwenden, Autoren und Co-Autoren zur Arbeit und Einhaltung der gestellten Termine zu drängen, das Interesse des Verlages wach zu halten und dem elfbändigen Werk schließlich doch einen krönenden Abschluß zu verleihen. Wenn auch Karl Velhagen sich selbst nie anmaßte, ein Handbuch herausgegeben zu haben, das das Fach Augenheilkunde lückenlos dargestellt hat, so hat er es doch erreicht, daß die Bände der ersten und der zweiten Auflage in jeder Klinikbibliothek zu finden und auch in den Händen solcher Wissenschaftler zu sehen sind, die sich mit den hochaktuellen „Rand"-gebieten wie Genetik, Immunologie u. a. beschäftigen.

Die Mitarbeiter der Charité-Augenklinik hatten die Freude, Prof. Dr. Dr. h.c. Karl Velhagen anläßlich seines 85. Geburtstages – damals noch in „seiner" Klinik in der Ziegelstraße – feiern zu können, ein Ereignis, das auch in den „Charité-Annalen" gewürdigt worden ist. Bei dieser Gelegenheit sagte er uns in seiner bescheidenen Art, daß er, ebenso wie wir alle, nur deshalb weiter – bis an den Horizont – sehen könne, weil er auf den Schultern derer stehen dürfe, die vor ihm da gewesen sind. Dieser Vergleich ist sehr treffend: Weil wir uns auch seines Lebenswerkes bedienen können, ist die Augenheilkunde ein wichtiges Stück vorangekommen, hat sich neue Gebiete erschließen können und ist leistungsfähiger geworden.

Der Abschied von Karl Velhagen ist allen schwer geworden, die seine freundliche und geistreiche Art kannten; er wird etwas leichter durch das Bewußtsein, daß es ihm vergönnt war, das lange Leben eines erfolgreichen Wissenschaftlers zu führen.

H. Gliem

158

Neuer Rektor der Humboldt-Universität im Amt

Am 3. April 1990 wählte das Konzil der Humboldt-Universität zu Berlin den ordentlichen Professor für Theologie Dr. sc. theol. Heinrich Fink zum neuen Rektor der Alma mater. Die feierliche Investitur erfolgte am 3. Mai 1990.

Prof. Dr. Heinrich Fink wurde 1935 in Korntal/Bessarabien im damaligen Rumänien geboren. Nach Umsiedlung und Flucht erlebte er die Befreiung vom Faschismus als Befreiung zur Bildung, da ihm erst ab 1945 ein regelmäßiger Schulbesuch ermöglicht wurde. Nach dem Abitur, das er 1954 in Genthin ablegte, nahm er das Studium der Theologie an der Humboldt-Universität zu Berlin auf, dem das Vikariat in Halle/S. folgte. Als Assistent an die Humboldt-Universität zurückgekehrt, promovierte er 1965 mit einer Arbeit über die Begründung und Funktion der praktischen Theologie bei Ernst Daniel Friedrich Schleiermacher. 1969 wurde er zum Dozenten für praktische Theologie berufen, und 1979 erfolgten die Habilitation mit einer Arbeit über Karl Barth und die Bewegung Freies Deutschland sowie die Berufung zum o. Professor für Praktische Theologie. Von März 1980 bis zu seiner Investitur leitete er die Sektion und Fakultät Theologie als Direktor bzw. Dekan.

Im Mittelpunkt der Forschungs- und Publikationstätigkeit von Prof. Fink, die u. a. zu einer großen Anzahl von Gastvorlesungen in 17 inner- und außereuropäischen Ländern führte, standen die Themen Biographie und Theologie Schleiermachers, Bekennende Kirche und Judenverfolgung, die Geschichte der Friedensbewegung und Friedensaufgaben der Kirchen sowie Homosexualität und Seelsorge. Daneben engagierte er sich bei der Christlichen Friedenskonferenz, war 12 Jahre Synodaler der Evangelischen Kirche in Berlin-Brandenburg und im Vorstand bzw. Präsident der Gesellschaften DDR–Israel und Niederlande–DDR. Großes persönliches Engagement und Verantwortungsbewußtsein gegenüber den Studenten bewies er schließlich bei den Vorgängen, die im Herbst 1989 zur friedlichen Wende in der ehemaligen DDR führten.

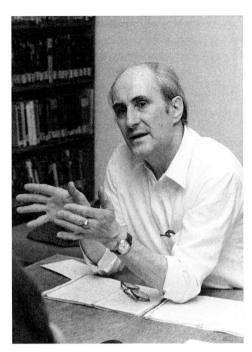

Prof. Dr. sc. theol. Heinrich Fink, Rektor der Humboldt-Universität zu Berlin, im Seminar

159

Chronik besonderer Ereignisse an der Charité im Jahre 1990

18. Januar

Anläßlich des 65. Geburtstages von MR Prof. Dr. sc. med. Wolfgang *Geissler* am 30. 12. 1989 findet in der Klinik für Innere Medizin „Theodor Brugsch" ein festliches Kolloquium statt

24. Januar

IX. Wissenschaftskonferenz am Bereich Medizin (Charité) zum Thema „Umweltmedizin" (s. S. 197).
Eine Delegation der Universität Helsinki, der der Rektor Prof. Dr. P. *Tommila*, der Kanzler Prof. Dr. O. *Lehto* und der Verwaltungsdirektor D. *Esko* angehören, wird vom Prorektor für Medizin Prof. Dr. Gert *Matthes* und vom Di-

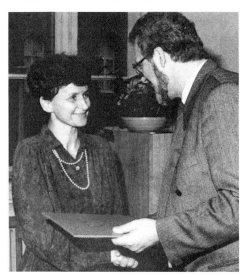

Der Prorektor für Medizin Prof. Dr. Gert Matthes übergibt Frau Dr. sc. Jutta Beier die Berufungsurkunde

rektor für Forschung Doz. Dr. Cornelius *Frömmel* empfangen und besichtigt die Klinik für Chirurgie und die Klinik für Augenheilkunde im Neubaubereich

28. Januar

Sonntagsvorlesung für die Berliner Bevölkerung in der Charité zum Thema „Steuerung der Lebensfunktionen durch Hormone".
Vortragender: Prof. Dr. sc. med. Dr. h. c. Günter *Dörner*, Direktor des Instituts für Experimentelle Endokrinologie

1. Februar

Feierliche Entpflichtung des langjährigen Leiters der Abteilung Medizinpädagogik Prof. Dr. paed. habil. Walter *Schär* und Einführung der neuen Leiterin Dr. sc. paed. Jutta *Beier*

7. Februar

Anläßlich des 80. Geburtstages von Prof. em. Dr. rer. nat. Dr. sc. med. Hans *Grimm*, Nestor der Anthropologie in der DDR, veranstaltet das Institut für Anthropologie des Bereiches Medizin ein Festkolloquium sowie ein wissenschaftliches Kolloquium zum Thema „Formenwandel der Generationen"

14. Februar

Der stellv. Minister für Gesundheitswesen Usbekinstans Prof. Dr. *Asadow* wird zur Besichtigung der Klinik für Gynäkologie und Geburtshilfe in der Charité empfangen. Das Gespräch führt Prof. Dr. Peter *Hengst*

21. Februar

Im Foyer des Hörsaals im Charité-Neubau wird in Anwesenheit der Initiatoren der Universität Bremen die Ausstellung „Natur und Form – Schönheit und Gesetzmäßigkeiten rhythmischer Strukturen" eröffnet

23. Februar

Dr. Hildegart *Schramm*, Vizepräsidentin des Senats des Abgeordnetenhauses Berlin-West, Gisela *Würths*, Abgeordnete der Alternativen Liste, und Dr. Reinhold *Grün*, Mitglied der Ärztekammer. besuchen die Charité. Nach einem Gespräch mit dem Prorektor für Medizin Prof. Dr. Gert *Matthes* folgt ein Rundgang durch die Klinik für Anaesthesiologie und Intensivtherapie und durch die Klinik für Onkologie

25. Februar

Sonntagsvorlesung für die Berliner Bevölkerung zum Thema „Modekrankheiten – über Magersucht und andere Erkrankungen". Vortragende: Prof. Dr. sc. med. Gisela *Ehle*. Leiterin der Abt. Medizinische Psychologie der Klinik für Neurologie und Psychiatrie

28. Februar

Humboldt-Vorlesung 1990.
Zum Thema „Gesellschaft und Verfassung" spricht Prof. Dr. sc. jur. Rosemarie *Will*, Sektion Rechtswissenschaften, und zum Thema „Sozialismustheorie möglich?" referiert Doz. Dr. sc. phil. Michael *Brie*, Sektion Marxistisch-leninistische Philosophie

1. März

Der Bereich Medizin empfängt den Präsidenten der westdeutschen Rektorenkonferenz und Rektor der Universität Hannover Prof. Dr. rer. nat. Hinrich *Seidel*. Nach einem Gespräch mit dem Prorektor für Medizin Prof. Dr. Gert *Matthes* besichtigt der Gast die Internistischen Akutstationen 15a und 15b der Klinik für Innere Medizin und der Klinik für Kinderheilkunde im Neubaubereich

2. März

Das Institut für Medizinische Mikrobiologie und die Firma Johann Schmid – Laboratoriumsbedarf. Inhaber Jürgen *Wittke*, eröffnen im Robert-Koch-Hörsaal und Kurssaal des Instituts für Medizinische Mikrobiologie die Informationsausstellung „Laborgeräte und Laborbedarf"

7. März

Auf den seit 1984 am Bereich Medizin (Charité) bestehenden Robert-Koch-Lehrstuhl für ausländische Wissenschaftler wird für ein Semester Prof. Dr. rer. nat. habil. Tibor *Diamantstein*, Direktor des Instituts für Immunologie am Klinikum Steglitz der Freien Universität Berlin-West, berufen (s. S. 152)

8. März

Feierliche Inbetriebnahme des Arbeitsbereiches Mikroverfilmung innerhalb der Abt. Betreuungsorganisation und Dokumentation am Bereich Medizin. In einer mehr als 2jährigen Kooperation mit dem Deutschen Mikrofilm Institut Münster wurden die Voraussetzungen geschaffen, um eine unter heutigen Gesichtspunkten modernste Dokumentations- und Archivorganisation für das Krankenhaus in Einheit von konventionellen, mikrofilmtechnischen und EDV-technischen Komponenten in der Praxis einzusetzen.
Prof. Dr. jur. Hans-Uwe *Erichsen*, Rektor der Universität Münster. ist Gast der Charité und besichtigt nach einem Gespräch mit Prof. Dr. Christian *Thierfelder*, Direktor der Sektion Stomatologie, den Neubaukomplex

19. bis 22. März

Unter der wissenschaftlichen Leitung von Doz. Dr. sc. med. Charlotte *Opitz*, Direktor der Poliklinik für Orthopädische Stomatologie der Sektion Stomatologie. führen die Gesellschaft für Stomatologie der DDR und die Gesellschaft

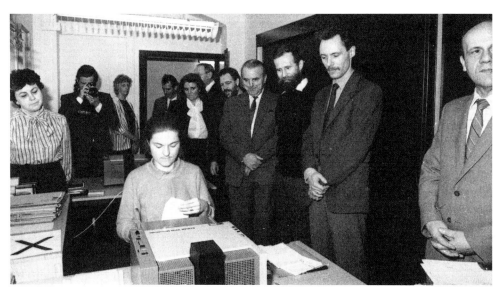

Der Arbeitsbereich Mikroverfilmung für die Abt. Betreuungsorganisation und Dokumentation wird gegründet

für Orthopädische Stomatologie der DDR ihre XXII. Wissenschaftliche Jahrestagung durch. Das Rahmenthema der Veranstaltung ist: „Entwicklungsanthropologische Aspekte der Kieferorthopädie"

25. März

Sonntagsvorlesung für die Berliner Bevölkerung zum Thema „Wie groß werde ich? Minderwuchs und Großwuchs im Kindes- und Jugendalter".
Vortragender: OMR Prof. Dr. sc. med. Peter *Großmann*, Direktor der Klinik für Kinderheilkunde

2. April

Feierliche Einführung des neuen Direktors des Instituts für Geschichte der Medizin Prof. Dr. sc. med. Dr. phil. Peter *Schneck*

3. April

Auf der Tagung des Konzils der Humboldt-Universität zu Berlin wird Prof. Dr. sc. theol. Heinrich *Fink*, ordentlicher Professor für Theologie, zum neuen Rektor der Alma mater Berolinensis gewählt (s. S. 159)

4. April

Im Apollo-Saal der Deutschen Staatsoper wird das „Internationale Symposium über das Wolffsche Gesetz und orthopädische Pathophysiologie – 100 Jahre Klinik für Orthopädie der Charité" eröffnet. An der Veranstaltung, die bis zum 7. April andauert, nehmen Fachwissenschaftler aus 18 Ländern teil

10. April

Unter dem Rahmenthema „Diagnostik und Therapie von Pankreaserkrankungen" führt das Institut für Röntgendiagnostik im Großen Hörsaal der Zentralen Poliklinik den Berliner Radiologenabend durch

18. bis 19. April

Aus Anlaß des 125jährigen Bestehens der Klinik für Neurologie und Psychiatrie veranstaltet diese in Verbindung mit der Berliner Gesellschaft für Psychiatrie und Neurologie der DDR und der Berliner Gesellschaft für Psychiatrie und Neurologie Berlin-West ein Symposium mit dem Thema „Grenzgebiete zwischen Psychiatrie und Neurologie"

22. April

Sonntagsvorlesung für die Berliner Bevölkerung zum Thema „Innenohrprothese – eine Hoffnung für Taube".
Vortragender: OMR Prof. Dr. sc. med. Hans-Jürgen *Gerhardt*. Direktor der Klinik für Hals-, Nasen-, Ohren-Krankheiten

24. April

Der Bereich Medizin empfängt den Rektor der Universität Madrid Prof. Dr. Go *Villapalos*. Nach einem Gespräch mit dem Direktor für Forschung Doz. Dr. Cornelius *Frömmel* folgt ein Rundgang durch den Neubaukomplex

25. April

16. Kleines Institutssymposium des Instituts für Röntgendiagnostik. Zum Thema „Aktuelle Ergebnisse der Mumienforschung" spricht Dr. Renate *Germer*, Arbeitsbereich Ägyptologie, Archäologisches Institut der Universität Hamburg

26. April

49. Berliner Herzkonferenz in der Charité mit dem Thema „Sekundäre Prävention nach Herzchirurgie".
Das Institut für Medizinische Mikrobiologie veranstaltet das 2. Institutskolloquium. Zum Thema „HIV und andere Infektionen in Risikogruppen" referiert Prof. Dr. U. *Bienzle*, Direktor des Landesinstituts für Tropenmedizin Berlin-West

7. Mai

In den Beratungen der Vertretergruppen des Konzils werden folgende Senatoren aus dem Bereich Medizin gewählt:

Hochschullehrer:	Doz. Dr. Cornelius *Frömmel*. Direktor für Forschung
Wiss. Mitarbeiter:	Dr. Bert *Flemming*. Institut für Physiologie
Techn. Mitarbeiter:	Peter *Klinkert*, Direktorat Technik
	Dr. Edith *Zuhrt*. Direktorat Studium und Bildung

8. Mai

Zu einem Erfahrungsaustausch empfangen Frau Oberin Ingeborg *Grasse* und Studentinnen der Medizinischen Fachschule „Jenny Marx" 19 Studentinnen der Krankenpflegeschule des Maria-Hilf-Krankenhauses Mönchengladbach

27. Mai

Sonntagsvorlesung für die Berliner Bevölkerung zum Thema „Neue Möglichkeiten zur gezielten Beeinflussung des Immunsystems (Organtransplantation. Autoaggressive Erkrankungen, u. a. Diabetes mellitus)".
Vortragender: Prof. Dr. rer. nat. habil. Tibor *Diamantstein*. Direktor des Instituts für Immunologie am Klinikum Steglitz der Freien Universität Berlin-West

30. Mai

Das Charité-Parlament wählt Herrn Prof. Dr. sc. med. Harald *Mau* zum Dekan der Medizinischen Fakultät

9. Juni

Neurowissenschaftliche Fortbildungsveranstaltung der Charité in Zusammenarbeit mit der Schering-Aktiengesellschaft zum Thema „Aktuelle Aspekte der Therapie des Parkinson-Syndroms"

13. Juni

Der Rektor der Humboldt-Universität zu Berlin Prof. Dr. sc. theol. Heinrich *Fink* verleiht Prof. Dr. rer. nat. Dolphe *Kutter* vom Centre Universitaire Luxemburg die Würde eines Dr. med. h. c. (s. S. 29)

14. Juni

50. Berliner Herzkonferenz in der Charité mit dem Thema „Aktivitäten der universitären Bereiche Berlins auf dem Gebiet der Herzkreislaufkrankheiten"

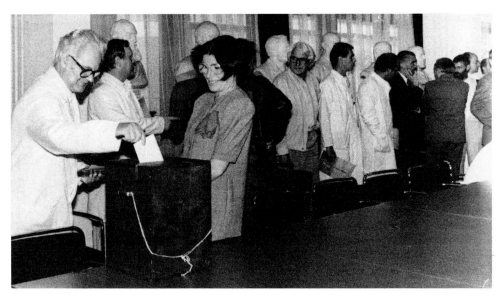

Wahl des Dekans durch das Charité-Parlament

26. Juni

Abgeordnete des Europaparlaments, die sich als Gäste des Ministeriums für Gesundheits- und Sozialwesen in der Hauptstadt aufhalten, besuchen die Charité. Nach Gesprächen mit dem Prorektor für Medizin Prof. Dr. Gert *Matthes*, dem Direktor der Klinik für Gynäkologie und Geburtshilfe Prof. Dr. Hans *Bayer* und dem Direktor der Sektion Stomatologie Prof. Dr. Christian *Thierfelder* folgt die Besichtigung ausgewählter Bereiche im Neubaukomplex

27. Juni

Feierliche Amtseinführung des neugewählten Dekans der Medizinischen Fakultät Prof. Dr. sc. med. Harald *Mau* sowie Entpflichtung des Prorektors für Medizin MR Prof. Dr. sc. med. Gert *Matthes* und des Dekans OMR Prof. Dr. sc. med. Heinz *David* durch den Rektor der Humboldt-Universität zu Berlin Prof. Dr. sc. theol. Heinrich *Fink* (s. S. 24)

11. bis 15. Juli

Dritte Internationale Berlin-Konferenz für Sexualwissenschaft, die vom 11. bis 13. 7. in der Charité unter der Leitung von Prof. Dr. Dr. h.c. Günter *Dörner* und am 14. und 15. 7. im Reichstag unter der Leitung von Prof. Dr. Dr. Erwin J. *Haeberle* stattfindet und dem Berliner Sexualforscher Magnus *Hirschfeld* (1868–1935) gewidmet ist. Die Hauptthemen sind Sexualendokrinologie, Homosexualität, Geschichte der Sexualwissenschaften, Sexualphysiologie, AIDS und Bisexualität

13. Juli

Die Medizinische Fakultät der Humboldt-Universität zu Berlin verleiht Herrn Prof. Dr. Walter *Hohlwegv*, Graz, die Würde eines Dr. med. h.c. (s. S. 29)

7. August

Besuch einer Delegation japanischer Ärzte

21. August

Besuch von Mitarbeitern und Schülern der Krankenpflegeschule Moabit

164

27. bis 28. August

Besuch einer 32köpfigen Delegation des Citizen Ambassador Program NURSING DIAGNOSIS PRACTICE AND RESEARCH DELEGATION to Eastern Europe and the Soviet Union unter Leitung von Dr. Gertrude K. *McFarland* und Dr. Betty L. *Chang*

27. bis 31. August

In Zusammenarbeit mit der Akademie für ärztliche Fortbildung der DDR, der Deutschen Gesellschaft für Gerontologie und Geriatrie und dem Forschungsprojekt Gerontologie der DDR veranstaltet die Klinik für Innere Medizin unter Leitung von Prof. Dr. Udo-Jürgen *Schmidt* den 20. Fortbildungskongreß Geriatrie/Gerontologie der DDR. Die Begrüßungsansprache hält die Bundesministerin für Jugend, Familie, Frauen und Gesundheit Prof. Dr. h.c. Ursula *Lehr*

31. August

Feierliche Exmatrikulation von 335 Studenten der Medizin und 77 Studenten der Stomatologie durch den Dekan der Medizinischen Fakultät Prof. Dr. Harald *Mau* im Marx-Engels-Auditorium der Humboldt-Universität zu Berlin

5. bis 7. September

WHO-Beratung zur Früherkennung des Brustkrebses an der Klinik für Onkologie

6. September

Anläßlich der Gründung der Poliklinik für Kinderstomatologie und Einführung ihrer Direktorin Frau MR Doz. Dr. sc. med. Christine *Herrmann* findet im großen Hörsaal der Sektion Stomatologie der Charité eine Feierstunde statt. Die Festansprache hält der Dekan der Medizinischen Fakultät Prof. Dr. Harald *Mau*

7. September

Feierliche Immatrikulation des neuen Studienjahrganges an der Medizinischen Fakultät (Charité) im Marx-Engels-Auditorium der Humboldt-Universität zu Berlin durch den Dekan Prof. Dr. Harald *Mau*. Es werden für die Studienrichtung Medizin 507 und für die Studienrichtung Stomatologie 124 Studenten immatrikuliert.
Feierliche Exmatrikulation von 110 Fern- und Fernsonderstudenten der Grundstudienrichtung Medizinpädagogik. Die Festansprache halten Prof. Dr. Harald *Mau*, Dekan der Medizinischen Fakultät, und Dr. Jutta *Beier*, Leiterin der Abteilung Medizinpädagogik

10. September

Besuch einer Delegation finnischer Ärzte

12. September

Besuch von Mitarbeitern des Universitätskrankenhauses Mainz

13. bis 14. September

Unter der Leitung von Prof. Dr. Klaus *Bürger*, Leiter der Abteilung für Gefäßchirurgie der Klinik für Chirurgie, findet das 2. Internationale Symposium für Gefäßchirurgie an der Charité mit den Rahmenthemen
– Blutungskomplikationen
– Postoperatives Versagen einzelner Organe und Organsysteme
– Sofort- und Frühverschlüsse arterieller Rekonstruktionen
– Infektionen nach Gefäßrekonstruktionen
statt

23. September

Sonntagsvorlesung für die Berliner Bevölkerung zum Thema „Arzneimittel wider den Schmerz".
Vortragender: OMR Prof. Dr. Tilmann *Ott*, Direktor des Instituts für Pharmakologie und Toxikologie

26. September

Besuch von Mitarbeitern und Schülern einer schwedischen Krankenpflegeschule

28. September

Festveranstaltung zur Verleihung des „Rudolf-Virchow-Preises" im Hörsaal des Instituts für Pathologische Anatomie. Den Festvortrag zum Thema „Neues Denken in der Medizin" hält Prof. Dr. Michael *Geyer*, Direktor der Klinik für Psychotherapie und Psychosomatische Medizin der Universität Leipzig (s. S. 154)

2. Oktober

Der Dekan der Medizinischen Fakultät Prof. Dr. Harald *Mau* eröffnet das „Studium generale" an der Charité – eine Vortragsreihe zum Themenkreis „Ärzte – Humanismus – Gesellschaft"

10. Oktober

Im Gedenken an den 10. Oktober 1889, an dem Professor Ramon *y Cajal* in Berlin die von ihm entwickelten Methoden für die Neurohistologie vorstellte, findet im Virchow-Hörsaal eine Vortragsveranstaltung statt, die unter der Leitung von Prof. Dr. Dr. h.c. mult. J. *Cervós-Navarro*, Institut für Neuropathologie der Freien Universität Berlin, und Prof. Dr. Jürgen *Wenzel*, Institut für Anatomie der Charité, steht

11. bis 13. Oktober

Unter der wissenschaftlichen Leitung von Prof. Dr. Hans *Bayer*, Direktor der Frauenklinik, wird das II. Internationale Charité-Symposium zum Rahmenthema „Diagnostik gynäkologischer Malignome" durchgeführt

18. Oktober

Besuch von Mitarbeitern und Schülern der Krankenpflegeschule Karlsruhe

25. Oktober

Besuch von Mitarbeitern und Schülern der Krankenpflegeschule Göttingen

28. Oktober

Sonntagsvorlesung für die Berliner Bevölkerung zum Thema „Gut- und bösartige Erkrankungen der Prostata".
Vortragender: Prof. Dr. sc. med. Peter *Althaus*, Direktor der Klinik für Urologie

1. November

Besuch von Mitarbeitern und Schülern der Krankenpflegeschulen Berlin-Neuköln und Ludwigsburg

8. bis 10. November

Unter der wissenschaftlichen Leitung des Direktors der Klinik für Chirurgie Prof. Dr. Dr. h.c. Helmut *Wolff* wird das XII. Chirurgische Charité-Symposium durchgeführt. Namhafte Wissenschaftler aus dem In- und Ausland referieren zu den Rahmenthemen
– Das Thoraxtrauma
– Diagnostik und Therapie von Weichgewebstumoren

10. November

In der Klinik für Onkologie wird unter Leitung des Klinikdirektors Prof. Dr. Klaus *Ebeling* ein Symposium mit dem Thema „Adjuvante und palliative Hormontherapie des Mammakarzinoms" veranstaltet, an dem sich Wissenschaftler des In- und Auslandes beteiligen

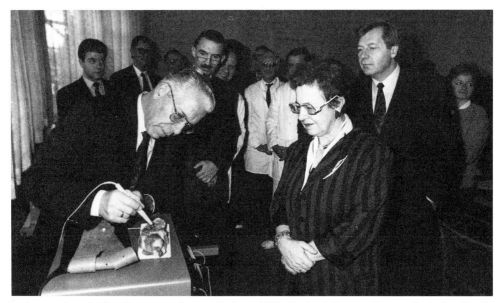

In Anwesenheit des Landesvorsitzenden der Berliner CDU Eberhard Diepgen (vorn rechts) übergibt die Bundesministerin für Jugend, Familie, Frauen und Gesundheit Frau Prof. Dr. Ursula Lehr die Spende des Bundesgesundheitsministeriums

23. November

Aus Anlaß des 80. Geburtstages von Herrn Dr. rer. nat. G. *Ahrens*, Apothekendirektor i. R., findet in den Räumen der Charité-Apotheke eine festliche Zusammenkunft Berliner Krankenhausapotheker statt

25. November

Sonntagsvorlesung für die Berliner Bevölkerung zum Thema „Durchblutungsstörungen – Adern aus Kunststoff – Gefäßchirurgie heute". Vortragender: MR Prof. Dr. Klaus *Bürger*, Leiter der Abteilung Gefäßchirurgie der Klinik für Chirurgie

30. November

Die Bundesministerin für Jugend, Familie, Frauen und Gesundheit Frau Prof. Dr. Ursula *Lehr* übergibt in Anwesenheit von Herrn Eberhard *Diepgen*, Landesvorsitzender der Berliner CDU, der Medizinischen Fakultät (Charité) 6 Stück Hochfrequenz-Chirurgie-Geräte „Erbotom T 400" der Firma Erbe, Elektromedizin

GmbH, Tübingen, im Rahmen der Spendenaktion des Bundesgesundheitsministeriums.
Raumfahrt-Workshop im Institut für Pathologische Physiologie unter der Leitung des Direktors Prof. Dr. Karl *Hecht* mit folgendem Programm:
1. Medilab der UdSSR (Technische Struktur, Aufgaben, Zielstellungen, Arbeitsprogramme, internationale Zusammenarbeit)
2. Wissenschaftliches Programm des sowjetischen Biosatelliten Nr. 10 (1992)
3. Information über den Entwicklungsstand von Geräten für psychophysiologische Untersuchungen, die für den Einsatz an Bord der MIR-Station vorgesehen sind

4. Dezember

Besuch von Mitarbeitern und Schülern der Agnes-Karll-Krankenpflegeschule Berlin

17. Dezember

Akademischer Festakt im Senatssaal der Humboldt-Universität zu Berlin zur Verleihung des „Preises für gerichtliche Medizin der Humboldt-Universität zu Berlin" an Herrn Prof. Dr. Gottfried *Mauff*, Institut für Medizinische Mikrobiologie und Hygiene der Universität Köln.

167

Gedenktage an der Charité im Jahre 1990

3. Januar

25. Todestag von Erwin *Gohrbandt* (1890–1965), von 1946 bis 1950 Direktor der III. Chirurgischen Klinik (Robert-Koch-Krankenhaus)

27. Januar

100. Todestag von Karl Friedrich Otto *Westphal* (1833–1890), von 1869 bis 1890 Leitender Arzt der Abteilung für Geistes- und Nervenkranke

2. Februar

75. Todestag von Robert *von Olshausen* (1835–1915), von 1887 bis 1910 Direktor der Universitäts-Frauenklinik

15. Februar

25. Todestag von Selmar *Aschheim* (1878–1965), von 1931 bis 1933 Leiter des Laboratoriums der Frauenklinik, 1935 Lehrbefugnis entzogen, am 12. 11. 1960 Ehrendoktor der Humboldt-Universität zu Berlin (s. S. 296)

17. April

125. Geburtstag von Martin *Hahn* (1865–1935), von 1922 bis 1933 Direktor des Hygiene-Instituts

10. Mai

50. Todestag von Hans *Virchow* (1852–1940), von 1884 bis 1922 Prosektor am Anatomischen Institut

14. Mai

125. Geburtstag von Emil *Krückmann* (1865–1944), von 1912 bis 1933 Direktor der Klinik und Poliklinik für Augenkrankheiten

15. Mai

25. Todestag von Richard *Siebeck* (1883–1965), von 1934 bis 1941 Direktor der I. Medizinischen Klinik

23. Mai

50. Todestag von Rudolf Armin *Fick* (1866–1940), von 1917 bis 1934 Direktor des Anatomischen Instituts

4. Juli

150. Todestag von Carl Ferdinand *von Graefe* (1787–1840), von 1810 bis 1840 Direktor des Klinischen Instituts für Chirurgie in der Ziegelstraße

19. August

25. Todestag von Maxim *Zetkin* (1883–1965), ab 1947 Professor für Chirurgie, 1949 ärztlicher Direktor der Charité

20. August

75. Todestag von Paul *Ehrlich* (1854–1915), von 1884 bis 1887 a.o. Professor an der I. Medizinischen Klinik

9. September

125. Geburtstag von Adolf *Magnus-Levy* (1865–1955), a.o. Prof. für Innere Medizin, 1933 Lehrbefugnis entzogen

20. September

100. Geburtstag von Erwin *Gohrbandt* (1890–1965), von 1946 bis 1950 Direktor der III. Chirurgischen Klinik (Robert-Koch-Krankenhaus)

9. Oktober

150. Todestag von Johann Nepomuk *Rust* (1775–1840), von 1818 bis 1840 Professor für Chirurgie an der Charité

21. November

125. Geburtstag von Franz *Schönenberger* (1865–1933), von 1920 bis 1933 Leiter der Hydro-Therapeutischen Anstalt

21. November

25. Todestag von Robert *Rössle* (1876–1965), von 1929 bis 1949 Direktor des Pathologischen Instituts (s. S. 303).

Gedenktage an der Charité im Jahre 1991

24. Februar

125. Geburtstag von Rudolf Armin *Fick* (1866–1940), von 1917 bis 1934 Direktor des Anatomischen Instituts

16. März

250. Geburtstag von Johann Christoph Friedrich *Voitus* (1741–1786), von 1779 bis 1786 Leiter der Abteilung für äußerliche Kranke und der Geburtshilflichen Klinik

8. April

125. Geburtstag von Fritz *Williger* (1866–1932), von 1907 bis 1925 Geschäftsführender Direktor des Zahnärztlichen Instituts und Leiter der Chirurgischen Abteilung

24. April

200. Todestag von August *Schaarschmidt* (1720–1791), bis 1750 Prosektor am Theatrum anatomicum

6. Juli

50. Todestag von Ferdinand *Blumenthal* (1870–1941), von 1917 bis 1933 Leiter des Instituts für Krebsforschung

8. Juli

75. Todestag von Friedrich *Busch* (1844–1916), von 1884 bis 1907 Direktor des Zahnärztlichen Instituts und Leiter der Chirurgischen Abteilung

12. August

125. Geburtstag von Friedrich *Pels-Lensden* (1866–1944), von 1904 bis 1911 Leiter der Chirurgischen Universitäts-Poliklinik

3. Oktober

50. Todestag von Adalbert *Czerny* (1863–1941), von 1913 bis 1931 Direktor der Kinderklinik

23. Oktober

125. Geburtstag von Paul Ferdinand *Strassmann* (1866–1938), ab 1918 a.o. Prof. für Geburtshilfe und Gynäkologie, 1935 Lehrbefugnis entzogen

22. November

100. Todestag von Wilhelm Christian Ludwig Leopold Karl *Liman* (1818–1891), von 1868 bis 1886 Leiter des Instituts für Staatsarzneikunde (jetzt Institut für Gerichtliche Medizin)

31. Dezember

75. Todestag von Arthur *Pappenheim* (1870–1916), von 1909 bis 1916 Leiter des hämatologisch-histologischen Labors an der II. Medizinischen Klinik.

Bildung und Studium

Von H. *Bäumler*

An der Medizinischen Fakultät (Charité) der Humboldt-Universität zu Berlin werden StudentInnen in vier Studiengängen ausgebildet:
– Humanmedizin
– Zahnmedizin
– Medizinpädagogik
– Diplomkrankenpflege.
Die beiden letztgenannten Studiengänge werden in Deutschland nur an der Humboldt-Universität durchgeführt.
Die Zahl der Neuzulassungen für den Studiengang Humanmedizin lag in den letzten vier Jahren bei 507 ± 7 BewerberInnen. Davon wurden jeweils 110 Zulassungen durch die Medizinische Akademie Dresden erteilt. (Diese Studierenden werden nur bis zum Physikum an der Charité ausgebildet.) Für 1991 sind bisher 500 Zulassungen erfolgt, und für die Jahre 1992 und 1993 haben bereits 207 BewerberInnen (ohne Dresden) die Zulassung erhalten. Die Anzahl der Neuzulassungen für den Studiengang Zahnmedizin wurde in diesem Jahr um ca. 20 gegenüber den Vorjahren erhöht. Auch für diesen Studiengang sind für die Jahre 1992 und 1993

bereits 119 Zulassungen ausgesprochen worden.
Die Anzahl der Studenten in den Matrikeln bleibt über die Studiendauer relativ konstant. Als Grund hierfür wird angesehen, daß die Humboldt-Universität zu Berlin eine Sogwirkung gegenüber anderen Universitäten in den neuen Bundesländern ausübte. So wurden z. B. 1990 insgesamt 78 von 152 Anträgen auf Hochschulwechsel an die Charité genehmigt. Auf diese Weise werden die Abgänge ausgeglichen, die dadurch entstehen, daß der Prüfungsausschuß Studierende exmatrikuliert, die den Leistungsanforderungen nicht gerecht werden. Das bedingt eine höhere Schwundquote in den oberen Semestern.
Die Bewerbung zum Studium erfolgte bisher mit dem Zeugnis der 11. Klasse der Erweiterten Oberschule, ab 1991 wird das Abiturzeugnis zugrunde gelegt, wobei alle Naturwissenschaften auf Abiturniveau nachgewiesen werden müssen. Durch den Wegfall des einjährigen Pflegepraktikums vor Aufnahme des Studiums erhebt im Sommer 1991 ein ganzer Jahrgang von Abiturienten Anspruch auf die

Tabelle 1: Anzahl der jährlich neu zugelassenen Studenten

| | Medizin | | | Zahnmedizin | | | Medizinpädagogik | | | Krankenpflege | | |
	insg.	männl.	weibl.	insg.	männl.	weibl.	insg.	männl.	weibl.	insg.	männl.	weibl.
1983	433	182	241	170	73	97	27	4	23	27	3	24
1984	411	141	270	139	47	92				35	–	35
1985	452	212	240	162	60	102				27	4	23
1986	476	270	206	143	56	87				44	5	39
1987	505	211	294	111	63	48	27	2	25	35	4	31
1988	501	254	247	101	62	39				34	7	27
1989	514	255	259	99	42	57	25	1	24	34	5	29
1990	507	272	235	124	67	57				22	8	14
1991	500			100								
1992	158*											
1993	51*											

* ohne an der Medizinischen Akademie Dresden zugelassene Studenten (geplant 110)

171

Studienplätze 1991, die bereits vollständig vergeben sind.

Der Ablauf des Studiums wird durch die Studien- und Prüfungsordnung geregelt. Diese werden vom Fakultätsrat der Medizinischen Fakultät verabschiedet, durch den Senat der Humboldt-Universität bestätigt und vom Rektor in Kraft gesetzt, nachdem der Senat des Landes Berlin zugestimmt hat. Laut Einigungsvertrag haben sie bis maximal 1998 Gültigkeit. Es ist hervorzuheben, daß sämtliche Teile des Medizin- und Stomatologiestudiums in Verantwortung der Medizinischen Fakultät durchgeführt werden. Das gilt auch für die Naturwissenschaften. Zur Ergänzung des Lehrprogrammes werden fakultative Lehrveranstaltungen von Kolleginnen und Kollegen aus anderen Universitäten und Krankenhäusern durchgeführt.

Das Medizinstudium untergliedert sich in 6 Studienjahre:

2 Jahre Vorklinik, 3 Jahre klinische Ausbildung, 1 Jahr klinisches Praktikum (PJ). Insgesamt umfaßt die Ausbildung 4 301 Stunden ohne PJ, Berufspraktika und Famulaturen.

Die während des Studiums zu absolvierenden Praktika untergliedern sich in:

− 10 Wochen Famulatur
− 3 Wochen Sozialpraktikum nach dem 2. Semester
− 3 Wochen Wahlpraktikum in einem theoretischen Institut nach dem 3. Semester
− 2 Wochen Laborpraktikum nach dem 5. Semester.

Die Erste-Hilfe-Ausbildung und 2 Monate Krankenpflegedienst können vor dem Studium absolviert werden.

Die an der Medizinischen Fakultät abzulegenden Prüfungen sind Universitätsprüfungen im Status von Staatsexamina. Alle Prüfungen sind mündlich durchzuführen. Der dritte Abschnitt der Ärztlichen Prüfung umfaßt die Prüfungen in Innerer Medizin, Chirurgie und Pädiatrie nach Ableistung des PJ. Bis zum Absolventenjahrgang 1990 war das Diplom die Voraussetzung für die Erteilung der Approbation.

Die Regelstudiendauer von 6 Jahren einschließlich PJ wird eingehalten. Verlängerungen um 1 Jahr waren möglich bei Inanspruchnahme des Mütterjahres oder eines Forschungsjahres oder Rückstufung durch den Prüfungsausschuß. Beim Forschungsjahr wurden die StudentInnen für ein Jahr vom Studium bei Fortzahlung des Stipendiums freigestellt, um in einem Institut/einer Klinik in einer Forschungsgruppe zu arbeiten. Am Ende dieses Forschungsjahres lagen in der Regel die Ergebnisse für die Anfertigung der Dissertation vor. Das Forschungsjahr beantragten die StudentInnen meist für den Zeitraum nach dem 4. Studienjahr und der erfolgreichen Verteidigung der Diplomarbeit. Gegenwärtig sind 23 Studierende im Forschungsjahr.

Neben den Studiengängen Zahnmedizin. Medizinpädagogik (Ausbildung von Lehrkräften für medizinische Fachschulen; Direktstudium für 30 StudentInnen/Jahr und mehr als 100 FernstudentInnen/Jahr) und Diplom-Krankenpflege (Ausbildung zur Oberschwester, Oberin oder zum leitenden Pfleger für etwa 30 bis 40 FernstudentInnen/Jahr) sind die Lehrkräfte an der Charité an den Studiengängen Biochemie, Biophysik, Pharmazie, Rehabilitationspädagogik, Sozialtherapie, Kriminalistik und Psychologie beteiligt.

Die Organisation der Lehre an der Medizinischen Fakultät (Charité) fällt in den Zuständigkeitsbereich des Direktorats Bildung und Studium. Neben der akademischen Verwaltung stehen ihm ständige und zeitweilige Kommissionen zur Seite. Dazu gehören Kommissionen für

− Zulassung von Studenten − Prüfungsangelegenheiten
− Studienreform
− Studienplanung
− Einführung neuer Studien- bzw. Teilstudiengänge
− Lehrbeauftragte
− Begabtenförderung.

Das Direktorat Bildung und Studium verfügt außerdem über Beratungsbüros für

− Zulassungsfragen
− Ausländerfragen
− Studienangelegenheiten
− Absolventenvermittlung bzw. PJ
− Prüfungsfragen
− Sonderstudienpläne (Begabtenförderung und wiss. Nachwuchs)
− Soziale Fragen.

In jedem Institut/Klinik gibt es einen Beauftragten für Bildung und Studium, der für die Koordination der Lehraufgaben im Fach zuständig ist. Die Abstimmung der Fächer wird durch den Studienjahresleiter (in der Regel ein ordentlicher Professor) in den Studienjahresleitungen der einzelnen Studienjahre durchgeführt. Die StudentInnen werden stu-

dienjahresweise in Seminargruppen zu jeweils 20 bis maximal 25 Studenten aufge-
teilt. Besonders im 1. Studienjahr hat es sich
bewährt, daß jeder Seminargruppe ein Arzt/
Wissenschaftler als Berater zugeordnet ist.
Dieser hat die Aufgabe, den Studenten bei
der Überwindung der Anfangsschwierigkei-
ten an der Universität behilflich zu sein.
Die StudentInnen haben auf allen Ebenen die
Möglichkeit, Vorschläge, die die Ausbil-
dungsplanung und Organisation betreffen,
zu unterbreiten. Die Studentenvertreter sind
Mitglieder der Studienjahresleitungen und
sind in den akademischen Selbstverwaltun-
gen mit eigenen Fraktionen sowie in allen
Kommissionen vertreten.
Jedes Fachgebiet, in dem Seminare durchgeführt werden, ist mit Fachassistenten in der
seminaristischen Lehre vertreten. Der Assistent unterrichtet die Studenten seiner Seminargruppe während des gesamten Studienjahres im Seminar und Praktikum und führt
in der Regel wenigstens zwei Pflichtkonsulta-
tionen mit jedem Studenten durch, um dessen
Leistungsstand einzuschätzen. In den
Praktika werden die Assistenten durch studentische Hilfsassistenten unterstützt, die in
gesonderten Schulungen unterwiesen werden. Um eine einheitliche Lehrmeinung an
einem Lehrstuhl zu garantieren, erfolgen regelmäßig Kontrollen und Unterweisungen
der Assistenten durch den Ordinarius.
Da bis 1990 jeder Student eine Diplomarbeit
anfertigen mußte, um die Approbation zu
erhalten, wurden die Studenten nach dem
Praktikum über 3 Wochen im 2. Studienjahr,
spätestens aber im 3. Studienjahr, nach eigener Wahl mit ersten wissenschaftlichen Aufgaben in Forschungsgruppen betraut. Dadurch wurde ein enger Kontakt zu einem
Hochschullehrer oder Oberarzt/Assistenten
hergestellt, der auch zur Studienfachbera-
tung genutzt wurde. Diese Form der Beratung wird fortgesetzt.
Zwischenzeitlich wurden verschiedene *Mo-
dellstudiengänge* erprobt, in denen sämtliche
Leistungen für die Approbation zum Arzt
von den StudentInnen zu erbringen waren.
Die Auswahl der Studenten erfolgte vor Aufnahme des Studiums nach den Abiturnoten
(alle Fächer mit 1) und auf der Grundlage
ihrer Studienwunschbegründung unter besonderer Betonung des Forschungsaspektes.
Dieser Studiengang wurde nach 3 Jahren (ab

1989/90) nicht mehr durchgeführt, da Be-
fragungen ergaben, daß mehr als 90 % der
Studenten nicht in die Forschung gehen woll-
ten.
Bei einem anderen seit 1985 laufenden Studiengang findet die Auswahl der Studenten
nach dem Physikum statt. Hier sind die Kriterien
– eigene Bewerbung
– Physikum mit überwiegend sehr guten Leistungen
– bereits in der Vorklinik Tätigkeit in einem
  theoretischen Institut
– Befürwortung durch den betreuenden Wis-
  senschafter.
Das Grundprinzip stellt sich wie folgt dar:
Maximal 40 Studenten je Studienjahr werden
zu 2 Seminargruppen zusammengefaßt und
durch je einen Hochschullehrer betreut. Die
Vorlesungsstunden werden zugunsten semina-
ristischer Lehrveranstaltungen und alle Lehrveranstaltungen zugunsten eines kontrollierten
Selbststudiums (Konsultationen) reduziert.
Aufgrund der sehr guten intellektuellen Voraussetzungen der StudentInnen werden die
Lehrveranstaltungen in der Regel auf einem
wissenschaftlich höheren Niveau als üblich und
generell von Hochschullehrern durchgeführt.
Die Prüfungen tragen dem Rechnung. Spezial-
seminare und spezielle Vorlesungen, in denen
Forschungsschwerpunkte der Kliniken dargestellt werden, erweitern den Gesichtskreis der
Studenten. Jeder Student arbeitet an einem
wissenschaftlichen Thema (Diplom/Promo-
tionsarbeit) in einem theoretischen Institut
oder einer Klinik unter Betreuung eines Wissenschaftlers. Die Einbeziehung der StudentInnen ins wissenschaftliche Leben der Institute/
Kliniken erfolgt frühzeitig durch aktive und
passive Teilnahme an wissenschaftlichen Kolloquien. Ferner wird eine Teilnahme dieser
StudentInnen an nationalen und internationalen Kongressen mit eigenen Beiträgen in Abhängigkeit vom Stand ihrer wissenschaftlichen
Arbeit unterstützt. Ein Tag in der Woche ist
lehrveranstaltungsfrei und reserviert für die
Arbeit im Forschungsteam. Der Stundenplan
ist unabhängig vom regulären Plan der anderen StudentInnen.
Neben dem forschungsorientierten Studium
existiert ein fakultatives Angebot zur intensiven Ausbildung in den Fächern Innere Medizin, Chirurgie oder Allgemeinmedizin. Organi-
satorische Voraussetzung dafür ist, daß 1 Tag

pro Woche frei von Lehrveranstaltungen des normalen Lehrplans ist. Besonders wichtig ist die Bereitschaft entsprechender Kliniken der Charité sowie der Krankenhäuser Berlin-Buch und im Friedrichshain, an diesem Tag Lehrvisiten, Seminare, Patientvorstellungen, Besprechungen von Krankengeschichten usw. für insgesamt 80 bis 100 StudentInnen je Studienjahr durchzuführen. Hervorzuheben ist auch die Bereitschaft von ca. 40 FachärztInnen für Allgemeinmedizin, an einem Tag pro Woche StudentInnen in ihre Tätigkeit in der Praxis (Poliklinik, Arztpraxis) und bei Hausbesuchen einzubeziehen. Die Ausbildung erfolgt in Übereinstimmung mit den durch die Lehrstuhlinhaber festgelegten Kriterien und Programmen. Die Auswertung wird semesterweise durchgeführt.

Gegenwärtig werden Verträge mit Krankenhäusern im Berliner Raum vorbereitet, um die Ausbildung der StudentInnen im 6. Studienjahr (PJ) zu sichern. Bisher erfolgte diese an den Einrichtungen, an denen die StudentInnen nach dem 6. Studienjahr ihre Facharztausbildung begannen. Unabhängig davon werden KollegInnen der Krankenhäuser im Friedrichshain und Oskar Ziethen in die Ausbildung in Chirurgie sowie Berlin-Buch und Köpenick in die der Inneren Medizin einbezogen. Für StudentInnen des 3. und 4. Studienjahres werden aufbauende Kurse (fakultativ) zur vertieften Ausbildung in Innerer Medizin bzw. Chirurgie (1 Tag pro Woche in der Einrichtung) durchgeführt. Für 40 StudentInnen des 4. Studienjahres wird für einen Tag pro Woche eine Ausbildung in der Praxis eines Facharztes für Allgemeinmedizin angeboten. Für die Fachgebiete Infektologie und Pulmologie/Bronchiologie wird der klinisch-praktische Unterricht im Krankenhaus Prenzlauer Berg bzw. im Klinikum Buch durchgeführt.

Umfangreiche Analysen, zuletzt zusammengefaßt z. B. in den Thesen des wissenschaftlichen Beirats Medizin des ehemaligen Ministeriums für Bildung und Wissenschaft der DDR (Januar 1990) und des Murrhardter Kreises (Juli 1989) sowie des Wissenschaftsrates der Bundesrepublik belegen die Notwendigkeit der Reform des Medizinstudiums. Die Absolventen verfügen zwar über ein breites Spektrum von Kenntnissen sowie begrenzte ärztliche Fertigkeiten und handeln erkennbar nach berufsethischen Normen. Offenkundig sind jedoch eine geringe Theorieakzeptanz und Defizite bei der Heraus-

bildung eines wissenschaftlichen Arbeitsstils. Auch sind die Befähigung zur Kommunikation mit dem Patienten, die Motivation für sozialmedizinische und präventive Aufgabenstellungen sowie die Ausprägung der biopsychosozialen Kompetenz der Absolventen nicht ausreichend entwickelt. Als Ursachen werden genannt:

– Die Anzahl der unterschiedlichen Lehrgebiete ist sehr groß, die Ausbildung erfolgt isoliert von anderen Disziplinen.
– Es besteht nach wie vor eine Trennung zwischen Vorklinik und Klinik.
– Der klinisch-praktische Unterricht demonstriert ungenügend die Verbindung von Theorie und Praxis.
– Die Studenten haben zu wenige Möglichkeiten für ein vertiefendes, disziplinübergreifendes Selbststudium.

Kernpunkt des Charité-Curriculums soll das problemorientierte Studieren in Kleingruppen sein. Während der gesamten 5 Jahre arbeiten jeweils 2 bis 3 StudentInnen mit einem Arzt zusammen, der ihnen den Kontakt zu Patienten erleichtert und als erfahrener ärztlicher Mentor wirkt. Offizielle Lehrveranstaltungen (Vorlesungen, Kurse etc.) werden auf einem möglichst niedrigen Stundenvolumen gehalten, um eigenständiges Arbeiten und Wahlaktivitäten zu fördern. Biomedizin, Verhaltenswissenschaft, Sozialmedizin, Gesundheitsvorsorge und Krankenbehandlung stellen eine Einheit dar. Dabei soll ein früher und durchgängiger klinischer Erfahrungserwerb ermöglicht werden. Folgende Ziele sollen mit dem Reformstudiengang erreicht werden:

– Gleichwertige Vermittlung von ärztlichen Einstellungen, Fertigkeiten und Kenntnissen, über die jeder Arzt ungeachtet seiner späteren Spezialisierung verfügen muß.
– Befähigung der Studierenden zur kritischen Analyse und zum wissenschaftlichen Denken sowie zu einem wissenschaftlichen Arbeitsstil.
– Vermeidung von Überfrachtungen des Lernstoffangebotes durch sorgfältige Trennung von Basiswissen und Facharztwissen.
– Weitestgehende Abkehr vom Konzept der Disziplinarität zugunsten einer ganzheitlichen Lehrmethode bei gleichzeitiger Betonung der Eigenständigkeit der Fächer.
– Förderung der Partnerschaftsverhältnisse von Studierenden und Lehrenden durch den Kleingruppenunterricht, das Mentorsystem

und die Einbeziehung der Studierenden in Forschungsgruppen.
- Verknüpfung von Grundwissen und Klinik über das gesamte Curriculum.
- Verstärkung der Eigenverantwortlichkeit der Studierenden für das Studium durch Angebote von Wahlfächern und Vertiefungsfächern bei gleichzeitiger Reduktion obligatorischer Vorlesungszeiten.
- Erwerb der Fähigkeit zu andauerndem Lernen und eigenständiger Weiterbildung während des gesamten späteren Berufslebens.

Die inhaltlichen und organisatorischen Festlegungen für den Reformstudiengang werden gegenwärtig von einer Arbeitsgruppe der Medizinischen Fakultät erarbeitet.

Dissertationen unter Leitung externer Betreuer

Sabine *Boseniuk:* Erfassung und Eignung potentieller Organspender − Möglichkeiten zur Steigerung der Zahl der Nierentransplantationen in der DDR

Joachim *Felber:* Multivariate Analyse zur Verbesserung der Treffsicherheit des Belastungs-EKG

Corinna *Gey:* Beziehung zwischen körperlicher Entwicklung und Ernährungszustand junger Schulkinder am Beispiel von Hautfaltendicke und Oberarmumfang

Jost *Jablonowski:* Bilanz der therapeutischen Ergebnisse in der intensiv-neurologischen Behandlung von Patienten mit ischämischem Hirninsult

Annette *Jänsch:* Defekte des Hämostasesystems als Ursache von Phlebothrombosen bei Patienten eines angeologischen Dispensaires

Rüdiger *Kielmann:* Die Nitrit- und Nitratreduktion in der Mundhöhle von Säuglingen und Kleinkindern

Joachim *Kirmes:* Die Entwicklung des Bewegungsstatus im Grundlagentraining der Sportart Wasserspringen und seine Wertigkeit für die Eignung und Morbidität

Reinhard *Lößer:* Über den Einfluß methodischer Faktoren auf die In-vitro-Markierung mit ^{3}H-Thymidin. Ein Beitrag zur zellkinetischen Analyse proliferierender Gewebe

Dagmar *Platzeck:* Untersuchungen über den Nitritgehalt im Urin von Neugeborenen und im Fruchtwasser, Urin und Kolostrum der Mutter

Anneliese *Rentz* und Claudia *Massel:* Vergleichende Untersuchungen von Phlebographie und Phlebodynametrie bei Patienten mit chronisch-venöser Insuffizienz

Kerstin *Ripper:* Erfassung nosokomialer Infektionen bei geriatrischen Patienten im Klinikum Berlin-Buch und deren Beeinflußbarkeit durch Therapiemaßnahmen

Sybille *Stolle* und Horst-Eberhard *Klimpel:* Untersuchungen über den Nitrat- und Nitritgehalt im Speichel und Urin einer Bevölkerungsgruppe des Kreises Strausberg

Detlef *Uhlig:* Untersuchungen zum Nitrit- und Nitratgehalt im Urin, Speichel und Blutserum von urologischen Patienten

Marietta *Völzke:* Untersuchungen zum Einfluß von Thiocyanat auf die Wollproduktion bei industriemäßiger und konventioneller Schafhaltung

Ekkehart *Wernicke:* Untersuchungen zum extrahyreoidalen Einfluß auf Schilddrüsenparameter bei Patienten mit chronischer cerebrovaskulärer Insuffizienz

Auszeichnungen mit dem „Humboldt-Preis"

Igor-Wolfgang *Blau:* Untersuchungen zur Proliferation und Differenzierung normaler und leukämisch tranformierter hämatopoetischer Zellen unter dem Einfluß von Thymidinderivaten (Diss. A). Betreuer: Prof. Dr. sc. med. Rainer *Ihle,* Klinik für Innere Medizin

Stefan *Brehme* und Gernot *Keyßer:* Die kombinierte, iso- und hyppervolämische Hämodilutionstherapie bei Patienten mit chronischen peripheren arteriellen Durchblutungsstörungen (Diss. A). Betreuer: Doz. Dr. Hans-Heinrich *Schmidt,* Klinik für Innere Medizin

Detlef *Buckvitz:* Kinetische Modellierung der Phosphofruktokinase von Plasmodium berghei und Nachweis einer parasitenspezifischen Glukose-6-Phosphatdehydrogenase (Diss. A). Betreuer: Prof. Dr. sc. nat. Gisela *Jacobasch*, Institut für Biochemie

Egbert v. *Frankenberg*: Histologisch-morphometrische Untersuchungen über die reaktive Wirkung intensiver Laufbelastung auf den Gelenk- und Epiphysenfugenknorpel des juvenilen Meerschweinchenknies (Diss. A). Betreuer: Prof. Dr. sc. med. Hartmut *Zippel*, Klinik für Orthopädie

Angela *Jaenisch* und Uwe *Jaenisch*: Rasterelektronenmikroskopische Untersuchungen der Oberfläche keilförmiger Defekte (Diss. A). Betreuer: Prof. Dr. sc. med. Gisela *Graehn*, Poliklinik für Konservierende Stomatologie

Nils *Jessen*: Die In-vivo-Messung des intraartikulären Sauerstoffpartialdrucks der Synovia als diagnostischer Parameter chondrosynovialer Aktivierung humaner Kniegelenke (Diss. A). Betreuer: OA Dr. sc. med. G. *Regling*, Klinik für Orthopädie

Ute *Matschinske*: Entwicklung und Erprobung einer Methode zur Messung der Polymerisationsschrumpfung von Kompositen (Diss. A). Betreuer: OAss. Dr. med. Annemarie *Tappe*, Abt. für Experimentelle Stomatologie und Biomaterialforschung

Sabine *Pfeffer*: Voruntersuchungen zur Röntgenstrukturanalyse des Thermitase-Bacitracin-Komplexes (Dipl.-Arbeit). Betreuer: Doz. Dr. sc. nat. Wolfgang *Höhne*, Institut für Biochemie

Jens-Carsten *Rückert*: Tierexperimentelle Untersuchungen zur Steigerung der Diabetessuszeptibilität im Erwachsenenalter als Folge eines perinatalen Hyperinsulinismus (Diss. A). Betreuer: Prof. Dr. sc. med. Günter *Dörner*, Institut für Experimentelle Endokrinologie

Ulfilas *Rühtz* und Andreas *Stabenau*: Einfluß der Berufsmotivation von Studenten unterschiedlicher Studienrichtung auf das präventivorientierte Gesundheitsverhalten und den Gebißzustand (Diss. A). Betreuer: Prof. Dr. sc. med. Gisela *Graehn*, Poliklinik für Konservierende Stomatologie

Dr. Heiko *Schröder*: Möglichkeiten und Grenzen einer retrograden Myokardperfusion – ein ergänzendes Verfahren zur Behandlung der ischämischen Herzkrankheit (Diss. A). Betreuer: Dr. sc. med. Diethelm *Modersohn*, Klinik für Innere Medizin

Dr. Ines *Schönborn*: Angiome – Korrelation klinischer Symptomatik und neuroradiologischer Untersuchungsergebnisse (Diss. A). Betreuer: Prof. Dr. sc. med. Rüdiger *Lehmann*, Klinik für Neurologie und Psychiatrie

Ronny *Schuster*: Mathematische Modellierung des Energie- und Redoxstoffwechsels normaler und enzymdefizienter Erythrozyten des Menschen (Diss. A). Betreuer: Prof. Dr. sc. nat. Gisela *Jacobasch* und Doz. Dr. H.-G. *Holzhütter*, Institut für Biochemie

Auszeichnungen mit dem „Robert-Koch-Preis"

Ulrike *Brauns* und Cornelia *Potratz*: Nosokomiale Infektionen auf Neugeborenenstationen – eine prospektive Studie aus den Jahren 1984 bis 1986 an der Abt. Neonatologie der Univ.-Kinderklinik des Bereiches Medizin (Charité) der HUB (Diss. A). Betreuer: Prof. Dr. sc. med. Ludwig *Grauel*, Klinik für Kinderheilkunde

Katrin *Drossel*: Klinische Untersuchungen zur Bedeutung des Intravasalvolumens in der Pathogenese der Hypertonie nach Nierentransplantation (Diss. A). Betreuer: Dr. sc. med. Jürgen *Scholze*, Klinik für Innere Medizin

Dagmar *Eckhardt*: Normvarianten des 1. Chromosoms (Dipl.-Arbeit). Betreuer: Doz. Dr. sc. nat. Hannelore *Körner*, Institut für Medizinische Genetik

Jochen *Freitag*: Tierexperimentelle Untersuchungen zur geschlechtsspezifischen Entwicklung des negativen Östrogen-feedback (Diss. A). Betreuer: Prof. Dr. med. vet. habil. Friedemann *Döcke*, Institut für Experimentelle Endokrinologie

Michael *Hennig*: Voruntersuchungen zur Röntgenkristallstrukturanalyse des Speicherproteins Phaseolin aus der Gemeinen Gartenbohne, Phaseolus vulgaris (Dipl.-Arbeit). Betreuer: Doz. Dr. sc. nat. Wolfgang *Höhne*, Institut für Biochemie

Dr. Peter *Horak*: Untersuchungen der Proteinsyntheseregulation unter Energiemangelbedingungen an Reticulozyten von Kaninchen

(Diss. A). Betreuer: Dr. sc. nat. Bernd *Thiele*, Institut für Biochemie

Peter *Kroschwald* und Alexandra *Kroschwald*: Nachweis und teilweise Charakterisierung der Retikulozyten-Lipoxygenase des Menschen und verschiedener Spezies (Diss. A). Betreuer: OA Dr. sc. med. Hartmut *Kühn*, Institut für Biochemie

Michaela *Neumann*: Skelettale und Weichteil-gewebsveränderungen durch chirurgische Korrektur der Progenie (Dipl.-Arbeit). Betreuer: Dr. med. Isolde *Zimmermann*, Poliklinik für Orthopädische Stomatologie

Frank *Queisser*: Elektromyographische Beurteilung ausgewählter Extensoren der Halswirbelsäule und Kopfgelenke (Dipl.-Arbeit). Betreuer: MR Doz. Dr. sc. med. Helmut *Seidel*, Zentralinstitut für Arbeitsmedizin der DDR

Tim *Rudolph*: Erarbeitung eines Computerprogramms zur Datenerfassung und -bearbeitung für eine implantologische Spezialsprechstunde (Dipl.-Arbeit). Betreuer: OA Dr. sc. med. Roland *Schubert*, Poliklinik für Prothetische Stomatologie und Dipl. phil. Stephan *Bendel*, Institut für Medizinische Informatik und Biomathematik

Ines *Schmidt* und Gesine *Schwarz*: Das „Deutsche Herzzentrum Berlin" in Berlin (West) – ein Beispiel für die Gesundheitspolitik im staatsmonopolistischen Kapitalismus der BRD (Dipl.-Arbeit). Betreuer: Dr. rer. oec. Hartmut *Rüstau*, Sektion Marxismus-Leninismus, Wissenschaftsbereich Politische Ökonomie, Lehrgruppe Medizin

Susanne *Schnell* und Reiner *Wudowenz*: Charakterisierung der in vitro Toxizität von modifizierten Zellulose-Dialyse-Membranen und ihren Modifizierungs-Komponenten (Dipl.-Arbeit). Betreuer: Prof. Dr. sc. nat. Hartmut *Wolf*, Abt. für Experimentelle Stomatologie und Biomaterialforschung

Gunnar *Schulze*: Morphometrische Untersuchungen explantierter menschlicher Herzen

(Dipl.-Arbeit). Betreuer: Prof. Dr. sc. med. Rudolf *Meyer*, Institut für Pathologische Anatomie

Markus *Staudt*: Untersuchungen zur Optimierung und Reproduzierbarkeit eines in vitro Testes für die Oberflächenreaktivität keramischer Biomaterialien (Dipl.-Arbeit). Betreuer: Prof. Dr. sc. nat. Hartmut *Wolf*, Abt. für Experimentelle Stomatologie und Biomaterialforschung und

Norbert *Lange*: Methoden zur Optimierung der Metalloberflächenvorbehandlung für den NEM-Plast-Verbund unter Berücksichtigung des Einsatzes eines Haftvermittlers (Dipl.-Arbeit). Betreuer: Dr. rer. nat. Wolf-Dietrich *Müller*, Abt. für Experimentelle Stomatologie und Biomaterialforschung

Birte *Steinberg* und Katrin *Rothenberger*: Atemstörungen bei Neugeborenen – eine vergleichende Analyse der Ursachen in den Jahren 1980, 1983 und 1986 (Dipl.-Arbeit). Betreuer: Doz. Dr. sc. med. Roland *Wauer*, Klinik für Kinderheilkunde

Beate *Weinelt*: Retrospektive Betrachtung von Diagnosekriterien der rundzelligen Myokarditis an links- und rechtsventrikulären Endomyokardbiopsien (Dipl.-Arbeit). Betreuer: Prof. Dr. sc. med. Rudolf *Meyer* und Dr. med. Hans-Georg *Flegel*, Institut für Pathologische Anatomie

Ariana *Wichmann*: Einschätzung der Langzeitprognose von Patienten mit peripheren arteriellen Durchblutungsstörungen unter besonderer Berücksichtigung der oralen Antikoagulantien-Langzeit-Therapie (Diss. A). Betreuer: Doz. Dr. sc. med. Hans-Heinrich *Schmidt*, Klinik für Innere Medizin

Kerstin *Zimmermann*: Erarbeitung einer inhaltsanalytischen Methode zur Objektivierung von Bewältigungsverhalten aus Tonbandaufnahmen von Gruppentherapiegesprächen (Dipl.-Arbeit). Betreuer: OMR Dr. sc. med. Roland *Jacob*, Klinikum Berlin-Buch, Strahlentherapeutische Klinik.

Der Einsatz des DNA-Fingerprinting für Kopplungs-analysen: Beispiel Craniometaphysäre Dysplasie[1]

Von E. *Fuhrmann*

Institut für Medizinische Genetik der Medizinischen Fakultät (Charité) der Humboldt-Universität zu Berlin

Zusammenfassung

Eine Berliner Sippe mit der autosomal-dominanten Form der Craniometaphysären Dysplasie (CMD), einer seltenen Erkrankung mit typischen Knochenveränderungen und daraus resultierenden Symptomen, wurde im Rahmen einer Kopplungsanalyse mit DNA-Fingerprinting untersucht. Dabei kamen sieben verschiedene Sonden zum Einsatz. Die geschätzte Anzahl der untersuchten Loci lag bei 200. Es konnte kein Fragment als mit Sicherheit mit der CMD gekoppelt gefunden werden. Die Möglichkeit des Auftretens klinisch stummer Anlagenträger bei der CMD wurde wahrscheinlich gemacht und besteht auch in der untersuchten Sippe.

Einleitung

Das 1985 von *Jeffreys* (1) inaugurierte Verfahren des „DNA-Fingerprinting" ist zu einer Standardmethode der Molekulargenetik geworden. Die mit dieser Methode darstellbaren hypervariablen DNA-Regionen gestatten es, ein für jedes Individuum (mit Ausnahme eineiiger Zwillinge) charakteristisches Bandenmuster zu erzeugen. Neben der sich daraus ergebenden Anwendung in der Gerichtsmedizin zur Vaterschaftsbestimmung und Identifizierung von Tatverdächtigen bestehen weitere experimentelle Einsatzmöglichkeiten, bei denen der Beweis der routinemäßigen Durchführbarkeit noch aussteht. Ein Beispiel dafür

stellt die Synthese des klassischen genetischen Verfahrens der Kopplungsanalyse mit dem DNA-Fingerprinting dar, da die in Fingerprints dargestellten hypervariablen Regionen potentielle Marker sind, deren Vererbung in Beziehung zu familiär auftretenden Krankheiten untersucht werden kann. Gelänge es, unter diesen DNA-Loci einen zu identifizieren, der gekoppelt mit der Anlage für eine Krankheit vererbt wird, wäre das ein erster Schritt, um dieses Gen genauer zu charakterisieren. Wir verwendeten diesen theoretischen Ansatz für die Suche nach einem solchen Restriktionsfragment in DNA-Fingerprints, für das sich eine möglichst enge Kopplung zum krankheitsverursachenden Gen der autosomal-dominanten Form der Craniometaphysären Dysplasie (CMD) nachweisen läßt.

Material und Methoden

Von der untersuchten Sippe mit CMD sind 6 Generationen bekannt. Der hier interessierende Kern des Stammbaums ist in Abbildung 1 dargestellt.

Der Basisdefekt der CMD ist bisher nicht bekannt. Die Expressivität ist variabel. Zur Penetranz des Gens werden unterschiedliche Angaben gemacht (2, 3, 4), wobei diese unter Einbeziehung der unten beschriebenen Fälle als unvollständig angenommen werden muß. Geschlechtsdifferente Ausprägungen wurden nicht beschrieben. Typisch für die CMD wie für die anderen metaphysären Dysplasien ist die Verbreiterung der Metaphysen vor allem des distalen Femurs, die Corticalis ist verdünnt

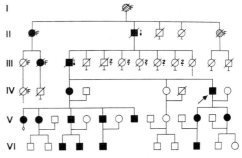

Abb. 1. Stammbaum der CMD-Sippe.
F   : Diagnose durch Fotografie
?   : als Kleinkind verstorben;
     CMD-Ausschluß unsicher
↓   : Diagnose durch Ausgrabung der Skelette
→   : Index-Fall

---

1 Zusammenfassung der Dissertation, die während des Studiums begonnen und von Dr. P. *Nürnberg* betreut wurde.

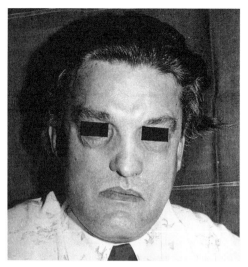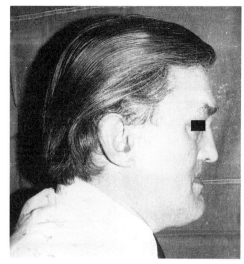

Abb. 2. Frontal- (a) und Seitenansicht (b) des Probanden IV/7 mit Verdickung der Nasenwurzel, Gesichts-asymmetrie, Malokklusion und Fazialisparese links

und die Spongiosa rarefiziert. Es resultiert aus diesen Veränderungen der radiologische Aspekt einer Flaschen-, Kolben- oder Erlen-meyerkolbenform. Die CMD wurde 1954 erst-mals von *Jackson* et al. (zit. bei 5) als genetisch und klinisch eigenständige Krankheit beschrie-ben und wird seitdem im internationalen Schrifttum als Jackson-Disease geführt.

Leitsymptom ist neben den metaphysären Ver-änderungen das Auftreten von Hyperostosen im Schädelbereich, insbesondere sind das fron-tobasale Gebiet und die Kalotte betroffen. *Böttger* et al. (6) beziehen als radiologische Hauptsymptome auch die Sklerosierung von Mandibula und Diaphysen ein. In Zusammen-hang mit den Hyperostosen des Schädels ste-hen die fehlende oder stark reduzierte·Pneu-matisation der Nasennebenhöhlen und die Lu-meneinengung der Foramina der Schädelbasis, die kompressionsbedingte Hirnnervenausfälle zur Folge haben können, insbesondere Fazia-lisparesen sowie Hör- und Sehstörungen unter-schiedlicher Schweregrade. Artikulations-schwierigkeiten und Malokklusion sind Folgen der Mitbeteiligung der Mandibula. Zum Voll-bild der Krankheit gehören weiterhin die Ver-breiterung der Glabella und eine umgekehrt Y-förmige Verdickung der Nasenwurzel, was zu der typischen Facies mit weitem Augenabstand führt. Letztere Zeichen treten schon im Säug-lingsalter in Erscheinung und können krank-heitshinweisend sein, bevor andere Symptome auftreten. In der untersuchten Sippe wies der

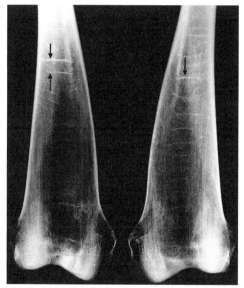

Abb. 3. Röntgenaufnahme der Femora des verstorbe-nen Merkmalsträgers II/2 (Pfeile: typische Ossifika-tionslinien)

Proband IV/7 (s. Abbildung 2) die stärkste Ausprägung der Symptomatik auf. Die typi-sche Erlenmeyerkolbenform der distalen Fe-mora mit den sippenspezifischen Ossifikations-linien zeigt die Abbildung 3.

Bei dieser Sippe wurde auf DNA-Ebene eine Kopplungsanalyse durchgeführt. Neben den Basensequenzen der DNA-Doppelhelix, die für RNA bzw. Proteine kodieren, kennt man Se-

179

quenzen, die nach dem heutigen Wissensstand keine direkte Information für ein Genprodukt beinhalten und deren Funktion und Herkunft nur vermutet werden können. In diesen Kreis fällt die Gruppe der sogenannten repetitiven DNA-Sequenzen, deren Anteil an den etwa 14 x 10^9 Basen der 23 Chromosomenpaare mit ca. 20–30 % angegeben wird (7). Kennzeichnend für die repetitiven Sequenzen ist die mehrmalige Wiederholung identischer Basenfolgen, wobei die Anzahl dieser Wiederholungen und ihre Einbettung in andere Sequenzmotive variieren. Entsprechend diesen Unterschieden besteht eine Möglichkeit der Einteilung nach der Anzahl der Wiederholungen in niedrig-, mittel- und hochrepetitive DNA. Nach dem Aufbau unterscheidet man die „simple repetitive" DNA von den „minisatellites". Erstere besteht aus 20- bis 1000000fachen Wiederholungen von Sequenzen, die sich aus bis zu 10 Basen zusammensetzen. Dagegen besteht die von *Jeffreys* (1) 1985 erstmals beschriebene „Minisatelliten-DNA" aus mehrfachen Wiederholungen einer ähnlichen Grundsequenz von mehr als 10 Basenpaaren, wobei zahlreiche und wechselnde Variationen der Sequenzmotive auftreten. Die simple repetitive DNA ist über das gesamte Genom verstreut, während die Minisatelliten bevorzugt im Telomerbereich zu finden sind. Beide zeichnen sich durch das gehäufte Auftreten von Mutationen aus. Die sich daraus ergebenden starken Variationen in der Anzahl der aneinandergereihten Basiselemente dieser repetitiven Strukturen führen zu Unterschieden in der DNA beim Vergleich mehrerer Individuen und zum Auftreten verschiedener Allele eines DNA-Locus in einem Individuum, so daß man von nahezu obligater Heterozygotie sprechen kann. Unterschiede bezüglich der Sequenzwiederholungen werden als VNTRs (variable number of tandem repeats) bezeichnet und bilden die Grundlage für die Kennzeichnung dieser Areale als HVRs = hypervariable regions (*Nakamura* et al., zitiert bei 8). Beim DNA-Fingerprinting wird zunächst die DNA aus kernhaltigen Zellen (meist Leukozyten des peripheren Blutes) isoliert und mit Hilfe von Restriktionsendonukleasen in kurze Stücke geschnitten. Diese Enzyme bakteriellen Ursprungs schneiden die doppelsträngige DNA sequenzspezifisch. Beispielsweise schneidet das Enzym Mbo I (aus *Moraxella bovis*, einem gramnegativen Diplokokkus isoliert) immer unmittelbar vor der Basenfolge 5′– ↓ GATC–3′.

Aus der Verdauung der DNA mit diesen Enzymen resultiert eine Vielzahl verschieden großer DNA-Fragmente. Dabei entstehende Unterschiede der DNAs unterschiedlicher Herkunft ergeben sich durch die oben erwähnte variierende Anzahl der Grundmotivkopien innerhalb repetitiver Sequenzen sowie durch das variierende Auftreten von Schnittstellen. Als Ergebnis des enzymatischen Schneidens entstehen also DNA-Schnittfragmente, die in ihrer Länge variieren (RFLPs = Restriktionsfragmentlängen-Polymorphismen). Anschließend werden die DNA-Bruchstücke entsprechend ihrer Größe in der Gelelektrophorese aufgetrennt. Im nächsten Arbeitsgang werden sie durch Hitze- oder Alkalibehandlung denaturiert, also in Einzelstränge aufgespalten. Danach wird die DNA mit sog. sequenzspezifischen molekularen Sonden hybridisiert. Dieser Vorgang der Hybridisierung erfolgt entweder direkt im vorher getrockneten Gel oder nach vorheriger Bindung der DNA-Fragmente an eine Membran aus Nitrozellulose oder Nylon (sog. Southernblotting).

Die molekulare Sonde ist ein Ausschnitt einer bestimmten Basensequenz des Genoms, der entweder mittels Klonierung gewonnen wird oder in Form von kurzen Basenfolgen auch chemisch synthetisiert werden kann (Oligonukleotid-Sonden). Diese Sonde bindet sich während der Hybridisierung bei definierten Randbedingungen wie Temperatur und Ionenmilieu entsprechend der normalen Basenpaarung an die Fragmente der zu untersuchenden DNA, die eine komplementäre Basenfolge aufweisen. Um diese Anlagerung sichtbar zu machen, wird die Sonde zuvor mit ^{32}P radioaktiv markiert. Nach der Hybridisierung wird der Anteil der Sonde, der nicht gebunden wurde, in mehreren Waschschritten entfernt. Danach werden das Gel oder die Membran mit Röntgenfilm je nach radioaktiver Intensität mehrere Stunden bis Tage exponiert. An den Stellen, wo die DNA-Schnittstücke mit der radioaktiv markierten Sonde reagiert haben, ergibt sich nach der Entwicklung des Films eine Schwärzung („Banden"). Das Prinzip der Entstehung der Banden aufgrund variierender Schnittstellen bzw. VNTRs ist in den Abbildungen 4 und 5 dargestellt.

Das resultierende Bandenmuster ist bei günstiger Wahl von Enzym und Sonde für jedes Individuum entsprechend der oben beschriebenen Variabilität der repetitiven Sequenzen ver-

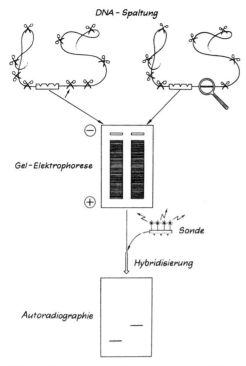

Abb. 4. Entstehung des Bandenmusters biallelischer RFLPs auf der Basis einer Schnittstellenvariabilität

schieden. Es ergibt sich also pro Elektrophoresebahn ein Muster (siehe als Beispiel Abbildung 6), das wie ein Fingerabdruck das jeweilige Individuum eindeutig charakterisiert (daher der Begriff „Fingerprint"). Das höchste bekannte Individualisierungspotential und damit den höchsten Grad an Informativität unter den von uns benutzten simple-repetitive-Oligonukleotidsonden weist dabei (GTG)$_5$ bzw. die komplementäre Sonde (CAC)$_5$ auf, mit der bis auf eineiige Zwillinge alle Menschen eindeutig unterschieden werden könnten (*Schäfer* et al. 1988, zitiert bei 9). Die entstehenden Banden als Abbild einer speziellen DNA-Sequenz werden entsprechend den *Mendelschen* Regeln vererbt, wodurch jede Bande eines Kindes auf eines der beiden Elternteile zurückgeführt werden kann.

Die erhaltenen Fingerprints der CMD-Sippe wurden nun hinsichtlich einer Fragmentkopplung analysiert. Die Kopplungsanalyse gehört zu den klassischen Verfahren der Genetik und baut auf dem *Mendelschen* Gesetz der Neukombination der Gene auf. Wenn zwei Allele des einen Gens und zwei Allele eines anderen Gens auf jeweils unterschiedlichen Chromoso

men lokalisiert sind, werden die Einzelallele unabhängig voneinander vererbt. Die Neuzusammenstellung der Gene ist also die Folge der Möglichkeit der Kombination der Allele zu vier Gametentypen mit dem Ergebnis einer entsprechenden phänotypischen Neukombination zweier Merkmale. Das heißt also, daß die freie Kombination der Gene durch ihre Lage auf unterschiedlichen Chromosomen bedingt ist. Diese freie Kombination sollte jedoch mit der Lokalisation zweier Gene auf einem Chromosom enden.

Allerdings zeigen weit entfernt voneinander auf einem Chromosom liegende Gene auch freie Rekombination. Die Kopplung ist also nicht absolut, was bedeutet, daß in einem gewissen Prozentsatz der Nachkommen eine Trennung der gekoppelten Allele auftritt. Dieses Phänomen ist durch das mikroskopisch sichtbare „crossing over" bedingt. Dabei tauschen homologe Chromatiden in der Meiose unter zeitweiligem Strangbruch Abschnitte aus. Ein crossover-Ereignis betrifft also je zwei der vier am Zentromer verbundenen Chromatiden. Am Ende der Gametogenese resultieren vier Gameten, wovon zwei rekombinante Chromosomen enthalten. Die Wahrscheinlichkeit, daß zwei

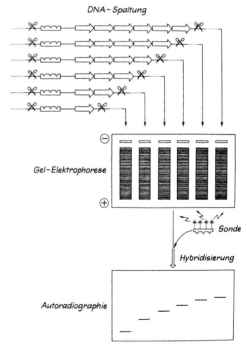

Abb. 5. Entstehung des Bandenmusters multiallelischer RFLPs auf VNTR-Basis

Allele auf einem Chromosom durch ein meiotisches cross-over-Ereignis getrennt werden, steigt mit ihrer Distanz voneinander. Das bedeutet, daß eng benachbarte Allele nur selten entkoppelt werden, weiter voneinander entfernte Allele dagegen häufiger. Die Häufigkeit einer Entkopplung ist daher ein Maß für den Abstand auf einem Chromosom. Dieser genetische Abstand wird in centiMorgan (cM) angegeben, wobei eine einprozentige Rekombinationsfrequenz einer genetischen Distanz von einem cM (= 0,01 Morgan) entspricht.

Die Kopplungsanalyse kann prinzipiell für alle Genkombinationen vorgenommen werden. Voraussetzung ist allerdings, daß man die Vererbung auch eindeutig verfolgen kann. Der klassische Weg dazu ist die Beobachtung der Vererbung zweier Gene durch den Phänotyp. Bei der Kopplungsanalyse auf molekularer Ebene werden der Phänotyp eines Gens (zum Beispiel eine genetisch bedingte Erkrankung) und eine charakteristische Zustandsform der Nukleotidsequenz im Umfeld dieses Gens auf Kopplung untersucht. Man vergleicht also das Segregationsverhalten eines Phänotyps mit dem eines polymorphen DNA-Bereiches. Die bedeutsamsten Marker, deren Kopplung mit einem krankheitserzeugenden Allel untersucht wird, sind die sog. RFLP-Marker (siehe oben). Man kann in diesem Zusammenhang davon ausgehen, daß zwei homologe Chromosomen im Durchschnitt alle 200 bis 500 Basenpaare voneinander abweichen (10). Voraussetzung für Kopplungsstudien mit RFLP-Markern ist, daß diese nicht auf wenige Personen beschränkt sind. Man spricht übereinkunftsgemäß erst von einem RFLP, wenn das seltenere Allel bei mindestens einem Prozent der Bevölkerung vorhanden ist (11). Im günstigsten Fall sind beide Allele mit 50 % in der Bevölkerung vertreten, da dann die Chancen am größten sind, daß je ein Allel des zu untersuchenden Gens mit je einem RFLP-Marker gekoppelt ist.

Da beim DNA-Fingerprinting die hypervariablen Regionen der VNTR-Loci zur Darstellung gebracht werden, die über das gesamte Genom verstreut sind, kann man mit diesem Verfahren versuchen, simultan mehrere Bereiche des Genoms zu untersuchen und eine Kopplung mit einem krankmachenden Allel nachzuweisen. Erstmalig wurde dieses Verfahren von *Jeffreys* et al. (12) angewendet, um mit multiplen Markern eine Kopplung in Familien mit zwei verschiedenen Hämoglobinopathien und in einer Familie mit Neurofibromatose (v. Recklinghausen-Krankheit) nachzuweisen. Allerdings stellt der in dieser Untersuchung erzielte Lod-score von unter 2 kein befriedigendes Ergebnis für weiterführende Arbeiten zur Genlokalisation dar. Mit größerem Erfolg wurden dagegen von *Georges* et al. (13) Kopplungsstudien mit DNA-Fingerprints bei Rindern durchgeführt, bei denen ein Lod-score von 2,84 erreicht wurde.

Bei der eigentlichen Auswertung des Bandenmusters der Fingerprints in der Kopplungsanalyse geht man von einem betroffenen Elternteil in der ersten Generation aus. Jede Bande im Fingerprint stellt ein Allel definierter (sondenkomplementärer) Sequenz und Größe (Lage im Gel) dar. Nur wenn ein Marker des betroffenen Elternteils in zwei verschiedenen Allelen auftritt, kann er für eine Kopplung informativ sein. Tritt eine elterliche Bande daher bei allen Nachkommen unabhängig von der Krankheitsverteilung auf, ist sie uninformativ, da sie zwei identische Allele eines Locus darstellen kann. Weiterhin sind die Banden für die Auswertung von geringerer Aussagekraft, die vom angeheirateten Elternteil stammen. Dies gilt auch für je eine elterliche Bande in identischer Position, da die Beobachtung einer solchen Bande bei diesem Zweig der Nachkommenschaft keinen Rückschluß auf ihren Ursprung zuläßt. Jede Bande, die vom kranken Elternteil auf einen kranken Nachkommen weitergegeben wird und die bei den gesunden Nachkommen fehlt, wäre ein Hinweis auf Kopplung. Tritt diese Bande auch bei einem gesunden Nachkommen auf, ist auszuschließen, daß sie vom gesunden Elternteil stammt. In diesem Falle gibt sie einen Hinweis auf ein Rekombinationsereignis. Das gleiche gilt, wenn eine kopplungsrelevante Bande bei einem kranken Nachkommen fehlt.

Es wurden fernen nur Banden in ihrem Segregationsverhalten untersucht, die neben identischer Lokalisation auch eine relative Übereinstimmung in der Intensität zeigten. Da dem elektrophoretischen Auftrennvermögen von geringen Molekülgrößenunterschieden Grenzen gesetzt sind, besteht die Möglichkeit, daß eine optisch kräftiger erscheinende homogene Bande in Wirklichkeit aus der Überlagerung von zwei oder mehr verschiedenen VNTR-Loci mit geringen Größenunterschieden der Fragmente bei identischer sondenkomplementärer Sequenz resultiert. Die Segregation eines Einzellocus-Allels in der Sippe ist dann nicht nachvollziehbar.

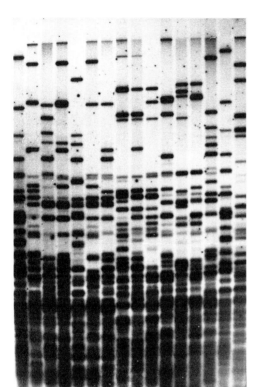

Abb. 6. Fingerprints mit $(GTG)_5$ im Berliner Teil der CMD-Sippe nach Spaltung mit Hinf I

Wir verwendeten zur Untersuchung der CMD-Sippe die Sonden $(GTG)_5$, $(CT)_8$, Core (Sequenz: 5' – GGA GGT GGG CAG GAA GGG AGG TGG GCA GGA AG – 3'), $(GACA)_4$, $(GATA)_4$, Chi (Sequenz: 5' – GCT GGT GGG CTG GTG GGC TGG TGG GTC GGT GG – 3') und BCKI (Sequenz: 5' – GGT GGG GCT GAG GAA AGT GGT GGG GCT GAG GAA AGT – 3').

Um die Gesamtzahl N der untersuchten Loci abzuschätzen, muß man von den gezählten Fragmenten ausgehen und diese Zahl korrigieren, um Allel-Paare eines Locus, gekoppelte VNTR-Loci und nicht auflösbare und damit nicht gezählte Fragmente mit einzubeziehen. Zur Abschätzung der bei der CMD-Sippe untersuchten Loci wurde auf das Verfahren von *Jeffreys* et al. (12) zurückgegriffen, wobei bei der Berechnung für jede Sonde die enzymatische Spaltung mit der größten Fragmentvielfalt zugrunde gelegt wurde. Bei der Auswertung der Fingerprints ergaben sich folgende sondenspezifische Werte in der CMD-Sippe:

$(GTG)_5$	:	N = 31
$(CT)_8$	:	N = 9
$(GACA)_4$	:	N = 10
Core	:	N = 37
$(GATA)_4$	:	N = 19
Chi	:	N = 53
BCKI	:	N = 42.

In der Summe resultiert ein Wert von 201 für die geschätzte Anzahl aller in der CMD-Sippe untersuchten hypervariablen Loci. Damit liegt diese Zahl (unter Berücksichtigung der nicht eruierbaren Äquidistanz und des Anteils nicht-informativer Fragmente) im Bereich des Geforderten. Um abzuschätzen, wieviele Rekombinationen im Stammbaum zulässig sind, um eine Kopplung wahrscheinlich zu machen, wurde der vorliegende Stammbaum unter verschiedenen Rekombinationskonstellationen mit dem Software-Programm „LINKAGE" (nach *Lalouel* und *Lathrop*, 1984) am Institut für Humangenetik der Universität Würzburg analysiert. Das Ergebnis der Wahrscheinlichkeitsmethode der Kopplungsanalyse ist ein Wert für den Lod-score, der nach *Botstein* et al. (14) folgende Hinweise in bezug auf die Wahrscheinlichkeit einer Kopplung zuläßt:

Geht man vom einfachen Chromosomensatz des Menschen aus, hat man es mit etwa 3×10^9 Basenpaaren zu tun. Eine 1%ige Rekombinationsrate entspricht einem genetischen Abstand zweier Loci von 1 cM. Da diesem genetischen Abstand eine physikalische Distanz von etwa 1000 kB entspricht, ergibt sich, daß das menschliche Genom ca. 3000 cM lang ist. Rechnet man weiterhin mit einem üblichen Wert der Rekombinationsrate von 10 % als Maximum, um die Kopplung eines Markers mit einem Gen annehmen zu können (14), müßte theoretisch alle 20 cM ein Marker postiert sein, damit ein zwischen den Markern liegendes Gen maximal 10 cM (= 10 % Rekombinationsrate) von jedem Marker entfernt sein kann. Da 20 cM einer physikalischen Länge von 20×10^6 Basen entspricht, ergibt sich durch die Gesamtgenomlänge von 3×10^9 Basen eine nötige Markerzahl von 150. Voraussetzung für den Wert 150 ist allerdings die äquidistante Anordnung der Marker im Genom.

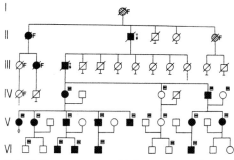

Abb. 7. Segregation des 6kb-Fragments im Stammbaum.

▬ : Fragment vorhanden

Lod-score 1–2: „interesting"
Lod-score 2–3: „suggestive"
Lod-score   3: „proof".

Bei der Konstellation einer theoretischen Kopplung eines Markers im CMD-Stammbaum ohne Rekombinationsereignis ergab sich logischerweise ein hoher Lod-score von 4.74. Unter der theoretischen Annahme einer Rekombination bei V/1 (s. Stammbaum; Abb. 1) ergab sich ein Lod-score von 2,96. Das wiederum heißt, daß mehr als eine Rekombination einen sicheren Kopplungsnachweis ausschließt. Bei der Auswertung der einzelnen Sonden konnte kein Fragment gefunden werden, das eine eindeutige Kopplung mit der CMD zeigt. Lediglich die Sonde (GTG)$_5$ erbrachte eine interessante Konstellation, auf die im folgenden etwas näher eingegangen werden soll.

Im Bereich von 6kb stellte sich ein Fragment dar, dessen Segregation im Stammbaum in Abbildung 7 dargestellt ist. Im größten Zweig der Sippe (alle Nachkommen von IV/3 und IV/4) wird dieses Fragment mit einer Ausnahme (Rekombination bei VI/1) mit der CMD gemeinsam vererbt. Das gleiche Fragment erscheint allerdings auch bei der klinisch gesunden Patientin IV/5 und ihren Nachkommen V/10 und VI/7. Da auch V/9 (angeheiratet) das Fragment zeigt, kann die Fragmentverteilung hier in drei Richtungen interpretiert werden. Einerseits könnte das Fragment unter der Voraussetzung eines Rekombinationsereignisses in Generation III ohne Beziehung zur CMD weitergegeben worden sein. Andererseits kann es von der angeheirateten Mutter in Generation III stammen, was für den geringen Grad seines Polymorphismus spricht. Dies trifft auch für VI/7 zu, bei der das Fragment sowohl von mütterlicher als auch von väterlicher Seite stam-

men könnte. Relativ unwahrscheinlich ist die dritte Möglichkeit der klinisch stummen Anlagenträgerschaft bei IV/5 und V/10, da in diesem Fall zwei Generationen klinisch unauffällig sein müßten. Allerdings kann man diese Möglichkeit nicht völlig ausschließen (siehe Diskussion). Auch bei den Nachkommen des Probanden IV/7 ist das Fragment mit der CMD assoziiert. Da aber IV/8 (angeheiratet) ebenfalls das Fragment aufweist, sind seine Herkunft und damit die Segregation nicht eindeutig nachzuvollziehen. Insgesamt erscheint der diesem Fragment entsprechende DNA-Locus als zu gering polymorph, so daß er hinsichtlich Kopplung keine eindeutige Aussage zuläßt.

Diskussion

Wenn man von etwa 200 untersuchten DNA-Loci ausgeht, was für Kopplungsstudien eine erfolgversprechende Größenordnung ist, so kann der ausgebliebene Nachweis einer Kopplung verschieden interpretiert werden. Zunächst ist die Äquidistanz der Markerloci ein Denkmodell, das nicht den tatsächlichen Gegebenheiten entspricht. Zwar kommen *Jeffreys* et al. (12) zu dem Ergebnis, daß die Loci auf allen Chromosomen (zumindest den meisten Autosomen) verbreitet sind, was aber nichts über ihre relative Anordnung auf einem Chromosom aussagt. So ist beispielsweise zu erwarten, daß die Sonden, die von der *Jeffreys*schen „Core"-Sequenz abgeleitet sind, bevorzugt den Telomerbereich erfassen. Daher ist die Anzahl der untersuchten Loci nur eine theoretische Orientierungsgröße, und der Zufall spielt eine wesentliche Rolle. So fanden *Jeffreys* et al. (12) bereits mit zwei Sonden, die etwa 60 Loci erfassen, eine Fragmentkopplung mit dem Neurofibromatose-Gen mit einem Wert von 1.5 für den Lod-score, was zumindest einen interessanten Befund darstellt. Weiterhin vermindern sowohl hohe Allelfrequenzen als auch geringer Polymorphismus der Marker die Chancen, fündig zu werden, wie das vorgestellte 6kb-Fragment zeigt.

Unabhängig vom molekulargenetischen Aspekt einer Segregationsanalyse stellt die jeweils zu untersuchende Krankheit ein Problem für sich dar. *Lander* (15) nennt zu diesem Thema fünf Schwierigkeiten, die bei der Diagnostik zu beachten sind, wobei in der CMD-Sippe die inkomplette Penetranz im Vordergrund der Diskussion steht. Hinweise auf die Möglichkeit des Auftretens klinisch stummer Genträger gab es bei IV/5 und ihren Nachkommen, da eine CMD-Physiognomie angedeutet war, ohne daß bei der durchgeführten radiologischen Untersuchung die typischen Veränderungen im Bereich der distalen Femora nachweisbar waren. Es wurden lediglich diskrete Veränderungen im Schädelbereich konstatiert.

Da international zwei weitere größere Sippen mit der autosomal-dominanten Form der CMD beschrieben sind, erschien eine vergleichende Diskussion sinnvoll. Bei der von *Beighthon* et al. (16) beschriebenen Sippe mit Zweigen in Südafrika und England wurden 41 Probanden untersucht, wobei 15 als krank diagnostiziert wurden. Die Autoren weisen in diesem Zusammenhang darauf hin, daß trotz der meist zweifelsfreien Diagnosestellung Fälle auftreten, wo CMD-suspekte Normabweichungen mit fehlenden eindeutigen Krankheitskriterien kombiniert sind, bei denen die Individuen mit hoher Wahrscheinlichkeit Träger des CMD-Gens sind, ohne daß dies bewiesen werden könnte. Noch deutlicher wurde dieses Problem bei der anderen, 1989 von *Taylor* und *Sprague* (17) beschriebenen Sippe in Australien. Dabei wurden 21 Personen untersucht, wobei 9 die charakteristischen Veränderungen einer CMD zeigten. In einem Fall besteht der dringende Verdacht einer klinisch stummen Genträgerschaft. Obwohl in der von uns untersuchten Sippe bei IV/5, V/10, VI/6 und VI/7 in dieser Richtung Zweifel hinsichtlich der Anlageträgerschaft bestanden, konnten diese in der Nachuntersuchung nicht erhärtet werden, so daß wir den in Abbildung 1 dargestellten Stammbaum als definitiv annahmen. Da die erwähnte Publikation von *Taylor* und *Sprague* erst in der Endphase der Arbeit eingesehen werden konnte, ist rückblickend festzustellen, daß bei vorheriger Kenntnis einer möglichen klinisch stummen Anlageträgerschaft der Ansatz für eine Kopplungsanalyse mit Skepsis betrachtet werden muß, denn eine eindeutige Festlegung der Verhältnisse im Stammbaum stellt eine unabdingbare Voraussetzung dar.

Da mit den uns zur Verfügung stehenden Fingerprint-probes keine Kopplung mit der CMD in der untersuchten Sippe gefunden werden konnte, ist geplant, in Zusammenarbeit mit dem Institut für Humangenetik der Universität Würzburg die Lokalisierung des CMD-Gens unter Nutzung von bereits lokalisierten „single locus probes" weiterzuverfolgen. Diese Vorgehensweise bietet den Vorteil, daß mit jeder neuen Sonde ein weiterer Locus als Sitz des CMD-Gens ausgeschlossen werden kann, wenn keine Kopplung nachzuweisen ist, und sich so die „Suchstrecke" mehr und mehr reduziert. Weiterhin eröffnet sich dadurch die theoretische Möglichkeit der Einbeziehung der anderen großen Sippen mit CMD. Durch die sich dadurch vergrößernde Fallzahl könnten klinisch suspekte Sippenzweige zugunsten einer sicheren Aussage aus der Untersuchung ausgeklammert bzw. deren Wertigkeit durch entsprechende Eingaben bei der Computerauswertung reduziert werden. Parallel dazu müssen die klinischen Verhältnisse im Stammbaum überdacht werden, ohne daß damit allerdings das Problem der klinisch stummen Genträgerschaft gelöst werden könnte.

Literatur

1. *Jeffreys*, A. J., *Wilson*, V., *Thein*, S. L. (1985). Individual-specific „fingerprints" of human DNA. Nature **316**, 76–79.

2. *Braun*, H.-S., *Tinschert*, S., *Buhtz*, C. et al. (1988). Craniometaphysäre Dysplasie (CMD) in sechs Generationen. Z. klin. Med. **43**, 529–532.

3. *Colavita*, N., *Kozlowski*, K., *Sprague*, P. (1988). Cranio-metaphyseal dysplasia (Report of 3 cases – two infants and one adult). Australas. Radiol. **32**, 257–262.

4. *Mabille*, J.-P., *Benoit*, J.-P., *Castera*, D. (1973). Dysplasie metaphysaire de pyle. Ann. Radiol. **16**, 723–730.

5. *Wemmer*, U., *Böttger*, E. (1978). Die kraniometaphysäre Dysplasie (Jackson). Fortschr. Röntgenstr. **128**, 66–69.

6. *Böttger*, E., *Kleinsorge*, H., *Wemmer*, U. et al. (1978). Differentialdiagnose der Metaphysären Dysplasien und der Osteodysplasie (Melnick-Needles-Syndrom). Zschr. Orthopädie und ihre Grenzgebiete **116**, 811–819.

7. *Zischler*, H., *Epplen*, J. T. „DNA-Fingerprinting": Individualspezifische genetische Fingerabdrücke bei Tier, Pflanze und Mensch. Manuskript.

8. *Neitzel*, H., *Digweed*, M., *Nürnberg*, P. et al. (1990). Routine applications of DNA fingerprinting with the oligonucleotide probe $(CAC)_5/(GTG)_5$. (Eingereicht Clin. Genetics).

9. *Nürnberg*, P., *Roewer*, L., *Neitzel*, H. et al. (1989). DNA fingerprinting with the oligonucleotide probe $(CAC)_5/(GTG)_5$: somatic stability and germline mutations. Hum. Genet. **84**, 75–78.

10. *White*, R., *Lalouel*, J. M. (1988). Chromosome mapping with DNA markers. Scientif. American **258**, 20–28.

11. *Coutelle, C., Speer, A., Neumann, R.* et al. (1987). Entwicklung der molekularen Humangenetik VI. Med. aktuell **13**, 272–275.

12. *Jeffreys, A. J., Wilson, V., Thein, S. L.* et al. (1986). DNA „fingerprints" and segregation analysis of multiple markers in human pedigrees. Am. J. Hum. Genet. **39**, 11–24.

13. *Georges, M., Lathrop, M., Hilbert, P.* et al. (1990). On the use of DNA fingerprints for linkage studies in cattle. Genomics **6**, 461–474.

14. *Botstein, D., White, R. L., Skolnick, M.* et al. (1980). Construction of a genetic linkage map in man using restriction fragment length polymorphism. Am. J. Hum. Genet. **32**, 314–331.

15. *Lander, E. S.* (1986). Mapping complex genetic traits in humans. In: K. E. *Davies* (ed.): Human Genetic Diseases – A Practical Approach. IRL Press, Oxford, pp. 171–189.

16. *Beighthon, P., Hamersma, H., Horan, F.* (1979). Craniometaphyseal dysplasia – variability within a large family. Clin. Genetics **15**, 252–258.

17. *Taylor, D. B., Sprague, P.* (1989). Dominant craniometaphyseal dysplasia – a family study over five generations. Australas. Radiol. **33**, 84–89.

Forschung

Von C. *Frömmel*

Die Basiseinheit der Forschung war die Forschungsgruppe/Themengruppe. Diese Gruppen waren mitunter beim gleichen Thema noch nach klinisch Tätigen und grundlagenwissenschaftlich Tätigen getrennt, in Laborgruppen untergliedert und deckten sich in vielen Fällen mit der Abteilungsstruktur der Kliniken und Institute. An mehreren Kliniken und Instituten existieren spezielle Forschungsabteilungen.

In der Forschung hatten und haben die Struktureinheiten eine relativ große Autonomie. Zur Koordinierung der Forschungs(hilfs)-Prozesse gibt es an der Charité ein Direktorat für Forschung. Durch diese Einrichtung wurde traditionell den Forschungsgruppen Hilfestellung gewährt bei der Beschaffung von Geldern und Geräten, aber auch bei der Realisierung von Studien- und Kongreßreisen. Ebenfalls wurde von diesem Direktorat die Überführung von wissenschaftlichen Ergebnissen in die Industrie durch eine eigene Patentabteilung bzw. Vertragsabteilung gefördert. Darüber hinaus war das Direktorat tätig bei der Organisation von Begutachtungen bzw. Verteidigungen von Forschungsthemen.

In den letzten 10 Monaten wurden die Forschungskollektive intensiv bei der Einwerbung von Drittmitteln unterstützt (Organisation von Beratungen mit Vertretern der Deutschen Forschungsgemeinschaft, der VW-Stiftung, des Stifterverbandes etc.). Die Fondszuweisungen durch die Universität für die Forschung an der Charité wurden vom Direktorat für Forschung verwaltet. Für einen Teil der Finanzen (Akut- und Sonderbeschaffungen) wurde auch der Einkauf realisiert. Da sich eine solche Koordi-

Tabelle 1: Anzahl der Themen und Vollbeschäftigten 1986–1990

	1986	1987	1988	1989	1990
Anzahl Themen	61	87	83	76	75
Anzahl Themengruppen	140	179	186	176	170**
VbE Forschung total*	695,4	710.9	720.6	722.3	720
HSA (%)	56	57	57	59	59
FSA (%)	44	33	34	32	31
Stud.VbE*	130	129	125	115	101

* In den Abrechnungen enthalten. Studentische VbE sind außerhalb der Bilanzen im Forschungsprozeß eingesetzt.

** Ende 1990 lagen dem Direktorat Forschung mehr als 400 Projekte bzw. Projektideen für die Drittmitteleinwerbung bzw. in Form von Anträgen auf Haushaltsfinanzierung vor.

Tabelle 2: Anteil Personal an verschiedenen Forschungsrichtungen (gültig auch bis Mitte 1990)

	1985	1986	1987	1988	1989
Med.klin. Hauptforsch.-richtungen*	60 %	61 %	56 %	60 %	61 %
Einzelthemen**	11 %	10 %	8 %	9 %	10 %
Biowiss. Grundlagenforschung*	27 %	27 %	21 %	22 %	22 %
Industrieforschung*	0.4 %	–	13 %	8 %	6 %
Gesellschaftswiss. Forschung**	2 %	2 %	2 %	2 %	2 %

* außenbegutachtet

** Begutachtung in der Regel in der Charité

nationsstelle für die medizinische Forschung bewährt hat, wird z. Z. darüber nachgedacht, wie sie auch unter den geänderten Rahmenbedingungen inhaltlich fortgesetzt werden kann. Für das Jahr 1990 wurde etwa die gleiche Forschungskapazität von 720 (umgerechnet auf Vollzeitbeschäftigte) VbE (anteilige Mitarbeit von ca. 2 000 natürlichen Personen in wissenschaftlichen Projekten) an der Charité ausgewiesen wie in den Jahren zuvor (Tab. 1). Auch die Verteilung auf Hochschulabsolventen (HSA), Fachschulabsolventen (FSA) bzw. Studenten ist in etwa gleich geblieben.

Negativ auf die Forschungsarbeit wirkte sich insbesondere aus, daß die finanziellen bzw. materiellen Fonds sowie die Flexibilität der Beschaffung entschieden zu gering waren, um eine bedarfsgerechte Versorgung mit Geräten, aber auch mit Verbrauchsmaterialien usw. zu sichern. Die mangelnde finanzielle Ausstattung läßt sich anhand der in Tabelle 3 aufgeführten Zahlen belegen. Zu berücksichtigen ist, daß aus verschiedenen Gründen der Umrechnungsfaktor DM : M (DDR) in diesen Jahren von 1 : 2 auf 1 : 4,6 anwächst, d. h., daß für jedes westliche Gerät 1989 die 4,6fache Summe des Preises in M (DDR) zu überweisen bzw. eine Inflationsrate von 30–100 % (Basis 1981) anzusetzen ist.

Nachstehend wird ein Überblick über den Gesamtumfang und die Struktur der Forschungsfinanzierung am Beispiel des Haushaltjahres 1989 vermittelt.

Forschungsfinanzierung 1989 (gerundete Angaben)

I. Zugewiesene Forschungsmittel im Charité-Finanzhaushalt in Landeswährung

Insgesamt	10,1 Mio M	
davon	9,0 Mio M	Geräte und Verbrauchsmaterialien
	0,4 Mio M	Reisekosten
	0,7 Mio M	Dienstleistungen
	(+12,0 Mio M	Lohnkosten)

II. Zusatzfinanzierungen über Drittmittel in konvertierbarer Währung

Insgesamt	3,3 Mio DM	
davon	2,5 Mio DM	Sonderfonds zur Finanzierung von Importgeräten über das Minsterium für Gesundheitswesen
	0,250 Mio DM	einzelantragsgebunde Finanzierung von Auslandskongreßreisen über das Ministerium für Gesundheitswesen
	0,100 Mio DM	ebenfalls einzelantragsgebundene Finanzierung von Auslandsdienstreisen aus dem zentralen Universitätshaushalt
	0,500 Mio DM	Erlösbeteilung aus kommerziellen klinischen Studien

III. Zusatzfinanzierung über Drittmittel in Landeswährung

Insgesamt	1,5 Mio M	
davon	1,2 Mio M	Erlösbeteilung am Verkauf wissenschaftlicher Leistungen und Ergebnisse an inländische Vertragspartner
	0,175 Mio M	einzelantragsgebundene Finanzierung von Auslandskongreßreisen in osteuropäische Länder durch das Ministerium für Gesundheitswesen
	ca.0,125 Mio M	einzelantragsgebundene Reise- und Aufenthaltskosten in osteuropäischen Ländern bzw. von Gästen an der Charité

Summe I.–III. ca. 11,6 Mio M + 3,3 Mio DM (Sachaufwendungen)
+ Lohnkosten 12,0 Mio M

IV. Abführung eingeworbener Drittmittel an den Staatshaushalt

insgesamt	4,6 Mio M + 0,5 Mio DM	
	4,1 Mio M	kalkulierte Lohn- und Gemeinkosten für vertragliche Leistungen inländischer Vertragspartner (in der Regel Industrie)
	0,5 Mio M	kalkulierter sachlicher Bedarf im Rahmen der o. g. Verträge
und	0,5 Mio DM	Erlöse aus kommerziellen klinischen Studien in konvertierbarer Währung im Auftrage westeuropäischer Firmen (Vergütung in konvertierbarer Währung)

Im nationalen und internationalen Vergleich der Aufwendungen zur Forschungsfinanzierung ergibt sich aus Tabelle 4 ein Quotient der durchschnittlichen Sachaufwendungen zur Forschungsfinanzierung pro Hochschulabsolvent an der Charité von z. T. wesentlich unter 10 TDM pro Jahr bis 1990 und ca. 16 TDM angemeldeter Finanzbedarf für 1991 gegenüber 20 bis 50 TDM an westdeutschen und ausländischen Hochschulen.

Drittmitteleinwerbung (Tab. 5)

Die Drittmitteleinwerbung auf dem Gebiet der ehemaligen DDR wies einige Besonderheiten auf, die hier Erwähnung finden sollen:
– Die Teilnahme an Projekten, die durch Drittmitglieder wie DFG, VW-Stiftung und ähnliches mehr getragen wurden, war für Forschungsgruppen der ehemaligen DDR nicht möglich. Ausnahmen stellten z. B. Themen der WHO dar. Einigen Forschunggruppen gelang es, im Huckepackverfahren an solchen Projekten (unter Umgehung der gesetzlichen Bestimmungen der ehemaligen DDR) in kleinem Umfange zu partizipieren.
– Seit 1985 erhielten die betreffenden Kliniken bzw. Themengruppen zumindest einen kleinen Teil (ca. 10 bis 15 %) der Drittmitteleinnahmen aus Auftragsarbeiten für westeuropäische Unternehmen insbesondere in Form klinischer Studien. Weitere 35 % wurden auf zentraler Ebene im Hochschulbereich für dringende Finanzierungen z. B. zur Stärkung der Infrastruktur bis zu Re-

paraturkosten für Importgeräte verwandt. 50 % derartiger Einnahmen waren an den Staatshaushalt abzuführen.
– Einnahmen in Form von Devisen bei der Krankenbetreuung selbstzahlender Patienten unterlagen ähnlichen Bedingungen. Die auf diese Weise erzielten Einnahmen wurden ebenfalls im wesentlichen für die medizinische Forschung und zur Sicherung der Infrastruktur eingesetzt (zusätzlich ca. 150 TDM jährlich).
– Drittmitteleinnahmen, die im Rahmen von sog. Leistungsverträgen mit der einheimischen Industrie erwirtschaftet wurden, standen bis auf einen geringen Anteil den Leistungserbringern an den Hochschulen nicht direkt zur Verfügung. Nur beim Verkauf von wissenschaftlich-technischen Ergebnissen konnten die Einrichtungen über 100 % des Erlöses verfügen. Unter Ausnutzung aller rechtlichen Möglichkeiten wurde an der Charité in den letzten 2 Jahren diese Form der Eigenerwirtschaftung von Zusatzfinanzierungen weitestgehend genutzt. Dadurch konnten zum Teil erhebliche Mittel für die betreffenden Themengruppen und zur allgemeinen Schwerpunktthemenförderung bereitgestellt werden.
– Über das Ministerium für Gesundheitswesen wurden direkte Unterstützungen für bestimmte Forschungsthemen gezahlt: Sonderforschungsvorhaben AIDS und Organtransplantation. Da eine exakte Abrechnung nur gegenüber diesem Ministerium erfolgte, sind die Zahlen für diese Art der Finanzierung, die der Charité vorliegen, nur

Tabelle 3: Fondsentwicklung ohne Drittmittelforschung für sächliche Aufwendungen (in TM/DDR)

1981	1982	1983	1984	1985	1986	1987	1988	1989	1. Halbjahr 1990
9 795.8	10 296.1	7 408.4	7 408.4	7 624.2	7 786.6	8 631.4	10 901.7	9 436.6	7 148.7

unvollständig. Die Begutachtung der Projekte in diesen Feldern erfolgte durch entsprechende Experten der DDR.

Aus den genannten Besonderheiten ergeben sich auch bestimmte Formen der Begutachtung. Im wesentlichen beruhten bei den Drittmitteleinwerbungen die Einschätzungen der Projekte auf Binnengutachten der Geldgeber (Industrie). Nur in ganz wenigen Fällen der Drittmitteleinwerbung vor 1990 liegt eine externe unabhängige Begutachtung vor. Die Projekte, die 1990 eingereicht wurden, sind teilweise im Rahmen der VW-Stiftung, des BMFT bzw. der DFG begutachtet worden. Die im 2. Halbjahr 1990 eingeworbe-

Tabelle 4: Ausgabenstruktur Forschung (Haushalt) der Medizinischen Fakultät (Charité) der Humboldt-Universität Berlin 1989/1990, angemeldeter Finanzbedarf 1991

	1989	1990	1991
Gesamt* TM/DDR	11 600.0	7 150.0	
TDM	3 300.0	6 750.0	17 700.0

* ohne Lohn- und Gemeinkosten

Tabelle 5: Entwicklung Drittmitteleinwerbungen (in Mio) (Charité gesamt)

	C)	
	Mio Mark DDR	Mio DM
1986	2.915	0.085[A)]
1987	4.860	0.330[A)]
1988	3.500	0.470[A)]
1989	5.000	0.415[A)]
1. Halbjahr 1990	0.750	0.280[A)]
2. Halbjahr 1990	–	2.000[B)]

A) Nur ca. ein Drittel der Summe stand den betreffenden Leistungserbringern direkt zur Verfügung (1. Halbjahr 1990–90 %).

B) 75 % (ca. 1.4 Mio) kommen von privaten Geldgebern (Industrie), 5 % aus der DFG (gemeinsame Projekte mit Einrichtungen der Alt-Bundesländer bzw. Westberlin), und 19 % sind Gelder aus Projekten, die in den letzten Wochen vom Bundesministerium für Forschung und Technologie bestätigt worden sind.
Davon ca. 1 Mio DM Einnahmen von Unternehmen der vormals "DDR-Industrie".

C) Durch Nutzung der rechtlichen Möglichkeiten einer direkten Erlösverwendung durch die Leistungserbringer beim Verkauf von wissenschaftlich-technischen Ergebnissen konnte die anteilige Verfügbarkeit der Gesamteinnahmen von ca. 5 % (1986) auf ca. 20 % (1989/1990) erhöht werden.

nen Drittmittel von ca. 2.0 Mio DM stellen einen guten Start dar und lassen hoffen, daß in 2 Jahren eine in etwa mit anderen gleich leistungsfähigen Einrichtungen vergleichbare Drittmitteleinwerbung erreicht werden wird.

Forschungsschwerpunkte und Forschungsabteilungen medizinischer Forschung

In einer 1985 erstellten Entwicklungskonzeption der Medizinischen Fakultät der Humboldt-Universität wurden mehrere Schwerpunkte übergreifender Art festgehalten:

Molekulare und zelluläre Biologie und Pathologie

Eine günstige Entwicklung nahm in den letzten Jahren insbesondere dieser Schwerpunkt. Im wesentlichen daran beteiligt sind die Institute für Biochemie, Pathologische und Klinische Biochemie, Medizinische Immunologie, Virologie, Medizinische Genetik und Pathologische Anatomie sowie die Kliniken für Kinderheilkunde und für Dermatologie. Wichtige Arbeitsgebiete waren bisher Enzymopathien und Stoffwechselstörungen, z. B. Kohlenhydratstoffwechsel und Radikalstoffwechsel, Immunphänomene, AIDS und anderes mehr. Wie aus der Analyse der Publikationstätigkeit hervorgeht, hat dieser Schwerpunkt internationale Reputation erfahren.

Medizinische Biotechnologie

Dies gilt ebenso für den 2. Schwerpunkt, die medizinische Biotechnologie. Beteiligte Einrichtungen sind hier die Institute für Medizinische Immunologie, Biochemie, Virologie und Pathologische und Klinische Biochemie sowie eine Arbeitsgruppe aus dem Fachbereich Biologie der Humboldt-Universität. Bemerkenswerte Arbeitsergebnisse konnten vor allem auf dem Gebiet der Testsysteme mit monoklonalen Antikörpern (z. B. HIV- und Hepatitis-Diagnostik) gewonnen werden. Begünstigt wurde die gute Entwicklung dieses Bereiches durch die erfolgreiche Drittmitteleinwerbung durch das Institut für Medizinische Immunologie, aber auch des Instituts für Pathologische und Klinische Biochemie. Die Inbetriebnahme des Zentrums für medizinische Biotechnologie am Institut für Medizinische Immunologie (Ida-Simon-Haus im Zentrum für experimentelle Medizin) Ende des Jahres 1988 schuf hervorragende Möglichkeiten für die weitere interdisziplinäre Arbeit (Zelltechnik. Immuntechnik. Gentechnik. Proteintechnik). Das Biotechnologiezentrum vereinigt Gruppen dreier Einrichtungen (Institut für Biochemie. Institut für Medizinische Immunologie. Sektion Biologie) in beispielhafter interdisziplinärer Arbeit unter einem Dach.

Herz-Kreislauferkrankungen

Der 3. Schwerpunkt interdisziplinärer Arbeit an der Medizinischen Fakultät der Humboldt-Universität waren die Herz-Kreislauferkrankungen. wobei im wesentlichen die Klinik für Innere Medizin. die Institute für Physiologie. Pathologische Anatomie und Kardiovaskuläre Diagnostik sowie die Klinik für Chirurgie beteiligt waren. Bemerkenswerte Ergebnisse innerhalb dieses Schwerpunktes sind u. a. Verbesserungen in der Diagnostik von Herz-Kreislauferkrankungen. Verbesserungen in der Kathetertechnik und die Entwicklung von Gefäßendoprothesen.

Organ- und Gewebetransplantation

Beteiligt an den Arbeiten auf diesem Schwerpunktgebiet waren im wesentlichen die Klinik für Chirurgie. die Institute für Medizinische Immunologie und für Transfusiologie und Transplantologie. die Klinik für Urologie und das Institut für Röntgendiagnostik. Wichtige Ergebnisse wurden hier u. a. bei dem Monitoring von Transplantierten (Niere. Leber). bei der Inselzelltransplantation und bei der Konditionierung und Gewinnung von Organspendern erzielt.

Künstliche Organe, Organersatz und Biomaterialien

Innerhalb dieses Schwerpunktes wurden Themen wie die Testung der Bioverträglichkeit von Materialien, die Entwicklung von Endoprothesen (z. B. Bandscheibe) und die Entwicklung eines Gerätesystems für Diagnostik und Einstellung einer Innenohrprothese (die gleichzeitig mit der notwendigen Operationstechnik entwickelt wurde) bearbeitet.
Beteiligt waren hier insbesondere die Forschungsabteilung des Zentrums für Zahn-. Mund- und Kieferheilkunde. die Klinik für Orthopädie. die Klinik für Hals-Nasen-Ohren-Krankheiten und das Institut für Medizinische Biophysik.

Neurowissenschaften

Im Schwerpunkt Neurowissenschaften waren die Institute für Pharmakologie und Toxikologie. Anatomie. Physiologie. Pathophysiologie und die Klinik für Neurologie und Psychiatrie zusammengeschlossen. Ein wesentlicher Teil der Arbeiten befaßte sich mit biochemischen (molekularen) Prozessen bei der höheren Nerventätigkeit. wobei auch strukturelle Aspekte Berücksichtigung fanden.

Zukünftige Schwerpunkte

Nach einer eingehenden Diskussion unter Beteiligung aller Institute und Kliniken wurden als mögliche zukünftige Schwerpunkte der Forschungsarbeit die folgenden acht Themen ins Auge gefaßt. die die Erfahrungen und Ergebnisse der früheren Schwerpunkte aufgreifen:
– Transplantationsmedizin
– Differenzierte Therapie der Herzinsuffizienz auf der Grundlage der Beziehungen zwischen Gefäßwand- und Herzfunktion
– Sauerstoffmangelsituation: molekulare Mechanismen. zelluläre Modelle. Organmanifestation. therapeutische Beeinflussung
– Entwicklungs- und Funktionsstörungen neuronaler Systeme
– Biomakromolekulare Erkennung
– Molekularbiologie und Immunologie von Infekten bei Patienten mit insuffizienter Infektabwehr
– Bioartifizielle Körperersatzteile
– Pränatale Medizin.
Zu diesen interdisziplinären Schwerpunkten existieren umfangreiche Konzepte und Analysen der bisher geleisteten Arbeit. Alle acht

knüpfen an international anerkannte Ergebnisse von Projektgruppen der Charité an. Sie wurden aus 14 Angeboten der Einrichtungen ausgewählt. Die 6 weiteren, die durchaus Chancen haben, sich zu einem Schwerpunkt zu entwickeln, sind:
− Onkologie/Geschwulsterkrankungen
− Umweltmedizin und Ökologie
− Krankheiten mit Immunpathogenese
− Medizinische Genetik
− Computergestützte Qualitätssicherungssysteme für multidisziplinäre Betreuungsschwerpunkte
− Medizinische Kosmosforschung.
Alle sind durch einschlägige Projektanträge bzw. schon laufende Projektfinanzierungen gestützt.

Patente an der Charité

Die Mitarbeiter der Charité betätigten sich zunehmend erfolgreicher im Patentwesen. Interessant ist bei einer Analyse nach Berufsgruppen, daß erfinderische Lösungen vorrangig von Medizinern und Chemikern (Biochemikern) und nicht etwa vom ingenieurtechnischen Personal erarbeitet wurden.
Unseres Erachtens sind folgende Faktoren als begünstigend für die Aufgeschlossenheit unserer Mitarbeiter gegenüber dem Patentwesen anzusehen:
− sachkundige Beratung zu Patentrechtsfragen beim Abschluß von Forschungsverträgen
− Einbeziehung von Patentrecherchen und Schutzrechtsanalysen in den Forschungsprozeß
− zielgerichtete und kostengünstige Patentinformation
− Übernahme der Anmeldemodalitäten und der Kosten für Patentanmeldungen im In- und Ausland durch die Einrichtung
− Beratung und Vertretung der Erfinder vor den Patentämtern
− Vergütungszahlungen für benutzte Patente und für erfolgreiche Lizenvergaben.

Wissenschaftliche Kooperation

Zusammenarbeit mit Einrichtungen der Humboldt-Universität

Zu verschiedenen Fakultäten bzw. Einrichtungen der Humboldt-Universität bestehen vielfältige Beziehungen. Naturgemäß sind die Beziehungen zur Biologie, Chemie, Physik, Veterinärmedizin, den Agrarwissenschaften und zur Psychologie besonders eng. Beiderseits nützliche Kooperationsvorhaben bestehen mit:

− Fachbereich Biologie

− Fachbereich Chemie

− Fachbereich Pharmazie
− Veterinärmedizinische Fakultät

− gemeinsame Projekte im Rahmen der medizinischen Biotechnologie (Diagnostika, monoklonale Antikörper) sowie
− Forschungen auf dem Gebiet der Stoffwechselsimulation
− Versuche zum Radikalstoffwechsel
− zu Nachweisreaktionen und
− zu bildgebenden Verfahren (NMR-Kontrastmittel)
− Entwicklung neuer Formen der Galenik
− Versuchstierkunde sowie
− Immunologie und Parasitologie.

Tabelle 6: Entwicklung des Patentwesens

	1987	1988	1989	1/1990
Patentanmeldungen insgesamt	28	33	71	50
− davon über Dritte	13	16	20	18
Mikrobiologische Stammanmeldungen	−	−	17	−
Nutzen aus Patenten (TM)	beschrieben	76,2	1 215,3	800,00
Lizenzeinnahmen	gesamt 1987 bis 1990 = TM 722,5			
Patentbenutzungen	2	3	9	5
Anzahl Erfinder	33	52	145	82

Medizin biologisch.
Wir sorgen dafür, daß das Blut ungestört
seine Bahn ziehen kann.

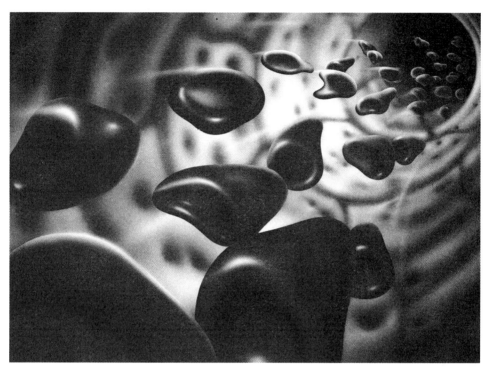

Eine Vielzahl von Erkrankungen – angeboren oder erworben – kann die Fließfähigkeit des Blutes beeinträchtigen. Auch durch einen operativen Eingriff kann es zu Blutungen sowie zu Thrombosen kommen.

In beiden Fällen müssen häufig schnelle Maßnahmen getroffen werden. Hier zu helfen, ist ein Schwerpunkt unserer Arbeit.

Beispiel:
Gerinnungspräparate

Die wichtigsten Faktoren, die die Blutgerinnung und Gerinnselauflösung steuern sind erst in den letzten Jahrzehnten entdeckt worden. Daran waren Forscher der Behringwerke AG maßgeblich beteiligt.

Mit der Einführung unseres HS-Verfahrens für Gerinnungspräparate aus Humanplasma gelang uns ein entscheidender Schritt zur Erhöhung ihrer Virussicherheit.

Medizin biologisch ist für uns die Entwicklung und Herstellung von Präparaten aus meist körpereigenen, vorwiegend aber biologischen Substanzen.

Medizin biologisch ist für uns auch die Verpflichtung, durch Grundlagenforschung die Arbeiten über das Blutgerinnungssystem weiter voranzutreiben.

Wir wollen auch in Zukunft dafür sorgen, daß das Blut ungestört seine Bahn ziehen kann.

Auf Wunsch erhalten Sie gerne weitere Informationen. Schreiben Sie uns. Stichwort „Medizin biologisch".

FW 302

Behringwerke AG
Postfach 1140
D-3550 Marburg

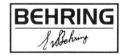

Die sozialwissenschaftlich ausgerichteten Forschungsgruppen der Charité (Gerontologie – Klinik für Innere Medizin, Soziale Gynäkologie – Frauenklinik), aber auch die Endokrinologie arbeiten in dem interdisziplinären Projekt Biopsychosoziale Einheit Mensch der Humboldt-Universität mit. Wichtige Partner in diesem Projekt sind der Fachbereich Biologie, die Soziologie, die Philosophie und Psychologie.

Zusammenarbeit mit außeruniversitären Einrichtungen

Als außeruniversitäre Partner in der Forschung sind insbesondere Einrichtungen der Akademie der Wissenschaften Berlin, aber auch das Krankenhaus im Friedrichshain zu nennen. In die Zusammenarbeit mit außeruniversitären Einrichtungen auf dem Gebiet Gentechnik/Biotechnologie, die sich als fruchtbar erwiesen hat, sind seitens der Charité die Institute für Biochemie, Virologie sowie für Medizinische Immunologie, Mikrobiologie und Genetik und von Seiten der Akademie die Zentralinstitute für Molekularbiologie und Medizin, für Krebsforschung und für Kybernetik und Informationsprozesse einbezogen. Gemeinsam bearbeitete Aufgaben waren die Analyse der Strukturdatenbanken von Proteinen, die Entwicklung von Proteindesignsystemen und die Entwicklung gentechnisch erzeugter HIV-Antigene inklusive entsprechender zellbiologischer Arbeiten. Auch auf dem Gebiet der Virostatikaentwicklung wurde weiter zusammengearbeitet. Die Einführung von Nukleinsäuretechniken im Rahmen der pränatalen Diagnostik, aber auch die Spurenelementanalyse sind ohne Zusammenarbeit von Kollegen der AdW und Mitarbeitern der Charité nicht denkbar.

Auch auf dem Gebiet des Einsatzes von Peptiden als Therapeutika zeichnet sich in den letzten Jahren eine positive Entwicklung ab. In 3 Komplexen arbeiten die Klinik für Hautkrankheiten sowie die Institute für Medizinische Immunologie, Pathologische Anatomie, Pathophysiologie und Pharmakologie mit dem Institut für Wirkstofforschung der AdW zusammen. U. a. wurde Splenopentin als Immunmodulator bei HIV-Infektionen getestet.

Die Charité war mit einer großen Kapazität an der Erforschung von Herz-Kreislauferkrankungen in Kooperation mit dem Zentralinstitut für Herz-Kreislaufforschung beteiligt. Während zu Teilthemen, wie z. B. O_2-Radikale und adrenerge Rezeptoren, eine gute Zusammenarbeit des Instituts für Pathologische und Klinische Biochemie mit dem Zentralinstitut für Herz-Kreislaufforschung besteht, waren die Kooperation auf anderen Gebieten der Forschung und die Abstimmung nicht immer ausreichend.

Internationale Forschungsprojekte

Die Charité ist in sehr umfangreichem Maße in die internationale Forschungszusammenarbeit (IFZ) einbezogen. In den letzten Jahren sind etwa ein Drittel aller abgeschlossenen und als bemerkenswert eingestuften Forschungsthemen und -ergebnisse mit Partnern im Ausland erarbeitet worden. Dabei ist jedoch zu berücksichtigen, daß oft nur durch diese Kooperation die materiell-technische Absicherung von Forschungsthemen durch partnerseitige Bereitstellung von Geräten sowie Bio- und Feinchemikalien u. a. möglich war.

Zusammenarbeit mit Einrichtungen der Länder Osteuropas und Kubas

Die IFZ mit den „sozialistischen Ländern" bzw. der UdSSR vollzog sich im wesentlichen auf der Grundlage bilateraler Vereinbarungen (Institutsverträge, Freundschaftsverträge usw.), im Rahmen des RGW-Abkommens und des Zentralen Themenverzeichnisses der Zusammenarbeit mit der Republik Kuba. In die IFZ mit diesen Ländern sind 32 Kliniken, Institute und selbständige Einrichtungen einbezogen. 23 Kliniken und Institute davon haben bilaterale Vereinbarungen mit Partnereinrichtungen aus „sozialistischen" Ländern abgeschlossen, die damit den Schwerpunkt der Kooperationen bilden. Insgesamt wurden in der Charité 91 Themen gemeinsam bearbeitet, in der Mehrzahl mit der UdSSR, ČSFR und Ungarn.

Eine Analyse der 40 bilateralen Institutsvereinbarungen der 23 Kliniken und Institute der Charité ergibt hinsichtlich der Leistungsfähigkeit folgendes Bild:

- 10 Kliniken der Charité haben 18 Verträge abgeschlossen, von denen nur einer als sehr effektiv und leistungsfähig eingestuft werden kann. Dagegen sind 8 Verträge als uneffektiv einzuschätzen.
- An 13 Instituten bestehen 22 Verträge, von denen 9 als sehr gut einzuschätzen sind und nur 4 bisher keine Ergebnisse erzielt haben.

Da 1990 die Mehrzahl dieser Verträge ausläuft, wird in diesem Zusammenhang zu entscheiden sein, ob und in welcher Form in Zukunft die vertragliche bzw. vertragslose Zusammenarbeit mit Einrichtungen in den ehemals „sozialistischen" Ländern weiterzuführen ist.

Zusammenarbeit mit Einrichtungen westlicher Länder einschließlich der „alten" Bundesrepublik und Westberlin

Gegenüber den „sozialistischen Ländern" ist die Anzahl der Ausreisen in die „nicht sozialistischen Länder" in den letzten Jahren erheblich angestiegen. Diese Zunahme ergibt sich aus dem Anstieg der Anzahl der Kongreßreisen auf 356 und dem großen Zuwachs an plan- und außerplanmäßigen Studienreisen auf der Basis von Gasteinladungen. Die Anzahl der Studienreisen im Rahmen der Kulturabkommen und der Universitätsvereinbarungen ist dagegen annähernd gleich, in Relation zu den vereinbarten Themen sowie der nachgewiesenen Bedeutung für besondere wissenschaftliche Leistungen aber auch im letzten Jahr zu klein geblieben.

Die 19 Ausreisen im Rahmen der Universitätsvereinbarungen verteilen sich auf 9 ausländische Universitäten. Erfreulich ist dabei, daß die Majorität (13 Ausreisen zu 6 Universitäten) außerhalb Europas liegt. 5 Mitarbeiter besuchten die Johns-Hopkins-Universität Baltimore und die Universität in Michigan in den USA (insbesondere klinische Themen der Forschung), 3 Mitarbeiter arbeiteten an der Universität von Luanda in Angola und ein Mitarbeiter an der UNAM in Mexiko (Pharmakologie). Kontinuierliche Beziehungen bestehen weiterhin zur Universität Wien (Endothel, O_2-Radikalforschung, Klinische Biochemie, Biochemie) und zur Universität Rom (Stoffwechselmodellierung, Lipoxygenaseprodukte, Biochemie).

Neben vertraglich fixierten Formen der Zusammenarbeit gibt es eine größere Anzahl von gemeinsamen Projekten mit westeuropäischen Universitäten und Universitäten der „alten" BRD, die seit mehreren Jahren bearbeitet werden. Die Themen reichen dabei von Proteindesign, Proteinstrukturbestimmung, genomischer Diagnostik, Plasmid-Virus-Wechselwirkungen bis zur klinischen Wirkstofftestung. Im Prinzip kann festgehalten werden, daß die mehr als 100 in der internationalen Forschungskooperation bearbeiteten Themen das gesamte Spektrum der Forschung an der Medizinischen Fakultät umfassen.

Weitere Entwicklung

Die Umstellung der Forschung von der Haushaltsfinanzierung auf die Drittmittelfinanzierung programmiert für die nächsten ein bis zwei Jahre ökonomische Probleme. Die kontinuierliche Weiterführung laufender Forschungsvorhaben und die angestrebte Erweiterung und Vertiefung der Forschung erfordern bis zum Wirksamwerden der Drittmittelfinanzierung für ein bis zwei Jahre Unterstützungen aus dem Haushalt. Die seit Oktober 1990 eingeworbenen Drittmittel (ca. 3 Mio DM) belegen einen guten Start einiger Arbeitsgruppen. Aufbauend auf den Erfahrungen dieser Gruppen muß in breitem Umfange an der Erstellung entsprechender Projekte gearbeitet werden.

Innerhalb der Charité wurden in interdisziplinärer Absprache Forschungsschwerpunkte festgelegt, die im Verband von Kliniken und Instituten bearbeitet werden. Die Koordinierung der Forschungsarbeit soll die Freiheit der Forschung nicht beeinträchtigen, sondern ihre Erfolgsaussichten verbessern. Es ist vorgesehen, daß jede Einrichtung innerhalb der Charité im Abstand von vier bis fünf Jahren extern begutachtet wird, um eine objektive Aussage über die Qualität der wissenschaftlichen Arbeit zu erhalten.

Der hohe Anteil von unbefristeten Arbeitsverträgen bei ärztlichen und wissenschaftlichen Mitarbeitern beeinträchtigt die Flexibilität in der Forschung. Eine motivations- und leistungsfördernde Personalpolitik ist dadurch erschwert. Der verhältnismäßig geringe Stellenwert, der der Forschung an den Universitäten bisher zugemessen wurde, hatte eine Verlagerung von wichtigen Komplexen an For-

Tabelle 7: Vergleich verschiedener Bibliotheken medizinischer Hochschuleinrichtungen

	Quadrat-meter	Akademi-ker	andere Mitarbei-ter	Stellen
Charité	165	1 500	4 000	9.6 (einschl. Buchbin-der)
Erfurt	973			26.3
Magdeburg	860			16.3
Basel	1 400	1 000	1 600	8
Aachen	1 100	2 000	2 500	8 (mit der Angabe „zu knapp")

schungsinstitute der Akademien zur Folge. Hier muß kritisch überprüft werden, welche Vorhaben unter Berücksichtigung der Einheit von Lehre und Forschung zukünftig mehr als bisher an den Universitätsklinika etabliert werden müssen. Die unzureichende Bereitstellung von forschungsbegleitenden Diensten (Entwicklungslabore, Gerätebau, Tierhaltung) muß beseitigt werden.

Die vorhandene, viel zu kleine wissenschaftliche Zentralbibliothek an der Charité (Tab. 7) stellt trotz aller Bemühungen der Bibliotheksmitarbeiter ein Hindernis sowohl für die Lehre als auch für die Forschung dar. Eine zu geringe Fläche, schlechte Nutzbarkeit sowie unzureichende Arbeitsräume für Studierende und Forschende reduzieren die Ausnutzung der ohnehin zu geringen Buchbestände weiter. Die Neugestaltung einer zentralen medizinischen Bibliothek ist eine der dringendsten Notwendigkeiten. Hier müssen auch die Bedürfnisse der überregionalen Bibliothekenkommunikation und der externen Literaturbeschaffung berücksichtigt werden, denen bisher nur völlig unzureichend Rechnung getragen wurde.

IX. Wissenschaftskonferenz der Medzinischen Fakultät (Charité) und 4. Veranstaltung der Reihe Colloquia zum Umweltschutz an der Humboldt-Universität zu Berlin „Umweltmedizin" am 24. Januar 1990

Einführungsreferat zur Wissenschaftskonferenz

Von K. *Horn* und H. *Berndt*

Institut für Allgemeine und Kommunale Hygiene und Klinik und Poliklinik für Innere Medizin „Theodor Brugsch" der Medizinischen Fakultät (Charité) der Humboldt-Universität zu Berlin

1. Aufgabe der Umweltmedizin

Über Umweltschutz zu reden und in diesem Zusammenhang über die Auswirkungen der Umweltbelastung auf den Menschen zu diskutieren, ist heute modern geworden. Der gesundheitliche Umweltschutz hat in der Tat an Bedeutung gewonnen. In zunehmendem Umfang wird beobachtet, daß Befindlichkeitsstörungen und Krankheitssymptome bis zu manifesten Krankheitsbildern auftreten, als deren Ursache schädigende Einflüsse der Umwelt angenommen werden.

Zunächst sei definiert, wovon die Rede ist: Die Umweltmedizin ist der Teil der Medizin, der sich mit den Auswirkungen der mit Schadstoffen kontaminierten Umwelt auf den menschlichen Organismus befaßt und in engster Beziehung zur Umwelthygiene steht –, zitiert aus der offiziellen Stellungnahme der Deutschen Gesellschaft für Hygiene und Mikrobiologie (7). Dem kann man sich im Prinzip anschließen, wenn man sich nicht von vornherein auf den schadstoffbezogenen gesundheitlichen Umweltschutz, d.h. auf das Gefährdungspotential von Chemikalien einengt. Besser wäre es, von multifaktoriellen Einflüssen zu sprechen und damit toxische, kanzerogene, mutagene, teratogene und sonstige die Gesundheit beeinträchtigende Einwirkungen aus der Umwelt zusammenzufassen.

Die Weltgesundheitsorganisation betont ständig die Notwendigkeit einer medizinrelevanten Umweltforschung (3). Die bestehenden Informationslücken erlauben beispielsweise noch keine Kopplung der Morbiditäts-/Mortalitätsdaten mit den Daten über die Umweltexposition. (In der Deutschen Demokratischen Republik galten solche Umweltinformationen einschließlich der Zusammenstellung und Darstellung bisher als Staats- bzw. Dienstgeheimnisse entsprechend der Nomenklatur und unterlagen bis zu 15 Jahren der Geheimhaltung!).

Die Begriffsbestimmung der Umweltmedizin enthält zugleich Ansätze zur Primärprävention, nämlich zur Vermeidung und Verminderung erkannter Risikofaktoren mittels individueller und allgemeiner Vorsorge. Prof. John M. *Last* (5) schreibt dazu in seinem neuen Lehrbuch: „Die Menschen sind individuell für ihre Gesundheit verantwortlich, und Menschen müssen kollektiv dafür sorgen, daß die allgemeinen Verhältnisse eine Förderung der Gesundheit ermöglichen, z. B. auch durch die Erhaltung der Umwelt." Hinzugefügt sei, daß es auch nicht wenige Aufgaben für die Umweltmedizin in der Sekundärprävention gibt, nämlich umweltrelevante Krankheiten zu erkennen und prompt zu behandeln. Spätestens hier ist ersichtlich, daß die Aufgaben der Umweltmedizin sowohl fachübergreifend im engeren Sinne als auch interdisziplinär im weiteren Sinne sind und auch nur so gelöst werden können. Das wird besonders deutlich an dem Problem der Quantifizierung der wissenschaftlichen Erkenntnisse im Sinne von Risikobewertung resp. Risikoabschätzung. Denn hierzu bedarf es eines holistischen Ansatzes unter Berücksichtigung von wirtschaftlichen, sozialen und sonstigen Faktoren. Da solche Angaben häufig fehlen, können von den staatlichen Entscheidungsträgern keine wissenschaftlich stichhaltigen Entscheidungen getroffen werden, und es muß auf der Basis der aktuellen Erkenntnisse entschieden werden. Beispielhaft deutlich wurde das nach dem Reaktorunfall von Tschernobyl, als verschiedene Bevölkerungsgruppen, verunsichert durch widersprüchliche offizielle Mitteilungen, den Verzehr wichtiger Grundnahrungsmittel einschränkten und damit Auswirkungen auf den Versorgungsstatus mit wichtigen Nährstoffen provozierten (1).

2. Probleme und Kenntnislücken

Die Zusammenhänge zwischen Umwelt und Gesundheit sind kompliziert und ihre Aufklärung bereitet noch große Probleme, deren Lösung Aufgabe der Forschung ist. Das betrifft sowohl Schadstoffgruppen, für die Expositions-Wirkungs-Beziehungen zweifelsfrei belegt sind (z. B. Schwermetalle), als auch Umweltfaktoren, bei denen die Beziehungen zwischen Ursache und Wirkung unklar sind, weil geeignete Wirkungsindikatoren (Beanspruchungsparameter) noch fehlen oder Wirkungen eine Zuordnung zu spezifischen Komponenten der Umweltbelastung nicht gestatten. Dies gilt z. B. für eine Reihe systemisch wirkender Stoffe im Bereich niedriger Dosen. Zur Aufklärung von Expositions-Wirkungs-Beziehungen benötigen wir individualmedizinische und bevölkerungsmedizinische Untersuchungen unter Berücksichtigung der realen Exposition, d. h. Kasuistik und epidemiologische Untersuchungen. Expositionsversuche im Labor sind i. allg. nur in Ausnahmefällen und zur Klärung von Details möglich. Auch bedarf die Wissenschaft des Tierexperiments und der Zellkultur, weil im Bereich der erbgutschädigenden und krebsauslösenden Schadstoffe Untersuchungen am Menschen nicht möglich sind. Ein entsprechendes Netz von Meßstationen schließlich liefert relevante Umweltdaten. Es sind letztlich die klassischen Wege, die zum Erkennen von Schadwirkungen integrativ beschritten werden und sich am Wertesystem des kleinstmöglichen Gesundheitsrisikos orientieren müssen.

Dennoch dürfte das Definieren von Schadfaktoren und zugleich von wirkungsbezogenen Grenzwerten oder Richtwerten nicht immer als Grundlage für die Bewertung umweltmedizinischer Fragestellungen ausreichen. Gemeint sind jene kausalanalytisch nicht erfaßbaren Risiken durch Umwelteinflüsse, die nicht über lineare Beziehungen wirksam sind, jedoch aus der Subjektivität des Individuums zu Störungen des Wohlbefindens führen, was nicht ausschließt, daß auch hier mit für den Menschen akut subtoxischen Schadstoffkonzentrationen zu rechnen ist. Beispiel: Luftverunreinigungen wie SO_2, NO_x usw. besitzen unterhalb ihrer Grenzwertkonzentrationen kaum eine akute pathogene Wirksamkeit; sie wirken aber im nicht linearen Sinne über ökologisch vernetzte Systeme als potentielle, chronisch pathogene Schadfaktoren auf den Menschen zurück, was im konkreten Falle die sog. neuartigen Waldschäden demonstrieren. Die Funktionsfähigkeit der Ökosysteme ist Voraussetzung für das Leben des Menschen, dessen Existenz über Nahrungsketten und Stoffkreisläufe unmittelbar mit den Lebensgemeinschaften der Tiere und Pflanzen verknüpft ist. Dieses Beispiel zeigt, daß die Einwirkung der äußeren Umwelt auf den Menschen im allgemeinen komplexer Art ist, wie sie sich in einer Industriestadt oder in einer Kindereinrichtung oder in der Wohnung darstellt.

Derzeit kann die Möglichkeit des gleichzeitigen oder in einer gewissen zeitlichen Reihenfolge vor sich gehenden Einwirkens mehrerer Faktoren aus einem Umweltmedium (kombinierte Wirkung) oder sogar aus verschiedenen Medien der Umwelt (komplexe Wirkung) noch nicht genügend bewertet werden. Hier stecken noch viele methodisch nicht gelöste Probleme. Läßt man andererseits diese Frage aber außer acht, kann es dadurch zu einer falschen Einschätzung des Grades der Schädlichkeit der Umweltbelastung kommen. So bedient man sich des „Biological Monitoring", durch welches mit biologischen und biochemischen Messungen indirekte Meßgrößen für Expositions-Wirkungs-Beziehungen erhoben werden, die aber die Umweltbelastung als Komplex beurteilen und Entscheidungen begründen lassen. Solche Meßwerte sind Signale für eine Wirkung, nicht in jedem Falle jedoch gleichbedeutend mit einer Schädigung. (Leider muß man einschränkend hinzufügen, daß zumindest in unserem Land kein Basisnetz von qualitativ hochstehenden Laboratorien mit nachgewiesener analytischer Zuverlässigkeit zur Verfügung steht). Allerdings hat das bilogische Monitoring nicht nur Vorteile, sondern auch Grenzen der Anwendbarkeit.

Auf das Problem der Kausalität soll hier nur hingewiesen werden. Es handelt sich nicht, wie irrigerweise verschiedentlich von Doktoranden angenommen wird, um ein mathematisch-statistisches, sondern um ein sachliches Problem. Die Belastung des modernen Menshen durch seine natürliche und technische Umwelt muß schließlich auf dem individuellen genetischen Hintergrund im Zusammenhang mit mannigfachen anderen Faktoren gesellschaftlichen, kulturellen oder ökonomischen Charakters, mit Gewohnheiten, Vorurteilen usw. betrachtet werden. Die für diese Wissenschaftskonferenz ausgewählten Themenkomplexe werden das zeigen. So ist die dominierende Rolle der Ernährungs- und Lebensweise in der Ätiologie von Krebserkrankungen heute anerkannt, ohne damit die spezifische Rolle der vom Menschen produzierten Chemikalien einengen zu wollen. Ausprägung und Verlauf allergischer Erkrankungen sind von einer Reihe derzeit nur unzureichend bekannter Mechanismen abhängig, darunter von verschiedenen Umwelteinflüssen, deren Interaktion mit dem Immunsystem und weiteren Einflüssen und Faktoren noch nicht vollständig geklärt ist. Die Ausführungen über die Auswirkungen außergewöhnlicher Immissionssituationen auf die Bevölkerung zeigen, daß es eine monokausale „Luftverschmutzungskrankheit" ebenfalls nicht gibt.

Unlängst las man in der Fachpresse (Zitat): Entgegen einer weit verbreiteten Meinung gäbe es keine Verschlechterung des allgemeinen Gesundheitszustandes der Bevölkerung. Die Lebenserwartung steige ständig und werde nach epidemiologischen Untersuchungen offenbar nicht von Dioxin und polychlorierten Biphenylen (PCBs) bedroht, sondern vielmehr von Zigaretten, Alkohol, Überernährung und Straßenverkehr (2). Sicherlich ist eine solche Verallgemeinerung nicht richtig. Richtig wäre aber wohl die Schlußfolgerung, daß gesundheitlicher Umweltschutz auch soziosomatische Wirkungen – dazu zählen Verhaltensweisen, Konsumverhalten, Bewegungsgewohnheiten u.v.a. – und soziopsychische Wirkungen, also solche, „welche die Gesellschaft in ihrer zeitlich und örtlich spezifischen Struktur auf die psychische Situation des Individuums ausübt" (6), umfassen sollte.

3. Umweltmedizin und Kurative Medizin

Der Arzt in Klinik und Praxis ist gewöhnt, sich in Diagnostik und Therapie im wesentlichen auf Abweichungen von den Norm- oder Richtwerten stützen zu können. Diese konkreten Kriterien fehlen in der Umweltmedizin, von Ausnahmen abgesehen. Umweltmedizin ist eine „Querschnittsaufgabe besonderer Qualität und Dimension" (4). Jedes neue Problem bedeutet häufig auch Neuland.

Es scheint eine Diskrepanz zwischen Umweltbelastung und klinischer Relevanz zu bestehen. Auch fehlt offensichtlich das diagnostische „know how", um Beschwerden auf einwirkende Schadstoffe zurückzuführen zu können, weil das diagnostische Instrumentarium (und ebenso auch das toxikologische und epidemiologische) den besonderen Expositionsverhältnissen angepaßt und gegebenenfalls methodisch variiert werden muß.

Nach einer Aufstellung von *Seeber* (4) liegt dringender diagnostischer Handlungsbedarf u.a. für folgende Fragestellungen vor:

– Abklärung chronisch-respiratorischer Beschwerden unklarer Genese, häufig mit obstruktivem Einschlag

– Abklärung von Beschwerden aufgrund dermal, oral oder inhalatorisch aufgenommener toxikologisch relevanter Schadstoffe im low-level-Bereich

– Abklärung degenerativer Polyneuropathien als mögliche Spätschäden nach chronischer Schadstoffexposition, z. B. Lösungsmittel, Pflanzenschutzmittel oder diverse Hilfsstoffe, und Abklärung uncharakteristischer mentaler Störungen, etwa durch Schwermetalle

– Abklärung von möglicherweise schadstoffbedingten Stoffwechselstörungen in Leber, Niere und anderen Organen.

Sollte man es sich nicht wünschen, daß der Arzt durch eine ökologisch orientierte anamnestische Erhebung seine kausalanalytischen und differentialdiagnostischen Überlegungen vervollständigt? Das würde bedeuten

a) eine Anamneseerhebung nach umweltmedizinischen Gesichtspunkten, insbesondere Feststellung der die Gesundheit eventuell beeinträchtigenden Einflüsse aus der Luft, dem Wasser, dem Boden, der Lärmbelastung, der Strahlung, durch Lebensmittel und Gegenstände des täglichen Bedarfs;

b) die Veranlassung der Untersuchung des Umfeldes des Patienten mit dem Ziel der Erfassung vermuteter Schadursachen nach dem Beispiel der Umgebungsuntersuchung im Infektionsschutz;

c) Ausschluß anderer Ursachen für Gesundheitsstörungen, Krankheiten und Krankheitssymptome durch die zuständigen klinisch-praktischen Disziplinen.

Schließlich sollte auch eine Beratung des Patienten dahingehend erfolgen, wie die Krankheitsursachen vermieden oder beseitigt werden können. Eine solche Beratungs- und Aufklärungsverpflichtung sollte neben dem Aufzeigen individueller Risikofaktoren auch ökologisch bedenkliche Substanzen betreffen, um den Patienten gegebenenfalls vor unbegründeter Verunsicherung zu bewahren, die daraus entsteht, daß der Anteil der Umweltbelastung an der Ätiologie und Pathogenese von Krankheiten überbewertet wird (Einfluß unseriöser Sendungen in den Massenmedien).

Andererseits müssen auch dem Arzt die potentiellen Umweltgefahren stärker ins Bewußtsein gebracht werden, und der Arzt sollte es sich selbst zur Aufgabe machen, die Aufmerksamkeit des öffentlichen Gesundheitswesens (sprich der Staatlichen Hygieneinspektion) auf Umweltfaktoren zu lenken, die eine Gesundheitsgefahr darstellen (Beispiel: Lieferung von Salzkohle an die Bevölkerung für Hausbrandzwecke). Doch ist der Arzt nicht immer hinreichend geschult, um die Symptome von mit der Umwelt zusammenhängenden Krankheitszuständen zu erkennen. Einige Beispiele seien genannt:

– Augen- und Schleimhautreizungen nach Formaldehydexposition durch Möbel
– unspezifische Beschwerdesymptomatik bei Anwendung von Holzschutzmitteln in Wochenendhäusern
– subklinische ZNS-Problematik bei durch den Straßenverkehr chronisch bleibelasteten Kindern in Kindereinrichtungen
– Smogepisoden und Atemwegserkrankungen, insbesondere im Zusammenhang mit Pseudokrupp
– frequenzabhängige partielle Acusticusläsionen bei Jugendlichen nach Lärmexposition in Diskotheken
  u.v.a.m.

Alle diese Wünsche und Forderungen an die kurativ tätige klinisch-praktische Medizin setzen allerdings eine entsprechende Aus-, Weiter- und Fortbildung voraus, an der es bisher wegen der über viele Jahre betriebenen Tabuisierung umweltbedingter Gesundheitsgefahren mangelte.

Literatur

1. *Anders*, H. J. u. a. (1987). Ernährungs-Umschau **34**, 255.
2. *Becker*, H.: Zeitungsnotiz.
3. Gesundheit und Umwelt. Bericht über eine WHO-Tagung. EURO-Berichte und Studien 100.
4. *Seeber*, E. (1988). Aufgaben und Schwerpunkte der Umweltmedizin. Schr.-Reihe Verein WaBoLu 76, Gustav-Fischer-Verlag, Stuttgart.
5. *Kaprio*, L. A. (1989). Gesundheitsförderung und öffentlicher Gesundheitsdienst. Öff. Gesundh.-Wes. **51**, 393.
6. *Statz*, A. (1985). Umweltmedizin im öffentlichen Gesundheitsdienst. Öff. Gesundh.-Wes. **47**, 606.
7. Stellungnahme Umweltmedizin (1989). In: Immunität und Infektion **17**, 145.

Mineralfaserexposition und Kanzerogenität

Von Klaus *Ruppe*

Institut für Arbeitsmedizin der Medizinischen Fakultät (Charité) der Humboldt-Universität zu Berlin

Mineralfasern finden auf Grund ihrer hervorragenden technisch-technologischen Eigenschaften wie
Nichtbrennbarkeit – Festigkeit – Elastizität – Verspinnbarkeit – Säurebeständigkeit u. a.
vielfältige Verwendung in der Industrie und im Bauwesen. In den vergangenen Jahren erreichte der Einsatz von Asbest, der häufigsten natürlichen Mineralfaser, erhebliche Größenordnungen: 1980 weltweit ca. 5 Mio t, in der DDR 55 000 t.

Die Herbeiführung fibrogener Veränderungen des Lungengewebes und der Pleura (Asbestose) durch Asbest ist seit den 20er Jahren als berufliche Erkrankung bekannt. Die Möglichkeit der Entstehung von Karzinomen der Lungen und Bronchien sowie des Larynx mit einer Latenz von 30–40 Jahren nach Asbestexposition sowie von Mesotheliomen der Pleura wurde dagegen erst in der jüngeren Vergangenheit erkannt.

Diese Erkenntnis führte zu umfangreichen

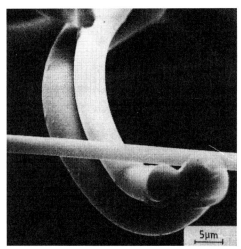

Abb. 1. Bruchstelle einer Glasfaser (*Dhupia* et al., 1982)

Maßnahmen der Regierungen vieler Länder, um den Einsatz von Asbest zu reduzieren. Als Ersatz für Asbest werden künstliche Mineralfasern (KMF) verwendet, von denen jedoch keine über die Gesamtheit der technischen Vorzüge des Asbestes verfügt, so daß die Anwendung variiert werden muß.

Die arbeitsmedizinische Forschung auf diesem Gebiet richtet sich derzeit auf folgende Schwerpunkte:

– Aufklärung der Mechanismen der Kanzerogenität von Asbest
– Untersuchung der kanzerogenen Eigenschaften von KMF, um Kenntnisse über neue mögliche Risiken bei Substitution des Asbestes zu gewinnen.

Der gegenwärtige Stand ist wie folgt zusammenzufassen, ohne daß die Diskussion abgeschlossen ist:

1. Die wichtigste biologisch wirksame Eigenschaft dieser Stoffe ist ihre Faserform. Asbest unterscheidet sich von allen KMF dadurch, daß die Asbestfaser sich in Längsrichtung spaltet, die Fasern werden – bei gleicher Länge – immer dünner. KMF brechen quer zur Längsrichtung (*Spurny* et al., 1983) (Abb. 1, 2).
2. Untersuchungen an Zellen wie Makrophagen, Fibroblasten, Erythrozyten, Mesothelien und für die Tumorforschung speziell eingesetzten Zellpopulationen bestätigen für mineralische Fasern eine Zellschädigung. Voraussetzung ist die Aufnahme der Faser in die Zelle.

Die Zytotoxizität hängt ab
– von der Faserlänge und vom Faserdurchmesser.

Von einer gewissen Länge an kann die Faser nicht phagozytiert werden, hält ein Leck in der Zelle offen und führt zu chronischen Stoffwechselstörungen z. B. über einen anhaltenden Enzymverlust, der durch einen gesteigerten glykolytischen Stoffwechsel kompensiert wird. Für Asbest gilt dies lebenslang. KMF können sich auflösen (Abb. 3).
– Bei Asbest von speziellen katalytischen Eigenschaften der Faseroberfläche, die zur Freisetzung von O_2-Radikalen und damit zu DNS-Brüchen und zur Aktivierung von Kanzerogenen führen (gilt nur für Asbest).
– Von Einflüssen auf das Immunsystem, nachweisbar durch die Zunahme morphologisch veränderter Makrophagen und Lymphozyten (z. B. in der Broncholavage-Flüssigkeit Exponierter).

3. In verallgemeinernder Betrachtungsweise gehen *Pott* (1983) und andere Autoren (*Ruppe* et al., 1986; *Marsh* und *Mossman*, 1988; *Waga* und *Ruppe*, 1990) davon aus, daß mineralische Fasern unabhängig von ihrer Herkunft und Natur kanzerogen sind, wenn sie nachfolgende Bedingungen erfüllen:

– Faserlänge größer als 3 μm
– Faserdurchmesser kleiner als 1 μm
– Verhältnis LD größer als 1 : 5
– Faser persistiert länger als 3 Jahre (Abb. 4, 5).

Die höchste kanzerogene Potenz besitzen in diesem Modell Fasern mit Längen ab 10 μm und Durchmessern um 0,2 μm.

In umfangreichen Untersuchungen haben *Stanton* et al. (1977) bei Fasern mit einem Durchmesser von weniger als 0,25 μm und einer Länge über 8 μm eine besonders hohe Kanzerogenität gefunden.

4. In zahlreichen Versuchen wurde der Einfluß konkurrierender Stoffe bei gleichzeitiger Exposition von Mineralfasern als kanzerogene Faktoren deutlich (*Forget* et al., 1986). Insbesondere polyzyklische aromatische Kohlenwasserstoffe und Asbestexpositionen führen zu einem wesentlich erhöhten Tumorrisiko.

Modelluntersuchungen an Membranen zeigten einen verstärkten Durchtritt von polyzy-

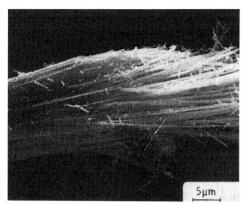

Abb. 2. Aufgespleißtes Ende eines Asbeststranges (*Dhupia* et al., 1982)

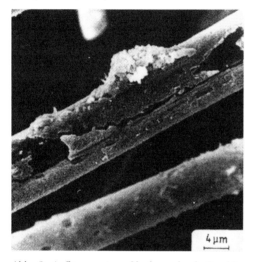

Abb. 3. Auflösung einer Glasfaser durch Gamble-Lösung (*Dhupia* et al., 1982)

klischenaromatischenKohlenwasserstoffenindieZelle wenn Asbest in den Lösungen vorhanden war. Die Vermutung, daß mineralische Fasern nur in Kombination mit anderen Kanzerogenen zu malignen Neubildungen führen, wurde experimentell weitgehend ausgeschlossen, jedoch bestehen synkarzinogene Zusammenhänge.

Auch im Tierversuch konnte bisher nicht abschließend die Frage nach dem Eindringungsvermögen und der Verteilung mineralischer Fasern in anderen Organen – außer Lunge und Pleura – beantwortet werden. Fütterungsversuche mit Asbest erbrachten unterschiedliche Ergebnisse. Während einige Autoren nach oraler Asbestgabe keine Tumoren der Bauchorgane fanden, stellten andere signifikant häufiger Tumoren bei Fütterung mit Asbestffilterma-

terial fest gegenüber Tieren, die mit Talkum gefüttert wurden (*Goldstein* et al., 1982). Neuere elektronenmikroskopische Untersuchungen bestätigten das Eindringen von Asbestfasern nach oraler Aufnahme in Magen, Darm und Lymphgewebe sowie in weiter entfernte Organe und wiesen Asbestfasern im Urin nach.

Nach diesen Ergebnissen ist die Möglichkeit extrapulmonaler Tumorentwicklung durch Mineralfasern nicht mehr völlig auszuschließen.

Abschließend einige Bemerkungen zum Vergleich der Kanzerogenität von Asbest und KMF. Neben der Fasergeometrie sind die Alveolengängigkeit, die Faserbeständigkeit sowie die Applikationsform wesentliche Parameter für eine Tumorinduktion.

Pott (1983) sieht besonders in der Anzahl der Fasern ein geeignetes Leitkriterium für die Kanzerogenität. KMF sind im Gegensatz zu Asbest nicht fähig, ihren Anteil an Fasern durch Längsspaltung zu erhöhen. Kleine KMF (unter 3 μm) werden rasch und vollständig phagozytiert ohne zytotoxische Effekte.

Untersuchungen zur Zytotoxizität von Glasfasern ergaben, daß längere Fasern zu einer dosisabhängigen Freisetzung von Prostaglandinen und Beta-Glucuronidase führen, wobei erstere die Schädigung der Zellmembran reflektiert und die Freigabe von Beta-Glucuronidase ein Maß für die lysosomale Stoffwechselaktivität oder das Resultat der Zellysis ist (*Forget* et al., 1986; *Marsh* und *Mossman*, 1988).

Der Vergleich der Kanzerogenität von Asbest und KMF sowohl in tierexperimentellen als auch in großen epidemiologischen Studien zeigt ein hohes Tumorrisiko bei Anwendung von Asbest und ein geringes bei Verwendung KMF-haltiger Substitute.

Der Grenzwert für mineralische Fasern für die Umwelt liegt international bei 1000 Fasern/m³, der arbeitshygienische Grenzwert bei 1 Faser/cm³, also 1000fach höher.

Zusammenfassend ist festzustellen, daß KMF als Substitute für Asbest das Tumorrisiko erheblich verringern. Ob sie es ausschließen, kann erst in 1–2 Jahrzehnten, bedingt durch die sehr langen Latenzzeiten zwischen Beginn der Exposition und Auftreten von Tumoren, definitiv beantwortet werden. In epidemiologischen Studien muß zudem berücksichtigt werden, daß ältere Exponierte früher häufig Mischeinwirkungen (Asbest und KMF) ausgesetzt waren, so daß KMF-Effekte schwer abzugrenzen sind.

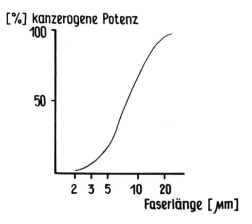

Abb. 4. Hypothese über die Abhängigkeit der kanzerogenen Potenz einer Faser von ihrer Länge (nach *Pott*, 1983)

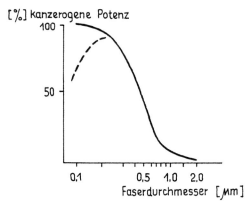

Abb. 5. Hypothese über die Abhängigkeit der kanzerogenen Potenz einer Faser von ihrem Durchmesser (nach *Pott*, 1983)

Literatur

Dhupia, G., *Foerster*, H., *Oberste-Padberg*, R. (1982). Kritische Betrachtungen der Begriffe „asbestoseähnlich" und „Pseudoasbestosekörperchen". Staub, Reinh. Luft **42**, 189–191.

Forget, G., *Lacroix*, M. J., *Brown*. R. C., *Evans*, P. H., *Sirois*, P. (1986). Response of perifused alveolar macrophages to glass fibres. Effects of exposure duration and fibre length. Environ. Res. **39**, 124–135.

Goldstein, B., *Webster*, I., *Rendall*, R. E. G. (1986). The inhalation of glass fibres by non-human primates. In: Biological Effects of Man-Made Mineral Fibres. Report on a WHO/ARC-Meeting, Copenhagen.

Marsh, J. P., *Mossmann*, B. T. (1988). Biological effects of man-made mineral fibres. Cancer Res. **48**, 709–712.

Pott, F. (1983). Asbest und künstliche Mineralfasern – Unterschiede in der Krebsgefährdung. Arcus **3**, 152–157.

Ruppe, K., *Beck*, B., *Duwe*, K. (1986). Gesundheitsrisiken durch Asbest – Übersichtsreferat. Z. gesamte Hyg. **32**, 514–520.

Spurny, K. R., *Pott*, F., *Stöber*, W. (1983). On the chemical changes of asbestos fibers and MMF's in biological residence and in the environment. J. Am. Ind. Hyg. Assoc. **44**, 833–845.

Stanton, M. F., *Layard*, M., *Tegris*, A., *Miller*, E., *May*, M., *Kent*, E. (1977). Carcinogenicity of fibrous glass pleural response in the rat in relation to fiber dimensions. J. Natl. Cancer Inst. **58**, 965–975.

Waga, N. C., *Ruppe*, K. (1990). Gesundheitliche Risiken durch künstliche Mineralfasern – Übersicht. Zbl. Arbeitsmedizin **40**, 4.

Formaldehyd: Risiko, Nutzen, Bewertung

Von Marlis *Mietzelfeldt*

Abt. Gesundheitsschutz in den Betrieben und Arbeitshygieneinspektion, Ministerium für Gesundheits- und Sozialwesen

Formaldehyd beeinträchtigt die Gesundheit und löst Allergien aus. Dies ist seit langem bekannt. Der neuerliche Streit entzündete sich vor allem an der Frage, ob Formaldehyd auch Krebs auslösen könne. Dazu wurden und werden tierexperimentelle und epidemiologische Untersuchungen vor allem in der BRD, den USA, Großbritannien und Frankreich, aber auch in anderen Ländern angestellt. Ebenso beschäftigt sich die WHO intensiv mit dieser Problematik.

Formaldehyd ist ein farbloses und stechend riechendes Gas mit der chemischen Formel HCHO. Es ist in Wasser und Alkohol gut löslich. Seine Handhabung und Verarbeitung erfolgen überwiegend als wässrige Lösung, selten in fester Form (Paraformaldehyd). Seit der Jahrhundertwende, als der flämische Chemiker Leo *Baekeland* daraus den ersten Kunststoff Bakelit entwickelte, wurde Formaldehyd zu einem Großprodukt der chemischen Industrie, weil es sich einfach und billig herstellen und mit zahlreichen anderen Grundstoffen mischen läßt.

Formaldehyd ist in der Umwelt ubiquitär verbreitet. Die größere hygienische Relevanz hat die Formaldehydbelastung der Innenraumluft. Formaldehydemissionsquellen sind:

- Bau- und Ausrüstungsmaterialien aus Spanplatten (bedeutendster Formaldehydemittent infolge des Einsatzes von formaldehydhaltigen Klebern)
- Ortsschäume (Formaldehyd-Harnstoff-Schaum zur Wärmeisolierung)
- polymere Gewebe (Gardinen, Möbelbezugsstoffe, Teppiche u. a.)
- Lacke, Tapeten u. a.
- Desinfektionsmittel, Haushaltchemikalien, Kosmetika
- Brennstellen (Verbrennen fossiler Brennstoffe)
- Rauchen.

Bei der Bewertung der Luftqualität in Innenräumen, in denen sich Menschen über längere Zeit aufhalten, ist grundsätzlich von den MIK-Werten auszugehen. Das ist im Falle von Formaldehyd besonders beim Vorhandensein von Formaldehydemittenten nur schwer möglich.

Nach WHO-Publikationen werden Formaldehydkonzentrationen unter 0,06 mg/m^3 als unschädlich und über 0,120 mg/m^3 als schädlich bezeichnet. Die DDR schließt sich dieser Auffassung an. Für die Gesamtformaldehydbelastung im Innenraum wurde deshalb der Wert von 0,120 mg/m^3 (0.1 ppm) festgelegt. Hierbei sind alle Formaldehydemittenten im Raum summarisch zu berücksichtigen.

Die Exposition am Arbeitsplatz kann beim Herstellungsprozeß oder beim Umgang mit Formaldehyd oder formaldehydhaltigen Produkten erfolgen. Sie treten in fast allen Industriebereichen auf, vor allem in der chemischen Industrie und bei der Spanplattenherstellung, aber nicht zuletzt auch in der Medizin als Desinfektionsmittel bzw. Konservierungsmittel für Präparate. Der MAK-Wert liegt bei 0,500 mg/m^3 (BRD: 1 ppm = 1,2 mg/m^3).

Im Jahre 1988 wurden im Arbeitshygienischen Bericht der DDR 6 792 Exponierte, davon 2 796 Frauen, erfaßt. Insgesamt traten 1988 209 Berufskrankheiten auf, die durch Formaldehyd hervorgerufen worden waren (BK 80: 203, BK 81: 3, BK 82: 3). Alle erfaßten Exponierten werden regelmäßig arbeitsmedizinisch überwacht.

Bei inhalativer Exposition wirkt gasförmiges Formaldehyd stark reizend auf die Schleimhäute. Innerhalb kürzester Zeit führen auch niedrige Konzentrationen zur Reizung von Augen, Nase und Rachenschleimhaut und besonders bei schnellem Konzentrationsanstieg zu Unbehagen sowie Tränenfluß. Des weiteren wurde beobachtet, daß eine erhebliche Gewöhnung eintritt, so daß der Geruch von Formaldehyd nicht mehr wahrgenommen wird – dies und ein einschleichendes Ansteigen der Formaldehydkonzentration sind die Ursache dafür, daß die Häufigkeit und Ausprägung der Symptome eine extreme Streubreite aufweisen.

Bei Langzeitexpositionen in der Arbeitsumwelt kann es zu chronisch obstruktiven Lungenveränderungen kommen. Im Vordergrund stehen bei diesem Krankheitsbild lokale Irritationen sensorischer Atemwegsrezeptoren und primär toxische Schleimhautschäden vorwiegend im Bereich der mittleren und tieferen Atemwege. Zu Schleimhautreizungen der Atemwege und der Augen können auch Formaldehyd emittierende Spanplatten, Schaumstoffe, Farben und Lacke führen, die in Innenräumen verarbeitet wurden.

Durch seine in wässriger Lösung auftretende eiweißdenaturierende und ätzende Wirkung führt Formaldehyd nach oraler Aufnahme zur Schädigung der Schleimhäute des Magen-Darm-Traktes. Zu Koagulationsnekrosen kann es bei entsprechender Konzentration auch an der Hautoberfläche kommen. Vor allem aber zeigt Formaldehyd hier seine allergene Wirkung in Form der allergischen Kontaktdermatitis. Sie ist insbesondere bei Beschäftigten der chemischen, der Gummi- und Kunststoffindustrie sowie bei medizinischen Berufen zu finden. Bei letzteren nimmt Formaldehyd die erste Stelle unter sämtlichen Substanzen ein, die ein allergisches Ekzem als Berufskrankheit auslösen können. So wurden z. B. 1988 142 derartige Berufskrankheiten registriert.

Neben den im Vordergrund stehenden Formaldehydallergien darf die Möglichkeit einer Sensibilisierung großer Teile der Bevölkerung gegen Formaldehyd nicht vernachlässigt werden. Quellen dafür können u. a. Stoffe sein, die infolge von Appretur, Imprägnierung usw. beim Erwärmen durch die Haut Formaldehyd abgeben.

Im Tierexperiment und in den bisher vorliegenden Studien an formaldehydexponierten Textilarbeiterinnen wurden keine Hinweise auf eine teratogene, embryo- oder fetotoxische Wirkung von Formaldehyd erhalten. Auch eine mutagene Wirkung konnte beim Menschen bisher nicht nachgewiesen werden. Sie ist wegen der Kurzlebigkeit und schnellen Verstoffwechselung von Formaldehyd auch nicht zu erwarten. Bisher trat sie nur in Versuchen auf, bei denen die Substanz in hoher Konzentration direkt auf die Testzellen einwirkte.

Zur Kanzerogenität sind die z. Z. aussagefähigsten Tierexperimente in den USA durchgeführt worden. Es handelt sich dabei um Langzeit-Inhalationsstudien, in denen artabhängig unterschiedliche Reaktionen bei Ratten, Mäusen und Hamstern beobachtet wurden. Bei der Ratte kam es bei hohen Konzentrationen zu Plattenepithelkarzinomen in den Nasenhöhlen, während bei den Mäusen lediglich präkanzeröse Veränderungen bei kaum erhöhter Tumorrate festzustellen waren. Hamster wiesen nach lebenslanger Exposition keine Tumoren auf.

Die WHO Working Group on Indoor Air sowie Tobe/Japan haben diese Ergebnisse bestätigt.

Um die kanzerogene Wirkung von Formaldehyd auf den Menschen zu untersuchen, wurden in den letzten Jahren retrospektive Mortalitätsstudien bei langzeitig hochexponierten Arbeitern durchgeführt. In keinem Fall wurde Nasenkrebs als Todesursache festgestellt. Jedoch wurden in Einzelfällen Nasenkrebse bei Exponierten beschrieben. Obwohl sich also aus den bisher vorliegenden epidemiologischen Studien keine klaren Hinweise auf die Kanzerogenität von Formaldehyd beim Menschen ergeben, kann die Möglichkeit der kanzerogenen Wirkung auf den Menschen nicht völlig ausgeschlossen werden.

Zusammenfassend ist zu sagen, daß auf Grund der angeführten Gefährdung durch Formaldehyd die Belastung in allen Bereichen so gering wie möglich gehalten werden sollte. Tierexperimentelle und epidemiologische Studien sollten gezielt fortgesetzt werden.

Literatur

Acheson et al. (1984). Formaldehyde in the British chemical industry. Lancet I, 611–616.

Dalbey (1982). Formaldehyde and tumors in hamster respiratory tract. Toxicology **24**, 9–14.

Harrington et al. (1984). Mortality study of British pathologists 1974–80. Brit. J. Ind. Med. **41**, 188–191.

Hernberg et al. (1983). Nasal and sinonasal cancer. Connection with occupational exposures in Denmark, Finland and Sweden. Scand. J. Work Environ. Health **9**, 315–326.

Kerns et al. (1983). Carcinogenicity of formaldehyde in rats and mice after long-term inhalation exposure. Cancer Res. **43**, 4382–4392.

Levine et al. (1984). The mortality of Ontario undertakers and a review of formaldehyde-related mortality studies. J. Occup. Med. **26**, 740–746.

Meek et al. (1985). Background paper on formaldehyde prepared for the WHO Working Group on Indoor Air Quality: Radon and formaldehyde. Dubrovnik (Draft).

Olsen et al. (1984). Occupational formaldehyde exposure and increased nasal cancer risk in man. J. Cancer **34**, 639–644.

Tobe et al. (1985). Studies of the inhalation toxicity of formaldehyde. National Sanitary and Medical Laboratory Service, Japan.

Formaldehyd. Gemeinsamer Bericht des Bundesgesundheitsamtes, der Bundesanstalt für Arbeitsschutz und des Umweltbundesamtes (1984). Verl. W. Kohlhammer, Stuttgart, Berlin, Köln, Mainz.

Verfasser:
OMR Prof. Dr. sc. med. M. Mietzelfeldt
Leiter der Abteilung Gesundheitsschutz
in den Betrieben und Arbeitshygieneinspektion
im Ministerium für Gesundheits- und Sozialwesen,
Rathausstr. 3, O-1020 Berlin

Die Haut: Abwehrorgan und Schädigung durch die Umwelt

Von N. *Sönnichsen*

Klinik und Poliklinik für Hautkrankheiten der Medizinischen Fakultät (Charité) der Humboldt-Universität zu Berlin

Als Grenzfläche zwischen Organismus und Außenwelt ist die Haut allen auf den Organismus einwirkenden Noxen in besonderer Weise ausgesetzt. Dabei ist nicht nur an chemische Stoffe zu denken, die z. B. zur toxischen Schädigung der Haut führen oder durch Sensibilisierung ein Ekzem auslösen. Der Einfluß von Umweltfaktoren ist sehr viel komplexer. Es seien nur die physikalischen Faktoren einschließlich der gesamten Strahlenbelastung erwähnt.

Die Haut ist schon immer Reflexionsorgan ganz unterschiedlicher innerer Erkrankungen gewesen, was besonders für die Diagnostik genutzt wird. Erst später wurde erkannt, daß Einwirkungen auf die Haut auch weitgehende Rückwirkungen auf den Gesamtorganismus haben.

Dies alles wird besser verständlich, wenn man genaueren Einblick in die Funktion der Haut nimmt. Der glatte, scheinbar einfache Aufbau der menschlichen Haut kann leicht dazu führen, daß die Komplexität und auch die Vielfältigkeit ihrer Funktionen unterschätzt werden. Die Haut ist trotz ihrer Dünne das größte Organ und aus einer Vielzahl hochspezialisierter Zellen, die verwickelte Strukturen und Untersysteme bilden, zusammengesetzt. Es ist seit langem bekannt, daß sie bestimmte Aufgaben im Rahmen der Wärmeregulation, des Wasser- und Elekrolythaushaltes, der Reizwahrnehmung und natürlich als mechanisches Schutzorgan wahrzunehmen hat. Im Zusammenhang mit der Problematik allergener Kontaktstoffe in der Umwelt ist es aber wichtig zu wissen, daß die Haut selbst ein aktives Immunorgan darstellt. Dazu seien folgende Befunde angeführt:

1. Nicht nur der Thymus, sondern auch die Haut ist ein Reifungsort für T-Lymphozyten. Als Marker der Reifung im Thymus dient der Nachweis der Terminalen Desoxynucleotidyl-Transferase (TDT). TDT ist in gleicher Weise in Lymphozyten nachweisbar, die unter dem ausschließlichen Einfluß von Keratinozyten reifen. Es ist schon eine faszinierende Feststellung, daß jene Zellen, von denen wir angenommen haben, daß sie ausschließlich für die Produktion von Keratohyalin zuständig sind, nun auch immunologische Potenzen haben und die Reifung von T-Lymphozyten veranlassen.

2. Ebenfalls in neuerer Zeit wurde erkannt, daß die Haut ein Thymushormon produziert, nämlich das Thymopoietin, das die T-Zellreifung beeinflußt. Im Zytoplasma von Keratinozyten bindet sich ein Antikörper gegen Thymopoietin.

3. Ein weiterer wichtiger Befund ist die Feststellung, daß Keratinozyten verschiedene Zytokine produzieren. Dazu gehören auch Interleukin-1, wodurch die Antigenpräsentation verstärkt wird. Es gehören aber auch die Zytokine IL-3, IL-6, IL-8, CSF, ECDF und IFN dazu.

4. Die Epidermis hat eine eigene antigenpräsentierende Zelle. Schon vor mehr als 100 Jahren hat *Langerhans* in der Epidermis eine besondere dendritische Zelle entdeckt, die nach ihm benannt wurde und deren Funktion lange unklar geblieben ist. Heute wissen wir, daß die Langerhans-Zelle die

antigenpräsentierende Zelle der Haut ist. Hier erfolgt der lysosomale Abbau der Antigene und anschließend die Expression auf der Zelloberfläche in räumlicher Nähe zu den DR-Antigenen.

Die verschiedenen, in der Epidermis lokalisierten Bestandteile des Gesamtimmunsystems werden heute unter der Bezeichnung SALT = skin associated lymphoid tissue zusammengefaßt.

Die Belastung mit Allergenen aus der Umwelt hängt von vielen Faktoren ab, z. B. von der industriellen Entwicklung und vom Muster der Industrie. Dies spiegelt sich u. a. im Spektrum der beruflich bedingten Hauterkrankungen wider.

Beispielhaft sei hier die Häufigkeit der beruflich bedingten Dermatosen in der DDR für einen umschriebenen Zeitraum angeführt:

Jahr	Anzahl
1957	813
1960	2065
1963	2578
1966	2433
1970	3116
1974	2885
1980	2294
1983	2434

In diesen Zahlen sind sowohl die durch chemische und physikalische Faktoren als auch die durch Infektionen bedingten Berufserkrankungen enthalten. Da letztere in dem angeführten Zeitraum drastisch zurückgegangen sind, werden die Schäden insbesondere durch chemische Noxen (allergische Kontaktekzeme) besonders evident.

Die folgende Übersicht gibt die wichtigsten Berufsallergene einschließlich ihres prozentualen Anteils an allen durch chemische oder physikalische Einwirkungen bedingten Berufsdermatosen wieder:

Formaldehyd	16,5
Chrom	12,0
Nickel	10,6
Paraphenylendiamin	7,8
iso-Propylphenyl-p-phenylendiamin	6,0

Die Bewältigung des Problems der allergisch bedingten Berufserkrankungen ist nur über verschiedene Ansatzpunkte möglich. Stichwortartig seien hier erwähnt:
- prophylaktische Eliminierung potenter allergener Substanzen
- Arbeit mit geschlossenen industriellen Technologien

– individuelle Prophylaxe z. B. am Arbeitsplatz.

Der Dermatologe hat darüber hinaus die Aufgabe, die an der Haut bereits entstandenen Schäden zu behandeln. Dabei eröffnen die zunehmenden Kenntnisse über die Funktionsabläufe in der Haut neue Möglichkeiten.

Die therapeutische Beeinflussung kontaktallergischer Schäden der Haut erfolgt vor allem durch die topische Anwendung z. B. von Glukokortikoiden oder teerhaltigen Externa. Mit der Entschlüsselung der Rolle der Langerhans-Zelle haben sich auch für die Therapie neue Ansatzpunkte ergeben.

Es soll ein zweiter Aspekt angeführt werden, der ebenfalls die Bedeutung der Haut und damit der Dermatologie für eine zukünftige Umweltmedizin verdeutlicht und sich zudem an den ersten Komplex mit dem Thema Umwelt und Krebs anschließt, nämlich die Beziehung zwischen bösartigen Hauttumoren und Lichteinwirkung.

Die von der Sonne ausgestrahlten elektromagnetischen Wellenlängen, die bei photobiologischen Reaktionen eine Rolle spielen, sind die UV-Strahlen und das sichtbare Licht. Im Sonnenspektrum machen die UV-Strahlen etwa 10 %, das sichtbare Licht etwa 50 % und das Infrarot etwa 40 % aus. Diese Zahlen sind jedoch von vielen Faktoren abhängig. UV-C kommt normalerweise an der Erdoberfläche nicht vor, da dieses von der Sonne emittierte kurzwellige UV-Licht von der Atmosphäre absorbiert wird.

Abgesehen von akuten Lichtschäden ist ein Zusammenhang von Lichteinwirkung und Tumorbildung in der Haut schon lange bekannt. Die häufigsten bösartigen Hauttumoren sind Basaliom, Spinaliom und Melanom. Die Beziehungen zwischen diesen Tumoren und der Lichtexposition werden heute unterschiedlich gesehen, doch können vorrangig zwei Mechanismen unterschieden werden:

1. Langjährige chronische Lichtexposition führt auf alle Fälle zur vorzeitigen Alterung der Haut, aber ebenso zu vermehrtem Auftreten von Basaliomen. Es muß jedoch hinzugefügt werden, daß das Licht keineswegs der einzige auslösende Faktor ist.

2. Gehäufte akute Sonnenexpositionen mit Auftreten von Sonnenbrand, insbesondere im Kleinkindesalter, sollen in Beziehung zu später auftretenden malignen Melanomen stehen.

Es gibt eine individuell unterschiedliche Lichtverträglichkeit, die auf dem Hauttyp beruht. Der Lichtschaden hängt jedoch nicht nur davon ab, sondern maßgeblich von der Zusammensetzung der Sonneneinstrahlung vor allem im UV-Bereich. Es erhebt sich die Frage, ob in der Gegenwart auf der Erde eine veränderte Strahlung ankommt. Die Atmosphäre besteht zu 99 % aus Sauerstoff und Stickstoff. Spuren von Kohlendioxid und einigen anderen Gasen sind jedoch von hoher Bedeutung, da sie die die Erde verlassende langwellige Wärmestrahlung absorbieren. Der Kohlendioxidgehalt der Atmosphäre nimmt deutlich zu. Der Anstieg von Chlorfluorkohlenwasserstoffen, Stickoxiden und Methan bewirkt zusätzlich, daß sich die Ozonschicht in der Stratosphäre verringert, was zu einer erhöhten UV-Einstrahlung führt. Diese Veränderungen dürften gegenwärtig noch nicht, aber doch zukünftig von großer Bedeutung werden.

Der Mechanismus der Hautkrebsbildung als Folge von UV-Bestrahlung ist sehr komplex. Schädigungen der DNA in kritischen Genen sowie Defekte im DNA-Repair-Mechanismus werden vor allem durch kurzwellige UV-B-Strahlung verursacht. Es ist nicht ausgeschlossen, daß die langwellige UV-A-Strahlung den Schaden vergrößert. Die Strahlung kann auch den respiratorischen Elektronentransportprozeß, die RNA, Pyrimidindimere, Lysosomenmembranen und das Enzymsystem schädigen. Um die Komplexität dieser Vorgänge deutlich zu machen, soll auf zwei weitere Beobachtungen hingewiesen werden:

1. Selen ist im Enzym Glutathionperoxidase enthalten, das eine Schutzwirkung ausübt, indem es freie Radikale beseitigt. Patienten mit Melanom haben niedrigere Selenwerte im Blut als Vergleichspersonen. Ein verringerter Selengehalt in der Nahrung wird vor allem durch erhöhte SO_2-Emissionen der industriellen Produktion verursacht. Der beobachtete niedrige Selenspiegel in vielen Teilen Schwedens könnte die Ursache sein, daß maligne Melanome hier häufiger auftreten als in südlichen Ländern mit mehr Sonneneinstrahlung.

2. Ein Melanom entsteht aus der Entwicklung pigmentbildender Melanozyten, die das Hautpigment Melanin enthalten. Unlängst wurde festgestellt, daß sich im Melanin Kanzerogene anreichern können, z. B. Mycotoxin (alpha toxin β1) von *Aspergillus flavus*

oder die tabakspezifischen N-Nitrosamine und auch mutagene heterozyklische Amine. Auch Schwermetalle wie Blei und Nickel können selektiv von Melanozyten aufgenommen werden.

Mit diesen punktuell herausgegriffenen Befunden sollte lediglich die Komplexität verschiedener Umweltfaktoren angedeutet werden, die zu ganz unterschiedlichen Veränderungen an der Haut führen. Umweltmedizin ist eine interdisziplinäre Aufgabe, in die sich auch die Dermatologie einordnen muß.

Allergische Erkrankungen der oberen Atemwege – Rhinitis allergica

Von Karin *Sauermann*

Klinik und Poliklinik für Hals-Nasen-Ohren-Krankheiten der Medizinischen Fakultät (Charité) der Humboldt-Universität zu Berlin

Die Zahl der Patienten, die sich auf Grund allergischer Erkrankungen an den Hals-Nasen-Ohrenarzt wenden, scheint zuzunehmen. Statistische Untersuchungen zur Morbidität liegen aus verschiedenen Ländern Westeuropas und aus den USA vor. So fand man bei amerikanischen Studenten zwischen 1959 und 1969 einen Anstieg der Häufigkeit allergischer Rhinopathien von 12,0 % auf 19,7 %. In der BRD wurde 1984 unter 8771 Schülern zwischen 10 und 18 Jahren ein Anteil von 16,7 % Pollen-Allergikern ermittelt. Allgemein nimmt man heute an, daß etwa 10–15 % der Bevölkerung an einem allergischen Schnupfen leiden (3; 6).

Klinisch lassen sich 2 Hauptformen der Krankheit unterscheiden: die saisonale Rhinitis allergica, die nur zu bestimmten Zeiten des Jahres auftritt und hauptsächlich durch Pollen verursacht wird, und die perenniale allergische Rhinitis, bei der vor allem ganzjährige aerogene Allergene der Auslöser sind. Eine geringere Rolle spielen hier enteral oder parenteral aufgenommene Allergene. Die wichtigsten aerogenen Allergenquellen sind Hausstaubmilben, Tierepithelien und -sekrete sowie Schimmelpilze.

Patienten mit einer saisonalen allergischen Rhinitis erkranken im Frühjahr und Sommer individuell unterschiedlich lange, zeitlich jedoch in der Regel gut abgrenzbar. Häufig ist es möglich, die Daten von Beginn und Ende der Symptomatik fast auf den Tag genau zu bestimmen. Nahezu gesetzmäßig erkranken diese Patienten in aufeinanderfolgenden Jahren immer wieder zum gleichen Zeitpunkt. Auslösende Allergene sind vor allem flugfähige Pollen von Gräsern, Bäumen oder Kräutern, die mit der Atemluft in die Nase gelangen. Anhand der Anamnese und des Pollenflugkalenders läßt sich schon auf die Art der in Frage kommenden Allergene schließen. Im intracutanen Allergietest wird die Sensibilisierung gegenüber diesen Pollen nachgewiesen. Die häufigste Ursache für Heuschnupfen und die oft damit im Zusammenhang stehende Überempfindlichkeit auch der tieferen Atemwege sind Graspollen. In unseren Breiten erstreckt sich die Blütezeit der Gräser und Getreide von Mai bis Juli/August. Von Bedeutung sind außerdem Baumpollen, deren Blütezeit mit Haselnuß und Erle schon im Januar/Februar beginnen kann und etwa im Juni/Juli mit der Linde abgeschlossen ist. Als Spätblüher im August/September sind vor allem Wegerich, Beifuß und Brennessel klinisch bedeutsam. Erwähnt werden muß, daß nicht alle Pollenarten allergische Reaktionen auslösen. Entscheidend ist, daß sie flugfähig sind, also mit dem Wind verbreitet werden und so auf die Schleimhäute der Atemwege gelangen können.

Die Pollen windbestäubender Pflanzen sind im Durchmesser ca. 20–30 μm groß und werden in großen Quantitäten erzeugt. So produziert z. B. eine Roggenähre 4,2 Mill. Pollenkörner. Durch den Wind können aerogene Pollen über 100 km weit getragen werden. Daher können auch Bewohner eines Stadtzentrums erkranken. Die höchsten Pollenkonzentrationen in der Luft werden 2–3 Stunden nach Sonnenaufgang (Pollenfreisetzung) sowie am Nachmittag (Abstieg der Pollen) gefunden. Zur Auslösung von Symptomen reicht die Allergenaufnahme aus 5–50 Pollenkörnern, und etwa 5000–8000 davon werden während der Pollensaison täglich inhaliert! Nach Kontakt der Allergene mit der Schleimhaut laufen bei sensibilisierten, also allergischen Patienten typische immunologische Reaktionen ab. An Mastzellen in der Schleimhaut und basophile Lymphozyten gebundene IgE-Antikörper reagieren mit den Allergenen. Dadurch wird eine komplizierte membran-biochemische Signalkaskade ausgelöst, die letztendlich zur Freisetzung bestimmter Mediatoren führt, wie z. B. Histamin, Serotonin, Prostaglandine und Leukotriene. Diese Mediatoren bewirken in der Schleimhaut eine Störung der Mikrozirkulation durch Einengung der Arteriolen und Erweiterung von Venolen und Schwellkörpern. Außerdem werden Schleimdrüsen aktiviert und die Viskosität ihrer Sekrete beeinflußt. Durch Reizung sensibler Nervenendigungen in der Schleimhaut kommt es zur Induktion von Niesreiz und über Afferenzen des parasympathischen Systems zur Hypersekretion. So entsteht das typische klinische Bild der allergischen Rhinitis, die gekennzeichnet ist durch Nasenobstruktion, Fließschnupfen und Niesattacken. Da gleiche allergische Reaktionen auch an der Schleimhaut der Augen ablaufen, gehört zur klinischen Symptomatik auch die mehr oder weniger stark ausgeprägte Konjunktivitis. Wie bereits erwähnt, können diese allergischen Reaktionen nicht nur durch Pollen ausgelöst werden, sondern auch durch andere Allergene wie Schimmelpilze, Hausstaubmilben, Tierhaare, Nahrungsmittel oder auch Insektengifte.

Es stellt sich die Frage, ob man sich vor Allergien schützen kann.

Dazu muß zunächst festgestellt werden, daß allergische Erkrankungen durch einen hereditären Immundefekt bedingt sind und somit die allergische Prädisposition vererbt wird. Leidet ein Elternteil an einer allergischen Erkrankung, beträgt das Risiko für die Nachkommen, selbst Allergiker zu werden, 25 %. Sind beide Eltern Allergiker, erhöht sich das Erkrankungsrisiko auf 50 %. Die zentrale Vorstellung vom Immundefekt ist eine hereditäre Störung der IgE-Antwort. Man nimmt an, daß bei Patienten mit einer allergischen Rhinitis ein Defekt der T-Suppressor-Lymphozyten vorliegt, so daß es zu einer vermehrten Produktion von IgE-Antikörpern kommt. Durch äußere Faktoren, z. B. durch intensiven Allergenkontakt oder durch Virusinfekte, wird dann die Erkrankung ausgelöst.

Verschiedene Autoren haben festgestellt, daß der Geburtsmonat Einfluß auf die Erkrankungshäufigkeit hat. Bei einem Geburtstermin zwischen August und Januar ist das Risiko, an Heuschnupfen zu erkranken, um ca. ⅓ vermindert (4). Pollenexposition während der ersten Lebensmonate soll das Erkrankungsrisiko erhöhen. Möglicherweise führt Allergenkontakt

innerhalb dieser Zeit, wenn niedrige IgA-Werte vorliegen, bei prädisponierten Säuglingen zur Sensibilisierung spezifischer IgE-produzierender Lymphozyten. Restimulation sogar viele Jahre später kann dann die Erkrankung klinisch manifest werden lassen.

Auch die Aktivierung des Immunsystems während der Schwangerschaft kann zur Manifestation einer allergischen Erkrankung führen. Oftmals ist aus der Anamnese zu entnehmen, daß der allergische Schnupfen erstmals nach einem starken Virusinfekt aufgetreten ist. Die Schädigung der Schleimhaut durch die Viren bahnt den Allergenen den Weg zu den schon vorhandenen IgE-Antikörpern, und die Allergie „nimmt ihren Lauf". Außerdem können Mikroorganismen auf verschiedene Weise Immunreaktionen induzieren, modulieren, hemmen oder auch aufheben (1). Entsprechende Vorbeugungsmaßnahmen, insbesondere Abhärtung, sollten familienanamnestisch belasteten Patienten unbedingt empfohlen werden, um die Auslösung einer Allergie durch einen Infekt zu verhindern. Aber auch dann, wenn der allergische Schnupfen bereits manifest ist, sind prophylaktische Maßnahmen möglich. In jedem Fall sollte angestrebt werden, den Kontakt mit dem auslösenden Allergen zu vermeiden.

So muß bei Tierhaarallergien das – meist vielgeliebte – Haustier abgeschafft werden. Anderenfalls besteht die Gefahr, daß sich die Allergie im Laufe der Zeit auch auf die tieferen Atemwege ausbreitet und Asthma auftritt. Bei Hausstaub- und Pollenallergien ist die Allergenkarenz schon schwieriger. Pollenallergikern wird empfohlen, sich während ihres Hauptbeschwerdezeitraums möglichst in pollenarmen Gebieten aufzuhalten. Es sollte deshalb angestrebt werden, daß Pollenallergiker bei der Vergabe von Urlaubsplätzen an der See besondere Berücksichtigung finden. Auch Hochgebirgsaufenthalte sind günstig. Eine sehr gute Hilfe, um die aktuelle Pollenbelastung einzuschätzen, bieten Pollenwarndienste, die von einigen Rundfunkstationen für die Sommermonate eingerichtet werden. Der Pollenallergiker sollte sich an Tagen mit besonders hoher Pollenbelastung möglichst wenig im Freien aufhalten, um die Exposition einzuschränken. Bei nachgewiesener Allergie gegen Hausstaubmilben ist das Augenmerk auf die „häusliche Sanierung" zu richten. Sie ergibt sich aus den Prädilektionsstellen der Milben in der Wohnung. Das Entfernen von Bettfedern, Auswechseln von Matratzen, Abschaffen von Bettvorlegern oder Auslegeware und die Anwendung von Acariziden/Fungiziden kann oftmals schon eine deutliche Verringerung der Beschwerden bringen.

Die Beeinflussung von Umweltfaktoren ist ein gesamtgesellschaftliches Problem. Schadstoffe wie SO_2, NO_2, NO, CO und O_3 führen in Abhängigkeit von ihrer Konzentration zu einer Reizung der Atemwegs-Schleimhäute (5). Dadurch wird die natürliche Abwehrbarriere gestört und die Penetration von Allergenen begünstigt. Möglicherweise können Allergene auch morphologisch verändert und dadurch „aggressiv" werden. In Japan fand man 1981 einen drastischen Anstieg allergischer Reaktionen gegenüber Zedernpollen von 0 auf 9,4 %, der einherging mit der zunehmenden Anzahl von Fahrzeugen mit Dieselmotoren. 13,2 % der Schüler, die in der Nähe von Autobahnen lebten, litten an einem allergischen Schnupfen im Vergleich zu 5 % der Schüler in mehr ländlichen Gegenden. Genauere Untersuchungen zum Einfluß von Reizgasen liegen insbesondere für die unteren Luftwege vor.

Ansteigende Konzentrationen von SO_2, NO_2 und O_3 bewirkten bei sensibilisierten Meerschweinchen eine deutliche Zunahme der bronchialen Hyperreaktivität. Auch Zigarettenrauch kann als Trigger zu einer erhöhten Sensibilisierung der Schleimhäute führen (2). So sind steigender Zigarettenkonsum und die zunehmende Umweltbelastung durch Schadstoffe sicher wichtige Faktoren für die zunehmende Häufigkeit allergischer Atemwegserkrankungen.

Literatur

1. *König*, W. (1989). Microbial interactions with inflammatory cells. Allergologie **12**, 91–95.
2. *Riedel*, F. (1989). Non-specific trigger mechanisms for specific immune responses. Allergologie **12**, 54–57.
3. *Schata*, M., *Jorde*, W., *Hartenstein*, W. (1988). Ergebnisse epidemiologischer Untersuchungen allergischer Erkrankungen. Schweiz. Rundschau Med. (PRAXIS) **77**, 884–888.
4. *Weeke*, E. R. (1985). Epidemiology. In: N. *Mygind* und B. *Weeke* (eds.): Allergic and Vasomotor Rhinitis. Clinical Aspects. Munksgaard, Copenhagen.
5. *Weeke*, E. R. (1989). Pollen allergy and atmospheric pollution: appropriate monitoring technology and clinical significance. Allergologie **12**, 59–62.
6. *Wüthrich*, B. et al. (1986). Häufigkeit der Pollinosis in der Schweiz. Schweiz. med. Wschr. **116**, 909–917.

Außergewöhnliche Immissionssituationen und lufthygienische Überwachung

Von A. *Knauer*

Institut für Allgemeine und Kommunale Hygiene der Medizinischen Fakultät (Charité) der Humboldt-Universität zu Berlin

Der Begriff „außergewöhnliche Immissionssituation" ist der Terminologie in den gesetzlichen Regelungen zur Luftreinhaltung entnommen. Er bedeutet zunächst einmal nichts weiter als einen Zeitabschnitt mit stark erhöhter Luftverunreinigung. Daneben werden in der Lufthygiene auch andere Begriffe mit ähnlichem Inhalt benutzt. Entstehung und weitere Entwicklung solcher Belastungssituationen müssen in geeigneter Weise überwacht werden. Eingangs sei kurz erläutert, was man unter Immission versteht, wie es zu deren Herausbildung kommt, und mit welchen Parametern sie beschreibbar ist.

Die Luftschadstoffe entstehen im wesentlichen in den Emissionsbereichen Industrie, Hausbrand und Verkehr. Sie werden in die unteren Schichten der Atmosphäre emittiert und erfahren dort die vielfältigsten chemischen und physikalischen Veränderungen. Eine besondere Rolle bei der Entstehung der jeweiligen Immissionssituationen spielen Transport- und Verdünnungsvorgänge. All das kann dazu führen, daß an den Orten einer möglichen Einwirkung Schadstoffe in nicht vorhersehbaren Konzentrationen und Kombinationen oder sogar in bisher unbekannter Art auftreten. Wegen dieser meist vorhandenen starken zeitlichen und örtlichen Variabilität der Schadstoffkonzentrationen muß man die Luftverunreinigung (Immission) auch für praktische Belange in Form eines Immissionsfeldes beschreiben. Mit einer Reihe zulässiger Vereinfachungen kann man dennoch bei einer anschaulichen Darstellung bleiben. Im Immissionsfeld gilt eine gemessene (oder auch rechnerisch abgeschätzte) Schadstoffkonzentration c strenggenommen immer

Lufthygienische Überwachung
von Schadstoffkonzentrationen c (x, y, z, t)

1. Hauptvariante: Bestimmung mittlerer
   Konzentrationen mit örtlich hoher
   Auflösung
   („Immissionskataster")

2. Hauptvariante: kontinuierliche Messung von
   Momentankonzentrationen an
   wenigen Meßstationen
   („Smog-Warnsystem")

Abb. 1. Hauptvarianten der lufthygienischen Überwachung (Durchführung: Bezirks-Hygieneinspektionen)

nur für einen angegebenen Zeitpunkt t und für benannte Ortskoordinaten x, y, z. Außergewöhnliche Immissionssituationen sind dadurch charakterisiert, daß hohe Schadstoffkonzentrationen anhaltend und flächenhaft verbreitet auftreten. Als Hauptursache für ihre Entstehung ist die weitgehende Einschränkung des vertikalen und horizontalen Luftaustausches anzusehen, die zu einer starken Anreicherung der Schadstoffe besonders auch im kommunalen Bereich führt. Bei solchen Smog-Situationen kann man akute Effekte nicht mehr ausschließen. Präventivmaßnahmen auf dem Gebiet der Luftreinhaltung sind jetzt ohne Verzögerung einzuleiten, beispielsweise solche, die zu einer kurzfristigen Emissionsverminderung führen können.

Wozu braucht man eine lufthygienische Überwachung, und wie wird sie realisiert? Es ist dabei an das anzuknüpfen, was zur Charakterisierung der Luftverunreinigung durch ihr Immissionsfeld ausgeführt wurde. Die lufthygienische Überwachung soll ausgewählte Daten für das in den bodennahen Luftschichten vorhandene Immissionsfeld liefern. Abgesehen natürlich von besonderen Aufgabenstellungen der Forschung hat nur die Gewinnung solcher Daten Berechtigung, die entweder kurzfristig oder auch zeitlich verzögert in Schutz- und Sanierungsmaßnahmen umgesetzt werden können. Eine vollständige oder auch eine nur näherungsweise vollständige Erfassung der Parameter ist selbstverständlich nicht möglich. Sie ist aber auch gar nicht erforderlich und könnte sogar zu einem Überangebot nicht umsetzbarer Informationen führen. Entscheidend ist vielmehr, daß die wirklich relevanten Daten erfaßt, aufbereitet und zur Anwendung verfügbar gemacht werden. Bei der sachkundigen Entscheidung darüber, für welche Schadstoffe und insbesondere auch in welcher Form Daten verfügbar sein müssen, hat der mit Umweltmedizin befaßte Arzt ein gewichtiges Wort mitzureden. Es darf nicht aus den Augen verloren werden, das lufthygienische Überwachungssystem so zu konzipieren und zu betreiben, daß jederzeit Risikoaussagen bezüglich eventueller Gesundheitsgefahren für die im Überwachungsgebiet lebenden Menschen möglich sind.

In vereinfachter Darstellung gibt es zwei Hauptvarianten der lufthygienischen Überwachung (Abb. 1). Die 1. Hauptvariante führt letzten Endes zu einem sog. Immissionskataster, das für festgelegte Rasterquadrate (meist 1 oder 2 km Kantenlänge) Belastungs- und Risikoaussagen liefert, die für längere Expositionszeiträume (meist 1 Jahr) gelten. Nach diesem Verfahren kann jedoch keine Überwachung hinsichtlich akuter Risikosituationen durchgeführt werden, sondern es geht hierbei um die Erfassung der örtlich unterschiedlichen Belastung. Nur mit der 2. Hauptvariante können Entstehung und Verlauf außergewöhnlicher Immissionssituationen überwacht werden. Es wird dann allgemein von einem Smog-Warnsystem gesprochen. Die neue Smog-Ordnung in der DDR vom 2. November 1989 erfordert den Einsatz automatisch arbeitender Registriergeräte. Es sind insgesamt 3 Smogstufen festgelegt, die in Abhängigkeit von der Immissionssituation und unter Mitberücksichtigung der meteorologischen Austauschbedingungen ausgelöst bzw. wieder aufgehoben werden. Die Smogstufen gelten für besonders festgelegte sog. Smoggefährdungsgebiete.

Bereits kurz nach Inkrafttreten der Smog-Ordnung wurden auch in Berlin Belastungswerte erreicht, die eine Auslösung der Informationsstufe notwendig machten. Die Bewertung für den Ostteil der Stadt erfolgt z. Z. noch auf der Grundlage von 5 automatischen Meßgeräten vom Typ CM 5, die die aktuellen SO_2-Konzentrationen erfassen und der Zentrale bei der Bezirks-Hygieneinspektion Berlin übermitteln. Am Beispiel der genannten Smog-Situation soll die Verfahrensweise der lufthygienischen Überwachung kurz erläutert werden. In Abbildung 2 sind für den herausgegriffenen Zeitraum vom 27. November bis 6. Dezember 1989 die von der Bezirks-Hygieneinspektion Berlin gemessenen Tagesmittelwerte (jeweils für die 5 stationären Meßpunkte) aufgezeich-

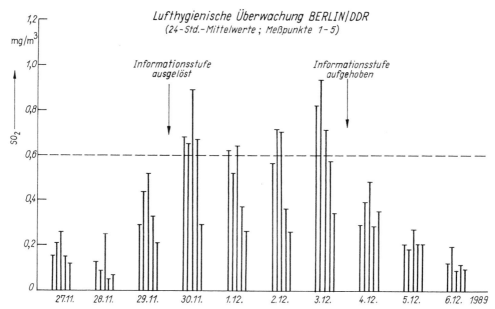

Abb. 2. Smog-Situation 27. November bis 6. Dezember 1989; 24-Std.-Mittelwert für SO$_2$ an 5 Meßpunkten in Ostberlin

net. Wie die Darstellung erkennen läßt, lagen am 30. November 1989 an 4 Meßstellen die 24-Std.-Mittelwerte für SO$_2$ über der kritischen Konzentration von 0,6 mg/m^3. Um Gegenmaßnahmen auf dem Gebiet Luftreinhaltung ohne Zeitverzögerung einleiten zu können, ist festgelegt, daß Informations- und Einsatzstufen bereits dann ausgelöst werden, wenn 0,6 mg/m^3 3 Stunden lang überschritten wurden und die meteorologische Prognose ein weiteres Andauern der Belastung erwarten läßt. Eine sinngemäß gleiche Verfahrensweise unter

Einschluß der meteorologischen Prognose findet bei der Aufhebung der Informations- und Einsatzstufen Anwendung, wenn die gemessenen SO$_2$-Konzentrationen den Wert 0,6 mg/m^3 unterschreiten.

Für das Gesamtgebiet der DDR wurden in den vergangenen Jahren sehr unterschiedliche Belastungsverhältnisse festgestellt. Das bedeutet, daß bei Häufigkeit und Ausmaß der außergewöhnlichen Immissionsereignisse territorial sehr große Unterschiede zu verzeichnen sind. Das gilt auch für die hier zitierte Smog-Situation, in deren Verlauf z. B. durch das Überwachungssystem der Bezirks-Hygieneinspektion Halle am 2. Dezember 1989 im Stadtzentrum ein 24-Std.-Mittelwert für SO$_2$ von 1,58 mg/m^3 ermittelt wurde. Dadurch war es erforderlich, bereits die Einsatzstufe I auszulösen.

In den zurückliegenden Jahren unterlagen bekanntlich alle Meßdaten für die Umweltbelastung einer strengen Geheimhaltung, so daß auch alle Angaben zu früheren Smog-Situationen nicht publiziert bzw. frei ausgewertet werden konnten. Es sollen deshalb anschließend noch zwei besonders ungünstige Immissionssituationen „nachgetragen werden", bei denen im Stadtzentrum von Ostberlin anhaltend der kritische SO$_2$-Wert von 0,6 mg/m^3 überschritten war (Abb. 3 und 4). Die Meßwerte stammen aus kontinuierlichen Registriermessun-

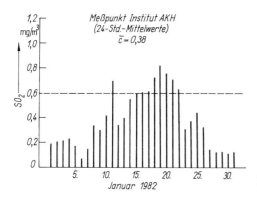

Abb. 3. Verlauf der 24-Std.-Mittelwerte für SO$_2$ im Januar 1982; Meßpunkt Institut für Allgemeine und Kommunale Hygiene

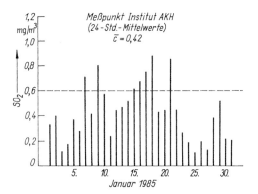

Abb. 4. Verlauf der 24-Std.-Mittelwerte für SO₂ im Januar 1985: Meßpunkt Institut für Allgemeine und Kommunale Hygiene

gen, die am Meßpunkt unseres Instituts (Otto-Grotewohl-Str. 1) in den Jahren 1978 bis 1986 durchgeführt wurden.

Literatur beim Verfasser

Außergewöhnliche Immissions-situationen und medizinische Grundbetreuung

Von K. *Horn*

Institut für Allgemeine und Kommunale Hygiene der Medizinischen Fakultät (Charité) der Humboldt-Universität zu Berlin

Gegenwärtig treten nur selten Konzentrationen von Luftschadstoffen auf, die eine kausale Bedeutung für das Auftreten akuter gesundheitlicher Schädigungen haben. Dennoch muß man darauf eingestellt sein, daß bei entsprechenden meteorologischen Voraussetzungen in unserer Stadt Berlin der hausgemachte Smog möglich ist. Solche außergewöhnliche Situationen könnten durchaus eine erhöhte Inanspruchnahme von Leistungen der ambulanten und stationären Grundbetreuung bedeuten.
Wie können nun Auswirkungen auf die Bevölkerung festgestellt werden? Man bedient sich einer in der Praxis einfach durchführbaren, international üblichen indirekten Methode, welche die folgenden Parameter benutzt, die zu quantifizieren sind:
- Auswertung der stationären Aufnahmen wegen chronischer oder akuter Erkrankungen

der Atemwege oder des Herz-Kreislauf-Systems
- Auswertung der ambulanten Behandlungsfälle (wie vorstehend)
- Auswertung der Einsätze der Schnellen Medizinischen Hilfe
- gesonderte Auswertung für Kinder einschließlich der Einsätze des Kinderärztlichen Notdienstes
- Auswertung der Verordnungen rezeptpflichtiger Arzneimittel
- Beobachtung der täglichen Schwankungen der Sterbeziffern.
Aus methodischer Sicht ist es unerläßlich,
(1) Belastungszeiträume mit Zeiträumen ohne definierte Belastung zu vergleichen, von der Annahme ausgehend, es ändere sich lediglich meßbar die Schadstoffbelastung bei sonst adäquaten Bedingungen
(2) den Wochengang der Morbidität zu eliminieren, indem man saisonal ähnliche und gleichlange Zeitabschnitte zum Vergleich benutzt
(3) eine um zwei bis drei Tage verzögerte Auswirkung der Belastung zu berücksichtigen
(4) bioklimatische und epidemische Einflüsse als Störfaktoren zu beachten.
Welche Auswirkungen hatten nun tatsächlich die außergewöhnlichen Immissionssituationen der letzten Jahre auf die Bevölkerung in Berlin (Hauptstadt der Deutschen Demokratischen Republik)? Wir beschränken uns auf die kurze Darstellung von Ergebnissen aus Untersuchungen über 5 Winterhalbjahre einschließlich zweier Smogperioden, wobei ausgewählte internistische Notfälle, pädiatrische Behandlungsfälle und Arzneimittelverordnungen in Beziehung gesetzt wurden
zu lufthygienischen, bioklimatischen und epidemischen Parametern.

Erfassung ausgewählter internistischer Notfälle

Über 4 Winterhalbjahre wurden retrospektiv aus 13 000 internistischen Notfällen alle Fälle akuter Atemwegserkrankungen (Diagn. Nr. 460–466, 480–486, 487, 506, 510 und 511 IKK) und akuter kardio-zerebro-vaskulärer Erkrankungen (Diagn. Nr. 393–429, 430–438 IKK) untersucht (42 % aller Fälle). Darunter sind keine Erkrankungen von Kindern und Jugendlichen, da die Daten des Kinderärztlichen Notdienstes in diese Untersuchung nicht eingehen. Die ausgewählte Zentrale Rettungs- und Intensivtherapieabteilung (ZRI) betreut innerstädtische Bezirke, in denen 35 % der hauptstädtischen Bevölkerung wohnen.

Sowohl während der Smogperiode im Januar 1982 (11. 1. bis 22. 1.) als auch während der Smogperiode im Januar 1985 (7. 1. bis 21. 1.) waren die Fallzahlen für alle Altersgruppen rückläufig bzw. waren Unterschiede statistisch nicht sicher. Mit einem solchen „erfreulichen" Ergebnis kann man sich aber nicht zufrieden geben. Wird der gesamte Untersuchungszeitraum analysiert, erhält man interessante Ergebnisse, die jedoch ausschließlich die Altersgruppe der über 75jährigen betreffen. Bei einer diagnosedifferenzierten Zuordnung der Fallzahlen zu den Immissionsparametern ergeben sich eindeutige Beziehungen zwischen den Fallzahlen akuter Atemwegserkrankungen und den SO_2-Immissionen der sog. Belastungsklasse III, d. h. mit einem 24-Stunden-Mittelwert über 0,5 mg/m^3. Es wurden 53 % mehr Behandlungsfälle registriert als während einer „durchschnittlichen" Belastungssituation, wie sie durch die sog. Belastungsklasse I, d. h. mit einem 24-Stunden-Mittelwert unter 0,2 mg/m^3 SO_2, gegeben ist.

Und weiter zeigte sich, daß sich entgegen der verbreiteten Annahme gerade in den am meisten mit Smogsituationen belasteten Wintermonaten, nämlich im Dezember und Januar, solche Beziehungen nicht nachweisen ließen; dagegen jedoch deutlich in den Übergangsmonaten Februar und März für die akuten Atemwegserkrankungen und in den Übergangsmonaten Oktober und November für die kardiozerebro-vaskulären Erkrankungen.

Was die akuten Atemwegserkrankungen betrifft, so liegt die Annahme nahe, daß die vermehrte Inanspruchnahme von Betreuungsleistungen eher auf den Frühjahrsgipfel der ARE, also auf epidemische Einflüsse, und weniger auf eine durch Luftverschmutzung bedingte Krankheitsverschlechterung bei schon vorgeschädigten älteren Menschen zurückzuführen ist. Natürlich führen unternormale Temperaturen über dadurch bedingte vermehrte Heizung zu erhöhter Luftverschmutzung. Inwieweit aber eine kombinierte Wirkung vorliegt, kann im Einzelfall nicht gesagt werden. Sicherlich sind durch Luftverschmutzung bedingte Atemwegserkrankungen weniger auf die Außenluft-

verunreinigung zurückzuführen – welcher ältere Bürger hält sich bei Smog überwiegend im Freien auf? –, sondern eher auf die Innenluftverunreinigung, bedingt durch Rauchgase, die aus dem Ofen austreten, vor allem bei Verwendung minderwertiger Braunkohle, z. B. Salzkohle. Hinzu kommt, daß nicht selten besonders im zeitigen Frühjahr durch Kaltluftvorstöße mit Rückkehr winterlicher Verhältnisse, aber auch umgekehrt durch Warmluftvorstöße nach Frostperioden mit oft erheblichem Temperaturanstieg Erscheinungen wetterbedingter Belastung auftreten.

Wenn diese Dinge hier kurz im Zusammenhang skizziert wurden, so deshalb, weil es sich bei der Bewertung von Smogsituationen um ein sehr komplexes Geschehen handelt, das mit Sachverstand und weniger emotional beurteilt werden sollte.

Erfassung ausgewählter Behandlungsfälle (KÄN)

Wie stellt sich die Situation während der Smogperioden im kinderärztlichen Notdienst dar?

Von etwa 7½ tausend Behandlungsfällen waren 810 Fälle dem Kruppsyndrom (Laryngitis und Pseudokrupp) und der obstruktiven (spastischen) Bronchitis zuzuordnen. Letztere waren weniger häufig: Kruppsyndrom 2,11 Fälle auf 100 000 Kinder, obstruktive Bronchitis 0,51 Fälle. Die Bezugspopulation bestand aus den 0 bis 6jährigen Kindern der Berliner Stadtbezirke Mitte, Prenzlauer Berg, Lichtenberg, Friedrichshain, wo etwa 30 % der Kinderpopulation von Berlin (Hauptstadt der DDR) wohnnen.

Während der Smogsituationen 1982 und 1985 konnte zwar eine Zunahme der Behandlungsfälle wegen Kruppsyndrom und 1985 auch wegen obstruktiver (spastischer) Bronchitis festgestellt, jedoch nicht als signifikant gegenüber den Vergleichszeiträumen ausgewiesen werden.

Ohne auf weitere Details eingehen zu wollen, soll folgende Interpretation gegeben werden, die den Schlußfolgerungen anderer Studien aus Großstädten der BRD und des Auslands entspricht (zitiert aus der sog. Pseudokruppstudie des Bundesgesundheitsamtes der BRD, die rund 3 000 Behandlungsfälle umfaßte):

„Virusinfekte der oberen Luftwege sind die Hauptursache. Schadstoffe der Luft stellen neben anderem eine Teilursache dar. Besonders empfindlich im Sinne einer Risikogruppe reagieren wie bei allen Atemwegserkrankungen Personen aus dem Kreis der Allergiker."

Erfassung ausgewählter Arzneimittelverordnungen

In einer zentralen Apotheke im Stadtbezirk Prenzlauer Berg, die 10 % der Bevölkerung versorgt, wurden in den gleichen Winterhalbjahren einschließlich der Smogperioden 55 000 Verordnungen von Rhinolaryngologika und Expektorantien sowie Antitussiva analysiert. Das waren täglich 8,17 Verordnungen auf 1 000 Einwohner.

Wie war die Situation während der Smogperioden?

Während der langanhaltenden Smogperiode im Januar 1982 war ein deutlicher und gegenüber dem Zeitraum vor der Smogperiode signifikanter Anstieg der Zahl der ausgewählten Arzneimittelverordnungen festzustellen. Alle Zahlen lagen aber im oder unter dem Niveau der durchschnittlichen Verordnungszahlen aus dem gesamten Untersuchungszeitraum.

Die ebenfalls hohen Zahlen an Arzneimittelverordnungen während der Smogperiode im Januar 1985 wurden durch die zur gleichen Zeit beginnende epidemische Situation an ARE und Virusgrippe überlagert.

Welche Schlußfolgerungen ergeben sich?

1. Außergewöhnliche Immissionssituationen, sog. Smog-Situationen, sind in ihren Auswirkungen heute nur noch schwer von denen bioklimatischer, epidemischer oder anderer Faktoren abzugrenzen. Alle diese Faktoren können den Einfluß durch Luftverunreinigung bedingter Belastungssituationen überlagern, verfälschen oder im ungünstigen Fall verstärken.

2. Die Ergebnisse lufthygienischer Studien haben immer nur für die in einem gegebenen Territorium in einem gegebenen Zeitabschnitt beobachtete Situation Gültigkeit.

Bei den dargestellten Untersuchungen erfolgte die Bezugnahme auf die Schadstoffkonzentrationen mittels von uns gewählter Belastungskategorien, also verschleiert, da die Öffentlichmachung der täglichen Schadstoffkonzentrationen verboten war.

Im folgenden sollen abschließend erste Ergebnisse einer weiteren Studie (Autorin: Andrea *Nawka*) vorgetragen werden, die derzeit ausgewertet wird.

In der Pädiatrischen Abteilung einer neuen Stadtbezirks-Poliklinik wurden über 27 fortlaufende Monate (1. 1. 1987 bis 31. 3. 1989) etwa 112 000 Konsultationen retrospektiv aufgearbeitet. Sie beziehen sich auf 19 % (1987) bis 28 % (1988) der im Stadtbezirk Prenzlauer Berg lebenden Kinder und Jugendlichen von 0 bis 16 Jahren. Der Stadtbezirk Prenzlauer Berg hat mit 14 610 Einwohnern/km^2 die höchste Einwohnerdichte Berlins.

Es wurden alle Konsultationen wegen akuter respiratorischer Erkrankungen, differenziert nach Geschlecht, Alter und 10 Diagnose-Kategorien, in Beziehung gesetzt zu den täglichen Schadstoffkonzentrationen der Wintermonate, angegeben durch die lufthygienischen Indikatoren Schwefeldioxid und Schwebstaub in Form der 24-Stunden-Mittelwerte. Die ARE-Daten wurden vorher von Wochenrhythmus und Jahresgang bereinigt.

Die untersuchten Zeiträume waren charakterisiert durch eine insgesamt geringe Schadstoffbelastung in den Winterhalbjahren 1987/88 und 1988/89 sowie durch eine 5 Tage anhaltende außergewöhnliche Immissionssituation Ende Januar/Anfang Februar 1987. Es waren somit günstige Voraussetzungen gegeben, um Einflüsse im Niedrig-Dosis-Bereich auf eine anteilmäßig große Risiko-Bevölkerungsgruppe, nämlich die der Kinder, aufzuklären. Damit können die sog. Warnwerte der Smog-Verordnung in bezug auf SO$_2$ als der hier geltende Indikator besser begründet werden.

Ein medizinisch relevanter Einfluß allein der Schadstoffimmission auf die Häufigkeit von Konsultationen wegen akuter respiratorischer Erkrankungen wurde nicht nachgewiesen, weder für die erwähnte Smogsituation noch für die gering belasteten Winterhalbjahre 1987/88 und 1988/89.

Während auftretender epidemischer Situationen von ARE (einschl. Influenza) im März 1988 und im März 1989 zeigten sich jedoch positive Korrelationen zwischen SO$_2$ (teilweise auch Staub) und der Variation der

ARE. Unter dem Einfluß erhöhter SO_2- bzw. Staub-Immission nahm die Anzahl der Konsultationen wegen Laryngitis, Tracheitis, Bronchitis und die der Gesamtkonsultationen wegen ARE bis zu über 50 % zu.

Die Auswirkungen hoher SO_2-Immissionen auf die Erkrankungshäufigkeiten waren für alle Altersgruppen zwischen 0 und 16 Jahren etwa gleich hoch, konnten aber nur für die Altersgruppe der Säuglinge (0 bis unter 1 Jahr) statistisch abgesichert werden.

Unter dem Vorbehalt, daß meteorologische Parameter in die Untersuchung nicht eingegangen sind, könnte geschlußfolgert werden, daß bei SO_2-Immissionen auch unterhalb 0,6 mg/m^3 bei Kindern in Zeiten, die durch gehäuftes Auftreten von ARE gekennzeichnet sind, ein zusätzliches Gesundheitsrisiko durch die SO_2-Belastung zu bestehen scheint. Dies zeigt erneut, daß im epidemischen Geschehen von Atemwegserkrankungen offensichtlich auch der Luftverunreinigung Bedeutung zukommt.

100 Jahre Serumtherapie

Von R. *von Baehr*

Institut für Medizinische Immunologie der Medizinischen Fakultät der Humboldt-Universität zu Berlin

Die Gemeinschaftsveranstaltung der Medizinischen Fakultäten der Humboldt-Universität zu Berlin und der Philipps-Universität Marburg sowie der Behringwerke AG begann am 2. November mit einer wissenschaftlichen Forumsdiskussion zwischen Studenten und Behring-Preisträgern in der Universität Marburg und wurde am 3. November an der Berliner Charité mit einem Symposium fortgesetzt. Anlaß war der 100. Jahrestag des Erscheinens der Publikation „Über die Diphterie-Immunität und die Tetanus-Immunität bei Thieren" von Emil *von Behring* und S. *Kitasato* in der Deutschen Medizinischen Wochenschrift Nr. 49 vom 4. 12. 1890. Die Mitteilung der damaligen Mitarbeiter Robert *Kochs* an der Berliner Charité war richtungsweisend für die spätere antitoxische Immuntherapie und die Toxoidimpfungen gegen Diphterie und Tetanus. Emil *von Behring* ging 1895 als Ordinarius für Hygiene an die Universität Marburg und gründete dort das Institut für experimentelle Therapie und später die Behringwerke GmbH.

An dem Symposium nahmen 320 Wissenschaftler und Ärzte sowie eine repräsentative Delegation der Universität Marburg teil. Spectabilis Prof. Dr. H. *Mau* begrüßte die Teilnehmer und würdigte die Berliner Phase der wissenschaftlichen Arbeit Emil *von Behrings*. Die Begrüßungsansprache für die Marburger Universität hielt Spectabilis Prof. Dr. Dr. H.-J. *Hering*. Die wissenschaftlichen Leiter des Symposiums, Herr Prof. Dr. Dr. h.c. H. G. *Schwick* (Vorstand der Behringwerke AG) und Herr Prof. Dr. R. *von Baehr* (Direktor des Instituts für Medizinische Immunologie der Charité) stellten in ihren Begrüßungsworten die Verbindung zwischen den Arbeiten Emil *von Behrings* und der modernen Immunologie der Gegenwart her.

Seit 1942 verleiht die Philipps-Universität Marburg alle zwei Jahre den Behring-Preis (eine Stiftung der Behringwerke AG) an herausragende Wissenschaftler auf den Gebieten der Immunologie und Seuchenbekämpfung.

Sieben Behringpreisträger waren der Einladung nach Berlin gefolgt und referierten über ihr bisheriges wissenschaftliches Lebenswerk.

Es begann Herr Prof. Dr. Gregory P. *Winter* aus Cambridge mit einem Vortrag über „Building antibodies for therapy". Hier wurde die Kombination von Hybridomtechnik (monoklonale Antikörper) mit moderner Gentechnik demonstriert. Das Resultat ist das antibody engineering, die Entwicklung von humanen Antikörpern nach Maß, wobei die Genfragmente für die hypervariablen Bereiche (verantwortlich für die Antikörperspezifität) von Mausantikörpern in Gene für humane Immunglobuline eingesetzt werden. G. *Winter* präsentierte einen solchen rekombinanten Antikörper in seiner therapeutischen Effektivität gegenüber spezifischen humanen Malignomen.

Es folgte Herr Prof. Dr. Hans J. *Müller-Eberhard*, La Jolla, Kalifornien, mit „Funktion der Komplementproteine bei der Immunabwehr", einer Übersicht zu Struktur und Wirkung des Komplementsystems. Besonders interessant und neu war dabei der „Homologous restriction factor", ein Zellprotein, welches der lytischen Aktivität des Komplements entgegenwirkt.

Nobelpreisträger Prof. Dr. Robert *Huber*, München, entwickelte ein faszinierendes Bild seiner Untersuchungen zur Röntgenkristallstrukturanalyse von Enzymen und Antikörpern in molekularer Wechselwirkung mit Substraten und Antigenen bzw. Inhibitoren. Die Röntgenkristallstrukturanalyse als Datenbasis für modernes drug design mittels Computergrafik und Strukturvorhersage stellt den Ausblick auf die molekularbiologische und pharmazeutische Forschung der nächsten 10 Jahre dar.

Herr Prof. Dr. Fritz *Deinhardt*, München, vermittelte in seinem Vortrag über „Perspektiven des AIDS-Vakzine-Forschungsprogramms" den Eindruck eines begrenzten Optimismus hinsichtlich der Erfolgsaussichten von verschiedenen Strategien zur Entwicklung einer HIV-Vakzine. Neue Daten über die Effizienz von experimentellen Studien an Affen mit SIV (simian immunodeficiency virus) wurden als Ermutigung und Berechtigung für solche Bemühungen herausgestellt.

Eine besondere Freude war es, den Begründer der modernen Antigen-Immunchemie und molekularen Immunologie, Herrn Prof. Dr. Michael *Sela*, Rehovot, begrüßen und seinen Vortrag über „Growing impact of synthetic chemistry in molecular immunology" hören zu können. M. *Sela* synthetisierte bereits vor vielen Jahren B- und T-Zellepitope und gelangte so zu tiefen Erkenntnissen über die Wechselwirkungen von Antigenrezeptoren und entsprechenden Liganden bis zur Immungenetik der Immunantwort.

Gegenwärtig spielt die Erforschung der Regulation der Immunantwort von T-Zellen in ihrer Wechselwirkung mit Antigenepitopen und Zytokinen eine dominierende Rolle. Große Verdienste bei der Aufklärung der sehr komplexen Regulationsmechanismen hat sich dabei die Arbeitsgruppe von Herrn Prof. Dr. Tomio *Tada*, Tokio, erworben. T. *Tada* referierte über „Immunregulation": Where we stand and where to go". Das Verständnis der physiologischen Immunregulation ist der Schlüssel für eine gezielte und spezifische therapeutisch-prophylaktische Immunmodulation.

Zum Abschluß kam der Leiter des gegenwärtig führenden Laboratoriums auf dem Gebiet der Analyse und Strukturaufklärung von T-Zell-(Antigen-)rezeptoren, Herr Prof. Dr. Tak W. *Mak*, Toronto, zu Wort. Mittels modernster Methoden der Molekularbiologie und Gentechnik hat man ein faszinierendes Tempo bei der Sequenzierung und Analyse von T-Zellrezeptoren bei bestimmten Autoimmunerkrankungen erreicht. Dieser Weg führt über den Nachweis einer eingeschränkten Heterogenität autopathogener T-Zellen zur Entwicklung sog. T-Zell-Impfstoffe für die Therapie und Prophylaxe bisher schwer zu beeinflussender Autoimmunopathien.

Das Symposium hat wiederum gezeigt, daß es nutzlos ist, zwischen Grundlagen- und angewandter Forschung zu differenzieren. Bereits E. *von Behring* hat es verstanden, diese beiden Richtungen in beeindruckender Weise in seinem Lebenswerk zu vereinigen, und die heutige moderne Wissenschaft läßt eine Abgrenzung kaum noch zu. Die Übergänge von der Grundlagenforschung zur medizinischen Nutzung werden immer kürzer und sind letztlich fließend.

Das Symposium und der Besuch der Behring- und Nobelpreisträger zu Ehren Emil *von Behrings* war ein Höhepunkt im wissenschaftlichen Leben der Charité im Jahre 1990 und gleichzeitig ein Signal zur Erneuerung für eine weitere Blütezeit dieser traditionsreichen Fakultät nach einer nahezu 60jährigen Periode der weitgehenden Isolierung von der internationalen Wissenschaft.

Zum gegenwärtigen Erkenntnisstand auf dem Gebiet der somatischen Gentherapie

Von H. *Peters* und Karola *Marczinek*

Institut für Medizinische Genetik der Medizinischen Fakultät (Charité) der Humboldt-Universität zu Berlin

Die Anzahl kodierender Gene des menschlichen Genoms wird auf 50 000 bis 100 000 geschätzt. Bis 1989 waren davon rund 4 300 an Hand ihrer phänotypischen Wirkung bekannt. Bis Juli 1989 wurden 2 000 Gene kartiert, das heißt bestimmten Chromosomen oder Chromosomenabschnitten zugeordnet, aber nur wenige sequenziert. Weiterhin konnten mehr als 3 000 nicht-kodierende DNA-Segmente aus dem menschlichen Genom isoliert und chromosomal zugeordnet werden. Von mehr als 400 monogenen Defekten ist der chromosomale Genort bekannt. Aber nur bei einem Teil ist das Genprodukt identifiziert worden. Für ca. 120 Krankheiten wurden das dazugehörige Gen selbst kloniert und die Mutationen sequenziert. Bis 1989 waren von diesen monogen bedingten Krankheiten etwa 260 mit direkten oder indirekten Methoden einer molekulargenetischen Analyse zugänglich. Tabelle 1 gibt einen Überblick über wichtige molekulargenetisch diagnostizierbare Erkrankungen.

Damit ist erst ca. ein Promille der funktionell wichtigen DNA-Abschnitte des menschlichen Genoms genauer molekulargenetisch untersucht. Allein daraus läßt sich ersehen, daß ein Schwerpunkt gentechnischer Arbeiten in der Humangenetik gegenwärtig auf den Gebieten Genkartierung bzw. sich anschließender Gendiagnostik liegt.

Mit der Entwicklung der molekulargenetischen Methoden in den letzten 20 Jahren wurden erste Voraussetzungen für den Aufbau von Modellsystemen für eine mögliche Gentherapie geschaffen. Unter Gentherapie soll hier die gezielte Genmanipulation zur Korrektur von genetisch bedingten Erkrankungen verstanden werden. Dabei handelt es sich um eine Therapiestrategie, die sich gegenwärtig in einem frühen Stadium der experimentellen Erprobung an Modellsystemen befindet. Nicht gemeint ist

Tabelle 1: Wichtige. mit gentechnischen Methoden analysierbare Erbkrankheiten

17p-deletion
18p-syndrome
5p-deletion
5q-syndrome
7q-deletion
APRT deficiency
Acoustic neuroma
Adenomatous Polyposis
Adenosine deaminase deficiency
Adrenal hyperplasia
Adrenal hyperplasia-late onset
Adrenal hyperplasia-non-classical
Adrenal hypoplasia
Adrenoleukodystrophy
Agammaglobulinaemia
Agammaglobulinemia
Albinism-Deafness syndrome
Aldolase A deficiency
Alpha-1 antitrypsin deficiency
Alport syndrome-like hered. neph.
Alport syndrome
Alzheimer's disease
Analbuminemia
Anderson-Fabry disease
Androgen-resistance syndromes
Angioneurotic edema
Anhidrotic ectodermal dysplasia
Aniridia
Antiplasmin (alpha 2) deficiency
Antithrombin III deficiency
Apolipoprotein A1 deficiency
Apolipoprotein A1 deficiency
Apolipoprotein B deficiency
Apolipoprotein C2 deficiency
Apolipoprotein E deficiency
Ataxia/adult onset dementia
Beckwith-Wiedemann syndrome
Bladder cancer
Blue cone monochromacy
Breast cancer
Carbamoyl phosph.synth.I def.
Cat-Eye syndrome
Cataract-Coppock-like
Charcot-Marie-Tooth disease
Chorionic somatomammotropin deficiency
Choroideremia
Chronic granulomatous disease
Cleft palate
Cleft palate-with/without cleft lip
Cleft palate/ankyloglossia
Coffin Lowry syndrome
Colorectal carcinoma
Colour blindness-anomalous trichromacy
Colour blindness-deutan

Colour blindness-protan
Cri du Chat syndrome
Cystic fibrosis
Cytochrome P450db1 deficiency
Diabetes insipidus, nephrogenic
Diabetes mellitus (Mody)
Diabetes mellitus Type II
Diabetes mellitus-insulin-resist. type A
Diaphragmatic hernia
Dihydropteridine reductase deficiency
Displasia gigantism
Down syndrome
Dyskeratosis congenita
Ectodermal dysplasia hypihydrotic
Ehlers-Danlos syndrome (Type II)
Ehlers-Danlos syndrome (Type IV)
Ehlers-Danlos syndrome type 7B
Elliptocytosis-hereditary
Emery-Dreifuss muscular dystrophy
Factor X deficiency
Factor XII deficiency
Familial mediterranean fever
Fragile X-mental retardation syndrome
Friedreich's ataxia
Fucosidosis
G6PD-deficiency
Gangliosidosis-GM2-B1 variant
Gastric cancer
Gaucher disease type 1
Gaucher disease type 2
Gerbich blood group deficiency
Glycerol kinase deficiency
Glycophorin A deficiency
Growth hormone deficiency (Type A)
Growth hormone deficiency Type I
Growth hormone deficiency type 1A
Gyrate atrophy
HPRT deficiency
Haemochromatosis
Haemoglobin C & SC diesease
Haemoglobin Freiburg
Haemoglobin H disease
Haemoglobin Pasadena
Haemophilia A
Haemophilia B
Heavy chain disease
Hepatocellular carcinoma
Hereditary persist.of fetal haem.
Hunter syndrome
Huntington's disease

Huntington's disease (juvenile)
Hydrops fetalis
Hypercholesterolaemia
Hyperlipidaemia (Type II)
Hyperlipidaemia (Type Ib)
Hyperlipoproteinemia (type III)
Hyperproinsulinaemia
Hypertriglyceridaemia
Hypobetalipoproteinaemia
Hypoparathyroidism
Hypophosphataemia
Hypothyroidism
Ichthyosis
Immunodeficiency with hyper-IgM
Immunodeficiency-severe combined
Immunoglobulin H-chain deficiency
Immunoglobulin K-chain deficiency
Kennedy disease
Klinefelter's syndrome
Leprechaunism
Lesch-Nyhan syndrome (HPRT-def.)
Lowe oculocerebrorenal syndrome
Lung adenocarcinoma
Lung cancer
Lymphoproliferative syndrome
Manic depression
Marfan syndrome
McLeod syndrome
Meningioma
Menke syndrome
Mental retardation X-linked
Multiple endocrine neoplasia-type 1
Multiple endocrine neoplasia-type 2A
Muscular dystrophy (BMD)
Muscular dystrophy (DMD)
Myopathy with excessive autophagy
Myopathy-mitochondrial
Myotonic dystrophy
Myotubular myopathy
Neurofibromatosis
Neurofibromatosis, central (type 2)
Neurofibromatosis-bilateral acoustic
Neuropathy
Norrie disease
Ocular albinism
Ornithine transcarbamylase deficiency
Osteoarthrosis
Osteogenesis imperfecta (Type I)
Osteogenesis imperfecta (Type II)

Osteogenesis imperfecta (Type IV)
Osteogenesis imperfecta (Type IVB)
Osteogenesis imperfecta (atyp)
Osteogenesis imperfecta (mild atyp.)
Osteosarcoma
Pelizaeus-Merzbacher disease
Phenylketonuria
Polycystic kidney disease
Porphyria-acute intermittent
Porphyria-hepatoerythropoietic
Prader-Willi syndrome
Prealbumin amyloidoses
Properdin deficiency
Purine nucleoside phosph.def.
Renal cell carcinoma
Retinitis pigmentosa
Retinoblastoma
Retinoschisis
S-s-U-blood group phenotype
Sandhoff disease (type II)
Sickle cell anaemia
Skeletal dysplasia X-linked
Small-cell lung cancer
Spastic paraplegia
Spinocerebellar ataxia
Stickler syndrome
Tangier disease
Tay Sachs disease
Testicular feminization syndrome
Thalassaemia-alpha
Thalassaemia-beta
Thalassaemia-delta-beta
Thalassaemia-gamma/delta/beta
Thrombophilia-hereditary
Triose phosphate isomerase deficiency
Tuberous sclerosis
Turner syndrome
Tyrosinemia type II
Uveal melanoma
Von Willebrand's disease (Type III)
Wieacker-Wolf syndrome
Wilms' tumour
Wilms' tumour-aniridia
Wilson disease
Wiskott-Aldrich syndrome
Xq-deletion
Yp-deletion
Yq-deletion
von Hippel-Lindau syndrome
von Willebrand's disease (Type 2A)
von Willebrand's disease (Type III)
von Willebrand's disease (autos.dom.)

die Applikation gentechnisch gewonnener rekombinanter Proteine (Impfstoffe bzw. Medikamente), wie zum Beispiel Gerinnungsfaktoren, Gewebsplasminogenaktivator, Insulin, Wachstumshormon oder Interferon zur Prophylaxe und Therapie bestimmter Krankheiten. Abzugrenzen ist die Gentherapie ebenso von der sog. Genomanalyse, die das Genom (DNA, Chromosomen) des Menschen nicht verändert, sondern die vorhandenen Struktur-Krankheitsbeziehungen aufdeckt.

Bei der Gentherapie sind prinzipiell 2 Anwendungsbereiche möglich:

- die Korrektur von nachteiligen Mutationen in ausgewählten Organen oder Geweben (somatische Gentherapie)
- die Korrektur von nachteiligen Mutationen in den Zellen der Keimbahn (Keimbahn-Gentherapie).

Der ethisch vertretbaren somatischen Gentherapie steht die theoretisch mögliche Genmanipulation der Keimzellen gegenüber. Auf das problematische Thema der Keimbahn-Gentherapie wird hier nicht eingegangen. Der Artikel beschäftigt sich ausschließlich mit Fragen der somatischen Gentherapie, deren Auswirkungen unmittelbar auf das zu behandelnde Individuum begrenzt sind.

Eine *somatische Gentherapie* ist theoretisch in mehreren Varianten durchführbar:

- einfache Zuführung des Gens in Empfängerzellen als Episom bzw. Plasmid
- zufällige Integration des Gens (Transgen) in das Genom
- gezielte Integration des Gens an bestimmten Stellen des Genoms
- exakter Austausch des mutierten Gens gegen ein Wild-Typ-Allel durch homologe Rekombination.

Die letztgenannte Variante, auch als Genersatz- oder Genaustauschtherapie bezeichnet, ist die als Fernziel anzustrebende Lösung. Die anderen Varianten dürften in bestimmten Fällen anwendbar sein, wobei stets das Risiko gegen mögliche Therapieerfolge abzuwägen sein wird.

Einen Hauptgegenstand der Forschung stellen dabei die Sicherheitsaspekte der angewendeten Methoden dar. Es werden u. a. folgende Anforderungen an Gentransfermethoden gestellt:

- hohe Übertragungseffizienz
- stabile Replikation entweder als integriertes Transgen oder als extrachromosomales Element

- kontrollierte Expression im Empfänger(Target)-Gewebe
- keine Sicherheitsrisiken für die Gesundheit oder für das Leben des Patienten
- keine unmittelbare Zytotoxizität von Transfer- bzw. inseriertem Gen
- keine unkontrollierte Ausbreitung des viralen Vektors im Empfängerorganismus bzw. zwischen Empfänger und anderen Organismen.

Ein Gentransfer kann entweder außerhalb des Körpers des Patienten (in vitro) oder direkt im Körper des Patienten (in vivo) erfolgen. Wie später noch näher erläutert wird, scheint die In-vitro-Therapie das Verfahren der näheren Zukunft zu sein, wobei immunologische und biochemische Faktoren, die Expressions- und Transkriptionsregulation sowie die Vektorentwicklung wichtige Forschungsaufgaben darstellen. Endziel der Gentherapie im Organismus sollten vermehrungsfähige Zellen des jeweiligen Gewebes sein, die eine Regenerierung unter Weitergabe der eingebrachten Information garantieren.

Schema der somatischen Gentherapie in vitro

1. Schritt:
   Entnahme von zu therapierenden Körperzellen, z. B. Knochenmarkzellen
2. Schritt:
   Reparatur des genetischen Defekts in vitro
   - Zellkulturen von entnommenen Zellen
   - Isolation und Klonierung des zu übertragenden Gens
   - Gentransfer mittels geeigneter Techniken (virale Vektoren, Elektroporation, Mikroinjektion)
3. Schritt:
   Selektion erfolgreich (das übertragene Gen wird integriert und exprimiert) behandelter Zellen
4. Schritt:
   Reimplantation der korrigierten Körperzellen (evtl. nach entsprechender Vorbereitung des Patienten, z. B. durch Ausschaltung der noch vorhandenen „kranken" Knochenmarkzellen)
5. Schritt:
   Erfolgskontrolle: Das übertragene Gen arbeitet auch unter In-vivo-Bedingungen und kann seine Substitutionsfunktion erfüllen.

Methoden zum Gentransfer in tierische oder menschliche Zellen

Für den Gentransfer bzw. das Einbringen von DNA in tierische oder menschliche Zellen bzw. Chromosomen stehen unterschiedliche Methoden zur Verfügung, die sich in Bezug auf ihre Effizienz und ihre Anwendbarkeit unterscheiden.

Als eine der ersten Entwicklungen wurde die Methode der Calciumphosphat-Kopräzipitation bekannt. Deren Transformationseffizienz liegt in Abhängigkeit vom verwendeten Zelltyp bei 0,1 bis 1 % (*Corsaro* und *Pearson*, 1981).

Bei der Elektroporationstechnik führen depolarisierende Stromstöße zur Erweiterung vorhandener bzw. Bildung neuer Poren der Zellmembran. Dabei kommen Feldstärken ‹ 20 kv/cm und Frequenzen zwischen 50 Hz und 1 MHz zur Anwendung. Die Effizienz der Methode liegt bei 1 bis 10 % (*Potter* et al., 1984).

Die Mikroinjektion wird häufig zum DNA-Transfer in Mauszygoten eingesetzt. Die DNA wird dabei kurz nach der Befruchtung in einen der beiden Pronuklei injiziert. Die Methode eignet sich jedoch nicht zum DNA-Transfer in große Zellpopulationen (*Ropers*, 1989).

Ein potentiell klinisch verwendbares Transfersystem muß das genetische Material mit hoher Effizienz in eine große Zahl von Zellen übertragen können. Dieser Forderung entsprechen die retroviralen Vektoren. Die Effizienz der Infektion durch retrovirale Vektoren kann bei Co-Kultivierung von Empfängerzellen mit vektorproduzierenden Zellen bis zu 100 % betragen. Diese Vektoren sind von einzelsträngigen RNA-Viren (Retroviren) abgeleitet, deren Vermehrung über ein obligates DNA-Zwischenprodukt führt. Nach dem Eindringen der Retroviren in die Zellen werden aus der einzelsträngigen RNA mit Hilfe eines viralen Enzyms, der reversen Transkriptase, doppelsträngige lineare und zirkuläre DNA-Kopien synthetisiert und schließlich an spezifische Stellen in die zelluläre DNA integriert. Dieses sogenannte Provirus stellt dann die Matrize für die Synthese viraler RNA dar, die zum einen in neue Viruspartikel verpackt wird und zum anderen die Synthese virusspezifischer Proteine bewirkt. Das Retrovirus läßt sich prinzipiell in 3 funktionelle Regionen einteilen:

– die nichtkodierenden terminalen Regionen, die sog. „long terminal repeats" (LTR)

– die ψ oder Verpackungssequenz, wichtig für die RNA-Verpackung in das Virion

– die „gag-", „pol-" und „env-" Gene, die für die Strukturproteine bzw. die reverse Transkriptase kodieren.

Bei den retroviralen Vektoren wurden bestimmte Teile der viralen RNA durch fremde RNA ersetzt, z. B. die eines menschlichen Gens. Dadurch ist der retrovirale Vektor nicht mehr in der Lage, nach einer Integration in das Genom infektiöse Retroviruspartikel zu synthetisieren. Eine Vermehrung der retroviralen Vektoren ist nur möglich, wenn in der Zelle nach Superinfektion mit anderen Retroviren die nötigen Enzym- oder Hüllproteine vorhanden sind. Dazu wurden spezielle Verpackungs- (Packaging)-Zellinien konstruiert, die das retrovirale Genom mit Ausnahme der Packaging-Sequenz tragen. Dieses defiziente retrovirale Genom kann alle viralen Gene exprimieren, aber nicht die eigene RNA verpacken.

Bei der Anwendung von retroviralen Vektoren zur Gensubstitution ist prinzipiell ein In-vitro- bzw. In-vivo-Transfer denkbar. Durch die Integration des Vektors in verschiedene Orte eines Chromosoms können theoretisch verschiedene Mutationen ausgelöst werden:

– Inaktivierung von Genen, kann zum Untergang einzelner Zellen führen

– Integration von DNA-Sequenzen in der Nähe von regulatorischen Genen (Zellwachstums- oder Zellteilungsregulation), kann zur Aktivierung von Onkogenen bzw. zur Inaktivierung von Antionkogenen und somit zu unkontrolliertem Zellwachstum führen.

Um derartige Gefahren zu vermeiden, werden moderne Vektoren so konstruiert, daß eine Reaktivierung durch eventuelle Superinfektion mit anderen Retroviren oder eine Komplementation durch zelluläre Sequenzen weitgehend ausgeschlossen sind.

Modelle für den Gentransfer in somatische Säuger-Zellen einschließlich menschlicher Zellen

Die genannten Gentransfermethoden finden sowohl in der Tierzucht als auch im Labormaßstab zur Erzeugung sogenannter transgener Tiermodelle menschlicher Krankheiten Anwendung. Zu den Ergebnissen des Gentransfers bei Nutztieren (Rind, Schwein, Schaf, Kaninchen, Geflügel) sei auf die Übersichtsarbeit von *Pursel* et al. (1989) verwiesen.

Mit Hilfe der transgenen Tiermodelle sollen Pathogenese und Therapiemöglichkeiten der jeweiligen Krankheiten erforscht werden. Tabelle 2 gibt einen Überblick über die Anfänge der Anwendung des Gentransfers in somatische Zellen von Säugern. Mit zumeist viralen Vektoren werden Gene rekombiniert, deren Funktion experimentell gut nachweisbar ist, wie z. B. das bakterielle Neomycin-Resistenzgen, Gene von Säugetieren und vom Menschen, die für eine somatische Gentherapie relevant sein können, wie z. B. Immunglobulingene, Hämoglobingene, das Gen für das menschliche Wachstumshormon sowie Gene, die Enzyme des Nukleinsäurestoffwechsels kodieren. Die Ergebnisse dieser In-vitro-Transferexperimente in bezug auf Integration oder Expression in der Empfängerzelle sind in der Tabelle 2 dargestellt (*Catenhusen*, 1987).

Modellsysteme für Erkrankungen des Hämatopoetischen Systems

Ihr Hauptaugenmerk bei der Entwicklung von Modellsystemen, Transfertechniken sowie Gen-Therapie-Konzepten richten zahlreiche Forschergruppen auf die genetischen Erkrankungen des hämatopoetischen Systems. Es ist aus folgenden Gründen als Modellsystem besonders geeignet:
– weiter Aktionsradius der pluripotenten Stammzellen bzw. ihrer Differenzierungsprodukte
– relativ günstige Zugänglichkeit des Organs
– Manipulierbarkeit der Zellen in vitro
– vorliegende klinische Erfahrungen bei der Transplantation des Knochenmarks.

Untersuchungen an Mäusen zeigten, daß die Reimplantation in vitro genetisch transformierter Knochenmarkzellen unter bestimmten Bedingungen in vivo zum Anstieg der gewünschten Enzymaktivitäten für mehrere Monate führte (*Miller* et al., 1984; *Dick* et al., 1985; *Williams* et al., 1986).

Indirekt konnte auch der Nachweis einer retroviralen Transfektion von authentischen Stammzellen über die Vermehrung reimplantierter Neomycin-resistenter Knochenmarkzellen erbracht werden. Die Anwendung der retroviralen Transfertechnik auf Zellen des hä-matopoetischen Systems erlaubte die Transplantation genetisch veränderten Knochenmarks bei der Maus mit einer relativ hohen Beteiligung (25 %) der in vitro behandelten und zur Regeneration befähigten Stammzellen an der Regeneration des blutbildenden Systems.

Wie Untersuchungen an Maus-, Hund- und Affen-Tiermodellen zeigten, stellt die Langzeitstabilität der Expression nach erfolgreichem Transfer ein weiteres Problem dar. Eine niedrige retroviral vermittelte Genexpression in undifferenzierten Zellen, wie z. B. ES- und Stammzellen, ist auf die Unwirksamkeit der viralen LTR-Enhancer-Funktion in diesen Zellen zurückzuführen. Hauptsächlich an Modellen untersucht wurden folgende Krankheiten:
– Adenosin-Desaminase(ADA)-Mangel
– Purin-Nukleosid-Phosphorylase(PNR)-Mangel
– chronische Granulomatose
– Morbus Gaucher
– Hämoglobinopathien.

Diese und ähnliche Erkrankungen wurden bisher entweder symptomatisch, durch Enzymersatz oder durch Knochenmarktransplantation mit unbefriedigendem Erfolg therapiert (*Friedmann*, 1989).

Cline (1982) behandelte ohne Genehmigung der Gesundheitsbehörden Patienten in Isreal und Italien, die an β-Thalassämie litten, indem er Knochenmarkzellen von den Patienten in vitro mit rekombinanter DNA der intakten Hämoglobinketten inkubierte und anschließend retransplantierte. Integration und Expression des Gens wurden nicht überprüft, ebenso konnte keine Besserung des Krankheitsbildes beobachtet werden.

Für eine mögliche somatische Gentherapie von Hämoglobinopathien scheint eine Substitution des defekten Gens nicht ausreichend zu sein. Die koordinierte Synthese der 4 Untereinheiten des Hämoglobins erfordert vielmehr die gezielte Regulation der Genexpression. Erste Schritte auf diesem Weg könnten z. B. die gelungene Korrektur der Thalassämie in transgenen Mäusen mittels regulatorische Sequenzen tragender Vektoren (*Constantini* et al., 1986) bzw. die Entdeckung regulatorischer Sequenzen stromaufwärts vom humanen β-Globin-Gen sein (*Grosveld*, 1987).

Der Adenosin-Desaminase(ADA)-Mangel ist sowohl biochemisch als auch genetisch gut charakterisiert. Daß bei dieser autosomal rezessiven Erkrankung der Expressionsgrad des ADA-Gens für einen phänotypisch gesunden Menschen beim 0,05- bis 50fachen des Normalniveaus liegen kann, macht sie für eine Gentherapie besonders attraktiv.

Friedmann (1985), *Valerio* et al. (1985) sowie *Belmont* und *Caskey* (1986) gelang der stabile retrovirale Transfer des humanen ADA-Gens in Mäusezellen. *Coretta* et al. (1989) beschrieben die In-vivo-Expression des humanen ADA-Gens in reimplantierten hämatopoetischen Affenzellen. 1989 gelang es einer holländischen Gruppe, durch Kombination von Genen mit viralen Promotor- und Enhancersequenzen das

Tabelle 2: Gentransfer in somatische Zellen von Säugetieren

Klonierte DNA (Donor)	Empfängerzelle	In-vitro-Nachweis		In-vivo-Nachweis		Referenz
		Integration	Expression	Übertragung	Expression	
bakterielle Neomycinresistenz (neo^R)	Knochenmark-zellen der Maus, inkl. Stammzellen (H-SES)	+	+			*Joyner* et al., 1985
	H-SES	+	kein Nachweis	+	kein Nachweis	*Williams* et al., 1984
	H-SES	+	+	+	+	*Keller* et al., 1985
Mausonkogen (v-myo) + neo^R	H-SES	+	+	+	+	*Wagner* et al., 1985
Thymidinkinase (TK) von Herpes simplex	L-Zellen der Maus	+	+			*Anderson*, 1981
Kaninchen β-Globin	L-Zellen der Maus	+	−			*Anderson*, 1981
	Affenzellen	+	+			*Anderson*, 1981
Immunoglobu-lingene der Maus	H-SES	?	?			*Kolata*, 1984
Human-α- und β-Globin	H-SES	+	−			*Kolata*, 1984
	H-SES-β-Globin (Thalassämiemaus)	+	−	?		*Kolata*, 1984
Adenosindesaminase (ADA)	H-SES	noch offen				*Kolata*, 1984
Purin-Nukleo-tid-Phos-phorylase (PNP)	H-SES	noch offen				*Kolata*, 1984
Hypoxanthin-Guanin-Phos-phoribosyl-Transferase (HPRT)	H-SES	+	+	+	+	*Kolata*, 1984
neo^R-β-Globin	Hybridzellen Maus − Mensch	+ (gezielte Integration)				*Smithies* et al., 1985
β-Globin	humane Knochenmarkzellen (H-SES) von Patienten	?	?	−	−	*Cline*, 1982
HPRT	H-SES	+	+			*Gruber* et al., 1985

222

ADA-Gen im Blut von Mäusen permanent zur Expression zu bringen, und *Osborne* et al. (1990) publizierten eine Arbeit zur Langzeit-Expression des humanen ADA-Gens nach retroviralem Gentransfer in pluripotente murine Stammzellen. Im Blut war nach mehr als 6 Monaten noch Aktivität der humanen ADA nachweisbar.

Nach eingehenden Prüfungs- und Genehmigungsverfahren begann im September 1990 in den USA die genetische Therapie eines vierjährigen, an ADA-Defizienz leidenden Mädchens. Dabei wurden T-Zellen der Patientin isoliert, in vitro mit einem retroviralen Vektor das intakte humane ADA-Gen in die Zellen transferiert und die T-Zellen kultiviert sowie nach Selektion und Kontrolle autotransfundiert. Die Therapie wird durch die Gabe von an Polyethylenglykol gekoppelter ADA unterstützt. Eine Wiederholung der Autotransfusion ist notwendig; Ergebnisse wurden bisher nicht publiziert.

Modelle für Erkrankungen des Zentralnervensystems

Ein transgenes Tiermodell wird gegenwärtig auch bei der Erforschung des Morbus Alzheimer angewandt. Mit gentechnischen Methoden wurde ein Amyloid-Gen identifiziert, das bei diesem Krankheitsbild mit spezifischen Störungen der Nervenzellfunktion in Verbindung steht. Dieses Gen ist auf dem Chromosom 21 lokalisiert, das bei Patienten mit Down-Syndrom in trisomer Form vorliegt. Patienten mit einer Trisomie 21 erkranken vermutlich auf Grund des Gen-Dosis-Effekts für die Amyloid-Gene bereits im Alter von 30 bis 40 Jahren an Morbus Alzheimer. Die Prävention dieser auf Grund der Altersstruktur in westlichen Ländern zunehmenden Form der senilen Demenz wird in den USA als eine wichtige Aufgabe der Grundlagenforschung betrachtet.

Mit Hilfe amphotroper (mit einem breiten Wirtsspektrum) retroviraler Vektoren ist es gelungen, das Hypoxanthin-Guanin-Phosphoribosyl-Transferase(HGPRT)-Gen (beim Lesch-Nyhan-Syndrom mutiert) in menschliche Knochenmarkzellen zu übertragen, die Replikation des HGPRT-Provirus in Stammzellen zu demonstrieren und schließlich die Expression des HGPRT-Gens nachzuweisen (*Gruber* et al., 1985).

Das HGPRT-Gen erwies sich als ideales Modell für die Entwicklung von Methoden des Gen-Targeting (Erkennen einer Ziel-DNA-Sequenz) in ES(embryo-derived stem cells)-Zellen. Dieses Targeting spielt eine entscheidende Rolle bei der bereits erwähnten homologen Rekombination. Ein Problem ist dabei die Unterscheidung, ob in einer Zelle eine homologe oder eine nichthomologe Rekombination stattgefunden hat. Da das HGPRT-Gen auf dem X-Chromosom lokalisiert ist, wird nur eine Kopie der Mutante benötigt, um einen rezessiven $HGPRT^-$(defizienten)-Phänotyp der männlichen ES-Zellen zu erzeugen. Eine Selektion der $HGPRT^-$-Zellen erfolgt durch Zellkultur unter Anwesenheit von 6-Thioguanin, das zum Absterben der $HGPRT^+$-Zellen (Zellen mit dem HGPRT-Gen) führt. Unter Anwendung der Elektroporation konnte von *Capecchi* (1989) gezeigt werden, daß sowohl bei Insertions- als auch bei Replacement-Vektoren (bewirken Neueinfügung oder Ersatz von Genen) die Targetingfrequenz (Häufigkeit, mit der das Gen am Zielort integriert wurde) mit Zunahme der Homologie zwischen Vektor-Sequenz und endogener DNA-Sequenz ansteigt. Unter Berücksichtigung methodischer Unterschiede läßt sich feststellen, daß für die Targeting-Vektoren mit 2 bis 4 kB (Kilobasen) Homologie zum HGPRT-Gen die absolute Targetingfrequenz bei einer Integration pro 5×10^7 bis 5×10^6 behandelten Zellen liegt.

Bei der Anwendung von Modellen zur genetischen Charakterisierung von Krankheiten des ZNS ergeben sich folgende Schwierigkeiten:

- z. T. mangelnde Kenntnisse über die physiologische bzw. pathologische ZNS-Funktion
- sowohl anatomisch als auch physiologisch schwierige Zugänglichkeit des Organs bzw. vieler seiner Zellen
- zahlreiche Erkrankungen des ZNS sind polygen bzw. multifaktoriell bedingt.

Von *Friedmann* (1989) wird daher für eine Gentherapie von Erkrankungen des ZNS eine Kombination von In-vitro-Gentransfer und autologer Transplantation der transformierten Zellen in spezifische Hirnregionen vorgeschlagen. *Rosenberg* (1988) gelang es, mittels retroviralem Vektor einen Maus-Nervenwachstumsfaktor in Ratten-Fibroblasten zu transferieren. Wurden diese Fibroblasten in ein verletztes Rattenhirn implantiert, schützten sie dort cholinerge Neurone vor Degeneration und Zelltod.

Weltweites Aufsehen erregte ein Mäusestamm, in dessen Erbgut Gene zur Auslösung des Mamma-Karzinoms transferiert wurden. Dieser Mäusestamm wurde als eine der ersten Tierspezies patentrechtlich geschützt. Auf dem Gebiet der Krebsforschung gelang auch die frühembryonale Übertragung einer Genkombination, die nur in der Bauchspeicheldrüse adulter Tiere aktiviert wird, dort jedoch unweigerlich ein Pankreas-Karzinom erzeugt (*Höhn*, 1988). Ein anderes Modellsystem für Neoplasien basiert auf der Inaktivierung eines Suppressorgens, wie z. B. beim Retinoblastom (Rb) oder beim Wilms' Tumor. Das Wachstum dieser Tumoren, die durch eine Inaktivierung beider Allele des Wild-Typ-Gens hervorgerufen werden, kann möglicherweise durch die Wiederherstellung der Expressionsaktivität des Wild-Typ-Gens gestoppt werden.

Friedmann et al. (1989) konnten durch retroviralen Transfer eines Wild-Typ-Rb-Gens in Retinoblastom- und Osteosarkomzellen eine Remission bzw. morphologische Veränderung in vitro und bei Rb-Modellmäusen eine Suppression der onkogenen Eigenschaften nachweisen, wobei keine Aussagen über mögliche nicht revertierbare Sekundärschäden getroffen werden können. Weitere Untersuchungen sind erforderlich, um Langzeiteffekte der Wiederherstellung der Suppressorgenexpression auf die Eigenschaften der Zelle und auf eine mögliche Rückbildung bestehender Tumoren zu prüfen.

Die Inaktivierung von Onkogenen mit dominanter Wirkung ist schwieriger, scheint jedoch durch die Entwicklung auf dem Gebiet des „Site-specific targeting" möglich. Außerdem existieren verschiedene Methoden zur Expression von Toxingenen in Zellen (*Palmiter* et al., 1987; *Borelli* et al., 1988), die prinzipiell die gezielte Zerstörung von Tumor-Zellen ermöglichen.

Ein anderes Prinzip wird mit der gezielten Einführung pharmakosensitiver Gene in Tumorzellen beschritten, um diese gegen eine pharmakologische Therapie empfindlich zu machen. Von *Howell* et al. (1987) wurde der Transfer des HGPRT-Gens in Thioguanin-resistente humane Leukämiezellen beschrieben, um diese gegen purinanaloge Antimetabolite zu sensibilisieren.

Eine weitere Möglichkeit zur Modulation der Expression von Genen bzw. Onkogenen ist die Einführung sogenannter „Antisense"-Oligonukleotide in das genetische Material der betroffenen Zellen (*Tidd* et al., 1988; *Paoletti*, 1988).

Nach Zulassung durch die NIH (National Institutes of Health) wurde von *Anderson* und *Rosenberg* ein Versuch zur Prüfung retroviraler Vektoren hinsichtlich ihrer Unbedenklichkeit unter Einbeziehung von Patienten mit therapieresistenter Krebserkrankung unternommen (*Culliton*, 1989). Dabei wurden Lymphozyten aus soliden Tumoren der Patienten isoliert, in vitro mittels retroviralem Vektor ein Neomycin-Resistenzgen (Neo-R) als Marker eingefügt, die transformierten TIL (Tumor infiltrierenden Lymphozyten) kultiviert und nach entsprechender Selektion und Kontrolle dem Patienten reinfundiert. Der Verbleib der TIL im Organismus konnte auf Grund des Neo-R-Markers verfolgt werden. 4 Monate nach Beginn der Untersuchungen wurden folgende vorläufigen Ergebnisse publiziert (zunächst Therapie an 5 Patienten):

– Das Targeting der transformierten TIL-Zellen blieb unverändert (Tumorgewebe);
– Der Neo-R-Marker hat die Eigenschaften der TIL-Zellen nicht beeinflußt;
– die transformierten TIL-Zellen persistieren im Organismus (zirkulieren im Blut);
– ein Patient zeigte eine teilweise Remission des Tumors.

In einer nächsten Phase ist von der Arbeitsgruppe von *Anderson* der Übergang zu einer direkten Therapie mittels TIL-Zellen geplant, die an Stelle des Neo-R-Gens z. B. das Gen des Tumor-Nekrose-Faktors (TNF) tragen.

Modelle für Erkrankungen, die durch eine Insuffizienz von Enzymen oder Proteinen der Leber bedingt sind

Ein mögliches Zielorgan für die Gentherapie stellt die Leber dar, da sie eine zentrale Rolle im Stoffwechsel spielt. Zu dieser Problematik werden gegenwärtig verstärkt bearbeitet: die Etablierung von Langzeitleberzellkulturen, die partielle Lebertransplantation, die Untersuchung der leberspezifischen Genregulation sowie die Entwicklung leberspezifischer Vektoren.

duphar
Arzneimittel

Bifiteral®
- Chronischer Obstipation
- Leberzirrhose, PSE
- Salmonellose

Duspatal®
- Colon irritabile

Duphaston®
- Prämenstruelles Syndrom
- Zyklusanomalien
- Endometriose
- Hormonsubstitution

Flammazine®
Wundinfektionen
- Verbrennungen, Verbrühungen, Verätzungen

Fevarin®
- depressive Angstphänomene
- somatische Beschwerden
- neurotisch-depressive Symptomatik

Influvac®
Grippe-Spaltimpfstoff
zur Prophylaxe

Vasomotal®
- Schwindel
- Morbus Ménière
- zerebrale Mangeldurchblutung

duphar   »PARTNERSCHAFT VERPFLICHTET«

Postfach 16 05 · Freundallee 19–23 · W-3000 Hannover 1

Ein erster, wissenschaftlich nicht ausgereifter In-vivo-Versuch am Menschen wurde von *Terheggen* (1975) bei der Hyperarginaemie beschrieben, einer Erkrankung, die über endogene Ammoniakvergiftungen zu Hirnschädigungen und zum Tod führt. Drei an Arginasedefizienz leidende Kinder wurden mit einem Shope-Papillom-Virus infiziert, das ein Arginasegen trägt. Nur zu Beginn konnte eine Erhöhung des Arginasespiegels nachgewiesen werden, die jedoch keinen physiologischen Effekt hatte und offensichtlich nicht auf eine Integration des Arginasegens in das Genom der menschlichen Zellen zurückzuführen war.

Wolff et al. (1987) konnten zeigen, daß eine retrovirale In-vitro-Infektion von Ratten-Hepatozyten während ihrer Differenzierungsphase möglich ist. Aufbauend auf dieser Erkenntnis gelangen unter Nutzung retroviraler Vektoren der In-vitro-Transfer und die Expression von Genen in Kulturen primärer Hepatozyten. Dazu zählen der humane LDL (Low-Density-Lipoprotein)-Rezeptor (*Wilson* et al., 1988), die Phenylalaninhydroxylase (*Ledley* et al., 1987a) und das alpha-1-Antitrypsin (*Ledley* et al., 1987b).

Für den alpha-1-Antitrypsin-Mangel, eine der häufigsten genetischen Erkrankungen auch in unserem Land, wurde die Transplantation eines in vitro genetisch manipulierten Fibroblastendepots beschrieben. Um die Auswirkungen der Anhäufung des mutierten Genprodukts in der Leber, dem normalen Systheseort, zu vermeiden, wird langfristig eine leberspezifische Genaustauschtherapie angestrebt. Die mögliche autologe Transplantation erfordert einen effektiven und schnellen Genersatz in vitro und eine entsprechend erfolgreiche Reimplantation.

Wichtige Aufgaben bestehen deshalb gegenwärtig u. a. in der Entwicklung effizienter Methoden zur Reimplantation genetisch manipulierter Hepatozyten in Empfänger-Organismen bzw., im Idealfall, in der Entwicklung von Vektoren, die eine In-vivo-Therapie der Hepatozyten gestatten. Eine Langzeit-Stabilität von Hepatozyten, die in Milz und Peritoneum von Ratten implantiert worden waren, beschrieben *Demetrich* (1986) und *Crupta* (1987).

Bei den Hämophilien A und B ist eine Therapie über Fibroblastendepots denkbar, von denen das benötigte Genprodukt kontinuierlich sezerniert wird, wobei die Frage der Immunreaktivität, die sich auch bei der konventionellen Behandlung stellt, noch nicht völlig geklärt ist.

Von mehreren Gruppen wird intensiv an einer gentechnischen PKU-Therapie gearbeitet. Hier kommt ausschließlich die Therapie in der Leber (autolog) in Betracht, wobei der Austausch des defekten Gens vermutlich nicht notwendig ist. Von einem erfolgreichen Gentransfer in kultivierte primäre Hepatozyten berichten *Ledley* et al. (1987a).

Modellsysteme für andere Organe

Auf Grund der klinischen Indikationen und der vorhandenen molekulargenetischen Kenntnisse liegen Modelluntersuchungen zur genetischen Therapie der Muskeldystrophien nahe. Allerdings scheinen diese Erkrankungen gegenwärtig einer Gentherapie noch weitgehend verschlossen zu sein, da die fehlende lokale Begrenzung der Auswirkungen des Defekts eine In-vitro-Behandlung eines bestimmten Gewebes ausschließt und ein effektiver In-vivo-Gentransfer mit großflächiger Wirkung bisher nicht in Sicht ist. Als alternative Strategie schlugen *Law* et al. (1990), *Miller* et al. (1990) und *Karpati* (1990) eine allogene Myoblastentransplantation zur lokalen Therapie von Patienten mit Duchennescher Muskeldystrophie vor.

Nachdem im September 1989 das Gen der zystischen Fibrose (CF) von *Ricordan* et al. kloniert wurde, ist ein Jahr später der In-vitro-Transfer des CF-Gens in defiziente Epithelzellen des Respirationstraktes (*Rich* et al., 1990) und in Zellen einer Pankreas-Adenokarzinomzellinie (*Drumm* et al., 1990) gelungen.

Neben den genannten Erkrankungen wird international die Anwendung der Gentherapie bei weiteren durch Enzym- bzw. Genprodukt-defizienz verursachten Krankheiten sowie bei Infektionskrankheiten einschließlich AIDS diskutiert. Die Kombination von Klonierungs-, retroviralen Transfer- sowie autologen Transplantationstechniken führt zu völlig neuen Therapiestrategien. Wesentliche Beiträge zur Verbesserung der Perspektiven für die Therapie dieser Erkrankungen sind in den nächsten Jahren von Struktur- und Funktionsuntersuchungen des Humangenoms zu erwarten, da die Aufklärung von Basisdefekten zum einen neue Möglichkeiten für die konventionelle Therapie eröffnet und zum anderen die Genklonierung in Kombination mit den genannten Techniken eine grundlegende Voraussetzung für die somatische Gentherapie darstellt.

Danksagung

Für die kritischen Hinweise bei der Erstellung des Manuskripts danken wir Herrn Dr. M. *Strauss* (Zentralinstitut für Molekularbiologie).

Literatur

Anderson, W. F. et al. (1981). Spektrum d. Wiss. 64.

Belmont, J. W., *Caslkey*, C. T. (1986). Genetransfer. Plenum Publ., New York.

Borelli, E. et al. (1988). Proc. Natl. Acad. Sci. USA 85, 7572.

Capecchi, M. R. (1989). Science 245, 1288.

Catenhusen, W. M. (1987). Chancen und Risiken der Gentechnologie. München.

Cline, M. J. (1982). J. Lab. and Clin. Med. 99, 299.

Constantini, F. et al. (1986). Science 233, 1192.

Coretta et al. (1989). Progr. Nucl. Acid Res. 36, 311.

Corsaro, C. M., Pearson, M. L. (1981). Somat. Cell Genet. 7, 603.

Crupta, S. et al. (1987). Pathology 19, 28.

Culliton, B. J. (1989). Science 244, 913, 1430; 245, 1325.

Demetrion, A. A. et al. (1986). Science 233, 1190.

Dick, J. E. et al. (1985). Cell 42, 71.

Drumm, M. L. et al. (1990). Cell 62, 1227.

Friedmann, R. (1985). Proc. Natl. Acad. Sci. USA 82, 703.

Friedmann, T. (1989). Science 245, 1275.

Grosveld, F. et al. (1987). Cell 51, 975.

Gruber, H. et al. (1985). Science 230, 1057.

Höhn, H. (1988). Z. Allg. Med. 64, 1121.

Howell, S. B. et al. (1987). Mol. Biol. Med. 4, 157.

Joyner, A. et al. (1983). Nature 305, 556.

Karpati, G. (1990). J. Neurol. Sci. 98, 33.

Keller, G. et al. (1985). Nature 318, 149.

Kolata, G. (1984). Science 223, 1376.

Law, P. K. (1990). J. Neurol. Sci. 98, Suppl. 32.

Ledley, F. D. et al. (1987a). Proc. Natl. Acad. Sci. USA 84, 5335.

Ledley, F. D. et al. (1987b). Genomics 61, 113.

Miller, A. D. et al. (1984). Science 225, 630.

Miller, R. G. et al. (1990). J. Neurol. Sci. 98, Suppl. 32.

Osborne, W. R. A. et al. (1990). Human Gene Thr. 1, 31.

Palmiter, R. D. et al. (1987). Cell 50, 435.

Paoletti, C. (1988). Anticancer Drug Des. 2, 325.

Potter, H., Weir, L., Leder, P. (1984). Proc. Natl. Acad. Sci. USA 81, 161.

Pursel, G. V. et al. (1989). Science 245, 1281.

Rich, D. P. et al. (1990). Nature 347, 358.

Riordan, R. et al. (1989). Science 245, 1066.

Rosenberg, M. B. et al. (1988). Science 242, 1575.

Smithies, O. et al. (1985). Nature 317, 230.

Terheggen, H. G. et al. (1975). Z. Kinderheilk. 119, 1.

Tidd, D. M. et al. (1988). Anticancer Drug. Des. 3, 117.

Valerio, D. et al. (1985). EMBO J. 4, 437.

Varmus, H. E. (1982). Science 216, 812.

Wagner, E. F. et al. (1985). Life Sci. Rep. 35.

Williams, D. A. et al. (1984). Nature 310, 476.

Wilson, J. M. et al. (1988). Proc. Natl. Acad. Sci. USA 85, 4421.

Wolff, J. A. et al. (1987). Proc. Natl. Acad. Sci. USA 84, 3344.

Tierversuche in der pharmazeutischen Industrie

Von M. *Vogt*

Sprecher des Bundesverbandes der Pharmazeutischen Industrie

„Wenn ich einen Versuch beginne, der letzten Endes zum Tod des Tieres führt, empfinde ich ein tiefes Gefühl des Bedauerns, daß ich ein blühendes Leben unterbreche ..., daß ich mit grober, ungebildeter Hand einen unaussprechlich kunstvollen Mechanismus zerbreche. Aber ich ertrage das im Interesse der Wahrheit, zum Nutzen des Menschen."

J. P. *Pawlow*

Arzneimittelsicherheit

Dieses Wort *Pawlows* gibt sehr gut das Spannungsfeld wieder, in dem der Arzneimittelforscher lebt:

Auf der einen Seite die wichtige Forderung der Ärzte und Patienten nach hoher Arzneimittelsicherheit und auf der anderen Seite die konsequente Einhaltung des Tierschutzes mit Verminderung der eingesetzten Tierzahlen. Patienten erwarten von einem Arzneimittel mehr als nur Wirksamkeit. Es soll auch gut verträglich und vor allem sicher sein. Doch wie jedes Ding im Leben, haben auch Arzneimittel zwei Seiten: Wirkung und Nebenwirkung. Absolute Sicherheit kann es deshalb nicht geben.

Trotzdem – zahlreiche unerwünschte Nebenwirkungen können am Tier erkannt werden.

Denn den Erfahrungen der Wissenschaftler verdanken wir heute eine Großzahl von Modellversuchen, deren Ergebnisse ein hohes Maß an Sicherheit über die beim Menschen zu erwartenden Wirkungen vermitteln.

In dem vielstufigen Prozeß (s. Tab. 1) der Entwicklung eines neuen Arzneimittels werden toxikologische und pharmakologische Untersuchungen durchgeführt. Die Toxikologen stellen fest, ob und bei welcher Konzentration ein Stoff bei einmaliger oder regelmäßiger Einnahme schädliche Wirkungen zeigt. Die Wirkung eines Arzneistoffes stellt der Pharmakologe fest. Er muß untersuchen, wie die Substanzen vom Körper aufgenommen und verändert werden, wo sie ihre Wirkung entfalten und wie lange diese Wirkung anhält. Dabei wird genau beobachtet, wie die Organe und der Kreislauf beeinflußt werden.

In der pharmazeutischen Industrie werden diese Untersuchungen mit Tieren durchgeführt, bevor weitergehende Prüfungen am Menschen folgen.

Keine Forschung ohne Tierversuche

Durch die Anwendung der Ergebnisse von Tierversuchen zur Entwicklung neuer Medikamente und Operationsmethoden wurde und wird Millionen von Menschen das Leben gerettet. Insulin beispielsweise wurde im Tierversuch an Hunden entdeckt.

Eine ganze Reihe wichtiger Forschungsergebnisse der Gegenwart beruht auf Tierversuchen:

– Entwicklung neuer Arzneimittel, z. B. gegen Muskelschwund, Bluthochdruck, Herzerkrankungen, Schuppenflechte

– Erprobung neuer medizinischer Techniken, Laserchirurgie etwa, oder der Einsatz von Insulinpumpen, der Diabeteskranken das tägliche Spritzen erspart

– Organtransplantationen und die medikamentöse Behandlung von Abstoßungsreaktionen des Körpers

– die Nierensteinzertrümmerung, die mehr und mehr operative Eingriffe ersetzen kann.

Immer weniger Tierversuche

Unter „Tierversuch" versteht das Tierschutzgesetz alle Eingriffe oder Behandlungen an Tieren zu Versuchszwecken, die mit Schmerzen, Leiden oder Schäden für die Tiere verbunden sind. Das bedeutet allerdings nicht, daß Tierversuche grundsätzlich Qualen für das Tier darstellen. Abgesehen von ganz wenigen Ausnahmen werden die Tiere bei mit Schmerzen verbundenen Eingriffen betäubt.

Tabelle 1: Phasen der Entwicklung eines Arzneimittels

Entwicklungsetappe Arbeitsgebiet	Präklinik	Klinische Prüfung		
		Phase I	Phase II	Phase III
Chemie	Synthese, Analytik	Verfahrensentwicklung		Produktionsverfahren. Abproduktbeseitigung
Pharmazie	Pharmazeut. Begutachtung	Darreichungsform	weitere pharmazeut. Bearbeitung	
Pharmakologie	Pharmakologisches Wirkungsspektrum	weitere pharmakolog. Arbeiten		Pharmakol./toxikologische Dokumentation zur Registrierung
	Kinetik Grundprogramm. Tier	Kinetik Mensch und vertiefte Pharmakokinetik Tier und Mensch		
Toxikologie	akute, subakute Toxizität	chronische Toxizität		
	Teratologie I	Teratologie II		Reproduktionstoxikologie Kanzerogenität
Klinische Pharmakologie	Verträglichkeit			
	Kinetik Proband	vertiefte Pharmakokinetik		
Klinische Disziplinen		therapeutische Wertbestimmung	therapeutische Wertbestimmung	

Die Zahl der zu Tierversuchen benötigten Tiere in der pharmazeutischen Industrie sank von knapp 4.2 Millionen im Jahre 1977 auf 1.9 Millionen 1987. Auch im Jahr 1988 ging die Zahl der Versuchstiere um 10 % auf 1.7 Millionen zurück, und 1989 war ein weiterer Rückgang auf 1.4 Millionen zu verzeichnen. Das ist eine Minderung um 66 % in gut 10 Jahren.

Dabei waren 90 % dieser Tiere Mäuse (53 %), Ratten (33 %) und Meerschweinchen (4 %). Das vielzitierte „Versuchskaninchen" kommt nur auf einen Anteil von kaum 2%. Wohin die mehreren hunderttausend Hunde und Katzen jährlich spurlos verschwinden sollen, ist unbekannt. In den Forschungslaboratorien der Pharmaindustrie landen sie jedenfalls nicht. Die Gesamtzahl der 1988 benötigten Katzen (2 144) und Hunde (4 283) stammt aus unternehmenseigenen Tierzuchten oder von staatlich kontrollierten Versuchstierzüchtern. Über jedes Tier wird in den Tierställen und Labors peinlich genau Buch geführt.

Da diese Daten 1989 erstmals seitens der Bundesregierung erhoben wurden, erweisen sich die von der Pharmaindustrie genannten Zahlen der Vorjahre als zutreffend — im Unterschied zu den völlig überhöhten Angaben der Tierversuchsgegner.

Unrealistische Vorstellungen

Immer wieder wird von der Pharmaindustrie gefordert, auf Tierversuche zu verzichten und auf „tierversuchsfreie" Forschungsmethoden zurückzugreifen. Zur Begründung führen Tierversuchsgegner an, Tiere dürften nicht sinnlos gequält werden, denn es gäbe bereits zu viele

Medikamente, und neue seien nicht notwendig. Die Vorstellungen in der Öffentlichkeit von Tierversuchen basieren in den wenigsten Fällen auf eigenem Wissen, und nur wenige Menschen haben sich in Gesprächen mit Wissenschaftlern über die von diesen durchgeführten Versuche an Tieren unterhalten. Es ist immer wieder erstaunlich festzustellen, welche Vorstellungen Menschen an „Tagen der offenen Tür" oder bei anderen Gelegenheiten zur Diskussion mit Forschern an den Tag legen. Die Schüler eines Frankfurter Gymnasiums, die sich vor den Sommerferien dieses Jahres in einer Projektwoche mit dem Thema „Tierversuche" beschäftigten, waren fast einhellig der Meinung, Tierversuche würden überwiegend mit gestohlenen Hunden und Katzen gemacht, die dabei unerträgliche Qualen auszustehen hätten. So wundert es nicht, wenn Werksbesucher neben der „offiziellen" Tierhaltung „Geheimlabore" in dunklen Kellern vermuten. Daß dies nicht so ist, können die Leiter der Veterinärämter bestätigen. Sie genehmigen und kontrollieren alle Tierversuche und machen auch von der Möglichkeit unangemeldeter Kontrollbesuche Gebrauch.

Alternativ- und Ersatzmethoden

Der Rückgang der Zahlen macht deutlich, daß die Pharmaindustrie ständig weiter an Alternativen arbeitet — wofür pro Jahr in Entwicklung und Anwendung 250 Millionen DM ausgegeben werden.

Der Einsatz von „Alternativmethoden" bei diesen Tests ist in den ersten Stufen der Arzneimittelforschung nicht nur möglich, sondern be-

Tabelle 2: Skala der Stärke der Zytotoxizität in bezug auf die mit der Zellinie BKEz-7 ermittelten IC 50-Werte mit Zuordnung zu den bekannten Toxizitätsklassen der LD 50 p.o.
IC 50 = inhibitorische Konzentration 50 in der Zellkultur (Nach W. *Halle* u. E. *Göres*, Pharmazie **42** (1987) 245)

Stärke der Toxizität	IC 50 Konzentration mmol/l		LD 50 p.o. Dosis mg/kg	
1. Supertoxisch	0,0001		5	
2. Extrem toxisch	0,0001	– 0,001	5	– 50
3. Sehr toxisch	0,001	– 0,01	50	– 500
4. Mäßig toxisch	0,01	– 0,1	500	– 5 000
5. Leicht toxisch	0,1	– 1,0	5 000	– 15 000
6. Sehr schwach toxisch	1,0	– 10,0		
7. Untoxisch	10,0		15 000	

reits weit verbreitet. Die Verwendung von Zellen bei „Reagenzglasversuchen" hat den größten Anteil am Rückgang der Versuchstierzahlen zur Folge gehabt.

So gibt es auch zahlreiche Ansätze, mit denen aus Untersuchungen in vitro auf die Stärke der Toxizität in vivo Rückschlüsse gezogen werden können (Tab. 2). Auch der oft angeführte Draize-Test am Kaninchenauge, der Angaben zu lokalen Reizwirkungen liefern soll, kann z. B. durch die Beeinflussung der Gefäßweite am bebrüteten Hühnerei ersetzt werden.

Mit weiteren Verfahren werden die Versuche so weit verbessert und ergänzt, daß auch die Zahlen der Tiere je Versuch reduziert werden konnten. Jüngstes Beispiel ist die im September von Bochumer Wissenschaftlern vorgestellte „Glasmaus" zur Produktion von monoklonalen Antikörpern, die bei der Diagnose von Krebserkrankungen eine große Rolle spielen.

Die Entwicklung solcher „Ersatz- und Ergänzungsmethoden" wird von der Pharmazeutischen Industrie gefördert. Der Europäische Pharmaverband EFPIA hat einen Forschungspreis für „Alternativmethoden" ausgesetzt, der in diesem Jahr in Deutschland an Wissenschaftler aus Spanien vergeben wurde. Auch die einzelnen Unternehmen beteiligen sich an der Erforschung von Alternativmethoden, und dabei spielen sicherlich auch wirtschaftliche Gründe eine Rolle. Die Verwendung von „Alternativmethoden" ist billiger als die mit vielen Auflagen verbundene Aufzucht oder der Kauf der Labortiere und deren fachgerechte Betreuung und Haltung.

Grenzen der Ersatzmethoden

Doch nicht alle Tierversuche sind durch „Alternativmethoden" zu ersetzen. Immer dann, wenn es um die Betrachtung komplexer Vorgänge geht, etwa die Arzneimittelwirkung auf den Gesamtorganismus, können Computersimulationen, Zell- und Gewebekulturen oder Beobachtungen an isolierten Organen einen lebenden Organismus nicht ersetzen. So sind z. B. Tests auf eine mögliche Beeinträchtigung der Leibesfrucht durch ein Medikament oder die Bestimmung der Wirkung eines Hustensaftes nicht mit Zellen möglich. Dennoch bleibt es ein ständiges Anliegen dort, wo es unter Berücksichtigung der Arzneimittelsicherheit für den Menschen möglich ist, auf Tierversuche zu verzichten – dies zu tun und nach weiteren Alternativen zu forschen.

Wir werden uns stets der Formulierung von Bernhard *Grzimek* anschließen:

„Unsere gesamte Medizin – die erfolgreiche Bekämpfung vieler Krankheiten und Seuchen bei Mensch und Tier – ist durch Tierversuche ermöglicht worden. Es ist zwecklos, davor die Augen zu verschließen.

Wir können mit gutem Recht fordern, daß Tierversuche nur mit Betäubung, nicht unnötig und nur unter verantwortlicher wissenschaftlicher Aufsicht und Überwachung vorgenommen werden. Wer Tierversuche aber überhaupt und rundweg ablehnt, wird nirgends ernst genommen werden, und er wird dann auch diese begrenzten Forderungen nicht wirksam durchsetzen können."

Anschr. d. Verf.:
Bundesverband der
Pharmazeutischen Industrie
Karlstraße 21
W-6000 Frankfurt am Main 1

Medizinische Betreuung

Von K. *Zöllner*

Die stationäre und ambulante Versorgung von Patienten in einem Universitätsklinikum dient vorrangig dem Ziel, Qualität und Umfang von Lehr- und Forschungsaufgaben zu sichern. Das gilt auch für die Charité, wobei zu beachten ist, daß dieses Klinikum aufgrund seiner zentralen Stellung in der ehemaligen DDR und seines hohen technischen Ausstattungsgrades auch im Jahr 1990 umfangreiche Leistungen in der hochspezialisierten Krankenbetreuung erbrachte.

Das Zusammenwachsen von Ost- und Westberlin zu einem gemeinsamen Land Berlin beeinflußte auch wesentlich die Hochschulmedizin der Stadt. Unter Federführung der zuständigen Senatsverwaltung für Wissenschaft und Forschung wurden umfangreiche konzeptionelle und die aktuelle Zusammenarbeit betreffende Aktivitäten entwickelt, die das partnerschaftliche und arbeitsteilige Zusammenwirken der drei Universitätsklinika Steglitz, „Rudolf Virchow" und Charité miteinander sowie mit den städtischen Gesundheitseinrichtungen zum Inhalt hatten.

Über ausgewählte statistische Daten und über wichtige Betreuungsleistungen im Jahre 1990 im Vergleich zu Vorjahren informieren die Tabellen 1 bis 3.

Die nachfolgenden Ausführungen sollen einen Überblick über die inhaltlichen Schwerpunkte der medizinischen Betreuung an der Charité vermitteln. Dabei erfolgte eine Einteilung in zwei Kategorien. Die erste Gruppe umfaßt Leistungsbereiche, die in der ehemaligen DDR allein in der Charité bzw. nur in ausgewählten Einrichtungen erbracht wurden (Gruppe A). In einer zweiten Gruppe wird eine Auswahl von Behandlungsmöglichkeiten zusammengefaßt, die zwar auch in unterschiedlichen anderen Krankenhauseinrichtungen vorhanden waren, die aber von Bürgern genutzt wurden, die sowohl innerhalb als auch deutlich außerhalb des Haupteinzugsgebietes der Charité lebten (Gruppe B).

Ausgewählte Betreuungsschwerpunkte Gruppe A

- Transplantationschirurgie (u. a. Leber, Herz, Niere, Niere-Pankreas, Knochenmark)
- Lithotripsie bei Nephrolithiasis und Cholelithiasis
- Implantation von Bandscheiben, elektronischen Innenohr- sowie Mittelohrprothesen
- dentale Implantologie
- interdisziplinäre Beratung und Betreuung von HIV-infizierten Patienten
- Magnet-Resonanz-Tomographie
- Herzchirurgie, insbesondere Korrektur angeborener Herzfehler im frühen Säuglingsalter
- therapeutische Interventionskardiologie/angiologie für Kinder und Erwachsene (u. a. perkutane Valvuloplastie)
- interdisziplinäre pränatale Diagnostik und Therapie sowie Neugeborenenchirurgie und -intensivtherapie
- Neurochirurgie, insbesondere Stammhirnchirurgie und Nerventransfer
- Melanomchirurgie
- komplexe Rehabilitation des orofazialen Systems

Tabelle 1: Bettenbelegung

	1975	1985	1989	1990
Planbetten	2198	2105	1992	1960
belegbare Betten	1714	1991	1844	1775
Bettenauslastungsgrad in % der belegbaren Betten	65,6	84,4	87,5	88,8
durchschnittliche Verweildauer (Tage)	19,2	16,2	14,2	14,5

Tabelle 2: Entwicklung ausgewählter Leistungen der spezialisierten und hochspezialisierten medizinischen Betreuung

	1975	1985	1989	1990
Diagnostische Leistungen				
Computertomographie (Pat.)	–	10 473	10 181	9 826
Herzkatheter-Untersuchungen	662	2 707	3 009	3 507
Nuklearmedizinische Untersuchungen (gesamt)	–	14 373	18 310	17 067
Ganzkörperszintigraphie	–	1 290	1 158	1 326
Nuklearkardiologische Untersuchungen	521	2 570	4 141	4 074
Histologische Schnellschnittuntersuchungen	dezentral	1 445	2 080	2 292
Labordiagnostische Untersuchungen (in Mio.)	1,43	4,483	6,3	6,8
Röntgenuntersuchungen	659 841	158 625	140 810	139 378
Ultraschalluntersuchungen	12 148	32 107	49 596	52 774
Magnetresonanztomographie	–	–	2 815	3 039
Therapeutische Leistungen				
Stationäre Behandlungen insgesamt	27 582	44 251	49 639	45 867
davon				
– stationär behandelte Patienten	27 582	37 973	41 376	39 590
– Behandlungen in der Rettungsstelle	–	3 994	5 544	3 438
– halbstationäre Behandlungen	–	2 284	2 719	2 839
– Entbindungen	2 640 (1976)	3 235	2 205	2 235
– Stationäre Operationen	12 354	19 284	25 389	26 591
Ambulante Behandlungen				
Konsultationen insgesamt	785 311	878 262	876 107	798 915
darunter				
– stomatologische Behandlungen (ohne Notd.)	94 641	130 829	145 213	127 789
– stomatologischer Notdienst	–	6 086	4 134	1 764
– Behandlungen in der Rettungsstelle	–	8 576	8 909	9 256
Ambulante Operationen	10 354	19 006	20 381	20 991
Ausgewählte Operationen				
Operationen an der Herz-Lungen-Maschine	156	602	658	558
Neurochirurgische Operationen	152 (Pat.)	1 037	1 026	861
Operationen am Glaskörper des Auges	–	343	397	437
Laseroperationen am Auge	–	3 904	5 271	6 091
Katheteroperationen	80	1 834	3 401	4 089
Perkutane Nierensteinentfernung	–	44	–	–
Lithotripsie-Behandlung	–	–	1 250	1 332
Transplantationsoperationen				
Herz	–	–	8	18
Leber	–	6	8	27
Niere (Lebendspender)	–	6	6	3
Niere-Pankreas (kombiniert) Niere/Leber	–	–	–	1
Hornhaut des Auges	–	52	51	45
Pankreas	–	–	1	1
Implantationsoperationen				
Herzschrittmacher	354	198	267	277
Gelenkendoprothesen	13	425	324	305
Bandscheibenendoprothesen	–	21	7	3
Mittelohrprothesen	–	495	159	165

Tabelle wird auf nächster Seite fortgesetzt

	1975	1985	1989	1990
Elektronische Innenohrprothesen	–	2	14	–
Augenlinsen	–	146	366	7
Weitere Therapieleistungen				
Behandlungen mit der Künstlichen Niere	2 239	8 834	9 613	11 105
– chronische Dialyse	–	7 095	7 726	9 335
– Akutdialyse	–	1 739	1 887	1 770
Plasmapheresen	–	84	160	148
Betatronbestrahlung (Pat.)	–	561	680	656
Extrakorporale Befruchtung (beh. Pat.)	–	–	167	213
Betreuung Neugeborener unter 1 500 g Geburtsgewicht	–	81	78	55

Tabelle 3: Leistungsentwicklung im operativen Bereich – Anzahl stationärer Operationen nach Einrichtungen

Klinik	1975	1985	1989	1990
Chirurgie	2 305	6 080	6 260	6 352
Frauenklinik	2 666	4 594	4 671	4 848
Augenklinik	2 160	2 241	2 640	2 880
HNO-Klinik	1 549	2 221	1 901	1 566
Hautklinik	771	500	803	1 065
Orthopädie	648	1 267	1 875	1 898
Kieferklinik	288	1 130	1 208	1 243
Stomatologie	680	–	–	–
Nervenklinik	633	–	–	–
Geschwulstklinik	654	–	33	45
Urologie einschl. ext. Stoßwellenlithotripsie	–	1 251	2 597	2 650
Innere Medizin (Katheterop./Endoskop.)	–	(928)	2 508	2 927
Institut für Kardiovaskuläre Diagnostik (Katheterop.)	–	(909)	813	1 162
Gesamt	12 354	19 284	25 389	26 636

( ): Diese Zahlen gingen nicht in die Gesamtzahl der Operationen ein.

– operative Orthopädie der Wirbelsäule
– Distraktionsepiphysiolyse
– Glaskörperchirurgie
– moderne Detoxitationsverfahren, insbesondere für Kinder
– Reproduktionsmedizin, einschließlich In-vitro-Fertilisation
– angeborene Stoffwechselerkrankungen
– Diagnostik und Therapie von Schlafstörungen
– therapeutische Interventionsurologie/Gastroenterologie (u. a. Nephrostomie)
– Herzkatheteruntersuchungen bei Neugeborenen und jungen Säuglingen unter Narkosebedingungen
– Diagnostik und Therapie von Hypertonus und Osteoporose bei geriatrischen Patienten

Gruppe B

– Kinderkardiologie
– Kinderdermatologie
– Kinderurologie
– Diagnostik und Therapie von Muskelerkrankungen
– Kinder- und Jugendneuropsychiatrie
– interdisziplinäre Betreuung von Immunopathien
– neurobiologische Diagnostik, Therapieprädiktion und Kontrolle endogener Psychosen
– Schmerztherapie
– Gelenkendoprothesenchirurgie
– Defektprothetik/Epithetik
– kieferorthopädische Spättherapie
– Phoniatrie
– Optologie.

Gesamtkonzeption und Etappen eines Informations- und Kommunikationssystems der Charité

Von St. *Schulz*, B. *Wendland* und W. *Cajar*

Institut für Medizinische Informatik und Biomathematik der Medizinischen Fakultät (Charité) der Humboldt-Universität zu Berlin

1. Einführung

Im Gefolge einer immer höheren Komplexität in der Organisation entwickelter Industriegesellschaften gewinnen optimale Informations- und Kommunikationsprozesse eine steigende Bedeutung. Parallel hierzu führen die überzeugenden Fortschritte in der Informations- und Kommunikationstechnologie (IKT) zum Postulat des Übergangs der Produktionsgesellschaft zur Informations- und Kommunikationsgesellschaft. Eines der typischsten Merkmale dieser Entwicklung in den neunziger Jahren scheint in der Realisierung komplexer integrativer IKT-Lösungen in zunehmend globaler Dimension zu bestehen.

Vor dem Hintergrund dieser Gesamtentwicklung und der neuen technologischen Möglichkeiten ergibt sich die Notwendigkeit, auch die wissenschaftlichen Konzepte zum Einsatz moderner IKT in der Medizin tiefgründig zu überdenken und die Etappen praktischer Lösungen wissenschaftlich und technologisch fundierter zu planen. Unter wissenschaftlichem Gesichtspunkt bedeutet das, zu untersuchen, welche zur Lösung anstehenden Grundprobleme der Medizin insgesamt durch Einsatz dieser neuen Möglichkeiten einer Lösung näher gebracht werden können. Dabei ist in technologischer Hinsicht die der Medizin am effektivsten angepaßte Vorgehensweise zu untersuchen.

Eines der Grundprobleme der modernen Medizin besteht zweifelsfrei in ihrer hochgradigen Spezialisierung als Folge des Erkenntnisfortschrittes. Eng verbunden mit der immer stärkeren Technisierung und Kostenexplosion steigt deshalb der Bedarf nach einer solideren wissenschaftlichen Fundierung und Objektivierung erreichter Ergebnisse und zu prognostizierender Entwicklungen.

Wie der nachfolgende Versuch einer kurzen Einschätzung der internationalen Entwicklung und die kritische Wertung des eigenen erreichten Standes zeigen, sind jedoch die Ergebnisse des Datenverarbeitungs(DV)-Einsatzes in der Medizin trotz teilweise hohem Aufwand bisher im wesentlichen nicht den zunächst hochgesteckten Erwartungen gerecht geworden.

2. Internationale Entwicklung und erreichter Stand

Eine unüberschaubare Flut internationaler wissenschaftlicher Arbeiten zur Thematik HIS (Hospital Information System: 1.2) kann die Tatsache nicht verschleiern, daß weltweit nur wenige Lösungen (3,4) dem großen Ziel des integrierten Krankenhausinformationssystems nahe gekommen sind (5). Wie ein interessanter Vergleich von *van Bemmel* et al. (6) der 1968 nach der Delphi-Methode vorhergesagten und Ende der achtziger Jahre tatsächlich erreichten Ergebnisse zeigt, findet sich – bei erstaunlich guter genereller Übereinstimmung – das höchste Defizit im Bereich der „Computer-Assisted Decisions". Allgemeiner ist näherungsweise festzuhalten, daß die Ergebnisse von den teilweise euphorischen Erwartungen der frühen Sechziger um so mehr differieren, je ärztlicher die betrachteten Inhalte sind.

In der Art eines wissenschaftlichen Essay hat *Slack* (5) die Entwicklung der vergangenen Jahrzehnte einer sehr kritischen Wertung unterzogen. Die Kritik richtet sich dabei wesentlich gegen das zweifelsfrei zu beobachtende Mißverhältnis zwischen Untersützung und Aufwand für Verwaltungs- und Abrechnungsprozesse einerseits und dem – trotz aller Versprechen – verbliebenen Defizit im ärztlichpflegerischen Bereich. Von speziellem Interesse erscheint, daß *Slack* in diese Kritik exemplarisch auch das Mißverhältnis zwischen theoretischer Prophezeiung der „So-Called Artificial Intelligence in Medicine (AIM)" und den praktischen Ergebnissen einbezieht. („For AIM, prophecy is safer than accomplishment").

Weitgehend repräsentativ für die internationale Entwicklung kann deshalb an dieser Stelle zunächst festgehalten werden:

1. International relativ einheitlich und abgeschlossen ist der Teil Verwaltungs- und Abrechnungsysteme. Dieser wird mißverständlich oft synonym zum Begriff Krankenhausinformationssystem = KIS (HIS) benutzt.

2. Die diesen Lösungen zugrunde liegende MAINFRAME-deduzierte Sterntopologie der siebziger Jahre ist aus heutiger Sicht durch ein sehr ungünstiges Preis-Leistungsverhältnis gekennzeichnet.

Parallel zu dieser Entwicklung vollzog sich die erste Etappe der Medizinischen Informatik, gekennzeichnet durch Prozeßautomatisierung und computergestützte medizinische Meßwertverarbeitung. Stellvertretend seien die Begriffe Laborautomatisierung und Bildverarbeitung für diesen ersten medizinspezifischen Computereinsatz genannt, der in rund zwei Jahrzehnten dazu beitrug, das medizinische Methodenrepertoire, speziell im Bereich der Bildverarbeitung, zu revolutionieren.

Die zweite Etappe medizinischer Computeranwendung bestand im Aufbau isolierter medizinischer Dokumentations und Registriersysteme. Mit dem Siegeszug der Personalcomputer in den achtziger Jahren erreichte diese Anwendung eher still und unauffällig eine Verbreitung, die die nunmehr aktuelle dritte Etappe vorbereitete. Diese für die neunziger Jahre international zur Lösung anstehende Etappe ist gekennzeichnet durch die *Integration of Systems and Communication* (7,8,9,10,11).

Bei der Realisierung wird die „Intelligenz" der Lösung im Sinne medizinischer Beratungs-, Auskunfts-, Kommunikations-, Critiquious- und gegebenenfalls auch „Decision Making"-Funktionen einerseits und entscheidend verbesserter Mensch-Maschine-Schnittstellen andererseits zunehmen (4. Etappe).

Vergleicht man den in der Charité 1990 erreichten Stand mit der internationalen Entwicklung, so ergeben sich bei vielen Analogien auch einige für Gegenwart und Zukunft wesentliche Besonderheiten. Während die oben genannte erste Etappe der Prozeßautomation und Meßwertverarbeitung vergleichbar zur internationalen Entwicklung verläuft, liegen die für die zu lösende dritte Etappe wesentlichen Besonderheiten im Bereich der sog. Abrechnungssysteme sowie in der zweiten Etappe. Dafür waren systemtypische, inhaltliche und technologische Ursachen verantwortlich, die außer für die Charité auch weitgehend für die anderen medizinischen Einrichtungen der ehemaligen DDR gelten. Sie können wie folgt zusammengefaßt werden:

1. Da es eine Abrechnung im kaufmännischen Sinne nicht gab, reduzierten sich die DV-Abrechnungssysteme auf eine Diagnose- bzw. „Fallstatistik" entsprechend der DDR-verbindlichen Signierleiste des allgemeinen dokumentationsgerechten Krankenblattes.

2. Infolge fehlender Finanzrechnung fehlten auch die Finanzen und die Motivation zum Aufbau entsprechender MAINFRAME-Lösungen.

3. Der breitere medizinische DV-Einsatz im Sinne der Etappe 2 (Aufbau medizinischer Datenbasen) erfolgte deshalb erst Mitte bzw. Ende der achtziger Jahre, deshalb aber primär PC-orientiert, verteilt und wesentlich medizinadäquater.

Bevor diese letzte Aussage zur Medizinadäquatheit wegen ihrer Bedeutung einer vertieften Analyse und verallgemeinernden Wertung unterzogen wird, sind die dargestellten Besonderheiten der Charité- (allgemeiner: DDR-) Entwicklung dem Versuch einer Wertung zu unterziehen. Diese kann kurz darin zusammengefaßt werden, daß die aufgezeigten Besonderheiten Risiko und Chance zugleich sind. Risiko, weil das Defizit auf dem Gebiet der Abrechnung in kürzester Frist aufzuholen und damit die Gefahr verknüpft ist, die diesem zugrunde liegende Technologie der siebziger in die neunziger Jahre zu importieren.

Chance, weil der primär PC-orientierte, verteilte und medizinnähere Computereinsatz vergleichsweise günstige Voraussetzungen für die dritte in der Technologie der neunziger Jahre zu lösende Etappe bietet. Praktisch lautet die Aufgabe: Das eine (Abrechnung) schnellstens zu tun, ohne das andere (HIS der neunziger Jahre) unnötig zu erschweren.

Vor der Darstellung der praktischen Umsetzung erscheint jedoch noch der Versuch begründet, die Ursachen der kritisch analysierten Defizite der internationalen Entwicklung einer wissenschaftlichen Betrachtung zu unterziehen. Bei genauer Analyse lassen sich die Ursachen auf die folgenden Komplexe reduzieren:

1. Die zentralisierte „Intelligenz" der MAINFRAME-Technologie der siebziger Jahre steht im krassen Widerspruch zur verteilten Intelligenz einer immer spezialisierteren Medizin mit immer komplexeren Organisationsstrukturen.

2. Der wesentlich empirisch begründete, unscharf-statistische Aspekt medizinischer Information und Wissens steht im Widerspruch zur Abbildbarkeit in heutigen formalen Sprachen und Architekturen.

Während zur Begründung der ersten Aussage an dieser Stelle der Verweis auf die medizinische Irrelevanz der erreichten Ergebnisse (Beispiel: Signierstreifenauswertung) genügen mag, verdient die zweite Aussage weitere Erläuterungen. *Blois* (12) unterteilte das medizinische Wissen (Knowing) in Knowing-that und Knowing-how. Dabei dürfte mit Knowing-that das erlernbare und schrittweise automatisierbare Faktenwissen und mit Knowing-how („gewußt wie") das nur erlebbare Können gemeint sein. Aus ärztlich ethischer Sicht scheint vor dem Hintergrund fortschreitender Technisierung auch die Frage nach den zulässigen Grenzen, abgeleitet aus den Zielen ärztlichen Handelns im Sinne der Motivation („Knowing why?"), von steigender Bedeutung. Gemeint ist damit das Problem, theoretisch Mögliches und praktisch Machbares auch zu unterlassen, wenn die ethische Zielstellung fragwürdig wird. Angewandt auf den medizinischen IKT-Einsatz bezieht sich dies hauptsächlich auf Probleme eines vertretbaren Preis-Leistungsverhältnisses, auf den außerordentlich bedeutsamen Bereich Dataprotection und Confidentiality sowie auf ethische und rechtliche Aspekte des Computereinsatzes in der unmittelbaren medizinischen Betreuung.

3. Gesamtkonzept

Der gesamtkonzeptionelle Ansatz für ein Klinikum-Informationssystem ergibt sich aus den Zielen der medizinischen Wissenschaft und Praxis. Vereinfacht bestehen diese in einem der jeweiligen Gesamtentwicklung optimal angepaßten Gesundheitszustand der Bevölkerung.

In Einheit von Forschung, Lehre und medizinischer Betreuung liegt deshalb ein Hauptziel eines Universitätsklinikums bei der Sicherung und ständigen Verbesserung medizinischer Qualität und Effektivität.

Ein Medizin-adäquates Informationssystem muß deshalb primär auf die Unterstützung verbesserter Ergebnisse patientenwirksamen Handelns und sekundär auf die Abrechnung erbrachter Leistungen orientiert sein.

Entsprechend der hochgradig arbeitsteiligen hierarchischen Organisationstruktur eines Klinikums sowie des vergleichsweise hohen Anteils schlecht formalisierbarer Informatio-

nen und Prozeduren ergeben sich extreme technologische Anforderungen an die Realisierung. Diese Schlußfolgerung wird zusätzlich dadurch verschärft, daß der entscheidende Vorteil der neuen Technologie — ihre integrative Potenz — erst mit Erreichen des integrierenden Gesamtsystems zum Tragen kommt, näherungsweise also einem „Alles-oder-Nichts-Gesetz" folgt. Wegen des notwendig hohen Aufwandes einer Gesamtlösung ist diese jedoch nur etappenweise realisierbar. Bereits mit der ersten Etappe wird jedoch wesentlich über den Erfolg des künftigen Gesamtkonzeptes entschieden.

Schlaglichtartig seien einige wesentliche Prämissen für das angestrebte Gesamtkonzept des DV-gestützten Charitéinformations- und Kommunikationssystems dargestellt:

1. Relevante medizinische Informationen sind nur zu erhalten, wenn der DV-Einsatz zu einer Entlastung anstatt zu einer Belastung des medizinischen Betreuungsprozesses führt.
2. Der medizinische DV-Einsatz ist deshalb primär als ein das arbeitsteilige Handeln erleichterndes, integrierendes Arbeitsmittel (Kommunikationssystem) zu planen.
3. Ein integratives medizinisches Kommunikationssystem schafft die Voraussetzung für ein effizientes medizinisch-wissenschaftliches Informationssystem (klinische Forschung und Lehre) einerseits und ein modernes Managementsystem (Abrechnung, Controlling, Planung) andererseits.
4. Die Einführung medizinischer Computerarbeitsplätze (Medical Workstation) stellt sehr hohe Anforderungen an:
   − Mensch-Maschine-Schnittstellen
   − Netzwerkintegration
   − Systemzuverlässigkeit
   − Datenschutz, Datensicherheit und Vertrauenswürdigkeit (14).
5. Aus der hochspezialisierten arbeitsteiligen Organisationsstruktur leiten sich folgende technologisch zu sichernde Schlußfolgerungen ab:
   − Herstellung eines unabhängigen, offenen Netzkonzepts zur Integration „heterogener Welten"
   − maximale inhaltliche Freiheit für medizinische Subsysteme bei kompromißloser Sicherung der Einhaltung internationaler De-facto-Standards der Schnittstellenprotokolle

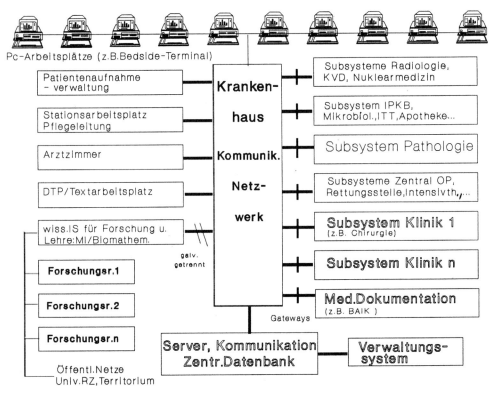

Pc-Arbeitsplätze (z.B.Bedside-Terminal)

Patientenaufnahme – verwaltung	Subsysteme Radiologie, KVD, Nuklearmedizin
Stationsarbeitsplatz Pflegeleitung	Subsystem IPKB, Mikrobiol.,ITT,Apotheke...
Arztzimmer	Subsystem Pathologie
DTP/Textarbeitsplatz	Subsysteme Zentral OP, Rettungsstelle,Intensivth.,...
wiss.IS für Forschung u. Lehre:MI/Biomathem.	Subsystem Klinik 1 (z.B. Chirurgie)

Krankenhaus Kommunik. Netz-werk

galv. getrennt

Forschungsr.1
Forschungsr.2
Forschungsr.n

Subsystem Klinik n

Med.Dokumentation (z.B. BAIK)

Gateways

Server, Kommunikation Zentr.Datenbank

Verwaltungs-system

Öffentl.Netze
Univ.RZ,Territorium

Abb. 1. Schema des Gesamtkonzeptes

– mehrstufige Client-Server Netzwerktopologie nach dem Prinzip „so viel dezentrale Intelligenz wie möglich – so wenig zentrale Intelligenz wie nötig".

Für das in Abbildung 1 illustrierte, in den nachfolgend erläuterten, objektiv vorgegebenen Etappen zu schaffende Charitéinformationssystem waren zusammenfassend folgende international anerkannte Prinzipien für Krankenhausinformationssysteme der neunziger Jahre maßgebend (7, 8, 9, 10, 11, 13):

Hospital Information Systems in the 90's:
1. integrated (if possible)
2. interfaced (if necessary)
3. networked
4. Distributed

Main Parts:
– financial management
– patient care management
– subsystem management

Ethical and legal aspects:
– security
– safety
– privacy
– data protection and confidentiality.

4. Realisierungsschwerpunkte
4.1. Überblick

Die Zielstellung für die Realisierung des Gesamtkonzepts (s. Abbildung 1) ist es, durch die auf die Kommunikation orientierte Integration der Hauptanwendungsgebiete (Realisierungsschwerpunkte der IKT) im Universitätsklinikum
– Abrechnungs- und Managementsysteme,
– funktionsdiagnostische Subsysteme sowie
– klinisch-forschungsorientierte Subsysteme
über eine geeignete Strategie zu realisieren.

Die wachsende Komplexität dieser Aufgabenstellung besteht im wesentlichen darin, die Parallelität der in den Schwerpunktgebieten schon existenten bzw. entstehenden Subsysteme in der Entwicklung zu gewährleisten, zu koordinieren und letztendlich in das Gesamtsystem einzubinden. Dabei ist der Prämisse für jedes integrierte rechnergestützte Krankenhausinformationssystem (KIS) Rechnung zu tragen, die schnellstmögliche Belieferung *aller* im Krankenhausbetrieb Tätigen mit *allen be-*

nötigten, vollständigen und richtigen Daten
und Informationen im Interesse einer guten
Betreuung der Patienten zu gewährleisten.

Das Gesamtkonzept wird unter Beachtung
der Gültigkeit neuer gesetzlicher Regelungen
in folgenden Etappen realisiert:

1. Etappe:

Einführung wesentlicher Elemente eines
Abrechnungssystems mit Patientendatenverwaltung und Patientenabrechnung (stationär und ambulant), Finanzbuchhaltung,
Personalwesen, Arzneimittelwirtschaft und
medizinischer Grundversorgung parallel
zur Entwicklung und Einführung erster
Lösungen eines Klinik-Informationssystems
als medizinorientiertem Subsystem des
KIS.

2. Etappe:

Vervollständigung des Abrechnungssystems
zum Management-Informationssystem,
Einbeziehung stationärer Betreuungsberei-
che mit der Pflegedienstorganisation sowie
von Organisations- und Informationssyste-
men diagnostischer und therapeutischer
Bereiche (u. a. Labor, Radiologie, Pathologie, Mikrobiologie) in das Kommunikationssystem.

3. Etappe:

Vervollständigung des Kommunikationssystems durch Einbindung weiterer Betre-
ungsbereiche in die Leistungsabrechnung,
in die Pflegedienstorganisation und in weitere verfügbare Systemfunktionen sowie
arbeitsteilig einzuführende PC-LAN-Lö-
sungen, vor allem der klinischen Informationsverarbeitung in den chirurgisch-operativen Fächern. Die inhaltlichen Schwerpunkte in den einzelnen Sachgebieten werden im folgenden untersetzt.

4.2. Abrechnungs- und Management-systeme

Der Informationsbedarf des Krankenhausma-
nagements, speziell zur Gewährleistung der Li-
quidität des Krankenhauses und der Nachweis-
pflicht gegenüber den Krankenkassen, ist aus
dem in o. g. Komplexität aufzubauenden rechnergestützten Krankenhausinformationssystem zu decken. Sich neu ergebende Informa-
tionspflichten gegenüber Krankenkassen und
staatlichen Einrichtungen dürfen dabei nicht

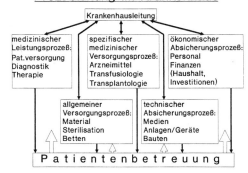

Prozeßleitung im Krankenhaus

Abb. 2. Logistische Komponenten der medizinischen
Betreuung

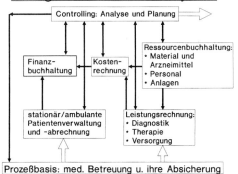

Management-Informationssystem

Abb. 3. Komponenten des Krankenhaus-Manage-
ments

zu unvertretbaren Zusatzbelastungen der in
der medizinischen Betreuung Tätigen führen.

Das *rechnergestützte Management-Informationssystem* (MIS) ist daher ein System der
rechnergestützt (in den Einzelprozessen der
Patientenbetreuung, der Diagnostik und der
Therapie, der medizinspezifischen und sonstigen materiell-technischen und personellen
Versorgung) zu gewährleistenden Gewinnung,
Erfassung, Speicherung, Verarbeitung, Dar-
bietung und Auswertung von Informationen,
die die Klinikumsleitung auf ihren verschiedenen Ebenen und in ihren verschiedenen
Funktionsbereichen objektiv und subjektiv
benötigt, um die zu leitenden Betreuungs-,
Versorgungs- und Absicherungsprozesse (s.
Abbildung 2) zu regeln und externen Infor-
mationspflichten nachkommen zu können.

Die Grundstruktur des MIS wird in Abbildung 3 verdeutlicht. Sein Kernstück ist das
Abrechnungssystem über alle Leistungen und

Aufwendungen in den Prozessen der medizinischen Betreuung und ihrer Absicherung, das wesentliche Informationsgrundlagen zur Gewährleistung zielgerichteten Handelns der Leitungen der verschiedenen Ebenen und damit zur Analyse der abgelaufenen Prozesse sowie zur Planung weiterer Ziele (also zum Controlling) bietet. Dabei sind folgende Hauptfunktionen zu ermöglichen:

1. die (stationäre und ambulante) Patientenverwaltung und -abrechnung mit der Patientendokumentation, der Kostenübernahme und der Leistungserfassung, -bewertung und -abrechnung, mit der Debitorenbuchhaltung, der Patientenstatistik (L1-Statistik gem. BPflV) und mit der Bereitstellung diverser Organisationshilfsmittel

2. die Leistungsabrechnung in diagnostischen, therapeutischen und Versorgungsbereichen mit der (auf Leistungskatalogen der DKG u. a. basierenden) Leistungserfassung, -bewertung und -abrechnung sowie der Leistungsstatistik (L2-Statistik gem. BPflV)

3. die Ressourcenbuchhaltung für die Sachgebiete
   - Materialwirtschaft (einschließlich der pharmazeutischen Versorgung) mit der Beschaffungsorganisation, der Lagerwirtschaft und der Rechnungsbearbeitung
   - Personalverwaltung und -statistik mit der Stellenplanverwaltung, der Verfolgung der Personalausfallzeiten und der Verbindung zum Bezügeverfahren (Lohn- und Gehaltsrechnung)
   - Anlagenwirtschaft (einschließlich Medizintechnik-Verwaltung gem. MedGV) mit der Bestandsverwaltung und -buchhaltung, der Instandhaltungsplanung und -kontrolle sowie der Investitionsplanung und Durchführungskontrolle

4. die Kostenrechnung mit Kostenarten/Kostenstellenrechnung, innerbetrieblicher Leistungsverrechnung, Budgetierung und Kostenplanung sowie Kosten- und Leistungsnachweisen gem. BPflV

5. die Finanzbuchhaltung als finanzielle Widerspiegelung aller Einzelprozesse und Kernstück des Abrechnungssystems mit der Geschäftsplanverwaltung, der Gewährleistung der Buchungen, der Debitoren/Kreditoren-Rechnung und der Budgetkontrolle

6. das Controlling, das das Abrechnungssystem zum Management-Informationssystem vervollständigt und die leitungsorientierte Analyse der vollzogenen Betreuungs-, Versorgungs-, Absicherungs- und anderen Prozesse sowie Prognose- und Simulationsrechnungen als Grundlage der Planung von Leistungen, Erfolgen und Verlusten ermöglicht.

Das in diesem Jahr (1. Etappe) in der Charité einzuführende Krankenhaus-Informationssystem trägt diesen Zielstellungen für das Abrechnungs-Teilsystem Rechnung. Ausgehend von der Integration und Kommunikation zwischen patientenbezogenen und administrativen Prozessen erfüllt die Administrationslösung in Verbindung mit der Kommunikationslösung wesentliche der o. g. Anforderungen an ein effektives Abrechnungssystem, dessen Informationsbasis in Form der zentralen Datenbank verfügbar ist. Das integrierte Managersystem ermöglicht durch die Verbindung der Datenbank mit den vielfältigen Auswertungsmöglichkeiten der MS-DOS-basierten Anwendungssoftware sehr spezifische, auf die jeweiligen Leitungsbereiche sowie Leitungsfunktionen und die daraus resultierenden Informationsbedürfnisse zugeschnittene Informationsauswertungen, die ein flexibles Management unter Einsatz von PC am Leiterarbeitsplatz ermöglichen werden.

Entsprechend den dringendsten Bedürfnissen der Charité werden aus dem kommerziell angebotenen System in einer ersten Einführungsstufe die stationäre und ambulante Patientendatenverwaltung und -abrechnung sowie die Arzneimittelverwaltung (Beschaffung, Lagerwirtschaft, Rechnungslegung) eingeführt, der sich die Personalverwaltung, die Finanzbuchhaltung und die medizinische Geräteverwaltung unmittelbar anschließen sollen.

In einer zweiten Stufe sollen die allgemeine Materialwirtschaft, die Kostenrechnung und die Leistungsrechnung einbezogen werden. In dieser Stufe können (bei ausreichend komplexer Informationsbasis) auch erste Schritte des rechnergestützten Controlling integrierter Prozesse gegangen werden.

Diese Entwicklungen werden sich bis ca. 1993 hinziehen. Parallel dazu sind vor allem in zentralisierten diagnostischen und therapeutischen sowie in ausgewählten klinischen Bereichen rechnergestützte Organisations- und Informationssysteme (als Subsysteme des Krankenhaus-Informationssystems) zu realisieren, aus denen wesentliche Leistungsinformationen als „Abfallprodukt" medizinischer Betreuungsprozesse für das Abrechnungssystem zu gewinnen sind.

4.3. Weiterentwicklung der Subsysteme

Das grundlegende Problem besteht nun in der Charité darin, die Realisierung einer solchen komplexen DV-Lösung, wie sie die Einführung eines computergestützten Abrechnungssytems darstellt, sicherzustellen, ohne dabei die planmäßige Umsetzung des integrierten Gesamtkonzepts für den Einsatz modernster Informations- und Kommunikationstechnologien in der medizinischen Anwendung zu gefährden.

Noch präziser gesagt besteht das eigentliche Problem darin, eine Integration beider Komplexe zu erreichen.

Ein Schnittpunkt der Integration ist dabei die zentrale Patientendatenverwaltung auf der Grundlage moderner Datenbanktechnologien. Die Tabellen 1 und 2 geben einen sehr groben und unvollständigen Überblick über die gegenwärtig im funktionsdiagnostischen und klinischen Bereich der Charité in voller Dynamik befindlichen Anwendungen und Entwicklungen.

4.4. Klinisch-forschungsorientierte Entwicklungstechnologie

In der ersten Stufe besteht der Schwerpunkt darin, eine Integration einzelner Subsysteme (z. B. Klinik-Informationssystem der Chirurgischen Klinik, Labor, Mikrobiologie) mit dem Abrechnungssystem (in Abbildung 1 Verwaltungssystem) herzustellen. Die Schwerpunkte darauf aufbauender Stufen zielen bei der Realisierung des Krankenhaus-Kommunikationssystems vorwiegend auf die Integration von Krankenversorgung, Lehre und Forschung (15).

Da das jedoch nur möglich ist, wenn in der ersten Stufe eine stabile Funktionsfähigkeit des Abrechnungssystems so gesichert wird, daß parallel eine planmäßige Realisierung des integrierten Gesamtkonzeptes zum Aufbau eines Krankenhaus-Kommunikationssystems noch möglich ist, erlangt dieser Entwicklungsabschnitt besondere Bedeutung für die Problemlösung.

Tabelle 1: Anwendungen im funktionsdiagnostischen Bereich

Einsatzgebiet	Anwendung	Computer
Institut für Pathologische und	Prozeßsteuerung im Automatenlabor	Mini
Klinische Biochemie	Cito-Laborinformationssystem	PC-LAN
Institut für Pathologische Anatomie	Autopsie- und Biopsiebefunddokumentation/ METAS	PC
	Mikroskopbildanalyse	PC
Institut für Röntgendiagnostik	Computertomographie	Mini
	Magnetresonanztomographie	Mini
	Bildspeicherung u. -verarbtg.	Mini + PC
Institut für Nuklearmedizin	funktionelle Medizinische Meßwertverarbeitung und Bildverarbeitung	Mini
Röntgenabteilung der Nervenklinik	Computertomographie	Mini
	Subtraktionsangiographie	PC
Institut für Medizinische Mikrobiologie	Laborarbeitsplatzsystem	PC
Institut für Medizinische Immunologie	Modellierung in der Gentechnologie (AIDS-Forschung)	Mini + PC-LAN
Institut für Kardiovaskuläre Diagnostik	Diagnostik für Herzchirurgie, DSA. Bildverarbeitung	Mini + PC
Institut für Biochemie	Modellierung in der Zelldiagnostik	PC
Institut für Krankenhaushygiene	epidemiologische Überwachung (nosokomiale Inf.)	Mini
Inst. für Transfusiologie und Transplantologie	Blutbank	PC

Erste Stufe in der Entwicklungstechnologie

Die grundlegende Idee besteht darin, ein für die Dynamik der Entwicklung offenes Klinik-Informationssystem modellhaft für die chirurgisch-operativen Fächer der Charité als Gemeinschaftsvorhaben der Klinik für Chirurgie, Klinik für Anästhesiologie und Intensivtherapie und dem Institut für Medizinische Informatik und Biomathematik unter Mitarbeit des Instituts für Pathologische und Klinische Biochemie und des Instituts für Medizinische Mikrobiologie aufzubauen und in der Klinik für Chirurgie einschließlich der Herzchirurgie in Betrieb zu nehmen.

Das Vorhaben umfaßt die Integration von

– patientenbezogenen administrativen und medizinischen Basisdaten (Verbindung zum DV-Komplex Abrechnungssystem)

– operativen und anästhesiologischen Leistungsdaten der rechnergestützten Operationsberichtsschreibung (computergestützter Op.-Arbeitsplatz) in der Allgemein- und Herzchirurgie sowie

– labordiagnostischen Werten des Cito-Labors und der mikrobiologischen Befundung

in eine *patientenbezogene Datenbank* (s. Abbildung 5).

Die Integration mit dem Abrechnungssystem ist dabei ein Schwerpunkt der Erprobung;

denn hier werden im Rahmen der insgesamt für den stationären und ambulanten Bereich der Charité erfolgenden Erfassung, Prüfung und Speicherung die Personenstammdaten sowie administrativen und medizinischen Basisdaten als Grunddatenfond für alle an das Klinik-Informationssystem angeschlossenen Bereiche gewonnen. Ihre Bereitstellung für alle erforderlichen Anwendungen ist über eine verteilte Datenbank möglich.

Die technologische Realisierung erfolgt innerhalb der Subsysteme des Krankenhaus-Kommunikationssystems ausgehend vom Server-Client-Prinzip (Abb. 4 und 5) und auf der Grundlage verteilter Informationsverarbeitung und verteilter Datenbanken, die einen zeitkritisch effizienten Datentransfer von bzw. zur zentralen Datenbank des Abrechnungssystems (Patientenbestandsverwaltung) voraussetzen.

Die wesentlichsten klinischen Daten werden in diesen Subsystemen gewonnen, verarbeitet und gespeichert. So werden z. B. im Op.-Bereich direkt Computerarbeitsplätze installiert, über die unmittelbar und im Ergebnis der Operation durch das medizinische Personal die operativ-therapeutischen und anästhesiologischen Leistungsdaten und Kennziffern erfaßt und gespeichert werden. Ein sofortiger Ausdruck eines Operationsberichtes ist möglich; die Speicherung der Daten für nachfolgende patienten- und einrichtungsbezogene

Tabelle 2: Anwendungen im klinischen Bereich

Einsatzgebiet	Anwendung	Computer
Frauenklinik	Perinatologie	PC
	Urogynäkologie	PC-LAN
	Onkologie	
Kinderklinik	Neonatologie	PC
Chirurg. Klinik	Op.-Berichtschreibung	PC
	Op.-Statistik	
	Chirurg. Qualitätssicherung	
	Transplantiertenregister	
Klinik für Anästhesiologie	Anästhesieprotokolle	PC
	Op.-Statistik	
	Dokumentation von Notfallpatienten (Rettungsstelle)	
HNO-Klinik	Neurootologie. Meßwertverarbeitung	PC
Klinik für Innere Medizin	Nephrologie	PC
	Pacemaker-Register	
Nervenklinik	Dokumentation ausgewählter Patientendaten	PC
Augenklinik	Darstellung und Auswertung evozierter Potentiale	Mini
Sektion Stomatologie	Modellierung kieferorthopädischer Mißbildungen, Registersysteme	PC
Kinderklinik	Diätberechnung (Phenylketonurie)	PC
Geschwulstklinik	Dosisberechnung für Strahlentherapie, klinische Krebsregister	Mini
weitere Kliniken	ausgewählte Registersysteme	PC

Auswertungen ist sichergestellt (Quality Assurance, Verbindung zu mikrobiologischen Daten).

Die Komplettierung dieser klinischen Daten durch funktionsdiagnostische Ergebnisdaten ist ein weiterer strategischer Schwerpunkt der Integration. In der ersten Stufe gewinnt dabei die Schnittstelle zu den Labor-Informationssystemen zunehmend an Bedeutung. Sicherzustellen ist eine on line-Verbindung zwischen dem PC-Netz des Chirurgie-Informationssystems und den PC-Anwendungen der Labor-Informationssysteme (Cito-Labor, Mikrobiologisches Labor).

Folgende Ziele werden angestrebt:
- schnelle Übermittlung der Befundanforderung zu den Laboren und schnelle Rückübermittlung der Befundergebnisse zum Auftraggeber
- Reduzierung des Datenerfassungsaufwandes im Labor
- Speicherung ausgewählter Ergebnisse der Laborbefundung in der Datenbank des Chirurgie-Informationssystems (u.a. zur Komplettierung der Op.-Berichte und zur Sicherstellung der für die Herzchirurgie erforderlichen zeitgerechten Bereitstellung der Befundergebnisse).

Die Nutzer dieses Vorhabens sind in erster Linie
- die Stationen der Klinik für Chirurgie (präoperative Phase)
- die Herzchirurgie
- die ITS I und II sowie
- die Akutdialyse und die Rettungsstelle.

4.5. Integrationsstrategie

Die Zielstellung der Integration besteht darin,
- eine hohe Sicherheit bei der Realisierung arbeitsplatznaher Lösungen zu schaffen sowie
- eine evolutionäre Fortentwicklung des Systems zu sichern.

Dabei gewinnt die Erprobung von Rechnernetz-Technologien mit gemeinsamem Zugriff zu einer zentral verfügbaren Datenbasis bei gleichzeitiger Verwaltung dezentraler arbeitsplatzbezogener Datenmengen – nicht nur für die Charité – zunehmend an Bedeutung.
Diesem Aspekt wird bei der konzipierten Vorgehensweise insbesondere dadurch Rechnung getragen, daß ein stufenweises Herangehen mit

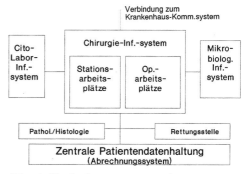

Abb. 4. Klinikinformationssystem (1. Anwendung: Chirurgische Klinik)

für die Weiterentwicklung offenen Lösungen realisiert wird. Dabei wird Wert darauf gelegt, mit den auf der unteren Ebene realisierten PC-Netzlösungen nachnutzbare Lösungen für kleine und mittlere Gesundheitseinrichtungen zu schaffen.

Die hier vorgestellte erste Stufe ist in der darüberliegenden Ebene gleichzeitig eine nachnutzbare Variante für mittlere bis größere Gesundheitseinrichtungen sowie Ansatzpunkt für die Weiterentwicklung zu einem Krankenhaus-Kommunikationssystem der Charité.

Ausgehend von einer PC-Netzinstallation im Laborstadium wurden sowohl mit der Netzwerksoftware als auch mit der Datenbanksoftware erste Erfahrungswerte im Vorfeld der Installation durch Erprobungen gewonnen.

Eine der wesentlichsten ersten Erfahrungen besteht darin, daß das Krankenhaus-Kommunikationssystem in der Lage sein muß, vorhandene Lösungen dezentraler Informationsverarbeitung, soweit sie den gebräuchlichen Standards entsprechen, zu integrieren. Solche Standards sind zumindest
- Verbindung zur DEC(VAX)-, Siemens- und IBM-Welt einerseits und zur MS-DOS/PC-DOS- und UNIX-Welt andererseits sowie
- Verbindung zu Standardprotokollen (TCP/P) auf der Seite der Rechnernetze.

Wie werden nun die Realisierung eines solchen Klinik-Informationssystems sowie seine Verbindung mit dem Abrechnungssystem Hard- und Software- sowie netzwerkseitig gestützt?
Hardwareseitig wird diese Lösung durch ein PC-Netz auf ETHERNET-Basis abgesichert (Abb. 5). Hochkonfigurierte AT/386 fungieren als File Server und hochkonfigurierte AT/286 als Server/Router. Diese AT/286 können in

Klinik - Informationssystem Chirurgie
Local Area Network (LAN)

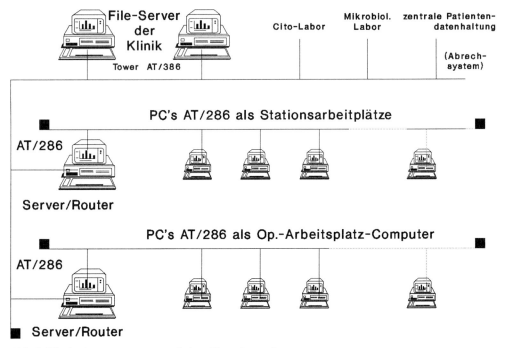

Abb. 5. Klinikinformationssystem nach dem Client-Server-Prinzip

Subnetzen als Server für AT/286-Arbeitsplätze wirksam werden und gleichzeitig den Übergang zum AT/386-Server realisieren. Dabei kann die dargestellte Lösung als Modell für PC-Netz-gestützte Subsysteme sowohl im Rahmen von Klinik-Informationssystemen als auch von funktionsdiagnostischen Subsystemen fungieren.

Netzwerkseitig befindet sich zur Sicherstellung des Vorhabens gegenwärtig eine Backbone-Realisierung (Glasfaser-Breitband) in Vorbereitung, die fast alle Gebäude der Charité erfaßt.

Die Integrationsstrategie sieht vor, daß die o. g. Subsysteme als Inhouse-Netze ausgelegt werden. Der Übergang vom Backbone-Netz zum Inhouse-Netz wird dabei über Multiconnect-Repeater realisiert, die einen wahlweisen Anschluß von Glasfaser-, Cheapernet/Ethernet- oder Twisted Pair-Kabel ermöglichen.

Der Endpunkt für die Datenendgeräte wird dabei als Steckdose so ausgelegt, daß der Anschluß von Terminal-Servern ebenso möglich ist wie die Integration von PC-Servern oder PC's im Stand-alone-Betrieb.

Softwareseitig wird die Lösung durch den Einsatz folgender Komponenten abgesichert:
- fehlertolerante Netzwerksoftware, die einen störungsfreien computergesteuerten Non-Stop-Betrieb sichert (16)
- Nutzung. Weiterentwicklung und Entwicklung von Nutzersoftware (auf der Grundlage der objektorientierten Programmierung)
- Einsatz modernster Datenbanktechnologien zur Realisierung der verteilten Datenbanken und der Systemsteuerung (Data Dictionary. Query by Exampel, Standard Query Language. 4GL).

Unabdingbar notwendig dafür ist die Festlegung eines Kataloges verbindlicher Standardkriterien. die die Nutzer von PC-Einplatzsystemen oder PC-Netzen einzuhalten haben. wenn die Integration dieser Lösungen in das Krankenhaus-Kommunikationssystem durchgeführt und betreut werden soll (17,18).

242

5. Schlußfolgerungen

Das im Zeitraum von 5 bis 10 Jahren zu realisierende Gesamtkonzept (s. Abbildung 1) des Informations- und Kommunikationssystems der Charité ist im Sinne eines strategischen Erfolgsfaktors auf folgende Hauptziele gerichtet:

1. Qualitätssicherungsbeitrag für die medizinische Betreuung durch objektivierte Ergebnisanalyse (19)
2. Schaffung einer soliden Informations- und Methodenbasis für die klinische Forschung und Lehre
3. Verbesserung der Effektivität des Klinikums durch bessere Leistungs- und Kostentransparenz sowie rationellere Kommunikation
4. Abschätzung und Steuerung der im Gefolge der neuen Organisationsprinzipien und Technologie eintretenden Folgen.

Methodisch werden dabei folgende Grundsätze verwirklicht:

1. primäre Computernutzung für die arbeitsteilige Auftrags-, Leistungs- und Ergebnisdokumentation in der Patientenbetreuung (Kommunikation)
2. sekundäre Integration der arbeitsteiligen Eingaben zu Patienten und Leistungsstellen sowie Bereitstellung wissenschaftlicher und statistischer Auswertungen (Informationssystem).

Hieraus ergeben sich die zu sichernden Schwerpunkte der technologischen Realisierung:

1. Ein offenes, herstellerunabhängiges Breitbandkommunikationsnetz (Backbone-Glasfaserkabel) bildet die infrastrukturelle Basis zur Sicherung zukunftsoffener internationaler Standards der Protokolle und Schnittstellen.
2. Unter Einhaltung gesamtkonzeptioneller Vorgaben und Standards sind die patientenbezogenen Subsysteme primär nach medizinisch-inhaltlichen Grundsätzen in Client-Server-Technologie und optimalem Preis-Leistungsverhältnis zu entwickeln.
3. Eines der in der Entwicklung schwierigsten Probleme wird die optimale Lösung der Kommunikation des zentralen Netzservers (mit Managementsystem und zentraler Patientendatenbank) mit den Subsystem-Servern der Kliniken und Abteilungen unter Nutzung des Server-Router-Prinzips sein.
4. Unter vorrangiger Sicherung von Dataprotection und Confidentiality ist auch die externe Kommunikation (MAN, WAN, GAN) mit kooperierenden Einrichtungen und Auskunftssystemen abgestuft zu sichern.

Zusammengefaßt kann die etappenweise Realisierung des vorgestellten Konzeptes als ein wesentlicher wissenschaftlicher und praktischer Beitrag für die Charité vor dem Hintergrund des Eintritts in das Informations- und Kommunikationszeitalter betrachtet werden.

Literatur

1. Medinfo 86 (1986). Proc. Fifth Conference on Medical Informatics. Washington.
2. Medinfo 89 (1989). Part 1, Peking; Part 2, Singapore.
3. *Pryor*, T. A. (1988). The Help medical record system. M. D. Computing **5**, 22–33.
4. *Mc Donald*, C. J. et al. (1988). The Regenstrief medical records. M. D. Computing **5**, 34–47.
5. *Slack*, W. V. (1989). The soul of a new system: a modern parable. M. D. Computing **6**, 137–140.
6. *v. Bemmel*, J. H. et al. (1989). Education in medical informatics in The Netherlands: a nationwide policy and the Erasmus curriculum. Meth. Inform. Med. **28**, 227–233.
7. *Gypen*, T. E. (1990). Hospital of the future. Medical Informatics Europe '90 Proceedings. Springer-Verlag.
8. *Todd*, J. H. et al. (1990). The HISS project – a pilot site's view. Medical Informatics Europe '90 Proceedings. Springer-Verlag.
9. *Hannah*, K. (1990). Hospital information systems in the 90's. Medical Informatics Europe '90. HIS-Workshop Glasgow 22.8.90.
10. *Buchanan*, A. (1990). Integration. The technical perspective. Medical Informatics Europe '90. HIS-Workshop Glasgow 22.8.90.
11. *Pullen*, D., *Fischer*, R. (1990). Integration. The clinical perspective. Medical Informatics Europe '90. HIS-Workshop Glasgow 22.8.90.
12. *Blois*, M. S. (1984). Information and Medicine. University of California Press, London.
13. *Santucci*, G. et al. (1990). Rationale for a community strategy in the field of information and communications technologies applied to health care. Meth. Inform. Med. **29**, 84–91.
14. N. N. (1989). Social and legal aspects of medical informatics. Special issue. Med. Inform. **14**, 207–257.
15. *Giere*, W. et al. (1986). Auswahl eines EDV-Systems (Auswahlkriterien für EDV-Systeme zur Unterstützung der Betriebssteuerung und Kommunikation zwischen Pflegebereich, Verwaltung und Leistungsstellen in hessischen Krankenhäusern). Management & Krankenhaus 10.

16. *Schuller*, G. (1990). Distributed systems based on MUMPS. MUG Quarterly 1.

17. *Cajar*, W., *Wendland*, B. (1990). Vergleichende Studie über ausgewählte Angebote rechnergestützter Krankenhaus-Informationssysteme unter spezieller Berücksichtigung der Leistungs- und Kostenrechnung (Charité-internes Material). Berlin, August.

18. *Barlow*, W. (1989). FDDI, Business Communications for the 1990's. BICC Data Networks 1989, gedruckt in Deutschland 11/89.

19. *Schulz*, St. (1990). Computerintegrierte Qualitätssicherungssysteme für multidisziplinäre Betreuungsschwerpunkte (Projektangebot). Berlin 19.3.

Nierentransplantation im Kindesalter

Von P. *Althaus*, B. *Schönberger*, S. *Devaux* und S. *Gellert*

Klinik für Urologie und Klinik für Kinderheilkunde der Medizinischen Fakultät (Charité) der Humboldt-Universität zu Berlin

Während bereits Anfang der 60er Jahre über erste erfolgreiche Nierentransplantationen im Kindesalter berichtet wurde, begann erst in den 70er Jahren die anfängliche Zurückhaltung zu weichen. Fortschritte bei der Schaffung von Gefäßzugängen, die Perfektionierung der Dialyseverfahren und die positiven Ergebnisse bei der Nierentransplantation im Erwachsenenalter ließen die Zahlen auch für das Kindesalter ansteigen (5).

Es besteht unter pädiatrischen Nephrologen und Urologen heute Einigkeit, daß das Ziel der Bemühungen bei einem Kind mit terminaler Niereninsuffizienz das funktionierende Nierentransplantat sein sollte (1,2,12). Die Qualität der Rehabilitation von Kindern in der Dialyse-Langzeitbehandlung und nach erfolgreicher Transplantation fällt bei kritischem Vergleich stets zugunsten der Transplantation aus (4,14). Rund 80 % der Kinder mit funktionierendem Transplantat befanden sich Anfang der 80er Jahre 1 Jahr nach der Operation in altersangemessener und leistungsgerechter Ausbildung, während von chronisch hämodialysierten Kindern nicht mehr als 50 % eine ihrem Leistungsniveau einigermaßen angepaßte Ausbildung erfuhren (1). Selbst bei Kindern, die bereits im ersten Lebensjahr ihre Niereninsuffizienz entwickelten, kam es nach erfolgreicher Transplantation zu einem schnellen Verschwinden von neurologischen und körperlichen Entwicklungsrückständen (15).

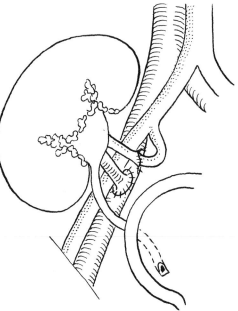

Abb. 1. Bevorzugte Gefäßanastomosentechnik bei der Nierentransplantation im Kindesalter. (Transplantatarterie und A. iliaca interna, Transplantatvene und V. iliaca externa)

Weitere Fortschritte bei der Betreuung von niereninsuffizienten Kindern wurden durch die Einführung der kontinuierlichen ambulanten Peritonealdialyse (CAPD) gemacht, sowie mit der Entdeckung des Ciclosporin A für die Immunsuppression. Die weitere Spezialisierung von Arbeitsgruppen, bestehend aus Kindernephrologen, Kinderurologen und Transplantationschirurgen, speziell hinsichtlich der Nierenverpflanzung im Kindesalter, hat sich besonders positiv auf die Ergebnisse ausgewirkt (2,12,14).

Wir haben uns angesichts dieser Erkenntnisse zu einer interdisziplinären Arbeitsgruppe zusammengefunden und seit dem 1. 1. 1989 die Nierentransplantation im Kindesalter an der Charité in verstärktem Maße durchgeführt.

Der vorliegende Erfahrungsbericht stellt eine erste kritische Sicht einer zweijährigen Zusammenarbeit dar.

Patienten und Methode

Unser Patientengut umfaßt die Kinder der eigenen Dialyseabteilung in der Kinderklinik der Charité und der Abteilungen für Kinderdialyse der Universitäten Leipzig und Rostock. Die jährlichen Neuzugänge in diesen drei Zentren betrugen in den letzten 10 Jahren zusammen im Mittel 14 Kinder/Jahr. Der Einzugsbereich umfaßt die 16 Millionen Einwohner aus den 5 neuen Bundesländern und dem ehemaligen Ostberlin.

Vom 9. 12. 1971 bis zum 31. 12. 1988 erfolgten die Transplantationen im Nierentransplantationszentrum des Städtischen Krankenhauses im Friedrichshain. Es konnten in dieser Zeit 59 Kinder mit einem Transplantat versorgt werden.

Vom 1. 1. 1989 bis heute wurden 30 Kinder in der Klinik für Urologie der Charité transplantiert und prä- und postoperativ gemeinsam von den Kindernephrologen und spezialisierten Anästhesisten betreut.

Die 30 Krankheitsverläufe nach Transplantation aus den letzten beiden Jahren konnten bereits in bezug auf das Frühergebnis beurteilt werden. Das Alter dieser Kinder betrug im Mittel 12,3 Jahre (4,8 Jahre−17,4 Jahre). Die Wartezeit auf die Transplantation bewegte sich zwischen 3 und 53 Monaten (Mittelwert 19 Monate). Als Dialyseverfahren kamen 28mal die Hämodialyse und 2mal die CAPD zum Einsatz. 26 Nieren stammten von toten, 4 von lebenden verwandten Spendern. Das Operationsverfahren ist weitestgehend standardisiert. Die arterielle End-zu-End-Anastomose zwischen Nierenarterie und A.iliaca interna und die End-zu-Seit-Anastomose zwischen Nierenvene und V.iliaca externa ist das bevorzugte Verfahren (Abb. 1). Bei Platzproblemen erfolgt der venöse Anschluß an die V.cava inferior und der arterielle an die A.iliaca communis (Abb. 2). Eine intraperitoneale Operationstechnik mit Verlagerung der Niere unter das Caecum haben wir bislang nicht angewandt.

Die Harnleiterneoimplantation wird an der offenen Blase mit submuköser Tunnelung in der Art von *Politano-Leadbetter* vorgenommen.

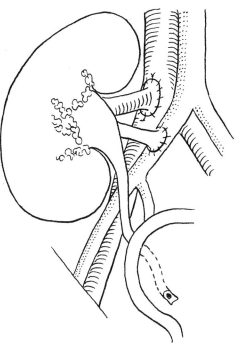

Abb. 2. Anastomosentechnik beim Mißverhältnis zwischen Gefäßkalibern sowie zwischen dem Platzangebot für ein großes Transplantat und dem Platzbedarf (Transplantatarterie und A. iliaca communis, Transplantatvene und V. cava inferior)

Die Harnableitung erfolgt in der Regel über eine suprapubisch herausgeleitete Ureterschiene und einen transurethralen Verweilkatheter. Bei möglichen Blasenentleerungsproblemen bevorzugen wir die Epizystostomie.

Bis Ende 1984 erfolgte die primäre Immunsuppression ausschließlich mit Azathioprin und Prednisolon. Bei der Auswertung lagen 42 Protokolle unter diesem Therapieregime vor, darunter 4 Zweittransplantationen. Ab 1985 behandelten wir die Kinder mit Ciclosporin A und einer low dose Prednisolongabe mit und ohne ATG bzw. Azathioprin. Seit 1989 bekommen die Kinder Prednisolon und ATG (evtl. in Kombination mit Azathioprin), das Ciclosporin A aber erst nach Aufnahme der Transplantatfunktion (Tab. 1).

Die Änderung des immunsuppressiven Therapieschemas fiel mit der Schaffung einer neuen interdisziplinären Arbeitsgruppe zusammen. So hatten wir die Gelegenheit, erste Ergebnisse nach Einführung zweier Neuerungen den Ergebnissen der früheren Transplantationen im Kindesalter gegenüberzustellen (Tab. 3).

Tabelle 1: Immunsuppression (Standardtherapie) ab 1.1.1989

Während OP:
Methylprednisolon	300 mg/m² KOF
ATG	2–3 mg/kg KM

ab 2. Tag:
Methylprednisolon	2 x 60 mg/m² KOF
oder Prednisolon	2 x 60 mg/m² KOF oral
ATG	2–3 mg/kg KM

bei Sofortfunktion:
Sandimmun	2 x 150 mg/m² KOF oral

ATG bis zu einem CyA-Spiegel > 200 ng/ml[1]
CyA-Dosis entsprechend Zielspiegel: 200–400 ng/ml[1]

[1]Bestimmung mit monokl. Antikörper

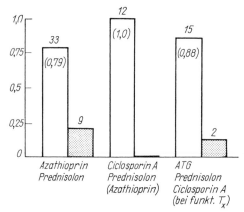

Abb. 3. Funktionsaufnahme von Nierentransplantaten in Abhängigkeit von der immunsuppressiven Therapie. Weiße Säulen = funktionierende Transplantate: gerasterte Säulen = funktionslose Transplantate

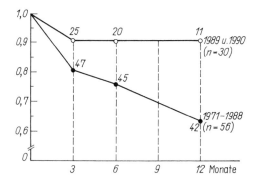

Abb. 4. Überlebensrate von Nierentransplantaten bei Kindern im 1. Jahr nach der Transplantation

Ergebnisse

Das Schicksal von 59 Kindern. die von 1971 bis 1988 ihr Transplantat im Krankenhaus im Friedrichshain erhalten haben. ist in Tabelle 2 dargestellt. Danach leben von den Kindern noch 26 mit einem funktionierenden Transplantat. Von den 30 Kindern. die in der Charité transplantiert wurden. haben 25 eine gute Nierenfunktion (Tab. 3). Bei 18 Kindern kam es nach der Operation zur Sofortfunktion der Niere.

Eine Auswertung. die die 3 unterschiedlichen immunsuppressiven Therapieschemata berücksichtigte. ergab eindeutig bessere Ergebnisse bezüglich der Funktionsaufnahme des Transplantats in den Gruppen. die mit Ciclosporin A behandelt wurden (Abb. 3). Diese Angaben beziehen sich auf die Sofortfunktion und die verzögerte Funktionsaufnahme. Daß in der Gruppe 2 ein 100%iges Ergebnis erscheint. halten wir für zufällig und möchten keine Schlußfolgerungen daraus ableiten.

Ein Vergleich der Transplantatüberlebensrate der Kinder. die bis zum 31. 12. 1988 transplantiert wurden. mit denen. die nach diesem Tag eine Niere erhielten. ergab eine Verbesserung der Ergebnisse. die unter dem Therapieschema Methylprednisolon/ATG und Ciclosporin A erst nach Einsetzen der suffizienten Urinproduktion erreicht wurde (Abb. 4).

Positive Effekte sahen wir unter Ciclosporin A-Einsatz auch in Hinsicht auf das Körperwachstum der Kinder nach erfolgreicher Transplantation. Allein die Darstellung der Zuwachsraten in Zentimetern zeigt einen deutlichen Wachstumsschub nach der Operation (Abb. 5). Die hohen Wachstumsgeschwindigkeiten in den ersten beiden Jahren nach der Nierentransplantation sind nur erreichbar. wenn wenigstens ein Teil der Patienten ein echtes Nachholewachstum aufweist. Das war in unserem Patientengut der Fall. Bei der Nutzung des Standard Deviation Score (SDS) zum Nachweis des akzelerierten Wachstums (hier nicht dargestellt) zeigt sich auch im 3. Jahr nach der Transplantation ein verstärktes Längenwachstum in unserem Patientengut.

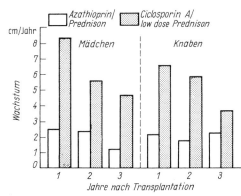

Abb. 5. Wachstumsrate der Kinder (in cm/Jahr) 1–3 Jahre nach Transplantation in Abhängigkeit von der immunsuppressiven Therapie

Diskussion

Die Betreuung eines niereninsuffizienten Kindes muß so früh wie möglich, d. h. in der Phase der konservativen Behandlung beginnen und darf auch mit einer erfolgreichen Transplantation nicht enden (8). Diesem Grundsatz fühlt sich unsere Einrichtung verpflichtet. In einem Dispensaire erfassen wir gefährdete Kinder mit erhöhten Retentionswerten. Vor der Aufnahme in den Empfängerpool werden die Kinder dem Transplantationsteam vorgestellt und im gemeinsamen Gespräch mit den betreuenden Dialyseärzten zusätzliche diagnostische und operative Maßnahmen festgelegt (4). Mögliche Blasenentleerungsstörungen indizieren eine komplexe video-urodynamische Abklärung. die bei uns vorgenommen werden kann (13). Schon in dieser Phase zeigen sich die Vorteile der engen interdisziplinären Kooperation. Am 31. 12. 1981 registrierte das pädiatrische

Tabelle 2: Schicksal der von 1971 bis 1988 transplantierten Kinder aus dem Nierentransplantiertenzentrum des Krankenhauses im Friedrichshain und der Kinderklinik der Charité

| 26 Kinder |
| mit funktionierendem Transplantat |
| GFR 60 ml/min/1.73 m^2 15 Kinder |
| GFR 30–60 ml/min/1.73 m^2 8 Kinder |
| GFR 30 ml/min/1.73 m^2 3 Kinder |
| 11 Kinder in der Dialyse |
| 18 Kinder verstorben |
| 4 Kinder Beobachtung verlassen |
| Gesamtzahl: 59 Kinder |

Register der European Dialysis and Transplantation Association (EDTA) 1483 lebende Kinder nach Transplantation. Jedoch wiesen nur 39,7 % ein funktionierendes Transplantat auf (zit. nach 5).

In den letzten Jahren stiegen sowohl die Anzahl der Transplantationen im Kindesalter als auch die positiven Ergebnisse an (5). Unser unmittelbares Transplantationsergebnis (Tab. 3) belegt in 18 von allen 30 eine Sofortfunktion und bei weiteren 7 Patienten eine verzögerte Funktionsaufnahme. *Churchill* et al. (3) konnten kürzlich zeigen, daß die Kinder, die 1 Woche bzw. 1 Monat nach Transplantation dialysefrei waren, ein besseres Langzeittransplantatüberleben aufwiesen als solche mit Dialysepflicht. Wir können derartige Ergebnisse noch nicht vorlegen. Ein erster Vergleich der Transplantatfunktion nach 12 Monaten zwischen den beiden Gruppen (Transplantation bis 1988 versus Transplantation 1989) zeigt einen wesentlich besseren Wert bei den zuletzt transplantierten Kindern (Abb. 4). Wir führen das maßgeblich auf die Nutzung eines neuen immunosuppressiven Therapieschemas zurück (Tab. 1). Das Ciclosporin A wird erst mit einsetzender Diurese verabreicht. Damit wird die Gefahr eines toxischen Nierenschadens vermindert.

Für das Erwachsenenalter haben kontrollierte Ciclosporin A-Studien ein um 10 % besseres Transplantatüberleben erbracht. Für das Kindesalter fehlen solche kontrollierten Studien. Die besseren Ergebnisse resultieren offenbar aus einer Verminderung der Rejektionskrisen in den ersten 6 Wochen nach Transplantation (7,9).

Die Rejektionen traten zwar in den beiden ersten Jahren im Vergleich zur konventionellen Therapie nicht seltener auf. waren jedoch wesentlich besser beherrschbar. Problematisch sind die relativ wenig eindrucksvollen klinischen Zeichen einer Abstoßungskrise unter Ciclosporin A und die Schwierigkeiten bei der sonographischen Diagnosestellung. Das macht die Überwachung komplizierter und erfordert einen erfahrenen und sicheren klinischen Blick. *Tejani* et al. (16) beobachteten ebenfalls nach dem Wechsel von der klassischen immunosuppressiven Therapie zu Ciclosporin A einen Rückgang der Rejektionen und der notwendigen Hospitalisierungstage.

Neben der gestiegenen Überlebensrate von Transplantaten stellt das akzelerierte Wachs-

Tabelle 3: Schicksal der von 1989 bis 1990 transplantierten Kinder aus der Klinik für Urologie der Charité und der Kinderklinik der Charité

25 Kinder
mit funktionierendem Transplantat
GFR 60 ml/min/1,73 m² 12 Kinder
GFR 30 –60ml/min/1,73 m² 11 Kinder
GFR 30 ml/min/1,73 m² 2 Kinder
3 Kinder in der Dialyse
2 Kinder verstorben (mit funktionierendem Transplantat)
Gesamtzahl: 30 Kinder

tum der Kinder, das auch bei relativ schlechter Nierenfunktion eintritt, einen weiteren Vorzug der Ciclosporin A-Therapie dar (6). Wir haben schon auf erhöhte Wachstumsraten auch noch im 3. Jahr nach Transplantation hingewiesen, eine Tatsache, die auch von anderen gefunden wurde (9,17). Der äußere Aspekt der Kinder ist bei ausschließlicher Verwendung von Ciclosporin A wesentlich besser als beim Einsatz von Prednison. *Salaman* et al. (11) behaupten, man könne auf das Prednison ganz verzichten. Andererseits wird auf ein kontinuierliches Nachlassen der Transplantatfunktion bei der Langzeitbeobachtung unter Ciclosporin A-Therapie hingewiesen (10).

Es bleiben deshalb bei allem Fortschritt zwei Fragen offen:

1. Hat die Ciclosporin A-Nephrotoxizität Auswirkungen auf die Langzeitprognose des Transplantates?
2. Muß die begleitende Steroidtherapie als unverzichtbar gelten?

Wir möchten in ähnlicher Weise wie *So* et al. (14) schlußfolgern, daß die Behandlung von Kindern mit einem chronischen Nierenversagen eine aufwendige und oft schwierige Aufgabe ist, die ein optimal geschultes und engagiertes Personal erfordert. Beste Voraussetzungen bildet dafür ein auf engem Raum zusammenarbeitendes Team, bestehend aus Kindernephrologen und -urologen, -anästhesisten und -psychologen, dem alle Möglichkeiten der Diagnostik und Intensivmedizin zur Verfügung stehen.

Literatur

1. *Bläker*, F., *Altrogge*, H., *Leichter*, H., *Huland*. H. (1982). Nierentransplantation im Kindesalter. Urologie A **21**, 296–298.

2. *Brodehl*, J., *Offner*, G., *Pichlmayer*, R. (1988). Nierentransplantation im Kindesalter. Monatsschr. Kinderheilkd. **136**, 312–316.

3. *Churchill*, B. M., *McLorie*, G. A., *Williot*, P., *Merguerian*, P. A. (1990). Influence of early function on long term pediatric cadaveric renal allograft survival. J. Urol. **143**, 326–329.

4. *Devaux*, S., *Grossmann*, P. (1980). Hämodialyse niereninsuffizienter Kinder in der DDR. Z. Urol. Nephrol. **73**, 799–804.

5. *Dreikorn*, K. (1986). Nierentransplantation. In: R. *Hohenfellner*, J. W. *Thüroff* und H. *Schulte-Wissermann*: Kinderurologie in Klinik und Praxis. Georg Thieme Verlag, Stuttgart – New York.

6. *Ettenger*, R. B., *Blifeld*, C., *Prince*, H., *Ben-Ezer Gradus*, D., *Cho*, S., *Sekiya*, N., *Salusky*, J. B., *Fine*, R. N. (1987). The pediatric nephrologist's dilemma: growth after renal transplantation and its interaction with age as a possible immunologic variable. J. Pediatr. **111**, 1022–1025.

7. *Hoyer*, P. F., *Offner*, G., *Krohn*, H. P., *Brodehl*, J. (1987). Acute rejection episodes after renal transplantation in children under Cyclosporin A treatment. Pediatr. Nephrol. **1**, 253–259.

8. *Müller-Wiefel*, D. E., *Reichwald-Klugger*, E. (1983). Erfahrungen mit der Langzeitbehandlung dialysierter und transplantierter Kinder. Klin. Päd. **195**, 241–247.

9. *Offner*, G., *Hoyer*, P. F., *Brodehl*, J., *Pichlmayr*, R. (1987). Cyclosporin A in pediatric kidney transplantation. Pediatr. Nephrol. **1**, 125–130.

10. *Offner*, G., *Pichlmayr*, R., *Hoyer*, P. F., *Bunzendahl*, H., *Ringe*, B., *Wonigeit*, K., *Brodehl*, J. (1989). Renal transplantation in pediatric patients with special reference to long-term Cyclosporin treatment in childhood. Clin. Transplantation **3**, 75–77.

11. *Salaman*, J. R., *Gomes da Costa*, C. A., *Griffin*, P. J. A. (1987). Renal transplantation without steroids. J. Pediatr. **111**, 1026–1028.

12. *Schärer*, K. (1988). Dialyseverfahren und Indikationen zur Nierentransplantation in Kindesalter. Monatsschr. Kinderheilk. **136**, 307–312.

13. *Schönberger*, B., *Gremske*, D., *Blank*, W., *Gellert*, S. (1987). Urodynamic investigations before and after kidney transplantation. Neurourol. Urodyn. **6**, 237–238.

14. *So*, S. K. S., *Mauer*, S. M., *Nevins*, Th. E., *Fryd*, D. S., *Sutherland*, D. E. R., *Ascher*, L. N., *Simmons*, R. L., *Najarian*, J. S. (1986). Current results in pediatric renal transplantation at the University of Minnesota. Kidney Internat. **30**, 25–30.

15. *Tagge*, E. P., *Campbell*, D. A., *Dafoe*, D. C., *Merion*, R. M., *Sedman*, A. B., *Kelsch*. R. C., *Mollen*, E., *Rocher*, L. L. (1987). Pediatric renal transplantation with an emphasis on the prognosis of patients with chronic renal insufficiency since infancy. Surgery **102**, 692–698.

16. *Tejani*, A., *Butt*, K. M. H., *Khawar*, M. R.,

Phadke, K., Adamson, O., Hong, J., Fusi, M., Trachtman, H. (1986). Cyclosporin experience in renal transplantation in children. Kidney Internat. **30**, 35–43.

17. Vaisman, N., Pencharz, P. B., Geary, D. F., Harrison, J. E. (1988). Changes in body composition in children following kidney transplantation. Nephron **50**, 282–287.

Bereich Verwaltung

Von S. *Thomas*

Im Verantwortungsbereich des Verwaltungsdirektors sind im Jahre 1990 eine Reihe von Veränderungen erreicht bzw. begonnen worden, um vor allen Dingen Voraussetzungen für die wirtschaftliche Führung des Krankenhauses zu schaffen.

Anfang des Jahres wurde eine Vielzahl von dazu entwickelten Vorstellungen in der Charité öffentlich diskutiert und weitgehende Übereinstimmung hinsichtlich der notwendigen Veränderungen erzielt.

Wesentliche Fortschritte wurden erreicht bei
– der Umstellung der Finanzierungsformen
– der Vereinfachung der Organisation materialwirtschaftlicher Prozesse
– der Rationalisierung und Modernisierung in versorgungswirtschaftlichen Prozessen
– dem Aufbau eines komplexen Krankenhausinformationssystems
– der Umstellung der Patientenaufnahme und dem Aufbau einer Patientenabrechnung
– der Umstellung der Strategien für die Planung und Realisierung von baulichen und technischen Prozessen auf die Erfordernisse der Marktwirtschaft.

Alle Aktivitäten wurden seit Beginn des Jahres auf diese Zielstellung orientiert. Ein wesentliches Problem bildeten die Veränderung der Strukturen und die Anpassung an die Erfordernisse einer wirtschaftlichen Betriebsführung. Vielfältige Kontakte mit Einrichtungen in den alten Bundesländern in den zurückliegenden Jahren und intensive direkte Kontakte durch die Möglichkeiten der zusammenwachsenden alten und neuen Bundesländer führten Mitte des Jahres zu einem Strukturvorschlag, mit dessen Realisierung sofort begonnen wurde, obwohl eine generelle Bestätigung durch das noch in der Diskussion befindliche Charité-Statut nicht möglich war. Es gab aber prinzipielle Übereinstimmung in der Geschäftsführenden Leitung. Die Zeit drängte,

insbesondere nach der Errichtung der Wirtschafts-, Währungs- und Sozialunion und den absehbaren gesetzlichen Regelungen nach der Vereinigung am 3. Oktober und zu Beginn des neuen Haushaltjahres am 1. Januar 1991.

Am Jahresende 1990 wurde dem Senat der in Abbildung 1 wiedergegebene Strukturvorschlag zur Realisierung vorgelegt. Entsprechend den Festlegungen im Berliner Hochschulgesetz sowie dem Landeskrankenhausgesetz wird der Verwaltungsdirektor Mitglied der Geschäftsführenden Leitung bzw. des Klinikvorstandes sein.

Sein Verantwortungsbereich soll, wie aus Abbildung 1 ersichtlich ist, in 9 Dezernate gegliedert sein:

I. Personalwesen

Zum Personalwesen gehören die Personalwirtschaft, die Personalaktenführung, die Lohn- und Gehaltsstelle sowie Aus- und Weiterbildung. Dieses Dezernat wurde bereits im September 1990 in der Geschäftsführenden Leitung in dieser Form festgelegt, und es wurde mit der Realisierung der Entscheidung begonnen. Hier sind also die bisherige Personalabteilung, die Lohn- und Gehaltsstelle sowie die Abt. Arbeit und Löhne und das Referat Aus- und Weiterbildung zusammengeführt.

II. Finanz- und Rechnungswesen

Es ist vorgesehen, die bisherigen Arbeitsbereiche in der Abt. Finanzen durch eine Buchhaltung für die Charité sowie ein Referat Betriebsabrechnung, Planung und Controlling zu erweitern. Dazu kann das bisherige Referat Betriebswirtschaft gute Dienste leisten, da hier eine Reihe von Erfahrungen auf dem Gebiet

250

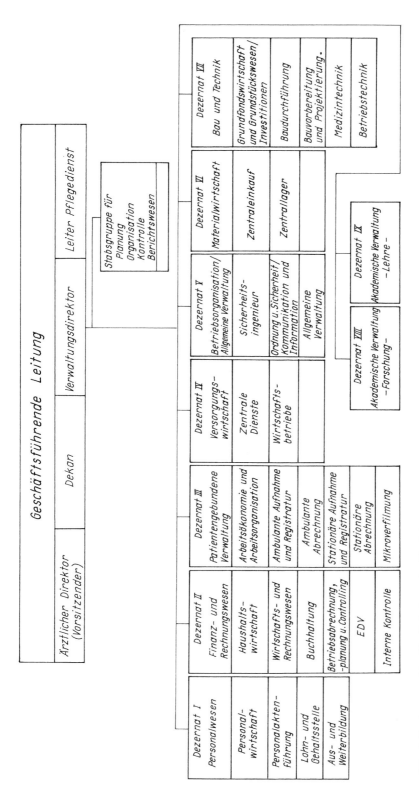

Abb. 1. Strukturvorschlag für die Leitung der Charité

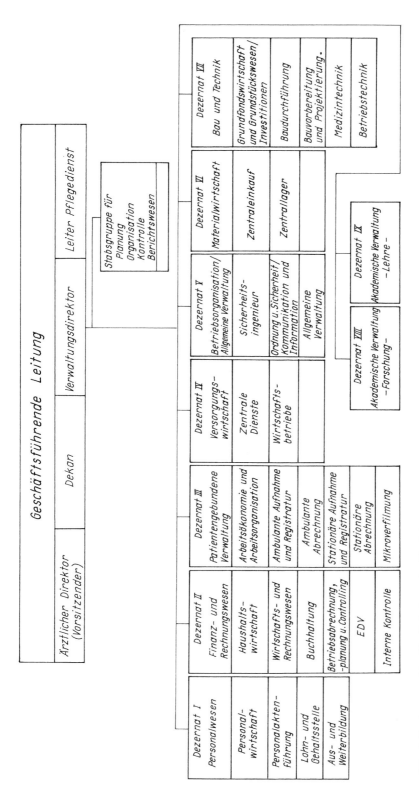

Geschäftsführende Leitung

Ärztlicher Direktor (Vorsitzender)	Dekan	Verwaltungsdirektor	Leiter Pflegedienst

Stabsgruppe für
Planung
Organisation
Kontrolle
Berichtswesen

Dezernat I Personalwesen	Dezernat II Finanz- und Rechnungswesen	Dezernat III Patientengebundene Verwaltung	Dezernat IV Versorgungswirtschaft	Dezernat V Betriebsorganisation/ Allgemeine Verwaltung	Dezernat VI Materialwirtschaft	Dezernat VII Bau und Technik
Personal-wirtschaft	Haushalts-wirtschaft	Arbeitsökonomie und Arbeitsorganisation	Zentrale Dienste	Sicherheits-ingenieur	Zentraleinkauf	Grundfondswirtschaft und Grundstückswesen/ Investitionen
Personalakten-führung	Wirtschafts- und Rechnungswesen	Ambulante Aufnahme und Registratur	Wirtschafts-betriebe	Ordnung u.Sicherheit/ kommunikation und Information	Zentrallager	Baudurchführung
Lohn- und Gehaltsstelle	Buchhaltung	Ambulante Abrechnung		Allgemeine Verwaltung		Bauvorbereitung und Projektierung.
Aus- und Weiterbildung	Betriebsabrechnung, -planung u.Controlling	Stationäre Aufnahme und Registratur				Medizintechnik
	EDV	Stationäre Abrechnung				Betriebstechnik
	Interne Kontrolle	Mikroverfilmung				

Dezernat VIII Akademische Verwaltung –Forschung–	Dezernat IX Akademische Verwaltung –Lehre–

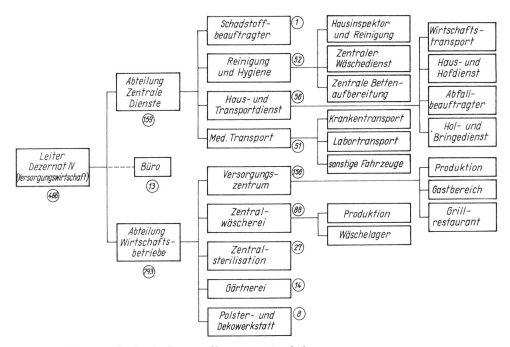

Abb. 2. Strukturvorschlag für das Dezernat Versorgungswirtschaft

der Kostenleistungsanalyse vorliegen, die in der Charité über viele Jahre durchgeführt wurde. In diesem Bereich war es vor allen Dingen wichtig, die Umstellung bei der Finanzierung im 2. Halbjahr zu beherrschen und die Planung des Jahres 1991 vorzubereiten. Es ist beabsichtigt, in dieses Dezernat die bisherige Abteilung Planung und Statistik zu integrieren. Durch intensive Zusammenarbeit des unmittelbaren Büros des Verwaltungsdirektors und des Dezernates Finanz- und Rechnungswesen war es gelungen, langfristig die Pflegesatzverhandlungen vorzubereiten und mit Erfolg abzuschließen. Für das Jahr 1991 (erstes Halbjahr) wurde ein Pflegesatz von 377,00 DM vereinbart.

III. Patientengebundene Verwaltung

In diesem Bereich ging es darum, sehr schnell die Voraussetzungen dafür zu schaffen, daß ab 1. Januar 1991 eine Patientenabrechnung gegenüber den Krankenkassen erfolgen kann. Hier waren vor allen Dingen die erheblichen Lücken bei den zur Verfügung stehenden Mitarbeitern ein großes Problem. Am 1. Oktober, als die Abteilung als Dezernat zum Verwaltungsbereich des Verwaltungsdirektors zuge-

ordnet wurde, hatte sie einen Mitarbeiterstand von 43. Vergleichsweise waren zu diesem Zeitpunkt für den fast identischen Aufgabenbereich im Klinikum Steglitz 158 Mitarbeiter tätig. Dem personellen Ausbau dieses Dezernates muß deshalb 1991 größte Aufmerksamkeit geschenkt werden.

IV. Versorgungswirtschaft

Die Aufgaben dieses Bereiches mußten über viele Jahre unter sehr komplizierten Bedingungen gelöst werden, doch konnte auf Grund der umfangreichen konzeptionellen Vorarbeiten im Jahre 1990 eine Reihe von Veränderungen erreicht bzw. vorbereitet werden. Der in Abbildung 2 dargestellte Strukturvorschlag des Dezernates Versorgungswirtschaft − bisher Direktorat Wirtschaft und Soziales − wird schrittweise umgesetzt. Im Jahre 1990 wurde folgendes bei der Veränderung dieses Komplexes erreicht:
− Die Bereiche Zentrale Bettenaufbereitung und Zentrale Sterilgutversorgung wurden im Dezember aus dem Verantwortungsbereich der Verwaltung im Charité-Neubau ausgegliedert und der Versorgungswirtschaft unterstellt. Es wurde weiterhin eine Zusam-

menführung des Zentralen Wäschedienstes und der Zentralen Bettenaufbereitung vorgenommen, um hier eine effektivere Arbeit zu erreichen.

– In der Zentralwäscherei wurde mit der neuen Technologie die mengenmäßige Bereitstellung der Krankenhauswäsche gewährleistet, wobei in der Qualität noch Verbesserungen erzielt werden müssen. Im letzten Abschnitt der Rekonstruktion wurde eine elektronisch gesteuerte Speier- und Expeditionsanlage errichtet, die zu Beginn des Jahres 1991 in Betrieb geht. Damit werden vor allen Dingen Möglichkeiten geschaffen, um Spitzenzeiten beim Wäschebedarf abzufangen. Auf dem gesamten Gebiet der Wäscheversorgung, wie überhaupt der Bereitstellung von Textilien, konnten im Jahre 1990 durch die der Charité zur Verfügung stehenden finanziellen Mittel erhebliche Anschaffungen getätigt und ein in hohem Maße vorhandener Verschleiß zu einem spürbaren Teil ersetzt werden (Hygienebekleidung, Matratzen u. a.).

– Versorgungszentrum
Wegen des erheblichen Verschleißes der 1978 errichteten Speisenversorgung gibt es seit 1 ½ Jahren Vorbereitungen für eine Rekonstruktion. Im Jahre 1990 wurden erste Zusatzbeschaffungen (Kombidämpfer und Druckkessel) realisiert. Des weiteren wurde entschieden, ein computergesteuertes Kartensystem (orga-card) für die Patientenversorgung einzusetzen. Dabei wählt jeder Patient entsprechend der ärztlich verordneten Kost individuell sein Essen aus. Damit ist eine Verzehnfachung der patientenbezogenen Komponenten und der zu tablettierenden Menübestandteile verbunden. Dieses System wird Anfang 1991 wirksam.
Darüber hinaus wurde zur Verbesserung der Mitarbeiterversorgung und vor allem zur Reduzierung der Wartezeiten die Einführung eines bargeldlosen Geldkartensystems (girovend) vorbereitet, das ebenfalls Anfang 1991 zum Einsatz kommt.

– Der ehemalige Sektor Transportwesen wurde, wie aus der Übersicht ersichtlich, neu strukturiert und insgesamt erheblich abgebaut. Die wirtschaftlichen Veränderungen haben sich gerade in diesem Bereich besonders positiv ausgewirkt. So sind z. B. eine Reihe von Selbstversorgungsaufgaben aus der Vergangenheit überflüssig geworden. Der Fahrzeugbestand konnte somit 1990 bereits von rund 70 auf 49 reduziert werden, ebenso die Anzahl der Mitarbeiter von 56 auf 46. Ferner wurde die Kfz-Werkstatt der Charité aufgelöst und dieser Bereich einer GmbH verpachtet, die die Reparaturarbeiten an den Charité-Fahrzeugen durchführt. Die Effektivität dieser Maßnahme muß verfolgt werden, um die ökonomische Seite einschätzen zu können.

– Erhebliche Anstrengungen gab es auf dem gesamten Gebiet der Ver- und Entsorgung. Die hauseigene Verbrennungsanlage muß aus vielerlei Gründen Anfang 1991 geschlossen werden, so daß prinzipielle Veränderungen der Entsorgung in der Charité vorgesehen werden mußten. In der Leitung der Charité wurde eine Konzeption für den gesamten Prozeß der Ver- und Entsorgung verabschiedet. Es wurden dafür ein Schadstoff- und Abfallbeauftragter eingesetzt sowie umfassende Anschaffungen für das Funktionieren des Entsorgungssystems getätigt (Sortierwagen, Behältnisse und Materialien etc.). Diese Maßnahmen werden ebenfalls im Januar 1991 in den einzelnen Funktionsbereichen der Charité wirksam.

V. Betriebsorganisation und Allgemeine Verwaltung

Es ist vorgesehen, im Rahmen der Neustrukturierung ein Dezernat Betriebsorganisation und Allgemeine Verwaltung zu bilden, das die Aufgaben Allgemeine Verwaltung, Versicherung, Vervielfältigung, Poststelle, Sicherheitsfragen und Brandschutz etc. zusammenfaßt.
Von den erreichten Veränderungen sind bisher die in der Vervielfältigung am wirksamsten. Es erfolgte eine grundsätzliche Modernisierung der Vervielfältigungsausrüstung in der Allgemeinen Verwaltung, um die in der Vergangenheit in dieser Hinsicht eingetretenen erheblichen Belastungen in den Kliniken, Instituten und auch in der Verwaltung zu überwinden. Durch den Einsatz moderner, leistungsfähiger Kopiergeräte konnten wesentliche Verbesserungen im Angebot an Dienstleistungen für alle Einrichtungen der Charité erreicht werden. Die neue Technologie ermöglicht ein breites Leistungsspektrum zur Lösung der verschiedensten Kopieraufgaben und die Erhöhung des monatlichen Kopiervolumens bei gleichem Ar-

beitskräftebedarf von bisher 30 000–40 000
auf 170 000–180 000 Kopien. Mit der Ausrüstung sind Geräte zum Beschneiden ferti-
ger Kopien sowie zur buchbinderischen Wei-
terverarbeitung gekoppelt.

Mit den enormen Veränderungen im Beleg-
wesen, die insbesondere ab 1. Januar 1991
eintreten, ist es unabdingbar, daß eine Vielzahl von Belegen zunächst mit Hilfe eigener
Kopiertechnik in der Charité erstellt werden
muß. Es zeichnete sich bereits im Dezember
ab, daß die Bereitstellung der Formulare,
insbesondere auf dem Gebiet der Patien-
tenerfassung und Abrechnung, durch die zuständigen Behörden völlig unzureichend ist.

VI. Materialwirtschaft

Die Prozesse der Materialwirtschaft bzw. des
Einkaufes wurden in der Vergangenheit z. T.
in der Abt. Materialwirtschaft (für medizinisches Verbrauchsmaterial), im Direktorat
Technik, im Direktorat Wirtschaft der Charité
und im Direktorat Technik der Universität gelöst. Es besteht Übereinstimmung, diese Bereiche zusammenzuführen. Zum 31.12.1990
wurden die Leistungen des Direktorats Technik der Humboldt-Universität für die Charité
übernommen. Die weitere Zusammenführung
innerhalb der Charité wird 1991 erfolgen.

VII. Bau und Technik

Im Dezernat Bau und Technik geht es darum,
die Aufgabenstellungen, die aus den neuen
marktwirtschaftlichen Bedingungen resultieren, mit der Struktur in Übereinstimmung zu
bringen. Dazu hat es viele Aktivitäten gegeben.
U. a. wurde die Bearbeitung verschiedener
Aufgaben rationalisiert, so daß es möglich war,
im Jahre 1990 den ursprünglich vorgesehenen
Arbeitskräftebedarf von 420 auf 325 (31. 12.
90) zu reduzieren.

VIII. und IX. Dezernate Akademische
Verwaltung

Hier geht es darum, im Jahre 1990 die in den
Verantwortungsbereich des Verwaltungsdirektors einzuordnenden Prozesse der bisherigen

Direktorate Forschung und Bildung zu erfassen. Klärung und Entscheidungen dazu stehen noch aus.

Zur schnellen Beherrschung der immer um-
fassenderen Verbindlichkeit neuer Gesetze
wurden durch eine Reihe von Leitern und
Mitarbeitern vielfältige *Weiterbildungsveranstaltungen* wahrgenommen. Insbesondere
wurden gezielte Weiterbildungs- und Schu-
lungsmaßnahmen für die Arbeitsbereiche organisiert, die das Anfang Oktober festgelegte
und noch 1990 beschaffte Krankenhausinformationssystem unmittelbar umsetzen müssen. Das sind vor allen Dingen:
– Patientengebundene Verwaltung
– Apotheke
– Finanz- und Rechnungswesen
– Personalwesen.

Im Laufe des Jahres wurden vielfältige Kontakte aller Arbeitsbereiche zu Krankenhäusern der alten Bundesländer, insbesondere zu
den Westberliner Hochschuleinrichtungen,
aufgebaut. Hier hat sich ein sehr enger,
fruchtbarer Kontakt ergeben, der einen außerordentlichen Kenntniszuwachs möglich
machte und konkrete Unterstützung, insbesondere durch das Verwaltungsdirektorat des
Klinikums Steglitz, bedeutete.

Unbefriedigend ist die Situation bei der *Per-
sonalentwicklung* der Gesamtcharité im Jahre
1990. Die Zielstellung mit 5652 wurde mit
5456 nicht erfüllt. Nach wie vor gibt es eine
erhebliche Unterbesetzung beim Pflegepersonal (ca. 250 Arbeitskräfte), aber es sind
auch Lücken beim Verwaltungspersonal zu
schließen. So ist es dringend notwendig, den
Bereich der Patientengebundenen Verwaltung
erheblich zu erweitern, die Finanzbuchhaltung aufzubauen sowie die Versorgungsberei-
che zu sanieren. Nach wie vor gibt es eine
erhebliche Unterbesetzung im Bereich der
Küche (Plan 161, Ist 133 per 31. 12. 1990).

Wie in der gesamten Charité geht es auch
im Bereich des Verwaltungsdirektors darum,
die Aufgaben klar zu bestimmen, durch Um-
strukturierungen Prozeßabläufe zu rationali-
sieren und im Rahmen der erforderlichen
Planstellen die quantitativen Anforderungen
bei der Besetzung zu berücksichtigen. Unter
diesem Aspekt gab es bereits Reduzierungen
von Planstellen im technischen Bereich um
rund 25 %. Aber es sind auch, wie angeführt, eine Reihe von Erweiterungen beim

Verwaltungs- und Wirtschaftspersonal erforderlich.

Die im Jahre 1990 im Zusammenhang mit der stürmischen gesellschaftlichen Entwicklung einhergehenden tariflichen Maßnahmen bedeuteten hohe Anforderungen an die Bereiche Personal, Arbeit und Gehaltsstelle. Insbesondere die Maßnahmen im Februar und März 1990 sowie im September, die alle Mitarbeiter betrafen, waren in einer sehr kurzen Zeit zu realisieren.

Der Bereich des Verwaltungsdirektors war in die Arbeit einer *Strukturkommission*, die von der Senatorin für Wissenschaft und Forschung im April für Berlin gebildet wurde, einbezogen (Leitung: Prof. *Köttgen*, Ärztlicher Direktor des Universitätsklinikums Rudolf Virchow). Es gab 5 Unterarbeitsgruppen (bestehend aus jeweils 2 Arbeitsbereichen West / Ost):

1. Entwicklungsplan
   Leitung: Prof. *Köttgen*, Prof. *Mau*
2. Baubestand und Großgeräte
   Leitung: Prof. *Zoellner*, *Stoltenburg*
3. Lehre und Ausbildung
   Leitung: Prof. *Scheffner*, Doz. Dr. *Bäumler*
4. Forschung und wissenschaftliche Kooperation
   Leitung: Prof. *Stein*, Doz. Dr. *Frömmel*
5. Entscheidungsstrukturen, Finanzierung, Personalstruktur
   Leitung: *Strehl*, Dr. *Thomas* (beide gleichzeitig Mitglieder der UAG 1).

Die Gesamtarbeitsgruppe hatte zum Jahresende der Senatorin für Wissenschaft und Forschung ein Material vorzulegen, das die einzelnen Leistungsbereiche und Strukturen der drei Universitätsklinika transparent macht, Schlußfolgerungen für weitere Schritte zur homogenen Entwicklung der Hochschulmedizin in Berlin ausweist und u. a. Fragen formuliert, die einer weiteren Analyse und Entscheidung bedürfen. Dieses Material ist als eine wichtige Grundlage für die Strukturanalyse und Entscheidungsvorbereitung an der Charité im Zusammenhang mit den Empfehlungen des Wissenschaftsrates, der im November 1990 in der Charité weilte, zu sehen.

In Verantwortung des Verwaltungsdirektors wurde in enger Zusammenarbeit mit dem Institut für Medizinische Informatik und Biomathematik, einer Reihe von Medizinern und Mitarbeitern der Verwaltung sowie der Pflegedienstleitung, beginnend im Mai, eine umfangreiche Arbeit zur Entscheidungsfindung über ein Informationssystem geleistet (s. auch S. 234). Es wurden vielfältige Informationssysteme analysiert sowie Erfahrungen mit Krankenhäusern und Herstellern ausgetauscht, um zu erreichen, daß bis Ende September eine Entscheidung herbeigeführt werden konnte. Damit wurde die Voraussetzung geschaffen, daß unmittelbar mit der Realisierung begonnen und die vielfältigen Anforderungen, die durch die neue Gesetzgebung auf die Charité zukommen, erfüllt werden können (u. a. Patientengebundene Abrechnung, Apotheke, Finanz- und Rechnungswesen).

Technik

Von L. *Lange*

Durch die schrittweise Einführung der Regelungen im Rahmen der Wirtschafts-, Währungs- und Sozialunion im Jahre 1990 haben sich quantitative und qualitative Veränderungen auch in der Arbeit des technischen Verantwortungsbereiches vollzogen. Die Betriebssicherheit aller technischen und medizintechnischen Anlagen konnte trotz einer Reduktion der Mitarbeiter des Direktorats für Technik um 70 gewährleistet werden.

Bauliche Werterhaltung

Für mehr als 100 Werterhaltungsmaßnahmen waren im Jahr 1990 9,2 Mio M vorgesehen. Per 30. 06. 90 wurde dieser Plan zu 54 % erfüllt. Zur Absicherung der dringenden baulichen Werterhaltungsmaßnahmen wurden für das II. Halbjahr 1990 finanzielle Mittel in Höhe von 5,1 Mio DM bereitgestellt, die u. a. für folgende Projekte eingesetzt wurden:

- Rekonstruktion des Ostflügels der Klinik für Onkologie und der westlichen Fassade
- Umverlagerungsarbeiten in der Klinik für Neurologie und Psychiatrie
- Rekonstruktion des Aufzuges in der ehemaligen Klinik für Orthopädie
- Bauwerkssanierung des Instituts für Pathologische Anatomie und Bauleistungen im Zusammenhang mit dem Aufstellen des Elektronenmikroskops
- Durchführung unterschiedlicher Sanierungsarbeiten im Neubau der Charité
- Rekonstruktion des Gebäudes der ehemaligen Augenklinik
- Dachdecker- und Dachklempnerarbeiten am Institut für Anatomie
- Instandsetzung der Laborräume im Keller des Instituts für Virologie.

Sicherung der Betriebsfähigkeit bei der Gebäudetechnik

Im Jahre 1990 wurden wichtige Maßnahmen zur weiteren Stabilisierung der Infrastruktur über das Vorhaben Neubau und Rekonstruktion der Charité realisiert.

Durch die Inbetriebnahme der neuen Fernwärmeübergabestation im Bauteil 11.1 kann jetzt auch der Altbaubereich der Charité für die Wärmeversorgung und Klimatisierung mit dem günstigeren Energieträger Heißwasser, anstatt wie bisher mit Dampf, versorgt werden. Dadurch ergeben sich Vorteile in der Regelung, im Wartungsaufwand und in der Verringerung der Wärmeverluste. Dampf wird nur noch für die technologischen Prozesse wie z. B. Sterilisation und Aqua-dest.-Herstellung eingesetzt.

Die Fernwärmeübergabestation wird aus dem Netz des Energiekombinates mit Fernwärme versorgt. Sie ist ausgelegt für die Wärmemengen 23 MW Heißwasser und 4,3 MW Dampf. Der Energieträger Heißwasser muß zur Anpassung an das Chariténetz umgeformt werden (indirekte Einspeisung). Dazu sind 5 Wärmeüberträgergruppen einschließlich der Nebenanlagen wie Umwälzpumpen, dynamische Druckhaltung, Wasseraufbereitung, Wärmeübergabestation mit Mengenmessung usw. installiert worden.

Der Energieträger Dampf wird auf 0,4 MPa reduziert und in das Chariténetz eingeleitet. Zur zusätzlichen Sicherung ist es möglich, über 2 Wärmeaustauscher 2,3 MW Dampf umzuformen und dem Wärmenetz der Charité zuzuführen. Dadurch können z. B. im Havariefall 80 % der Gebrauch-Warmwasser-Bereitung gesichert werden.

Die Installation dieser II. Wärmeübergabestation erfolgte im ehemaligen Hauptkesselhaus bei Abriß des provisorischen Anbaus (ehemali-

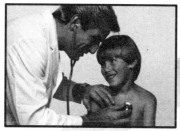
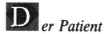
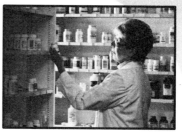
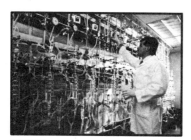
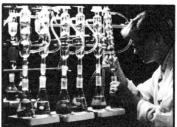

ges Ölheizhaus). In diesem Zusammenhang
wurde auch die äußere Fassade rekonstru-
iert, so daß sich dieser Gebäudeteil nun
gut in die Gesamtbebauung der Charité
einordnet.

Sicherung der Betriebsfähigkeit medi-
zintechnischer Geräte und Anlagensy-
steme

Den Schwerpunkt in der Arbeit der Abteilung
Medizintechnik bildete die Aufrechterhaltung
der Betriebsfähigkeit der medizintechnischen
Geräte und Anlagensysteme, da durch den ver-
stärkten Weggang von Arbeitskräften (fast 30
% der Mitarbeiter) eine besonders schwierige
Situation entstanden war. Der Service für die
Röntgengeräte konnte nicht mehr mit eigenen
Mitarbeitern abgesichert werden.
Die lückenlose Erfassung aller medizintechnischen Geräte der Charité und ihre sicherheits-
technische Überprüfung auf der Grundlage der
in der Bundesrepublik Deutschland geltenden
Medizinischen Geräteverordnung stellt die Abteilung Medizintechnik vor eine weitere große
Aufgabe. Zur Zeit werden große Anstrengungen unternommen, um mittels Rechnersystem
die Einführung der Medizinischen Geräteverordnung schrittweise zu realisieren.
An neuen Geräteinvestitionen sind insbesondere hervorzuheben:
- der Gallenlithotripter in der Klinik für Innere
  Medizin
- der zweite Computertomograph im Charité-
  Neubau
- die Überwachungsanlagen für Intensivthera-
  piestationen
- der Mammographie-Arbeitsplatz für Routinediagnostik und Spezialaufnahmen
- die fahrbare Röntgen-Aufnahmeeinheit Mo-
  bilett II und deren Einordnung in die medizintechnische Betreuung.

Sicherung der Ökonomie bei energie-
wirtschaftlichen Maßnahmen und
Verringerung der Umweltbelastungen

Als medizinische Einrichtung gehört die Charité zu den Großabnehmern von Energie. Aus
diesem Grund sind ein effektiver Einsatz der
Energieträger, die Senkung des Energiever-

brauchs, die Verringerung der energetisch
bedingten Umweltbelastung und die Senkung der Kosten besonders wichtige Aufgaben bei der energetischen Arbeit.
Energieeinsparungen in Höhe von 443,4
TDM wurden u. a. durch folgende Maßnahmen erreicht:
- rekuperative Wärmerückgewinnung
- Vertragsreduzierung der Leistung EV
- Optimierung von Schaltzeiten.
Die Umweltbelastung wurde durch
- Umrüstung der ehemaligen Kohlehei-
  zungsanlagen auf Fernwärmeversorgung
  und
- erste Maßnahmen zur Senkung der
  Schadstoffbelastung im Abwasser der
  Charité
reduziert.

Neubau und Rekonstruktion der
Charité

Im Rahmen von Neubau und Rekonstruktion
der Charité wurden im Jahre 1990 folgende
Objekte fertiggestellt bzw. den Nutzern übergeben:
- Betriebswirtschaft Robert-Koch-Platz 9 (BT
  19).
  In diesem Gebäude, das sich mit seiner origi-
  nalgetreu wiederhergestellten Fassade aus
  der Gründerzeit besonders gut in die vorge-
  sehene Gesamtgestaltung des Robert-Koch-
  Platzes einordnet, wurden die Vorausetzun-
  gen für den Einzug wichtiger betriebswirt-
  schaftlicher Abteilungen geschaffen, die bisher aufgrund der seit 1977 durchgeführten
  umfangreichen Baumaßnahmen nur provi-
  sorisch untergebracht waren. Es sind dies
  das Direktorat Neubau und Rekonstruktion
  sowie die Abteilungen Grundfondswirtschaft
  und Werterhaltung mit insgesamt etwa 55
  Mitarbeitern.
- Klinik für Innere Medizin (BT 15.1) –
  1. Bauabschnitt.
  Zu Beginn des IV. Quartals 1990 wurde der
  1. Bauabschnitt fertiggestellt und zur Nutzung übergeben. Zu diesem Bauabschnitt gehören die Abteilung Röntgendiagnostik, eine
  Spezialabteilung für Knochenmarktrans-
  plantierte, ein Hörsaal sowie mehrere Tech-
  nikräume. Mit der Inbetriebnahme dieses
  Abschnittes wurde auch die Klinik für Innere

Medizin an das zentrale unterirdische Versorgungssystem angeschlossen.
In den Objekten
- Klinik für Innere Medizin BT 15.2/15.3–2./3. Bauabschnitt
- Zentrum für Experimentelle Medizin BT 17.3–1, 17.4 (M-Bau, Institut für Biochemie, Trafostation)
- Nebenchirurgie BT 20.1 – Sektion Stomatologie
- Wirtschaftshof 1. Bauabschnitt – Lager/Wirtschaftsgebäude

wurden im Jahre 1990 mit der Rekonstruktion begonnen bzw. die Arbeiten weitergeführt.

Gegenwärtig laufen die Vorbereitungen für den Freizug des Südflügels der Nervenklinik BT 18.1. Im Zusammenhang mit dem Rekonstruktionsbeginn müssen umfangreiche Voraussetzungen für die Verlagerung geschaffen werden.

Zur Geschichte der Charité

Die Gesellschaft der Charité-Ärzte

Von B. *Luther*, I. *Wirth* und P. *Schache*

Damit „die Charité ihre Aufgabe, nicht nur Kranke zu heilen und Ärzte auszubilden, sondern auch die Wissenschaft zu fördern, ganz und voll erfüllen" könne (3), wurde am Abend des 15. Januar 1874 eine „Gesellschaft der Charité-Ärzte" gegründet. Die von Gustav *Mehlhausen* (1823–1913), dem erst im Jahr zuvor berufenen Ärztlichen Direktor der Charité und zugleich 1. Vorsitzenden der neuen Gesellschaft, formulierte Zielstellung deutet ein Programm zur Erneuerung der Charité-Medizin an, dessen Verwirklichung eine Berliner Medizinische Schule mit internationalem Ansehen schaffen sollte (11). Verbunden damit wurde die Entwicklung der Charité vom Armenkrankenhaus zum führenden Universitätsklinikum Deutschlands vollendet. Es gab zwar schon vor dieser Zeit hervorragende Ärzte und Gelehrte an der Charité, aber die Bestimmung des Krankenhauses als praktische Lehrstätte für angehende Militärärzte machte den Aufbau wissenschaftlicher Schulen nahezu unmöglich (7).

Trotz der erheblichen Beschränkungen hatten es die Klinik- und Institutsdirektoren nach der Gründung der Berliner Universität 1810 verstanden, auch an der Charité den Übergang von der naturphilosophisch geprägten zur naturwissenschaftlich fundierten Medizin zu vollziehen. Maßgeblich beeinflußt wurde dieser Prozeß von bekannten Ärzten wie Albrecht *von Graefe* (1828–1870), Wilhelm *Griesinger* (1817–1868), Johann Lucas *Schönlein* (1793–1864) und Rudolf *Virchow* (1821–1902). In der Folgezeit gelang es, die wissenschaftliche Arbeit neu zu konzipieren, zu intensivieren und so der Charité auch als Forschungsstätte überregionale Bedeutung zu verleihen.

Nachdem schon seit Jahren benachbarte medizinische Institute vor allem in Schwerpunktaufgaben der Forschung einbezogen worden waren, entstanden mit der umfassenden Neugestaltung der Charité von 1897 bis 1916 auch die äußeren Bedingungen für die unvergleichliche Entwick-lung des Berliner Klinikums (12). Die Verwirklichung des Neubauvorhabens ist Ministerialdirektor Friedrich *Althoff* (1839–1908) zu danken.

Schließlich dürfen die gesellschaftlichen Voraussetzungen nicht übersehen werden. Nach der Gründung des Deutschen Reiches 1871 nahm die Wirtschaft einen stürmischen Aufschwung, der nicht unwesentlich durch die starke Verflechtung von Wissenschaft und Industrie bedingt war. In kurzer Zeit wurde Deutschland zu einem der wirtschaftlich stärksten Staaten der Welt, wovon die Forschung ihrerseits profitierte (6).

Entsprechend ihrer Zielstellung wandte sich die Gesellschaft der Charité-Ärzte, kurz Charité-Gesellschaft genannt, an „sämtliche in der Charité und in den mit derselben verbundenen Instituten (pathologisches Institut, Polikliniken) fungierende Aerzte" (1). Der Vorschlag *Mehlhausens*, eine solche Vereinigung zu schaffen, fand große Zustimmung. Das ergibt sich aus dem Verzeichnis der 75 Ärzte, die gleich am Gründungstag durch Unterschrift ihren Beitritt erklärten (4). Von den besonders aktiven Mitgliedern, die der Charité-Gesellschaft seit Beginn ihres Bestehens angehörten, seien stellvertretend der Chirurg Adolf *von Bardeleben* (1819–1895), der Pädiater Eduard *Henoch* (1820–1910), der Dermatologe Georg *Lewin* (1821–1896), der Pathologe Johannes *Orth* (1847–1923), der Internist Ludwig *Traube* (1818–1876) und der Neurologe Carl *Westphal* (1833–1890) genannt.

In der ersten Sitzung der Charité-Gesellschaft an ihrem Gründungstag wurde ein aus wenigen Paragraphen bestehendes Statut angenommen. Obwohl der Text im Wortlaut bislang nicht aufgefunden werden konnte,[1] geben andere Quellen Auskunft über den Inhalt (1,2,4).

---

1 Zumindest war das Statut weder in Publikationen noch im Universitätsarchiv der Humboldt-Universität zu Berlin nachzuweisen.

Tabelle 1: Der Vorstand der Charité-Gesellschaft von 1874 bis 1914

	1. Vorsitzender	2. Vorsitzender (Schriftführer)	3. Vorsitzender	Kassenführer
1874–1892	G. *Mehlhausen*	E. *Henoch*		B. *Spinola*
1892	G. *Mehlhausen*	H. *Senator*	F. *Jolly*	B. *Spinola*
1893–1900	H. *Schaper*	H. *Senator*	O. *Heubner*	B. *Spinola*
1900–1904	H. *Schaper*	H. *Senator*	O. *Heubner*	O. *Müller*
1905–1911	O. *Scheibe*	H. *Senator*	O. *Heubner*	E. *Pütter*
1911–1913	O. *Scheibe*		O. *Heubner*	E. *Pütter*
1913–1914	O. *Scheibe*	*		E. *Pütter*

* Während der Jahre 1911 bis 1914 wechselte der Schriftführer häufig.

Die Gesellschaft der Charité-Ärzte bestand aus ordentlichen und außerordentlichen Mitgliedern. Letztere wurden einer Wahlkommission vorgeschlagen, die über die Aufnahme in die Gesellschaft entschied. Von diesem Verfahren ist nur einmal abgewichen worden, als 1877 Bernhard *von Langenbeck* (1810–1887) gebeten wurde, der Charité-Gesellschaft als außerordentliches Mitglied beizutreten.

Mit Rücksicht auf die Räumlichkeiten, in denen die Sitzungen stattfanden, war die Zahl der Mitglieder begrenzt. Als Versammlungsraum diente anfangs der Hörsaal der Alten Charité im sogenannten Corps de logis. Nach dem umfassenden Neubau der Charité um die Jahrhundertwende wurden abwechselnd die Hörsäle verschiedener Kliniken genutzt.

Nach dem Statut hatte der Ärztliche Direktor der Charité den Vorsitz der Gesellschaft inne. Er ernannte den Schriftführer, während Stellvertreter und Kassenführer von den Mitgliedern gewählt wurden. Bis 1892 blieb *Mehlhausen* Vorsitzender der Charité-Gesellschaft. Neben ihm fungierten *Henoch* als Schriftführer und der Verwaltungsdirektor der Charité Bernhard *Spinola* (1836–1900) als Kassenführer (Tab. 1). *Mehlhausen* wurde später, ebenso wie sein Nachfolger Hermann *Schaper* (1840–1905), zum Ehrenpräsidenten ernannt. Der Vorstand war bemüht, auch durch die Verleihung von Ehrenmitgliedschaften namhafte Persönlichkeiten für eine Mitwirkung in der Charité-Gesellschaft zu gewinnen. Zu den Ausgezeichneten gehörten Robert *Koch* (1843–1910) und *Virchow*. Anläßlich seines 25jährigen Dienstjubiläums wurde *Spinola* 1898 zum Ehrenmitglied ernannt und ihm auf diese Weise für seine zuverlässige Führung der Kassengeschäfte gedankt.

Die Sitzungen der Charité-Gesellschaft fanden 14tägig jeweils an einem Donnerstag von 19.30 Uhr bis 21.00 Uhr statt. Laut Statut war für einen Vortrag eine Redezeit von 15 Minuten vorgesehen. Jedem Diskussionsteilnehmer standen 5 Minuten zur Verfügung, falls nicht die Mehrheit der Mitglieder eine Verlängerung gestattete.

Um die persönlichen Kontakte der Mitglieder untereinander zu fördern, sollte ein gemeinsames Abendessen die Veranstaltungen beschließen. Dieses Vorhaben wurde jedoch nur zu besonderen Anlässen, wie dem Gründungsabend, der 100. und der 200. Sitzung sowie dem 25jährigen Jubiläum, verwirklicht.

Als Publikationsorgan wählte die Gesellschaft der Charité-Ärzte die seit 1864 erscheinende „Berliner klinische Wochenschrift". Leider erfolgte die Berichterstattung nicht durchweg regelmäßig. Insbesondere aus den Anfangsjahren bis 1879 sind nur wenige Sitzungsprotokolle überliefert. In der „Berliner klinischen Wochenschrift", aber auch in den zwischen 1874 und 1913 herausgegebenen „Charité-Annalen" wurde mancher Vortrag vollständig abgedruckt. Von 1896 bis 1913 erschienen im Verlag von August Hirschwald als Sonderabdruck aus der „Berliner klinischen Wochenschrift" die Verhandlungen der Gesellschaft der Charité-Aerzte (Abb. 1).

Das wissenschaftliche Programm der Charité-Gesellschaft umfaßte neben den häufig kasuistischen Vorträgen auch die Vorstellung von Patienten. Außerdem wurden makroskopische und mikroskopische Präparate demonstriert sowie Tierexperimente vorgeführt. In späterer Zeit kamen wiederholt Probleme der Krankenhaushygiene und Reiseberichte zur Diskussion.

Verhandlungen

der

Gesellschaft der Charité-Aerzte

aus dem Gesellschaftsjahre 1895.

———

Herausgegeben

von dem

Vorstande der Gesellschaft.

Band I.

———

(Sonderabdruck aus der Berliner klinischen Wochenschrift.)

———

Berlin 1896.
Verlag von August Hirschwald.

Abb. 1. Titelblatt von Band I der in Buchform erschienenen Sitzungsberichte der Charité-Gesellschaft

Vereinzelt wurden Gedächtnisfeiern für verstorbene Mitglieder abgehalten. Die jährlich 16 bis 18 Sitzungen gaben einen Überblick über den aktuellen Stand der gesamten Medizin an der Charité. Mit Recht wurde 1876 festgestellt: „Wohl keine ähnliche Gesellschaft gebietet über eine so reichliche Fülle von Material wie diese, und es ist nur zu bedauern, dass die Verhandlungen nicht einem größeren Kreis von Aerzten zugänglich sind." (2) Wie zuvor erwähnt, verbesserte sich die Berichterstattung erst einige Jahre später.

Auf die Themenvielfalt der Sitzungen weist bereits das Programm des Gründungstages hin:

1. Über Colitis mit Demonstration eines Präparates und über akute Peritonitis, Traube
2. Über eine seltene Fraktur der Schädelknochen mit Vorstellung des geheilten Patienten, von Bardeleben
3. Über Bleilähmung mit mikroskopischer Demonstration, Westphal.

Von Beginn an war *Mehlhausen* bestrebt, die Zusammenarbeit der verschiedenen Fachvertreter mit dem Ziel einer Ganzheitsbetrachtung des Patienten zu fördern. Die Sitzungen der Charité-Gesellschaft boten immer Gelegenheit, die klinischen Erfahrungen und die Forschungsergebnisse von Kollegen kennenzulernen sowie durch eigene Kenntnisse die Aussprache zu bereichern. Dieser Vorteil mag viel zu der wissenschaftlichen Potenz der Charité um die Jahrhundertwende beigetragen haben, denn durch die Gesellschaft bestand die Möglichkeit, einer übertriebenen Spezialisierung in der Medizin entgegenzuwirken.

Betrachtet man die Vorträge im einzelnen, dann zeigt sich, daß in den ersten Jahren vor allem internistische und neurologische Themen behandelt wurden. So erläuterten *Traube* und Wilhelm *Zuelzer* (1834–1893) das Verhalten der Körpertemperatur bei verschiedenen Infektionskrankheiten. Über multiple Sklerose des Rückenmarks berichtete Joseph *Meyer* (1818–1887), und Paul *Samt* (1844–1875) gab neue Erkenntnisse über die Hirnrinde bekannt.

Auch die Vertreter anderer Fachgebiete bemühten sich um eine Verbesserung der Diagnostik. Der Ophthalmologe Carl *Schweigger* (1830–1905) hielt 1874 einen Vortrag über eine Methode zur Messung des Gesichtsfeldes und demonstrierte entsprechende Apparate. Wenig später stellte Maximilian *Nitze* (1848–1906) sein Zystoskop vor.

Die chirurgischen Vorträge beschränkten sich vorwiegend auf kasuistische Mitteilungen. Zusammengefaßt lagen die Schwerpunkte in der Tumorchirurgie, in der Unfall- und plastischen Chirurgie sowie in der operativen Therapie von Nierenerkrankungen. Hervorzuheben ist die 1880 erfolgte Vorstellung eines Patienten nach Brustschnitt mit Rippenresektion wegen Pyopneumothorax infolge Lungengangrän durch den Stabsarzt *Paetsch*, lange bevor die Grundlagen der Thoraxchirurgie geschaffen waren.

Ab 1881 wurden Tierexperimente vorgeführt – ein Novum, das noch wenige Jahre zuvor an der Charité undenkbar gewesen wäre. Beispielsweise demonstrierte Carl *Moehli* (1849–1919) experimentell erzeugte Funktionsstörungen einer Extremität durch Manipulation am Gehirn eines Affen.

Seit dem Jahre 1882 wurde die Diskussion in der Charité-Gesellschaft des öfteren von den Forschungsergebnissen *Kochs* und seiner Bakteriologen-Schule bestimmt. Dabei ging es sowohl um spezifische Infektionen wie Tuberku-

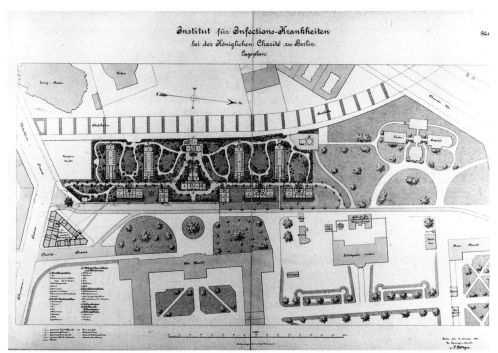

Abb. 2. Kinderhospital und Klinikbaracken des Instituts für Infektionskrankheiten auf dem westlichen Teil des Charité-Geländes. Lageplan von 1892. Stadtarchiv Berlin. Kartensammlung o. Sign.

lose und Syphilis als auch um Kinderkrankheiten. Der spätere Nobelpreisträger Paul *Ehrlich* (1854–1915) informierte in einem Vortrag über Verfahren zur Untersuchung „der sogenannten Tuberkelbacillen" und stellte wenig später eine neue Färbemethode für Tuberkelbakterien vor. Carl *Friedländer* (1847–1887) berichtete über die Todesursache bei Diphterie. *Westphal* über Poliomyelitis und deren Beziehungen zur essentiellen Kinderparalyse und *Henoch* über die Pathologie der Masern. Im Zusammenhang mit der schwerpunktmäßigen Ausrichtung der Charité-Medizin auf Infektionskrankheiten wurden 1887/88 ein Kinderhospital und 1891 die Klinikbaracken des Instituts für Infektionskrankheiten auf dem Charité-Gelände erbaut (Abb. 2).

Nicht unerwähnt bleiben dürfen die Ausführungen *Ehrlichs* über das Färbeverhalten von Blutzellen und über die Harnuntersuchung, die sämtlich neueste Forschungsergebnisse vermittelten. Zudem ist sein grundlegender Vortrag „Über das Sauerstoffbedürfnis im Organismus" aus dem Jahre 1885 zu nennen.

Zu einer Zeit, als sich die Internisten stärker den Herzkrankheiten zuwandten, sprach Edmund *Rose* (1836–1914) über Operationen am

Herzbeutel. Albert *Köhler* (1850–1936), ein Schüler *von Bardelebens*, berichtete 1885 über eine erfolgreiche Thyreoidektomie und setzte damit die unter Christian Ludwig *Mursinna* (1744–1823) begonnene Entwicklung der Schilddrüsenchirurgie in der Charité fort. Ein Jahr später referierte *von Bardeleben* selbst ausführlich über Kropfexstirpationen. Wiederum *Köhler* konnte 1886 eine erfolgreiche Exstirpation eines Aneurysma popliteum mitteilen. Der Internist Ernst *von Leyden* (1832–1910) stellte einen Patienten nach „Perityphlitis durch Perforation des Processus vermiformis. Operation. Heilung" vor. Mit diesem Fall hat er das Problem der Frühappendektomie aufgeworfen, um dessen Lösung sich der Berliner Chirurg Eduard *Sonnenburg* (1848–1915) große Verdienste erwarb (9). Schließlich schuf Hermann *Oppenheim* (1858–1919) mit mehreren Vorträgen zur Hirntumordiagnostik erste Grundlagen für die Neurochirurgie, die Ernst *von Bergmann* (1836–1907) am Ende des 19. Jahrhunderts im Universitätsklinikum in der Ziegelstraße aufbaute.

In anderen medizinischen Fachgebieten wurde benfalls begonnen, operative Behandlungsmeethoden zu entwickeln. So legte Julius Hirschberg (1843–1925) mit neuartigen Gedanken über die Anästhesie bei Eingriffen am Auge den Grundstein für die operative Ophthalmologie, und 1894 stellte Moritz Ferdinand Trautmann (1833–1902) in einem Vortrag über Radikaloperationen bei Eiterungen des Mittelohrres eine neue Methode aus der Hals-Nasen-Ohrenheilkunde vor.

Anfang der neunziger Jahre wurde nochmals verstärkt die Therapie der Lungentuberkulose diskutiert, die aufgrund der schlechten sozialen Bedingungen gerade in Berlin eine der häufigsten Todesursachen war. Den Anlaß für das neuerliche Interesse bildete die Bekanntgabe des „Koch'schen Heilmittels" Tuberkulin, das in mehreren Charité-Kliniken getestet wurde. Ein Vortrag von Sonnenburg über die chirurgische Therapie von Lungenkavernen belegt, daß auch versucht wurde, die Krankheit operativ zu heilen.

Außerordentlich bedeutsam war ein Bericht Emil von Behrings (1854–1917) über die „Heilserumgewinnung von Schafen", den er 1893 zur Behandlung der Diphtherie gab. Für seine Arbeiten über die Serumtherapie erhielt er als erster Mediziner 1901 den Nobelpreis. Schon 1882 hatte Behm, Assistenzarzt in der Geburtshilflichen Klinik der Charité, über „intrauterine Vaccination" und über „Schutzpokkenimpfung Schwangerer und Neugeborener" gesprochen. Weiterhin wurden Versuche zur Serumtherapie der Syphilis, des Scharlachs und anderer Streptokokkeninfektionen um die Jahrhundertwende in der Charité-Gesellschaft erörtert.

Es verging kaum eine Sitzung, ohne daß eine Kasuistik, ein Präparat oder ein Versuchsbericht über die damals noch unheilbare Syphilis vorgestellt wurden. In der Klinik für Haut- und Geschlechtskrankheiten hatte bereits Felix von Baerensprung (1822–1864) seine aufsehenerregenden Experimente durchgeführt. So verwundert es nicht, daß gerade hier die Aufklärung der Syphilisätiologie gelang. Vor der Charité-Gesellschaft referierte Erich Hoffmann (1868–1959) mehrmals darüber.

Im letzten Jahrzehnt des 19. Jahrhunderts hatte auch die Chirurgie weitere Fortschritte zu verzeichnen. Vielfach wurde über abdominalchirurgische Eingriffe wie Gallenblasenoperationen und Kolonresektionen berichtet. Der neuberufene Ordinarius für Chirurgie an der Charité Franz König (1832–1910) und sein Schüler Otto Tilmann (1862–1934) erläuterten 1895 die Indikationen zur Cholezystotomie und zur Cholezystektomie. Hervorzuheben sind die innovativen Vorträge des Langenbeck-Schülers Themistokles Gluck (1853–1942), der 1895 die Implantation von Elfenbeinzylindern in Knochendefekte vorschlug. Im selben Jahr sprach er über Nervenregeneration nach Resektion und Reimplantation. Mit diesen und anderen Versuchen zur Organ- und Gewebetransplantation war er seiner Zeit weit voraus, da hierfür die theoretischen und experimentellen Grundlagen noch größtenteils fehlten (10). König demonstrierte 1896 ein Präparat „nebst einer mit Röntgen-Strahlen aufgenommenen Photographie". Wenige Wochen später hielt der Stabsarzt Huber einen Vortrag „Zur Verwerthung der Röntgen-Strahlen im Gebiete der inneren Medicin". Obwohl Wilhelm Conrad Röntgen (1845–1923) seine Entdeckung erst im Jahr zuvor bekannt gegeben hatte, wurde noch 1896 in der Charité ein Institut für Untersuchungen mit Röntgenstrahlen eingerichtet, das Emil Grunmach (1849–1919) bis zu seinem Tode leitete (8).

Eine Neuerung in der Therapie deutete 1899 Hans Burghart (1862–1932) mit seinem Vortrag „Flaschenapparat zur subcutanen und intravenösen Infusion" an.

Nach der Jahrhundertwende wurden die Sitzungen der Charité-Gesellschaft vorwiegend monothematisch gestaltet. Die Spezialisierung in der Medizin war inzwischen weiter vorangeschritten, so daß es zunehmend schwieriger wurde, alle Interessen in einer fachübergreifenden Gesellschaft zu berücksichtigen. Es waren mehr und mehr Fachgesellschaften entstanden (5), in denen die Einzeldisziplinen stärker gefördert werden konnten. Gleichwohl veranschaulichen die Sitzungsprogramme der Charité-Gesellschaft den Fortschritt auf verschiedenen Gebieten der Medizin am Anfang des 20. Jahrhunderts.

Beispielhaft genannt seien die Vorträge „Über akute Pancreas-Entzündung" von Friedrich Pels-Leusden (1866–1944), zur Hydrotherapie von Ludwig Brieger (1849–1919), „Finsen'sche Lichtbehandlung des Lupus" von Edmund Lesser (1852–1918), „Über die Exstirpation retrobulbärer Tumoren mit Erhaltung des Bulbus" von Richard Greeff (1862–1928), „Über Lumbalanaesthesie" von Paul Lazarus (geb. 1873), „Demonstration zur Anatomie und Physiologie des atrioventriculären Reiz-

Vereinigte ärztliche Gesellschaften.

In Anbetracht der durch den Krieg herbeigeführten besonderen Verhältnisse haben eine Anzahl ärztlicher Gesellschaften in Berlin beschlossen, bis auf weiteres mit der Berliner medizinischen Gesellschaft zusammen zu tagen. Die Gesellschaften ersuchen ihre Mitglieder bei dem unten angegebenen Schriftführer ihrer Gesellschaft Vorträge anzumelden.

1. Berliner medizinische Gesellschaft: Herr von Hansemann, Virchow-Krankenhaus.
2. Verein für innere Medizin und Kinderheilkunde: Herr Geh.-Rat Schwalbe, Schlüterstr. 53.
3. Berliner Gesellschaft für Chirurgie: Herr Hermes, Virchow-Krankenhaus.
4. Berl. urolog. Gesellschaft: Herr Arthur Lewin, Tauentzienstr. 13.
5. Berliner Ophthalmologische Gesellschaft: Herr Wertheim, Meinekestr. 5.
6. Berliner dermatologische Gesellschaft: Herr R. Ledermann, Mohrenstr. 7.
7. Gesellschaft der Charité-Aerzte: Herr Dr. Zondek, Charité.
8. Laryngologische Gesellschaft zu Berlin: Herr Gutzmann, Schöneberger Ufer 11.
9. Hufelandische Gesellsch. zu Berlin: Herr Ruhemann, Motzstr. 47.
10. Gesellschaft für Psychiatrie und Nervenkrankheiten: Herr Henneberg, Passauer Straße 3.
11. Berliner Otologische Gesellschaft: Herr H. Beyer, Bülowstr. 7.

Sitzung:

Mittwoch, den 6. Januar 1915, abends $^1/_2$8 Uhr pünktl., im Langenbeck-Haus, Ziegelstr. 10–11.

Abb. 3. Mitteilung aus „Berliner Anzeigen. Offizielles Organ der Berliner medizinischen Gesellschaft" vom 2. Januar 1915

bündels" von Wilhelm *His* (1863–1934), „Fall mit Laminektomie wegen Rückenmarkstumor" von August *Hildebrandt* (1868–1945) und „Demonstration zur klinischen Hirnpathologie" von Karl *Bonhoeffer* (1868–1948).

Eine Vielzahl von Krankheitsbildern sowie neuartiger Diagnose- und Therapieverfahren wurden während der wissenschaftlichen Abende der Charité-Gesellschaft vorgestellt. Häufig konnten Erkrankungen zunächst nur kasuistisch aus klinischer oder aus pathologisch-anatomischer Sicht besprochen werden, bevor weitere Fortschritte eine Behandlung möglich machten. Das betrifft unter anderem das Magengeschwür und -karzinom, die Aneurysmen, die Herzfehler und die Verschlußprozesse der Herzkranzarterien. Andere Neuerungen wurden durch die Charité-Gesellschaft weniger oder gar nicht beachtet, beispielsweise einige Entwicklungen in der Abdominal- und Lungenchirurgie, die Anti- und Aseptik, die Blutgruppenserologie sowie grundlegende Ergebnisse der Anatomie und der Physiologie bzw. Physiologischen Chemie.

Die produktivste Zeit erlebte die Gesellschaft der Charité-Ärzte zwischen 1885 und 1904. Danach führten die schon angedeuteten Gründe, besonders die voranschreitende Spezialisierung der Fachgebiete mit eigenen Gesellschaften und Publikationsorganen, zu einem Nachlassen des allgemeinen Interesses, erkennbar an den seltener werdenden Zusammenkünften und an den Veränderungen im Vorstand. Die letzte Tagung fand unter dem Vorsitz des Ärztlichen Direktors Oskar *Scheibe* (1848–1920) am 2. Juli 1914 statt.

Bedingt durch den Ausbruch des Ersten Weltkrieges, wurde die Gesellschaft der Charité-Ärzte, zuletzt vertreten durch den Internisten Hermann *Zondek* (1887–1979), mit der Berliner medizinischen Gesellschaft „bis auf weiteres" vereinigt (Abb. 3). Es blieb aber dabei, denn nach dem Krieg waren die Bedingungen, die zur Gründung der Charité-Gesellschaft geführt hatten, nicht mehr gegeben. Die Konzeption dieser Vereinigung war fruchtbar in einer Zeit, als sich die Medizin im Umbruch befand. Damals erlangte das Klinikum durch herausragende Leistungen in der Forschung internationale Anerkennung. Seither hat die Berliner Charité nichts von ihrer Anziehungskraft verloren.

Anschrift der Verfasser:
Dr. sc. med. B. Luther,
Borsigstr. 33,
O-1020 Berlin

Quellen und Literatur

Berliner klinische Wochenschrift (BkW) der Jahre 1874 bis 1914, insbesondere
1. BkW **11** (1874), 47
2. BkW **13** (1876), 364
3. BkW **22** (1885), 820
4. BkW **36** (1899), 629–632.
5. *Berndt*, H. (1987). Wiss. Z. Humboldt-Univ. Berlin. Math.-Nat. R. **36**, 50.
6. *Girnus*, W. (1987). Zwischen Reichsgründung und Jahrhundertwende 1870–1900. In:*Laitko*, H. (Hrsg.): Wissenschaft in Berlin. Von den Anfängen bis zum Neubeginn nach 1945. Dietz, Berlin. S. 172.
7. *Guttstadt*, A. (1886). Die naturwissenschaftlichen und medizinischen Staatsanstalten Berlins. Hirschwald, Berlin. S. 343.
8. *Hinze*, K.-H. (1981). Emil Grunmach (1849–1919). Beitrag zur Röntgenologie. Med. Diss. Berlin.
9. *Luther*, B. (1990). Z. ärztl. Fortbild. **84**, 623.
10. *Luther*, B., *Wirth*, I. (1988). Charité-Annalen N. F. **7**, 293.
11. *Wirth*, I., *Luther*, B. (1983). Charité-Annalen N. F. **2**, 290.
12. *Wirth*, I., *Luther*, B., *Großer*, J. (1984). Charité-Annalen N. F. **3**, 233.

Zur Entwicklung der Phoniatrie an der Charité

Von J. *Wendler* und W. *Seidner*

Klinik für Hals-Nasen-Ohren-Krankheiten der Medizinischen Fakultät (Charité) der Humboldt-Universität zu Berlin

„Die Atembewegungen in ihrer Beziehung zu den Sprachstörungen", mit dieser Dissertation habilitierte sich Hermann *Gutzmann* sen. 1904 für das Fach Interne Medizin an der Medizinischen Fakultät der Berliner Universität. Als er dann am 30. Januar 1905 vor der Fakultät seine Antrittsvorlesung hielt über die „Sprachstörungen als Gegenstand des klinischen Unterrichts", war das Fundament für eine neue akademische Lehrdisziplin gelegt, die Stimm- und Sprachheilkunde, ein medizinisches Spezialgebiet, für das Anfang der 20er Jahre von *Stern* und *Seemann* der Terminus „Phoniatrie" eingeführt wurde.

Ihr Begründer *Gutzmann* lebte von 1865 bis

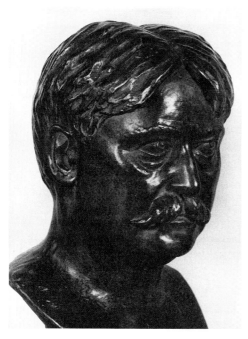

Kopie einer Büste von Hermann Gutzmann sen. (Original aus dem Besitz von Frau Luise *Gutzmann*)

1922. In 13 Büchern und mehr als 300 wissenschaftlichen Publikationen setzte er sich mit allen wichtigen Fragen dieses Fachgebietes auseinander und bearbeitete alle die Teilbereiche, die wir heute unter dem Begriff Phoniatrie zusammenfassen: Stottern, Dysarthrien, Rhinolalien, Aphasien, Sprache der Schwerhörigen und Gehörlosen, emotionale Einflüsse auf Sprache und Stimme, organisch und funktionell bedingte Erkrankungen der Stimme.

Dabei folgte H. *Gutzmann* stets der Grundidee, bei Wahrung seiner Spezifität immer auf dem Boden der Gesamtmedizin zu bleiben. Besonders hervorgehoben werden muß seine Aktivität als Herausgeber spezieller Fachzeitschriften, denn dadurch schuf er eine wichtige Voraussetzung dafür, daß sich das neue Fach wissenschaftlich formierte. Gleichzeitig wurde auf diese Weise ein weiter Kollegenkreis mit dem phoniatrischen Arbeitsfeld vertraut gemacht. Von 1890 an gab er zusammen mit seinem Vater, dem Taubstummenlehrer Albert *Gutzmann*, bis 1912 die „Medizinisch-Pädagogische Monatsschrift für die gesamte Sprachheilkunde" heraus. Von 1913 bis 1921 wurde diese Arbeit gemeinsam mit dem Phonetiker *Panconcelli-Calzia* in „Vox", dem Internationalen Zentralblatt für experimentelle Phonetik, fortgesetzt.

H. *Gutzmann* sen. arbeitete eng mit dem laryngologisch fundierten Stimmspezialisten *Flatau*, dem Berliner Ordinarius für Laryngo-Rhinologie *Fränkel* und mit dem bekannten Phonetiker *Wethlo* zusammen. Namen wie *Nadoleczny*, *Seemann* und R. *Schilling* gehören in diesen Kreis. So blieb *Gutzmann* nicht allein, sondern sammelte Partner und Schüler um sich. Die streng physiologisch orientierte Berliner Schule, die sich auf diese Weise formierte − ihre Vertreter wurden auch die „Organisten" genannt — fand ihren Antipoden in der tiefenpsychologisch orientierten Wiener Schule, den „Psychologisten", angeführt von Emil *Fröschels*, einem Schüler *Urbantschitschs*.

Hermann *Gutzmann* sen. schrieb in seiner „Sprachheilkunde" (1912): „Der aus der inneren Medizin hervorgegangenen Sprachheilkunde haben besonders die Kinderärzte schon früh ihr lebhaftes Interesse entgegengebracht. Das dokumentiert sich unter anderen auch darin, daß die Deutsche Gesellschaft für Kinderheilkunde das Thema der Sprachstörungen schon vor 17 Jahren als Hauptreferat auf ihre Tagesordnung setzte ... Die Otologie ist durch die Lehre von der Taubstummheit und der Taubstummenbildung eng mit der Sprachheilkunde verknüpft, und die Laryngologie ist durch die phonetischen Beziehungen der Sprachheilkunde so nah verwandt, daß wir in Berlin das Universitätsambulatorium für Sprachstörungen an die Poliklinik für Hals- und Nasenkranke angegliedert haben und daß der letzte internationale Laryngo-Rhinologen-Kongreß (Berlin 1911) die Beziehungen zwischen experimenteller Phonetik und Laryngologie als erstes Hauptthema auf seine Tagesordnung setzte".

Als nach dem Tode Bernhard *Fränkels* 1912 Gustav *Killian* die Leitung der Klinik für Laryngo-Rhinologie in Berlin übernahm, berief er unmittelbar danach Hermann *Gutzmann* zum Leiter einer neu eingerichteten Poliklinik für Sprach- und Stimmstörungen, die in den Räumen der Klinik für Hals- und Nasenkranke untergebracht war. „Dieser Schritt erfolgte", so schrieb Max *Nadoleczny* 1923, „in der weitblickenden Erkenntnis, daß ein Zusammenarbeiten von Hals-, Sprach- und Stimmärzten für beide Wissenschaften wertvoll und fruchtbringend sein müßte".

Hermann *Gutzmann* ging in seiner Arbeit stets von engsten Beziehungen zur Laryngologie aus, ohne dabei andere wichtige Nachbardisziplinen zu vernachlässigen, wie Neurologie, Psychologie, Kieferchirurgie, Stomatologie, Phonetik, Pädagogik. Besonders die Notwendigkeit zur engen Zusammenarbeit mit pädagogischen Disziplinen betonte er immer wieder und praktizierte sie auch durch das jahrelange Zusammenwirken mit seinem Vater in hervorragender Weise.

Vier Jahre nach seiner Habilitation erhielt Hermann *Gutzmann* die Berechtigung zum Führen

des Titels „Professor", nach wie vor aber als Privatdozent. Erst 1921 wurde ihm eine außerordentliche Professur zuerkannt.

Als Hermann *Gutzmann* 1922 an den Folgen einer Sepsis verstarb, blieb Berlin ein Zentrum für die Phoniatrie. Die Abteilung wurde zunächst von H. *Zumsteeg* weitergeführt. 1924 beauftragte der neue Direktor der Hals-Nasen-Ohrenklinik, C. *von Eicken*, den Sohn *Gutzmanns*, Hermann *Gutzmann* jun., mit der Leitung der „Abteilung für Stimm- und Sprachstörungen mit Beratungsstelle für Ertaubte und Schwerhörige" an der HNO-Klinik der Charité. Partner waren auch ihm der Stimmarzt und Musikologe Th. S. *Flatau* und der Phonetiker F. *Wethlo*. Zu seinen Schülern zählen u. a. G. *Arnold* und R. *Luchsinger*, die später das weltweit als Standardwerk anerkannte „Handbuch der Stimm- und Sprachheilkunde" publizierten.

1948 verließ H. *Gutzmann* jun. die Charité: das Ambulatorium für Stimm- und Sprachgestörte wurde dem Institut für Sonderschulwesen angeschlossen und damit in eine Einrichtung der Pädagogik umgewandelt. Die medizinische Betreuung übernahm zunächst in aufopferungsvoller Weise *Scholz* aus Görlitz. Er führte auch die ersten phoniatrischen Fortbildungskurse nach dem Krieg in Berlin durch. Später las *Habermann* aus Chemnitz ein Kolleg „Einführung in die Stimm- und Sprachheilkunde". Die medizinische Betreuung der Stimm- und Sprachkranken wurde interessierten Ärzten der HNO-Klinik der Charité übertragen. Diese Arbeit beschränkte sich mehr oder weniger auf die diagnostische Abklärung und therapeutische Beratungen im Dienste der Sonderpädagogik. Eine ärztlich geleitete phoniatrische Abteilung existierte nicht mehr.

1969 wurde J. *Wendler* mit dem Neuaufbau einer Phoniatrischen Abteilung an der HNO-Klinik der Charité beauftragt. Gemeinsam mit W. *Seidner* schuf er eine Einrichtung, die national und auch international bald Beachtung fand. Zu einer Jubiläumstagung „75 Jahre Phoniatrie", die 1980 zu Ehren von Hermann *Gutzmann* sen. durchgeführt wurde, erschienen führende Vertreter des Fachgebietes aus 24 Ländern, und in einer Festschrift, die auch eine umfassende Bibliographie von *Gutzmanns* Publikationen enthält, wurde die Entwicklung des Fachgebietes in zusammenfassenden Übersichten aus 21 Ländern dargestellt. Seit 1983 hat das Generalsekretariat der Union der Europäischen Phoniater (UEP) in Berlin seinen Sitz, seit 1989 das Standing Committee on Phoniatrics and Voice Care der International Federation of Otorhinolaryngological Societies (IFOS).

Schwerpunkt der wissenschaftlichen Arbeit sind objektive Verfahren zur Stimmfunktionsdiagnostik, Mikrochirurgie zur Stimmverbesserung (Phonochirurgie) und gesangswissenschaftliche Fragestellungen, die seit 1987 zweimal jährlich auf den Berliner gesangswissenschaftlichen Tagungen in Kooperation mit der Berliner Musikhochschule erörtert werden und so an eine von *Flatau* begründete Zusammenarbeit anknüpfen. Ihren Niederschlag fand diese Arbeit in 265 Publikationen, zwei Büchern („Lehrbuch der Phoniatrie" von J. *Wendler* und W. *Seidner*, Thieme, Leipzig 1977 und 1987 und „Die Sängerstimme" von W. *Seidner* und J. *Wendler*, Henschel 1978 und 1982, spanische Ausgabe „La voz del cantate", Henschel 1982, italienische Ausgabe in Vorbereitung) und 495 Vorträgen.

Das seit 1976 de facto bestehende Lehrgebiet der Phoniatrie wurde mit Wirkung vom 1. Januar 1980 durch ministerielle Entscheidung auch de jure bestätigt. Eine Dozentur (1976) und ein Lehrstuhl (1982) für Otorhinolaryngologie, von denen die Phoniatrie bis dahin vertreten wurde, erhielten die offizielle Bezeichnung „Otorhinolaryngologie/Phoniatrie". Damit ist dieses Fachgebiet, für das Hermann *Gutzmann* sen. 1905 mit seiner Habilitation den Grund gelegt hatte, jetzt nach 85 Jahren definitiv als akademische Lehrdisziplin an der Berliner Charité etabliert.

Literatur

Arentsschild, O. v. (1990). Zum 125. Geburtstag des Begründers der Phoniatrie – Hermann Gutzmann. Z. ärztl. Fortbild. **84**, 68–70.

Gutzmann, H. sen. (1912). Sprachheilkunde. Kornfeld, Berlin.

Leden, H. v. (1981). From Galen to Gutzmann. HNO-Praxis **6**, 175–178.

Luchsinger, R., Arnold, G. (1970). Handbuch der Stimm- und Sprachheilkunde. 3. Aufl., Springer, Wien, New York.

Seidner, W. (1987). „Die funktionelle Stimmschwäche der Sänger, Sprecher und Kommandorufer". Gedenken an Theodor Simon Flatau (1860–1937). Folia phoniat. **39**, 316–317.

Wendler, J. (Hrsg.) (1980). 75 Jahre Phoniatrie. Festschrift zu Ehren Hermann Gutzmann sen. Humboldt-Univ., Berlin

Wendler, J. (1981). 75 Jahre Phoniatrie. In memoriam Hermann Gutzmann sen. HNO-Praxis **6**, 170–174.

1710–1990 – 280 Jahre Seelsorge im Krankenhaus der Charité zu Berlin

Von M. *Petzoldt* unter Mitarbeit von N. *Timpe* und J. *Meyke*

Leib- und Seelsorge sind von alters her christliche Tugenden und von ihrer biblischen Begründung her auch stets in der Beziehung zueinander gesehen worden. Jesus selbst werden die Worte in den Mund gelegt: „Was ihr einem in Not geratenen Mitmenschen Hilfreiches tut, das habt ihr nicht nur ihm, sondern mir getan!" Und „Ich bin krank gewesen und ihr habt mich besucht."

Solche Worte und der daraus abgeleitete Auftrag hat zu allen Zeiten der Geschichte Menschen herausgefordert, anstehende Nöte lindern zu helfen und Menschen in Krisensituationen ihres Lebens beizustehen. Schließlich ist die Auferstehungshoffnung den Helfern eine Kraftquelle geworden, gerade Menschen auf der letzten Wegstrecke ihres Lebens zu begleiten und somit auch im Sterben die Würde des Menschen zu achten.

Von den Anfängen

Eine im Jahr 1709 heraufziehende Pestgefahr veranlaßte somit auch Friedrich I., König in Preußen und Kurfürst von Brandenburg, zur Errichtung eines Pesthauses. In der Geschichtsschreibung der damaligen Zeit lautete dies so: „Als in denen Jahren 1709 und 1710 das Königreich Preussen, von dem Allerhöchsten mit einer wütenden Pest heimgesucht wurde, und zu befürchten war, dass sothane Land-Plage durch Unvorsichtigkeit oder auch Bossheit einiger damit behafteten Personen, in die hiesigen Lande, wie bereits in Prentzlow in der Uckermark sich geäussert, auch wohl gar in die hiesige Residentz geschleppt werden könnte; So waren Se. Königliche Majestät in Preussen Friedrich der Erste, Glorwürdigsten Andenkens, aus wahrer Menschen-Liebe mit Christlöblichem Eifer beflissen im Christ- und Leiblichen alle nur möglichen Anstalten dage-

gen vorzukehren. Anerwogen Höchstdieselben geruhten, sowohl Tägliche Abend-Betstunden im Land und in hiesiger Residentz anzuordnen, den durch wahre Busse und hertzliches Gebet den Allerhöchsten zu bewegen, dieser Plage Einhalt zu thun, und solche von unseren Gräntzen abzuhalten; Als auch im Leiblichen solche Verfügung zu machen, dass wenn, ohne erachtet der starken Postirungen an den Gräntzen, das Uebel dennoch hereinbrechen solte, den Armen und dürftigen geholfen, und nicht viele durch die, mit solcher Plage gemeiniglich vergesellschafteten Hungers-Noth aufgerieben und die Angestekten von Gesunden abgesondert werden möchten." (1)

Bereits im Königl. Reglement vom 14. Nov. 1709 (Cap. IX) wurde die Anweisung erteilt, daß 1 Prediger anzustellen sei, und „weil der Pest-Prediger, Medici und Chirurgi, von anderen gesunden Leuten, wie billig, abgesondert seyn müssen, so werden denen Wohnungen in der Nähe anzulegen seyn." (2)

Tabelle 1: Evangelische und katholische Seelsorge in der Charité

Evangelische Seelsorge

1. Charité-Pfarrstelle (ehemalig reformiert)
   1. 1739–1745 *Geiß*, Johann Gottfried
   2. 1745–1748 *Haupt*, Heinrich Andreas
   3. 1748–1755 *Wedde*, Adolf Heinrich
   4. 1755–1760 *Lorentz*, Johann Kaspar
   5. 1760–1765 *Thiele*, Karl Friedrich
   6. 1765–1770 *Braumüller*, Johann Philipp
   7. 1770–1772 *Herr*, August Wilhelm
   8. 1772–1775 *Schmidt*, August Friedrich Gotthilf
   9. 1775–1783 *Ulrich*, Johann Heinrich Friedrich
   10. 1783–1787 *Moers*, Johann Heinrich Ernst
   11. 1787–1790 *Schleemüller*, Karl Gottlieb
       1790–1796 vac.
   12. 1796–1802 D. *Schleiermacher*, Friedrich Daniel Ernst
   13. 1802–1807 *Metger*, Friedrich Severin

14. 1807–1808 *Petiscus*, August Heinrich
15. 1808–1846 *Gossaur*, Leopold Franz
16. 1846–1848 *Salin*, Ernst Samuel
17. 1849–1852 D. *Steinmeyer*, Franz Karl Ludwig
18. 1852–1866 *von Tippelskirch*, Friedrich Karl Ernst August
19. 1867–1894 *Schulze*, Friedrich Wilhelm
20. 1895–1916 *Rohde*, Karl Ferdinand Oskar
21. 1916–1933 *Deichmann*, Karl Theodor Adolf
22. 1934–1955 *Gabriel*, Georg Friedrich Wilhelm
23. 1955–1981 *Holtz*, Erich
   (ab 1973 Landespfarrer)
24. 1982– *Meyke*, Johannes

2. Charité-Pfarrstelle (ehemalig lutherisch)
1. 1727–1732 *Schröder*, Johann Friedrich
2. 1732–1735 *Weitzmann*, Georg Friedrich
3. 1735–1739 *Schütze*, Daniel Jakob
4. 1739–1743 *Schumacher*, Karl Christoph
5. 1743–1744 *Krabbes*, Johann
6. 1744–1749 *Schröder*, Johann Lukas
7. 1749–1753 *Baumann*, Christian Jakob
8. 1753–1758 *Bandow*, Joseph Friedrich
9. 1758–1764 *Richter*, Gottlob Friedrich
10. 1764–1768 *Horch*, Johann Friedrich
11. 1768–1771 M. *Büttner*, Karl Friedrich
12. 1772–1778 *Franke*, Johann Robert
13. 1779–1782 *Zöllner*, Johann Friedrich
14. 1782–1787 *Gruft*, August Michael Friedrich
15. 1788–1796 *Ahrendts*, Johann Christoph
16. 1796–1800 *Prahmer*, Johann Georg Wilhelm
17. 1800–1805 *Klaproth*, Heinrich Wilhelm Ferdinand
18. 1805–1809 *Ritter*, Christoph Gerhard Wilhelm
19. 1809–1811 *Ribbeck*, Johann Gabriel Ernst Friedrich
20. 1812–1820 *Heinke*, Karl Friedrich
21. 1821–1833 *Typke*, Josef Wilhelm
22. 1833–1847 *Melcher*, Johann Wilhelm
23. 1848–1886 Dr. *Alt*, Heinrich Julius
24. 1886–1895 *Rohde*, Karl Ferdinand Oskar
25. 1895–1905 *Rauch*, Friedrich Adolf Theodor
26. 1905–1909 *Onasch*, Johann Karl Hermann
27. 1909–1910 *Oberhof*, Albert
28. 1911–1916 *Deichmann*, Karl Theodor Adolf
29. 1916–1933 D. Dr. *Fenner*, Friedrich August
30. 1935–1945 *Schötz*, Alfred Max Paul Otto
   1945–1954 vac. (ab 1940 Versetzung in den Militärdienst)
31. 1954–1955 *Kuhlmey*
32. 1955–1976 *Kanz*, Rudolf
33. 1977–1984 *Wegener*, Renate
34. 1985– *Petzoldt*, Michael

3. Charité-Pfarrstelle
1. 1854–1867 *Schulze*, Friedrich Wilhelm
2. 1867–1879 Dr. *Windel*, Karl Friedrich Adam

3. 1880–1886 *Rohde*, Karl Ferdinand Oskar
4. 1887–1891 D. *Hagenau*, August Rudolf Wilhelm
5. 1891–1894 Dr. *Entzian*, Hermann Karl
6. 1894–1895 *Rauch*, Friedrich Adolf Theodor
7. 1895–1905 *Onasch*, Johann Karl Hermann
8. 1905–1909 *Brenning*, August Wilhelm Ernst
9. 1909–1921 *Pfeiffer*, Jeremias Wilhelm Jakobus
10. 1922–1935 Dr. *Gonser*, Immanuel
   seitdem unbesetzt (9)

Katholische Seelsorge
1. 1912–1919 *Leweck*, Michael
2. 1920–1950 *Lakomy*, Oskar
3. 1951–1975 *Schnabel*, Alois
4. 1976–1986 *Walter*, Franz-Xaver
5. 1987– Dr. *Timpe*, Wilhelm Nikolaus Ulrich

Berlin blieb von der Pest verschont, und so stand das neue für die damaligen Verhältnisse gut eingerichtete Pesthaus bald einsam und verlassen weit draußen vorm Spandauer Tor. Der Rat der Stadt benutzte es „für Kranke und zugleich Spinnhaus für Vagabonden und ähnliche Leute", die ihren Unterhalt durch Spinnen und andere Handarbeiten selbst verdienen mußten. So ging das neue Pesthaus unter dem Namen „Spinnhaus vor dem Spandauer Tor" in die Geschichte ein.

Als erster Prediger findet sich der Baccalaureus in Cöln Georg Leonhard *Beyer* (3). Bezeichnend ist, daß die Erörterung der seelsorgerlichen Versorgung der Hospitaliten in allen Schriften jener Zeit immer einen breiten Raum einnimmt; der Ärzte wird entweder gar nicht oder immer erst an zweiter Stelle gedacht, überhaupt nicht in der ältesten Zeit der Charité, d. h. in dem Zeitraum von 1710 bis 1727. 1726 bestimmte Friedrich Wilhelm I. das Hospital zur „Heil- und Lehranstalt", und als solche konnte es am 1. Januar 1727 unter dem Namen „Lazareth-Hospital vor dem Spandower Thore" seiner Bestimmung übergeben werden. Den Namen Charité hat wenige Tage später der König selbst geprägt. Auf einer Urkunde vom 14. Januar 1727 findet sich, flüchtig hingeworfen, seine handschriftliche Randbemerkung:

„Es soll dies Haus die Charité heißen"

In der damaligen Geschichtsschreibung wird dieser Satz so kommentiert: Die Anstalt sollte nach des Königs Willen „jederzeit also genennet werden, damit es jedwedem frey stünde,

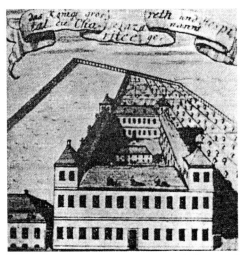

Abb. 1. Charité mit Oberinspektor-Wohnhaus und Speise- bzw. Kirchsaal. Nach *Wille* (1955). Signiert von Schleuen und mit den Insignien Friedrich Wilhelms I.

von seinem Ueberfluß aus christlicher Liebe denen armen Kranken beyzuspringen, wie man saget, charité zu erweisen." (4)

Da der Raum für die Kranken bald zu knapp wurde, setzte man ein zweites Stockwerk auf einen Flügel auf, um dort anstekkende Kranke unterzubringen. Wie Abbildung 1 zeigt, bildete das Haus ein großes Viereck, in dem sowohl die Wohn- und Wirtschaftsräume wie die Krankenzimmer untergebracht waren; dazu das Oberinspektor-Wohnhaus mit dem Speise- bzw. Kirchsaal.

Schon am 2. Juli 1727 war in der Konferenz des Armen-Direktoriums beschlossen worden, „dass der Bau bey der Charité abgeredetermassen anfangen solle, und ein Back- und Brauhaus samt Küche, Speisekammer und Kirchsaal gebaut und der Abriss davon von dem Hofbaumeister Herrn Grotlen, der darum zu ersuchen, verfertigt werde." (5) In kurzer Zeit wurde über dem Kellergeschoß der Speisesaal erbaut, der so groß bemessen war, „dass mehrere 100 Menschen an Tafeln bequem darin sitzen konnten." (6) Da der Speisesaal zugleich anstelle einer Kirche zum Gottesdienst gebraucht werden sollte, wurde er der alten und gebrechlichen Leute wegen mit zwei großen Öfen und einem Kamin für den Winter versehen. Die Seelsorge war einem studiosus theologiae übertragen, der im Hause wohnte, bei dem Oeconomen freie

Kost hatte und dem dafür nach 2 oder 3 Jahren eine gute Pfarre in Aussicht gestellt war.

Nachdem 1727 die Charité als Krankenhaus eröffnet war, wurde auf Grund eines Konferenzprotokolls der Königlichen Armendirektion vom 4. Dez. 1726 ein lutherischer Prediger berufen. Er hatte sonntäglich zu predigen, täglich eine Betstunde und zweimal in der Woche Examen zu halten. Dem Armendirektorium wurde damals auch vom König das Patronatsrecht für die Charité-Kirche verliehen; die Charité-Prediger blieben jedoch dem Probst in Berlin untergeordnet.

Für die reformierten Kranken sorgte damals der Prediger am Friedrichs-Waisenhaus. Das hatte folgenden Hintergrund: Noch immer wirkte nach, daß Kurfürst Johann Sigismund, ganz bestimmt auch aus politischen Erwägungen heraus, 1613 vom Luthertum zum reformierten Glauben übergewechselt war. Das Konsistorium – die oberste Staatskirchenbehörde des Landes – war zwar lutherisch: Eine ausschlaggebende Stimme hatten aber reformierte Räte und Theologen (7). So war es folgerichtig, daß 1738 mit der Anstellung des ersten reformierten Pastors an der Charité mit ihm die 1. Pfarrstelle besetzt wurde. Dies war vom Königshaus bewußt gefördert und unterstützt worden und dauerte fast 100 Jahre, bis 1830, als die Scheidung zwischen lutherischen und reformierten Predigern in der Charité aufhörte. „Unter dem 20. Januar 1737 stifteten der Geheime Rat von Risselmann und der Dr. theol. Elsner ein Kapital von 1.500 Talern zur Besoldung eines reformierten Predigers bei der Charité; eine Fundation, die der König unter dem 19. März 1739 bestätigte. Letzterer sagte, dass der reformierte Prediger gleich dem lutherischen neben seinem Gehalt freie Station und Wohnung und ausserdem 10 Taler als Zubusse aus der Kasse erhalten sollte." (8) Neben diesen beiden Pfarrstellen wurde 1854 eine weitere evangelische Pfarrstelle besetzt und ab 1912 auch ein katholischer Charité-Pfarrer eingestellt.

Schwerpunkte der Jahre 1737–1799

Im Reglement aus dem Jahre 1737 wird festgestellt, daß sich im Erdgeschoß der damaligen Charité neben anderen Räumlichkeiten auch die Stuben des Controleurs, des Hausvaters und des Küsters befanden und in der 3. Etage die zwei Prediger der Anstalt wohnten (10). Die schöne Lage der Prediger-Wohnung entlockte einem durchreisenden fremden Pastor folgende begeisterte Schilderung:

„Die schönste Wohnung in Absicht der Aussicht, die ich je gesehen habe, ist die Wohnung der Prediger, welche im dritten Stock ist. Ich war in ihren Zimmern und fand daselbst ein entzückendes Schauspiel fürs Auge. Ganz Berlin lag vor mir. Ich konnte alle Kirchthürme zählen, bis auf die Sebastiankirche in der Köpenicker Vorstadt. Zur Rechten übersah man einen Teil des Tiergartens bis an die Hütten; zur Linken hebt sich das gräflich-preussische Gartenpalais unter den Hecken empor. Hoch in die Höhe ragt die Wasserkunst, welche in dem Garten angelegt ist. Jenseits derselben ketten sich noch einige Gärten aneinander und die Aussicht verliert sich in das offene Feld und die grosse Allee, die nach Schönhausen führt. Diese Aussicht sollte einmal eine Meisterhand wie Rode malen." (11)

Die Tauf- und Totenbücher beginnen mit dem Jahr 1727. Sind für das Jahr 1727 bereits 15 Taufen verzeichnet, so steigert sich deren Zahl im Jahr 1749 bereits auf fast 200 (12). Der erste Konfirmations- und Traueintrag stammt aus dem Jahr 1744: „Anno 1744, den 24ten April sind von mir allhier examiniert, confirmieret und eingesegnet worden Andreas Wulenaus und Maria Elisabeth Ziebenbergen beide aus Brandenburg geburtig. Johan Lucas Schroiter" (13).

Es spricht für den Geist der Begründer der Charité, daß sie ihrem Grundsatz christlicher Barmherzigkeit treu geblieben waren und wirkliche Barmherzigkeit praktiziert wurde. „Aufgenommen wurden auf jedesmalige Odre des Armen-Directoriums in die Anstalt unentgeltlich alle Armen, sofern sie in Berlin bereits 3 Jahre ihren Wohnsitz hatten; fremde kranke fanden ebenfalls unbedingt Aufnahme" (14). Noch 1789 lobt *Krünitz* in seiner Enzyklopädie die Charité als Muster gegenüber den Armenhäusern anderer Großstädte: „Hier wird jeder arme Kranke umsonst curiert, und bis zu seiner Besserung verpfleget; und ein armes, gefallenes Mädchen kann hier ohne Geräusch unter der besten Beyhülfe gebären. Man fordert hier nie Lohn; selbst einer durch Laster erkrankten Person fordert man keinen Pfennig ab. Daher wird dieses Haus nie von Kranken leer, und wird dadurch die vortrefflichste Schule der Aerzte und Wund-Aerzte im ganzen preussischen Lande. Die Einrichtung dieses in aller

Absicht vortrefflichen Hauses ist viel menschenfreundlicher, als dieselben wohltätigen Anstalten anderer grossen und volkreichen Städte sind, die durch unglückliche Einrichtungen gerade diesem Zweck entgegen streben und dadurch die Pest des Menschen Geschlechtes werden. Hier wird kein Kranker neben den anderen in Ein Bette gelegt, damit er ja nicht durch dessen vergiftende Ausdünstung und Berührung eine doppelte Krankheit erhalte; noch weniger liegt er hier neben den Verstorbenen 24 Stunden lang, in demselben Bette, wie dies sehr oft, vor Necker's Zeit in dem Hotel de Dieu zu Paris geschahe; sondern ein jeder hat sein besonderes Bett, und geniesst nach Beschaffenheit seiner Krankheit auch eine besondere Pflege. Eine Menge Personen sind zur Aufwartung und Bedienung der Kranken bestimmt; die Zimmer werden beständig durch Luftzüge und Räuchern von giftigen Dünsten gereinigt, und auf diese Weise, da ohnehin das Haus ausserhalb der Stadt liegt, wird der Aufenthalt der Kranken desto unschädlicher gemacht." (15)

In den folgenden Jahren werden aber auch manche Mißstände deutlich. Allen voran wird der langjährige lutherische Prediger Wilhelm *Prahmer* zum Sprecher derer, die den Mut haben, die Mißstände beim Namen zu nennen und von der Direktion und vom König selbst Abhilfe einfordern. In seiner Schrift „Einige Worte über die Berlinische Charité zur Beherzigung aller Menschenfreunde" (16) nennt *Prahmer* im Jahr 1798 vier Hauptfehler:

„1. Mangel an gehöriger Aufwartung.
dass man für 12 Groschen monatlichen Lohn keine brauchbaren Aufwärter bekömmen könne. Vielfach finde man darunter Personen, die als Kranke in der Anstalt gelegen hätten und froh wären, ein Unterkommen gefunden zu haben. Diese betrügen die Anstalt, nehmen von den Kranken, was sie an Essen und Trinken bekommen könnten und sind dabei in so geringer Zahl angestellt, dass es den Kranken überall an Aufsicht fehle.

2. Mangelhaftes Essen.
Man ernennt als Küchenmädchen die liederlichsten Personen, die gewöhnlich zuvor krätzig und venerisch waren, dabei auch gewöhnlich ihre frühere Beschäftigung fortsetzten, von Schmutz starrten und für den monatlichen Lohn von 4 Groschen gewissermassen zum Zwange dienen müssen. Sie stehlen das Essen und verkaufen es an die Kranken. Dabei lasse die Zubereitung alles zu wünschen übrig; zumal nur die minderwertigsten Rohmaterialien gekauft werden.

3. Mangel an Wäsche.

Sie ist an Menge völlig ungenügend: ein Teil der Kranken bleibt in seinen mit Ungeziefer verunreinigten Lumpen liegen. die Anstaltswäsche besteht aus der allergröbsten Sackleinewand. Da wundere man sich. wenn die Krankenstuben von Ungeziefer. Flöhen. Wanzen. Läusen verunreinigt werden! Und nun stelle man sich den Zustand der Charpie vor. die aus diesen verwanzten und verlausten Leinwandstücken gewonnen und zu Verbänden der Wunden verwendet wurde!

4. Mangel an Oekonomie.

Die Oekonomie lasse nicht mehr als alles zu wünschen übrig. Alle Forderungen der Aerzte im Interesse der Kranken würden. wenn überhaupt. mit solcher Langsamkeit und Unvollkommenheit ausgeführt. dass die sorgfältigste Behandlung der Aerzte den dadurch erwachsenen Schaden nicht wieder gut machen könne. Die Oekonomie sorge für ihre Ochsen und Pflanzen besser. als für die Kranken."

Das Aufzeigen solch schlimmer Tatsachen durch den Charité-Pfarrer hatte zur Folge. daß sowohl der König als auch das Direktorium alles aufwendeten. um wieder normale bzw. vorbildhafte Strukturen und Verhältnisse zu schaffen. Wie dieses Beispiel zeigt. wurde Seelsorge nicht nur als Fürsorge und geistliche Begleitung des Kranken oder Sterbenden verstanden. sondern hatte ebenso das soziale Umfeld im Blick. Krankenhausseelsorge verstand sich damit nicht nur als seelsorgerliche Begleitung und Betreuung von Patienten. sondern immer mehr auch in der Übernahme von Mitverantwortung in der Begleitung von Schwestern und Ärzten und der Mithilfe im sozialen Bereich.

Bei der möglichst alle Patienten erreichenden seelsorgerlichen Tätigkeit stand im Vordergrund die Toleranz gegenüber den Andersdenkenden. In einer Dienstanweisung vom 28. Nov. 1853 für die Krankenwärter und Krankenwärterinnen des Königlichen Charité-Krankenhauses zu Berlin wird unter der Überschrift „Befriedigung des religiösen Bedürfnisses" hervorgehoben (17):

„§ 123

Die in der Anstalt gebotene Gelegenheit zur Theilnahme an gottesdienstlichen Handlungen wird den Wärtern zur möglichst fleissigen Benutzung empfohlen. Wünscht ein Wärter in die Kirche zu gehen, so ist hiervon dem Hausvater Anzeige zu machen, der ihm den erforderlichen Urlaub ertheilen wird, sofern eine Vertretung möglich ist.

§ 124

Kranke. welche in die Kirche und zum heiligen Abendmahl zu gehen wünschen, und hierzu die ärztliche Zustimmung erhalten haben, dürfen davon nicht abgehalten werden. Sie sind vorher mit reiner Wäsche und Kleidung zu versehen. Die bevorstehende Abhaltung einer Abendmahlfeier. welche dem Wärter vom Küster mitgetheilt wird. ist von dem Ersteren zur Kenntnis der Kranken zu bringen. Wünscht ein Kranker ausser der sonntäglichen Feier das heilige Abendmahl zu nehmen, so hat der Wärter hiervon sogleich dem Hausvater Anzeige zu machen und den von diesem ausgestellten Schein dem Assistenzarzte der Station vorzulegen. Hat dieser mit Rücksicht auf den Zustand des Kranken die Verabreichung des heiligen Abendmahls für zulässig erklärt. so bringt der Wärter den von dem Assistenzarzte unterschriebenen Schein ohne Verzug zum Küster. der für die Herbeirufung des Geistlichen der Anstalt, oder wenn der Kranke einer anderen Confession angehört. des Geistlichen dieser Confession. Sorge zu tragen verpflichtet ist. Wünscht ein Kranker ausserdem den Zuspruch eines Geistlichen seiner Confession. so muss der Wärter diesen Wunsch sogleich dem Küster mittheilen. Lässt der Zustand des Kranken ein Bedenken aufkommen. so ist zuvor der Assistenzarzt zu fragen und nach dessen Erklärung zu handeln. Bei allen Meldungen an den Küster ist anzugeben. ob Eile nöthig ist oder nicht.

§ 125

Zur Abhaltung der Betstunden auf den Kranken-Zimmern haben die Wärter die erforderlichen Geräthe entweder von dem Küster oder aus dem Kranken-Zimmer. in welchem zuletzt Betstunde gehalten. abzuholen und nach Anleitung des Küsters aufzustellen. Sie müssen dafür sorgen. dass alle Kranke. für welche die Betstunde abgehalten wird. in dem Zimmer anwesend sind. und sich. der Würde der Handlung entsprechend. ruhig und anständig verhalten. Sie selbst dürfen zwar nichts in der Pflege der Kranken versäumen. jedoch während der Betstunde nicht solche Geschäfte verrichten. die ohne Nachtheil ruhen können. Sie müssen selbst der Betstunde beiwohnen. einer der dienstthuenden Wärter muss jedoch ausserhalb der Thür die Aufsicht führen. damit die Betstunde ausserhalb nicht durch Geräusch gestört wird. Ohne dringende Veranlassung ist deshalb auch während der Betstunde der Eintritt in das Kranken-Zimmer zu verbieten.

Kranke nicht evangelischer Confession dürfen zur Theilnahme an der Betstunde nicht veranlasst werden. überhaupt ist Alles sorgfältig zu vermeiden. was die religiösen Ueberzeugungen derselben verletzen könnte."

Friedrich Schleiermacher

Schleiermacher, wohl der bekannteste unter den Charité-Predigern. beschrieb sich in seiner Antrittspredigt am 18. Sept. 1796 als Fürsprecher für die Ärmsten der damaligen Gesell-

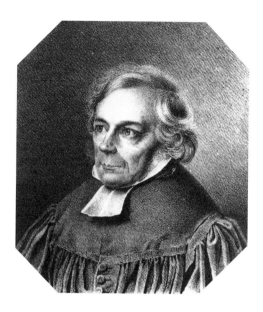

Abb. 2. D. Friedrich Daniel Ernst Schleiermacher, Charité-Pfarrer von 1796 bis 1802

Schleiermachers Aufzeichnungen „Zum Armen Wesen" dienten einer großräumigen Betrachtung des Problems. Rechtliche und politische Grundlagen sollten ebenso zur Sprache kommen wie die differenzierten Sozialverhältnisse in Stadt und Land und die Geschichte der bisherigen Rechtsvorschriften und Verfassungsgrundlagen. Der Komplex psychischer Erkrankungen, mit denen *Schleiermacher* als Seelsorger konfrontiert war, wurde mit der Frage angesprochen, „ob man die Tollen in Familien laßen darf und in wiefern man hoffen kann mit der Zeit dem Tollwerden vorzubeugen". (21) Ziel aller seiner Reformbestrebungen war, daß die Armenanstalten „suchen müssen sich selbst entbehrlich zu machen." (22)

Nach langem Hin und Her war 1785, nachdem das bisherige Charitégebäude an vielen Stellen vom Einsturz bedroht war, mit dem Neubau des Haupt- und Mittelgebäudes begonnen worden. Ende 1800 konnte ein den damaligen Ansprüchen genügendes neues Krankengebäude in Betrieb genommen werden.

Von der ersten Charité-„Kirche" und dem Charité-Kirchhof

Noch im gleichen Jahr, am 30. November 1800, wurde in der nordwestlichen Ecke des Gebäudes die erste „Charité-Kirche" eingeweiht, die 12 Jahre später, trotz der Not der Zeit, auch eine Orgel und einen Organisten erhielt (23).

Auf Befehl des Königs wurde die „Kirche" mit Gesangbüchern, Bibeln und Erbauungsbüchern sowie mit silbernen Kommunion- und Taufgeräten ausgestattet. Durch Verfügung vom 9. März 1811 erhielten die Geistlichen das Recht zum Tragen der Amtstracht und durch Allerhöchste Kabinettsorder vom 14. Dez. 1891 den Rang der 5. Klasse der höheren Beamten der Provinzialbehörden verliehen. Seit 1822 erfolgte der Gottesdienst nach der für die Hof- und Domkirche angewendeten Kirchenagenda. Am 12. Mai 1833 hatte der Minister der geistlichen Unterrichts- und Medizinal-Angelegenheiten die Patronatsrechte dem Konsistorium der Provinz Brandenburg übertragen. So bildete die Charité eine eigene evangelische Parochie. Ein Kaplan der Hedwigsparochie nahm die Seelsorge der katholischen

schaft in der Nachfolge Christi an „Menschen, die sich nicht der Achtung und Ehre der Welt erfreuen, arm sind an materiellen und geistigen Gütern." (18) Und er fuhr fort: „Es ist wahr, ich habe nicht viele Hunderte von Zuhörern, und ich trete nicht mitten unter den Palästen der Königsstadt auf, sondern vor einem kleinen Häuflein und in dem Hause, welches die christliche Liebe gebauet hat; aber ich weiss, dass schon Christus es sich zur Ehre rechnete den Armen das Evangelium zu predigen, und dass von je her die Religion eine Menge treuer Verehrer unter den niedrigsten Ständen gefunden hat." (19)

Die Hauptaufgabe *Schleiermachers* bestand in der Wahrnehmung umfänglicher Predigtdienste. Er war verpflichtet, an allen Sonn- und Feiertagen im Wechsel mit seinem lutherischen Amtskollegen vor- und nachmittags zu predigen. Die Vormittagspredigt war am gleichen Tag nachmittags zu wiederholen, desgleichen die Nachmittagspredigt am darauffolgenden Tag, vorausgesetzt, daß dem nicht andere Amtsgeschäfte entgegenstanden. Seine Seelsorgetätigkeit erstreckte sich nicht nur auf die Insassen der Charité. Laut Instruktion war *Schleiermacher* auch zur „Besuchung der Armen in der Spandauer Vorstadt und Dorothée-Stadt" verpflichtet, „falls sie ihn darum geziehmend ersuchen" (20).

Kranken gegen Gewährung einer Remuneration wahr. Nach 1832 wurden dem zweiten evangelischen Geistlichen der Unterricht der Gemütskranken übertragen und zur weiteren Bewältigung der anfallenden Aufgaben 1854 eine dritte evangelische Predigerstelle eingerichtet.

Eine „Instruction für die Geistlichen an der Charité-Kirche zu Berlin vom 23. Juni 1847" (24) beschreibt die umfangreichen seelsorgerlichen Aufgaben an den Kranken und am Personal der Charité:

I. den Kirchendienst betreffend

§ 1

An jedem Sonn- und Festtage wird vormittags von 10–11 ½ Uhr, und sollte sich dafür ein Bedürfnis herausstellen, auch des Nachmittags um 3 Uhr, in der Kirche der Anstalt, ein öffentlicher Gottesdienst mit Gesang, Gebet und Predigt gehalten, und dabei die Liturgie nach der Agende gebraucht.

§ 2

Sonntags nachmittags um 3 Uhr werden die in der Gebäranstalt befindlichen und neugeborenen Kinder in der Kirche, in Fällen der Not auch an den Wochentagen und dann in dem Saale der Gebär-Anstalt getauft. Die Taufe der Kinder der Officianten und Hausbedienten wird auf Verlangen in der Wohnung der Eltern verrichtet.

§ 3

Alle zwei Monate und außerdem am Karfreitage nach dem Bedürfnisse auch öfter, wird das Heilige Abendmahl in der Kirche ausgeteilt. Der Gottesdienst beginnt alsdann um 9 Uhr Vormittags. Die Abkündigung der Feier findet am Sonntage vorher in der Kirche statt; die von der Charité-Direktion dazu zu bestimmenden Beamten müssen dieselbe im Laufe der Woche auf den Kranken-Sälen bekannt machen.

§ 4

Bei dem Schlusse der Krankenwärter-Schule und bei dem Anfange des neuen Kursus derselben, hat der Geistliche in seiner Predigt die Krankenwärter und die in der Schule dazu ausgebildet werden sollen, auf die christlichen Pflichten eines Krankenwärters hinzuweisen.

II. den Dienst auf den Kranken-Sälen betreffend

§ 5

Die Wirkungskreise der beiden Charité Geistlichen hinsichtlich der Abhaltung der Betstunden auf den Krankensälen und der speziellen Seelsorge für einzelne Kranke, werden mit Vorbehalt weiterer Bestimmungen vorläufig örtlich dahin abgegrenzt, daß dem einen Geistlichen die Kranken-Säle in der sogenannten neuen Charité und in dem nordwestlichen Flügel der alten Charité, und dem anderen die Kranken-Säle in dem übrigen Teile der alten Charité überwiesen werden sollen. Es versteht sich jedoch hierbei von selbst, daß wenn einzelne Kranke aus besonderem Vertrauen die Zusprache des anderen Geistlichen, als welchem sie nach dieser Einteilung zugewiesen sind, ausdrücklich verlangen, dieser Geistliche berechtigt, und auch verpflichtet ist, diesem Verlangen Folge zu leisten.

§ 6

Die Betstunden werden in der Regel an den Wochentagen zwischen 10 und 11 ½ Uhr Vormittags, oder zwischen 2 und 4 Uhr Nachmittags, mit Ausschluß der Besuchstage, abgehalten.

Jeder der beiden Geistlichen hält wöchentlich sechs Betstunden, und wird bei dem Wechsel der Zimmer, in denen dieselben stattfinden, möglichst das Bedürfnis aller Kranken berücksichtigen.

Wegen der großen Anzahl von Krankenzimmern müssen die Kranken, die das Bett verlassen können, in dasjenige nächste Zimmer zusammenkommen, in dem viele Kranke zu Bett liegen; befinden sich aber in einem Zimmer sechs oder mehr Kranke, die dasselbe nicht verlassen dürfen, so ist dort eine besondere Betstunde abzuhalten.

In Zimmern, in denen lebensgefährliche Kranke liegen, für deren Zustand nach der Überzeugung des betreffenden Arztes die Betstunde nachteilig werden könnte, darf eine solche nicht abgehalten werden.

Bei Gelegenheit der Betstunden ist zugleich den Kranken, die es verlangen, das heilige Abendmahl zu reichen.

Zu den Betstunden werden die vorhandenen tragbaren Altäre benutzt.

§ 7

Auf der Irren-Station wird wöchentlich eine Betstunde in dem Sprechzimmer der ersten Etage gehalten, an welcher die epileptischen Kranken, und diejenigen Geisteskranken Teil nehmen, welche der dirigierende Arzt dieser Abteilung dazu für geeignet erklärt.

§ 8

Jeder Geistliche hat am Sonnabend der Charité-Direktion die Anzeige zu machen, wann er am nächsten Sonntag das Heilige Abendmahl abhalten will, ferner, auf welchen Sälen, an welchen Tagen und zu welcher Stunde in der Woche er seine Betstunden halten werde, und dafür zu sorgen, daß der Küster die Tafeln, auf welchen der Tag und die Stunde der Andacht bemerkt ist, auf den betreffenden Sälen am Sonntage vorher, aufhängt.

§ 9

Gegen Ende jeden Vierteljahres haben die Geistlichen eine Übersicht der von ihnen auf den Krankensälen gehaltenen Betstunden, mit Angabe der Tage, Stunden, Kranken-Abteilungen und Stubennummern, der Charité-Direktion einzureichen, dabei die

Zahl der Kranken, welche dabei das heilige Abendmahl empfangen, anzugeben und unter den dazu bestimmten Rubriken zu bemerken, wann, wo und aus welchen Gründen, eine Betstunde hat ausfallen müssen, und was er wünscht, daß Nötiges und Heilsames angeordnet, Unziemliches und Störendes aber abgestellt werde.

§ 10

Die Geistlichen müssen auch außer den Betstunden die Krankenzimmer fleißig besuchen, besonders die, in welchen die am gefährlichsten darnieder liegenden und hoffnungslosen Patienten sich befinden, um den Leidenden und Sterbenden mit tröstendem Zuspruch und Gebet beizustehen. Die Geistlichen müssen, wenn es durchzuführen ist, auf jedes Zimmer ihrer Abteilung wöchentlich kommen, um jedem Kranken die Möglichkeit darzubieten, geistlichen Zuspruch empfangen zu können. Die Nachmittags-Stunden von 2 bis 4 Uhr, außer an den Besuchstagen ist die geeignete Zeit für solche Besuche. Sollte in einzelnen Fällen der dirigierende Arzt oder dessen Stellvertreter, vom Gespräch des Geistlichen mit einem Kranken für diesen Gefahr fürchten, so hat der Geistliche dem ärztlichen Rat bereitwillig nachzukommen.

III. Geschäfte des die Woche habenden Geistlichen

§ 11

Behufs einer möglichst gleichmäßigen Verteilung der Geschäfte hat jeder der beiden Geistlichen eine Woche um die andere alle in der Charité und in dem dazu gehörenden Pockenhause und Klinikum vorkommenden Amtshandlungen zu verrichten und darf sich deshalb während seiner Woche aus der Charité und den dazu gehörenden Anstalten nicht entfernen.

§ 12

Zu diesen Amtshandlungen gehören auch die Nottaufen, die Trauungen ohne Aufgebot wegen plötzlicher Todesgefahr, die Austeilung des heiligen Abendmahls an schwer Kranke und Sterbende, welches auf der Stelle zu jeder Tages- und Nachtzeit gereicht werden muß, sowie endlich bei Beerdigungen die verlangte Begleitung.

§ 13

Wird die Vornahme einer Amtshandlung jedoch von dem anderen als dem die Woche habenden Geistlichen verlangt, so hat sich dieser derselben zu unterziehen, ohne auf die etwaigen Gebühren dafür welcher der die Woche habende Geistliche erhält, Anspruch machen zu dürfen.

§ 14

Der die Woche habende Geistliche hat ferner die Revision der Tauf- und Todten-Register zu bewirken, welche nach den Receptions-Büchern, dem Diario der Charité-Administration und nötigenfalls nach den Akten derselben in dem Aufnahme-Büreau vorgenommen werden muß, und ist für die Richtigkeit und Vollständigkeit der Eintragungen der Geburts-

und Sterbefälle während seiner Woche verantwortlich.

Desgleichen hat derselbe die während seiner Woche nachgesuchten kirchlichen Zeugnisse zu erteilen, und die auf dieselbe treffenden schriftlichen Arbeiten zu erledigen.

§ 15

Jeder der beiden Geistlichen ist verpflichtet, den anderen während seiner Woche in Krankheits-, notwendigen Abwesenheits- oder dringenden Verhinderungs-Fällen zu vertreten.

IV. Anderweitige Bestimmungen

§ 16

Die Aufsicht über die Bibliothek und die Kontrolle über die Verteilung der darin befindlichen Erbauungsbücher wird dem einen, und die Aufsicht über die Schule, dem anderen Geistlichen aufgetragen werden.

§ 17

So oft in den Konferenzen der Charité-Direktion Gegenstände zu besprechen sind, die auf die Amtsverwaltung und die Seelsorgergeschäfte der Geistlichen Bezug haben, werden diese davon benachrichtigt werden, und sind alsdann verpflichtet, den diesfälligen Beratungen beizuwohnen, und die geforderte Auskunft zu geben.

Ihre Vorschläge und Anträge können sie dabei schriftlich abgeben oder mündlich vortragen.

§ 18

Nötig werdende Abänderungen dieser Instruktion müssen die Geistlichen sich gefallen lassen, sie werden jedoch zuvor darüber mit ihren Ansichten gehört werden.

§ 19

Was endlich Seitens der dirigirenden Ärzte, der Assistenz-Ärzte, der Hausväter, der Krankenwärter, der Ökonomie- und Polizei-Verwaltung der Anstalt, so wie von sämtlichen Domestiken geschehen solle, die amtliche Wirksamkeit der Geistlichen zu unterstützen und zu fördern, darüber hat die Direktion unter gebührender Berücksichtigung der verschiedenen Stellungen der vorgenannten Beamten und Dienstleute das Erforderliche nach Maßgabe des Bedürfnisses und nach pflichtmäßigem Ermessen zu bestimmen.

Berlin, den 8. Juni 1847

Charité-Kirchhof und Charité-Kapelle

Die Beerdigungsfeiern wurden in der Beerdigungskapelle am Obduktionshaus gehalten. Die Bestattungen erfolgten auf dem nahegelegenen Charité-Kirchhof. Dazu heißt es: 1772 „wurde von dem Charitégelände gelegentlich einer Parzellierung des Charitégartens ein au-

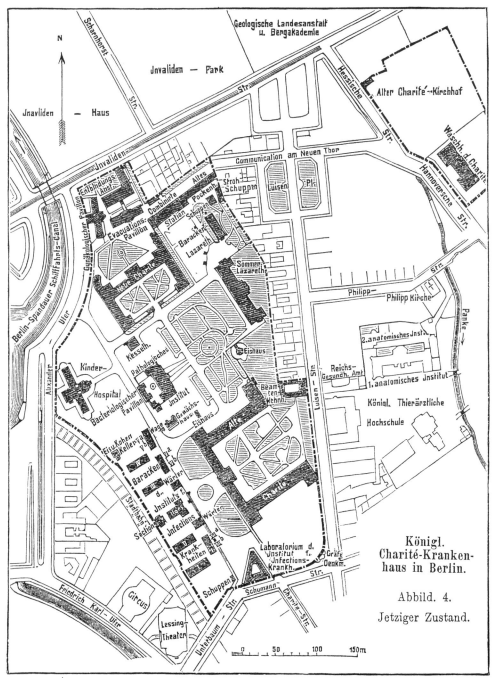

Abb. 3. Im Nordosten der Alte Charité-Kirchhof: daneben das Waschhaus der Charité

ßerhalb der Ringmauer belegener Teil abge-
zweigt und zum Charitékirchhof bestimmt."
Abbildung 3 zeigt den Alten Charité-Kirchhof
im Nordosten an der Hessischen Straße gelegen. Keine 100 Jahre später wurde dieses Ge-

lände jedoch für den Neubau des Waschhau-
ses der Charité benötigt, so daß der Friedhof
am 1. Juli 1859 bereits wieder geschlossen
werden mußte und der Anstalt der etwas ab-
gelegene Kirchhof Ecke Müller- und See-

278

straße im Jahr 1858 „zum Niessbrauch" übergeben wurde.

In einem Schreiben vom 13. 11. 1874 heißt
es. „daß die Charité-Geistlichen, wenn sie von
den Hinterbliebenen darum ersucht werden,
verpflichtet sind, eine Leichenfeier in der Begräbniskapelle des Charité-Krankenhauses
ohne Remuneration abzuhalten. Die Begleitung der Leiche nach dem Charité-Kirchhof
durch den Geistlichen bleibt der Vereinbarung
mit den Hinterbliebenen anheimgestellt." (25)
Die Beerdigungsbücher geben einen Überblick
über die große Zahl der Sterbefälle und
christlichen Beerdigungen (Tab. 2).

Nachdem seit dem 1. April 1900 die sogenannten Armenleichen nicht mehr auf dem
Charité-Kirchhof, sondern auf dem Zentral-
friedhof bei Friedrichsfelde beerdigt wurden,
hatte der Magistrat keine Veranlassung mehr,
die Benutzung dieses Kirchhofes noch weiter
zuzulassen. So wurde der Friedhof Ecke Mül-
ler- und Seestraße zum 1. April 1906 an die
Stadt Berlin zurückgegeben, auch wenn im
Schreiben vom 12. 7. 1906 zugestanden
wurde, daß „die Beerdigungen der Angehörigen der evang. Charité-Gemeinde auf dem
seitherigen Charité-Kirchhof weiter zuzulassen
sind". (26)

Von Diakonen und Diakonissen in der Charité

Auf Jahrzehnte hinaus war der Schwestern-
und Pflegernotstand ein großes Problem. In
den Annalen von 1850 wird beschrieben, auf
welche Weise man sich Abhilfe erhoffte (27):
„Es boten sich indessen den auf Verbesserung
des Wartepersonals gerichteten Absichten die
mannigfaltigsten Schwierigkeiten, da man sich
immer mit bezahlten Wärtern und Wärterin-
nen begnügen mußte, und es ein frommer aber
unerfüllter Wunsch blieb, Personen, welche
sich lediglich um der christlichen Barmherzig-

Tabelle 2: Durchschnittliche Anzahl der Sterbefälle
und Beerdigungen in der Charité 1899–1904

	Sterbe-fälle in der Charité	christl. Beerdi-gungen	auf dem Charité-Kirchhof	in der Charité-Kapelle
1899–1901	1 850	462	250	150
1902–1904	1 733	438	232	132

keit willen dem Krankendienst widmeten, zu
gewinnen." Abhilfe für diesen Notstand sollte
die Einstellung von Diakonissen und Diako-
nen bringen. So wurden Diakonissen beschäftigt

a) aus der Diakonissenanstalt zu Kaiserswerth
vom 15. Juni 1843 bis 1. April 1905
b) aus dem Diakonissen-Mutterhaus zu Bielefeld
vom 2.Mai 1877 bis 1. Okt. 1904
c) aus der Provinzial-Krankenpflegerinnenan-
stalt Klementinenhaus
(Provinz Hannover) vom 4. Mai 1896 bis 1.
April 1906.

Außerdem waren vom 1. Juli 1883 bis 1. Oktober 1893 evangelische Diakone aus der
Westfälischen Landesanstalt zu Bielefeld auf
der Station für geisteskranke Männer tätig
(28).

Doch auch dies war auf lange Sicht hin keine
Lösung des Schwestern- und Pflegernotstan-
des. Denn diese Mutterhäuser behielten das
Recht, einzelne Schwestern jederzeit abzube-
rufen und durch nicht ausgebildete zu ersetzen bzw. überhaupt die Schwestern bei Eigen-
bedarf wieder zurückzurufen. So entschied
sich schließlich die Direktion in Absprache
mit dem Kultusministerium 1912 zur Errichtung einer Krankenwartschule und zur Bildung einer „Schwesternschaft der Königlichen
Charité" (29). Weiterhin traf die Direktion
1904 ein Abkommen mit dem „Evangelischen
Verband zur Fürsorgeerziehung für Berlin,
Charlottenburg und Schöneberg", daß dieser
Verband sich der hier entlassenen Mütter und
Kinder annahm. Zu diesem Zweck übernahm
der derzeitige Geschäftsführer des Kinder-Ret-
tungsvereins (E. V.) – der damalige dritte
Charitéprediger *Pfeiffer* – die Vormundschaft
über alle unehelichen und sonst unversorgten
Kinder, die in der Entbindungsanstalt geboren
wurden, und sorgte für deren Unterkunft und
Fortkommen (30). Und weiter lesen wir: „In
ähnlicher Weise sind seit einiger Zeit katholische Schwestern des St. Xaverius-Stiftes tätig."

Selbst eine Art „christlicher Besuchsdienst"
und „Angehörigenarbeit" hat es zur damaligen Zeit schon gegeben. So hatten sich „Mäd-
chen- und Frauengruppen für soziale Hilfsar-
beit" gegründet, „deren Damen die Patienten
besuchen, sich mit ihnen unterhalten und
nach Möglichkeit für deren Familien zu sorgen
suchen. Diese Damen halten auch gemeinsame

Unterhaltungsstunden mit nicht bettlägerigen Patienten ab, in denen vorgelesen wird und Vorträge auf einem Klavier stattfinden, das ein Gönner zur Verfügung gestellt hat". (31)

Neuanfänge ab 1871

Die politischen Veränderungen – unter Kaiser Wilhelm I. erfolgte 1871 die Einigung Deutschlands unter der Führung Preußens – und die damit zusammenhängende Erweiterung und Vergrößerung Berlins bedeuteten auch für die Charité eine völlig neue Konzeption. So entschloß man sich Ende der 80er Jahre des vorigen Jahrhunderts zu grundsätzlichen Um- und Neubauten, bei denen unter anderem die Errichtung einer Charité-Kapelle geplant wurde. Mit dem 11. März 1897 erhielt diese Gesetzesvorlage über die Neugestaltung des Charité-Krankenhauses die Genehmigung seiner Majestät des Kaisers und Königs.

Abbildung 4 zeigt die vorhandenen und zu erhaltenden Bauten und die geplanten Neubauten, so auch den geplanten Standort für die Charité-Kapelle an der Ecke Schumann-, Luisenstraße.

Die Einweihung der Charité-Kirche

Am 3. September 1901 wurde die an der damaligen Luisenstraße liegende Kirche mit einem festlichen Gottesdienst von Generalsuperintendent D. *Braun* eingeweiht (Abb. 5).

In diesem einschiffigen Gotteshaus – ein in gotischem Stil gehaltener Backsteinbau – waren 240 Sitzplätze für Beamte, Pflegepersonal und Rekonvaleszenten vorgesehen (Abb. 6). Der Haupteingang befand sich an der Westseite, also in Richtung des Charitégartens, da die Kapelle lediglich als Anstaltskirche und nicht als öffentliche Kirche konzipiert war. Besondere Eingänge führten zu dem nördlichen Querschiff mit den Plätzen der Direction und der Beamten sowie zu der an der Südseite des Chores angebauten Sakristei. Auf der Orgelempore waren noch eine Anzahl von Plätzen untergebracht. Wegen der beschränkten Mittel (insgesamt standen 76 500 Mark zur Verfügung) konnten sowohl das Äußere wie das Innere der Kirche nur einfach gehalten werden; die Wirkung des Inneren beruhte hauptsächlich auf der sorgfältigen Abstimmung der

Raumverhältnisse und dem reicheren Rippengewölbe des Schiffes.

Die damaligen Berichte finden nicht genug Worte, um die Schönheit der Lage, die Bescheidenheit der Ausführung, die stille Würde und den baukünstlerischen Wert zu rühmen.

„Das Innere des gefällig und zweckentsprechend an gotische Vorbilder gemahnenden Bauwerks schmücken als Erinnerung an die Zeiten des „Betsaals" zwei Ölgemälde, das größere den reichen Mann und den armen Lazarus, das kleinere den barmherzigen Samariter darstellend, beide von Rode, einem Nachfolger Pèsnes, Ende des 18. Jahrhunderts. Seinen künstlerischen Hauptschmuck aber, und zugleich augenfälligstes Kennzeichen, besitzt das Gotteshaus in einem farbigen Chorfenster, dem Werk des Professors Harold Bengen. Unter den Darstellungen klagender und betender Engel und der Kreuzigung in kleinen Lichtöffnungen des Maßwerks erscheinen die neutestamentlichen Bilder in den dreimal drei Fensterteilen im Sinne eines Teppichmuster geordnet. Die Enge des Einzelraumes zwang zu einer Knappheit, die in ihrer markigen Kürze doch nichts Wesentliches vermissen läßt. Die expressionistisch bestimmte Formgebung der einzelnen Gestalten und das gesteigert Seelische des Ausdrucks zeugen von dem liebevollen Sichversenken des Künstlers in die biblisch gegebene Welt. Die sich in starken Gegensätzen voneinander abhebenden Farbtöne verstärken den Eindruck. – Der Chor wird durch das Ganze stark verdunkelt, gewinnt aber an Stimmung, zumal, wenn der Schein der Altarkerzen eine wohltuende Lichtbrechung bewirkt." (32)

Die Ausgaben in der Krankenhausseelsorge werden im Verwaltungsbericht aus dem Jahr 1905 wie folgt angegeben (33):

XVI Zu gottesdienstlichen Zwecken   170.– M
(Für Wein und Brot zum hlg. Abendmahl, Altarkerzen, Wachslichte und Kirchengerät, sowie zum Ankauf von Gesangbüchern und anderen religiösen Schriften)

Dem wird eine Ist-Ausgabe gegenübergestellt von   151,23 M.

Im Verwaltungsbericht des Jahres 1906 (34) werden die Ausgaben in der evangelischen Seelsorge angegeben mit:

a) Bezüge der Geistlichen   12 200,00 M
b) Bezüge des Küsters   1 560,00 M
c) Bezüge des Organisten   600,00 M
d) Sachliche Kosten   124,73 M

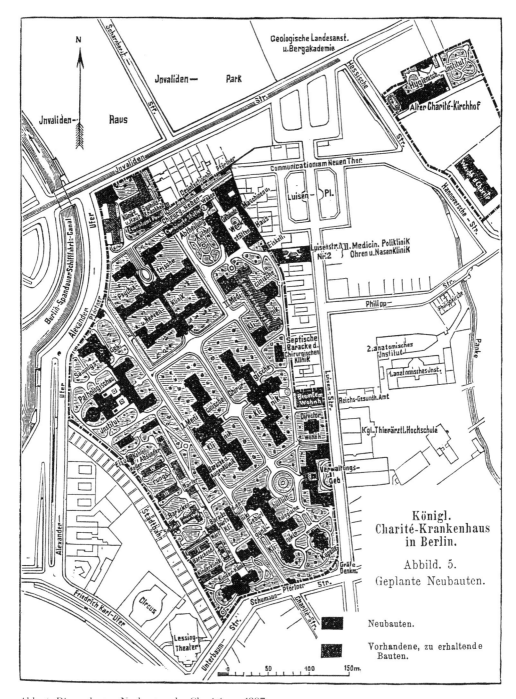

Abb. 4. Die geplanten Neubauten der Charité um 1897

Die Katholische Krankenhaus-Seelsorge

Auf katholischer Seite nahm vor 1910 ein
Geistlicher der Hedwigs-Parochie die Seelsorge
für die katholischen Kranken in der Charité

wahr. Laut Verwaltungsbericht des Verwaltungsdirektors *Pütter* trat im Jahr 1912 folgende Änderung ein (35): „Die Zahl der

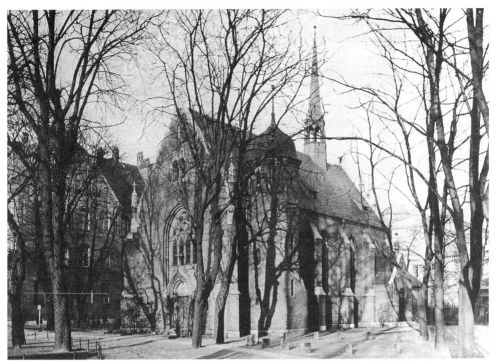

Abb. 5. Die Charité-Kirche – Außenansicht

Pfarrer wurde am 1. April 1912 infolge der Ernennung eines katholischen Geistlichen. des Herrn Leweck. der bis dahin die Seelsorge an den Kranken seines Bekenntnisses nebenamtlich ausgeübt hatte. zum etatsmässigen Pfarrer von dreien auf vier erhöht."

Pütter hatte 1913 wohl einmal daran gedacht. der katholischen Anstaltsgemeinde einen eigenen Gottesdienstraum zur Verfügung zu stellen. Es war an die Begräbniskapelle der Charité gedacht. die im Zusammenhang mit dem Neubau der Pathologie zwischen 1896 und 1906 im entlegenen Nordwesten des Charitégeländes unmittelbar am Spandauer Schiffahrtskanal gelegen. errichtet worden war (Abb. 7). Auf der Abbildung ist die Begräbniskapelle als kleiner spitzwinkliger Bau vor dem größeren Obduktionsgebäude sichtbar.

Zu dem geplanten Umbau der Begräbniskapelle. die zunächst neben den Trauerfeiern für die Gottesdienste der katholischen Gemeinde diente. ist es aber nicht gekommen. und nach den Aufzeichnungen des Verwaltungsdirektors *Pütter* fand der katholische Gottesdienst seit 1914 in der zentral gelege-

nen Anstaltskapelle. also in der sogenannten neuen Charité-Kirche statt.

So wurden am Ende des 19. und zu Beginn des 20. Jahrhunderts schon durch ganz äußere Dinge

– die Einweihung einer eigenen Charité-Kirche
– die Besetzung von drei evangelischen und einer katholischen Pfarrstelle in der Charité und
– die Mitarbeit auch vieler ehrenamtlicher Gemeindeglieder in der Krankenhausseelsorge

sichtbar. welchen Stellenwert die Krankenhausseelsorge hatte. wie sie sich nicht nur auf die geistliche Betreuung der Kranken und des Krankenhauspersonals beschränkte, sondern. ausgehend vom biblischen Verständnis der Ganzheitlichkeit des Menschen. sich auch im sozialen Bereich mitverantwortlich einsetzte.

Auch die äußeren politischen Umstände. die Wirren des I. Weltkrieges und die sich dann ausbreitende Arbeitslosigkeit mögen mit dazu beigetragen haben. daß Krankenhausseelsorge zu solch ganzheitlichem Verstehen von charité = Barmherzigkeit herausgefordert

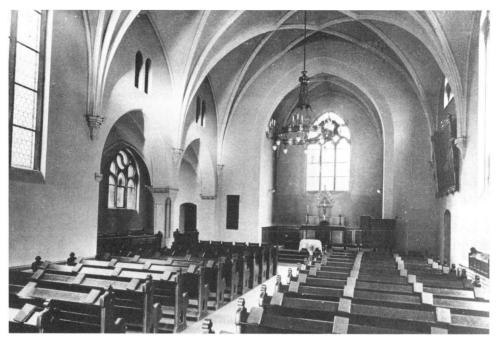

Abb. 6. Die Charité-Kirche – Innenansicht

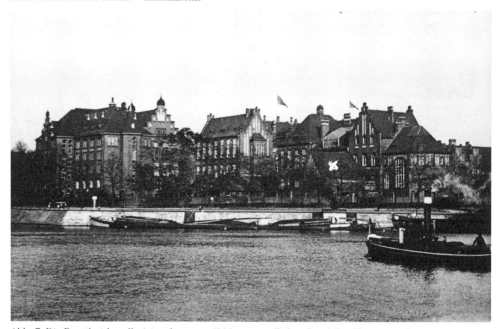

Abb. 7. Die Begräbniskapelle (x). erbaut um 1900. am nördlichen Rand der Charité am Spreeufer

war. Durch die Um- und Neubauten war die Zahl der zu betreuenden Kranken auf fast 2000 angestiegen. so daß eine umfangreiche soziale Arbeit neben den seelsorgerlichen Aufgaben zu bewältigen war.

Äußeres Zeichen dafür war auch. daß die kirchlichen Amtshandlungen immer mehr zunahmen. Beispielsweise wurden innerhalb der verhältnismäßig kleinen Zahl der katholischen Patienten im Jahr 1926 126 Kinder getauft.

zumeist natürlich durch den katholischen Charitépfarrer *Lakomy*. Gelegentlich gab es Nottaufen, die von evangelischen oder katholischen Krankenschwestern vorgenommen wurden.

1933 bis 1948 – die Zeit des Nationalsozialismus und die Nachkriegszeit

In der Zeit des Nationalsozialismus wurde solch umfassende Krankenhaus-Seelsorge immer mehr eingeengt. Am 12.5.1933 wurde das Besetzungsrecht sämtlicher Pfarrstellen an der Charité vom Preußischen Kultusministerium auf die Kirchenbehörde übertragen.

Alles, was sich nicht in das deutschnationale Verständnis von Kirche einordnen wollte, wurde behindert und benachteiligt. Bis in die Kirchenleitung vollzog sich die Spaltung zwischen Deutschen Christen und der Bekennenden Kirche. Es bleibt ein dunkles Kapitel der deutschen Geschichte auch für die Charité, als einige Ärzte, wie z. B. die Nachfolger von Geheimrat *Bonhoeffer*, nicht bereit waren, sich entschieden genug gegen die Vernichtung „unwerten Lebens" einzusetzen. *Bonhoeffer*, der 28 Jahre lang die Nervenklinik geleitet hatte und sich diesem Unrechtsregime nicht beugen wollte, wurde im Sommer 1938 aus seiner Leitungstätigkeit gedrängt.

Vom damaligen 2. Charitépfarrer *Schötz* wird uns in einer Strafanzeige vom 5. Sept. 1938 an den Generalstaatsanwalt beim Landgericht Berlin berichtet, wie er wenige Tage zuvor von fünf Polizeioffizieren und fünf anderen Polizisten, alles SA-Angehörige, in der S-Bahn als „Pfaffe" beschimpft, als Landesverräter bezeichnet und mit Handgreiflichkeiten belästigt wurde, weil er sich gegen deren „öffentliches gotteslästerliche Verhalten" (36) zur Wehr gesetzt hatte. Selbst in der Plenarsitzung des Evang. Konsistoriums war es damals zu Auseinandersetzungen unter den Konsistorialräten gekommen, weil Oberkonsistorialrat *Siebert* bei der Erörterung dieser Angelegenheit mit erhobener Stimme (gegenüber der Tat der Polizeioffiziere) ausgerufen hatte: „Das sind Schurken! Das sind die wahren Landesverräter!" (37)

Das Kriegsende war grauenhaft und schrecklich für die gesamte Charité. Der größte Teil der Gebäude war zerstört. Da 1943 die in der Nähe gelegene Philippuskirche den Bomben zum Opfer fiel, wurde die evang. Philippus-Apostel-Kirchgemeinde gastweise mit in die Charitékirche aufgenommen. Als aber kurz danach, im Dezember 1943, auch die Charitékirche durch Bombeneinwirkung an einigen Stellen des Daches beschädigt wurde, konnten bis auf weiteres auch dort keine Gottesdienste mehr gehalten werden. Mit Erlaubnis der Charitéverwaltung wurden die Gottesdienste und Amtshandlungen in einen Hörsaal verlegt. Das alles war immer als Zwischenlösung gedacht mit dem Ziel, die verhältnismäßig geringen Schäden an der Charitékirche bald beheben zu können. Vorerst jedoch hielten beide Gemeinden und unabhängig davon auch die katholische Gemeinde bis in die Mitte der 60er Jahre hinein gemeinsam bzw. im Wechsel sonntäglich ihre Gottesdienste im Hörsaal der Medizinischen Klinik.

Im östlichen Teil Deutschlands, der damaligen sowjetischen Besatzungszone, genauer gesagt im östlichen Teil Berlins, der innerhalb des Viermächtestatus von den Sowjets kontrolliert und bis zur Gründung der DDR im Jahre 1949 geleitet wurde, konnte die Krankenhausseelsorge zwar fortgesetzt, aber doch nur unter den allerschwierigsten räumlichen und finanziellen Möglichkeiten und auch nur mit einer „Not"-Besetzung wahrgenommen werden.

War die 3. Pfarrstelle schon 1935 nicht mehr wiederbesetzt worden, so konnte auch die 2. Pfarrstelle, obwohl sich der damalige Pfarrstelleninhaber *Schötz* darum bemühte, nicht wiedereröffnet werden. In der damals noch herrschenden Unklarheit, wie sich Staat und Kirche in Zukunft zueinander verhalten wurden, schrieb der damalige Bischof *Dibelius*, nachdem die Provinzialkirchenleitung in Berlin und die Kirchenleitung der altpreußischen Union beschlossen hatten, ein Amt für Krankenhausseelsorge zu schaffen, im Dezember 1946 in einem Rundbrief: „Es ist Aufgabe dieses Amtes, dafür zu sorgen, daß die Seelsorge an den Kranken, vor allem in den Krankenhäusern, in durchgreifender und fruchtbarer Weise erfolgt und daß die jahrzehntelangen Klagen evangelischer Kranker endlich zum Verstummen kommen: Die Katholiken würden ständig von einem Geistlichen besucht, während die evangelischen Kranken einen Pfarrer nicht zu Gesicht bekämen! ... die Aufgabe, die die Kirche an den Kranken hat, ist gerade in der gegenwärtigen Zeit von allergrößter Bedeutung. Ich kann nur Gott bitten, daß von der Neueinrichtung eine wirkliche Förderung und Vertiefung dieser Arbeit ausgehen möchte." (38)

1949 bis 1989 – Auseinandersetzung mit einem sozialistischen System

Alle solche Intensivierung kirchlicher Arbeit überhaupt stieß auf den direkten Widerstand der sich 1949 bildenden DDR-Regierung. Staat und Kirche wurden scharf voneinander getrennt. Kirchliches Leben wurde alle folgenden vierzig Jahre des Bestehens der DDR hindurch behindert und mehr oder weniger verboten, obwohl sich der Staat nach außen hin mit seiner Verfassung und seiner Politik als tolerant und human darzustellen versuchte. Nach Festlegung durch die Sozialistische Einheitspartei sollte Krankenhausseelsorge auf den privaten und innerkirchlichen Rahmen beschränkt bleiben. Alle staatlichen Krankenhäuser wurden ideologisch am Marxismus-Leninismus ausgerichtet. Seelsorge wurde als überholt und als mit dem materialistischen Weltbild nicht zu vereinbaren abgelehnt.

Mit dem Wiederaufbau der Charité, seit 1810 eng mit der Humboldt-Universität verbunden, wurde jetzt der Versuch gemacht, die herausragende medizinische Einrichtung eines sozialistischen Gesundheitswesens zu schaffen. So heißt es in der Festschrift zur 250-Jahrfeier der Charité im Jahr 1960 in klarer Abgrenzung auch gegen alle evangelische und katholische Krankenhausseelsorge: „Der Marxismus-Leninismus als die Ideologie und Weltanschauung des Sozialismus wird an unserer Fakultät in sechs Semestern gelehrt. Im ersten und zweiten Semester wird der dialektische und historische Materialismus studiert. Das dritte und vierte Semester sind der politischen Ökonomie gewidmet, während im sechsten und siebenten Semester der wissenschaftliche Sozialismus gelehrt wird.

Der Marxismus-Leninismus geht davon aus, daß die Welt ihrer Natur nach materiell ist und sich nach objektiven Gesetzen bewegt, verändert und entwickelt, die der Materie immanent sind. Mit dieser Feststellung wird bereits jeder Idealismus und Mystizismus ausgeschlossen und der Student auf die objektive Wirklichkeit orientiert." (39)

Für die Krankenhausseelsorge in der Charité

hatte dies schwerwiegende Folgen. Die etatmäßige Besoldung der Charitépfarrer von seiten der Regierung wurde aufgehoben. In einem Schreiben des Verwaltungsdirektors der Charité vom 10. 9. 49 an Pfarrer Friedrich *Gabriel* heißt es unter Nichtbenennung der eigentlichen Gründe: „Im Zuge angeordneter Sparmaßnahmen ist Ihre Planstelle im Etat der Charité gestrichen worden. Da mir für Ihre Dienstbezüge künftig keine Mittel zur Verfügung stehen, kündige ich Ihnen mit dem Ausdruck des Bedauerns. Ihr Dienstverhältnis bei der Charité zum 31. März 1950." (40) Zwar protestierte das Konsistorium gegen diesen Beschluß, konnte sich aber, da keine Rechtsmittel zur Verfügung standen, gegen diese Entscheidung nicht behaupten. Bezeichnend bleibt, daß sich das Evangelische Konsistorium hier schwer tat, sich in den neuen politischen Verhältnissen zurechtzufinden, Krankenhausseelsorge als eine besonders wichtige Aufgabe zu beurteilen und dann dementsprechend auch zu fördern und zu unterstützen. Ein endloser Schriftverkehr mit dem Konsistorium zeigt, wieviel Pfarrer *Gabriel* aufwenden mußte, bis er seine Dienstbezüge von der Kirche erhalten konnte. Am 8. 9. 1955 beschloß schließlich die Kirchenleitung, statt der früheren 1. staatlichen Charité-Pfarrstelle jetzt eine „Provinzialkirchliche Pfarrstelle" zu errichten.

Reibungsloser vollzog sich demgegenüber 1951 die Stellenbesetzung des katholischen Pfarrers Alois *Schnabel*, dessen Dienstbezüge „automatisch" von seiner Kirchenbehörde übernommen wurden. Er war mit der Wahrnehmung der Seelsorge in der Charité und im benachbarten Volkspolizeikrankenhaus bzw. Regierungskrankenhaus in der Scharnhorststraße beauftragt. Zusätzlich zu dem üblichen katholischen Sonntagsgottesdienst im Hörsaal der 1. Medizinischen Klinik um 9.00 Uhr führte Pfarrer *Schnabel* auf Bitten der katholischen Krankenschwestern der Charité noch einen Frühgottesdienst um 6.00 Uhr ein, damit diese vor Dienstbeginn ihre Liturgie feiern konnten. Dies geschah jedoch in der Hauskapelle in seiner Dienstwohnung in der Luisenstraße 4.

Wenn überhaupt, so konnte Seelsorge an den Kranken, ihren Angehörigen und stellenweise auch an den Mitarbeitern im Krankenhaus nur im ganz kleinen Rahmen und möglichst unauffällig erfolgen. Jede Veränderung, um auch im sozialen Bereich wieder tätig zu werden, hatte gravierende Eingriffe der staatlichen Kontroll-

organe zur Folge. Somit bestand der Schwerpunkt seelsorgerlicher Arbeit jetzt in unendlich
vielen Einzelkontakten. War es nach Kriegsende nicht möglich gewesen, die zweite evang.
Pfarrstelle wieder zu besetzen, so wurde doch
1955 wegen der Vielzahl der Patientenbesuche
die Unterstützung des ersten durch den zweiten
Charitépfarrer dringend notwendig und kirch-
licherseits die in den Augen des Staates „tote"
2. Pfarrstelle nun „wiederbelebt".

Da keinerlei Baukapazität seitens der Regierung für die Reparaturarbeiten an der vor allem am Dach beschädigten Charitékirche zur
Verfügung gestellt wurde, verfiel diese nach
Beendigung des II. Weltkrieges immer mehr.
Trotzdem gelang es dem Konsistorium am 24.
4. 54, einen Vertrag mit der Humboldt-Universität als Rechtsträger über die „Benutzung
der Kirche bis 31. 3. 74" zu schließen. Die
Humboldt-Universität kündigte jedoch bereits
ein Jahr später am 25. 8. 55 diesen Benut-
zungsvertrag mit der Begründung, das Gelände
werde für die Erweiterung der Medizinischen
Poliklinik benötigt. Sowohl vom Evangelischen
Konsistorium (Protestschreiben vom 5. 9. 55)
als auch vom katholischen Ordinariat (Protestschreiben vom 18. 10. 55) wurde auf das hef-
tigste gegen dieses rechtswidrige Vorgehen
protestiert. Da der Versuch der Kirchenleitung,
direkte Gespräche mit der DDR-Regierung zu
führen, ebenfalls mißlang, wurde Ende der
50er Jahre die immer noch restaurierfähige
Charitékirche abgerissen. Mit unlauteren Mitteln hatten sich damit die Parteiideologen innerhalb der Regierung und auch innerhalb der
Universitätsleitung gegen die kirchlichen Belange durchgesetzt.

Erhalten blieb nur ein Schaukasten am alten
Verwaltungsgebäude, in dem lediglich Mitteilungen über den Beginn der in einen Hörsaal
verlegten Gottesdienste veröffentlicht werden
durften. Jede Spruchkarte oder jedes Bibelwort
wurde als verbotene religiöse Propaganda bezeichnet, und es wurde mit dem Einzug des
Schaukastens gedroht.

Die Dienstwohnungen des evangelischen und
katholischen Charitépfarrers in der Luisenstraße 4 und 5 mußten einem Erweiterungsbau
der Hautklinik weichen. Beide Pfarrer beka-
men kommunale Wohnungen außerhalb des
Charitégeländes in der Innenstadt Berlins zugewiesen. So war auch räumlich eine Trennung
der Seelsorger von dem Krankenhaus erzwungen worden. Die Benutzung eines Dienstzim-

mers im Krankenhaus wurde den Charitépfarrern verwehrt (41).

Krankenhausseelsorge wurde somit jetzt in aller Stille und mit aller Vorsicht wahrgenommen. Der damalige evangelische Charitépfarrer
Holtz schreibt in einem Bericht vom 11. 5. 57
an das Konsistorium (42):

„Der Dienst ist so eingeteilt, daß der Montag
ganztägig der 1. Med. Klinik zur Verfügung
steht, wie auch der Dienstagnachmittag und
der Mittwochvormittag; somit ist auf den Stationen mit den schwereren Fällen ein wöchent-
licher regelmäßiger Besuch gewährleistet, während die verbleibenden Stationen vierzehntägig
besucht werden.

Dienstags findet regelmäßig auf Kinderstationen Christenlehreunterricht statt in der Zeit
von 10—11.30. Der Donnerstag gehört der Nervenklinik, wo der Besuch vormittags regelmäßig zwischen 10 und 12.15 Uhr gehalten wird
und nachmittags von 15—18 Uhr vierzehntägig, da der Zwischendonnerstagnachmittag der
Hals-Nasen-Ohrenstation zusteht.

Die Orthopädiestationen werden im Wechsel
Freitags von 15.30 bis 18.15 Uhr besucht, die
Kieferstation   Mittwochs   Nachmittag
15.30—18.15 Uhr im vierzehntägigen Wechsel
mit einer Station der 1. Med. Klinik.

Freitags Vormittag oder in Ausnahmefällen
Sonnabends Vormittag halte ich mit Diakon
Junker Besprechung des Dienstplanes und Er-
fahrungsaustausch."

Am 6. 8. 57 erfolgte die für den Dienst der
Krankenhausseelsorge einschneidende Anordnung der Charitéverwaltung, daß bei der Aufnahme von Patienten nicht mehr nach der Reli-
gionszugehörigkeit gefragt werden durfte.
Stattdessen erfolgte eine bürokratische Regelung, die die seelsorgerliche Betreuung für Patienten, die dies ausdrücklich verlangten, zwar
noch offiziell gestattete, sie aber gleichzeitig
aus dem Gesamtverständnis von Krankenhausseelsorge als einem Teil der ganzheitlichen Betreuung des Patienten ein für allemal heraus-
zudrängen versuchte. In dieser „Bekanntmachung" heißt es:

„Die Regierung der Deutschen Demokratischen Republik hat für die Seelsorge in den Universitätskliniken folgende Anweisung erlassen:

1. Die Geistlichen beider Konfessionen besuchen die
   Patienten im Rahmen der Besuchszeiten der Krankenhäuser.

2. Die Schwestern übermitteln den Geistlichen die
   Namen derjenigen Patienten, die einen seelsorgeri-

schen Zuspruch wünschen. und übergeben diese
Namen am Besuchstage dem Geistlichen der betreffenden Konfession.

3. Bei lebensbedrohlichen Zuständen kann geistlicher Zuspruch jederzeit ausserhalb der Besuchszeit. soweit er vom Patienten gewünscht wird. erfolgen.
Bei Schwerkranken sollte dieser Zuspruch nach
Möglichkeit in kleinen Krankenzimmern oder in
Einzelzimmern durchgeführt werden. In diesen
Fällen übermitteln die Stationsschwestern über
die Verwaltung den Anruf der betreffenden Geistlichen.

4. Im Rahmen der Krankenhäuser kann an Sonn-
und Feiertagen von den einzelnen Religionsgemeinschaften eine Andacht in speziellen dazu be-
reitgestellten Räumen für die gehfähigen Patienten durchgeführt werden. Für gehbehinderte Patienten kann eine individuelle Seelsorge erfolgen.

Ich bitte, entsprechend dieser Anweisung in allen
Einrichtungen der Medizinischen Fakultät der Humboldt-Universität zu Berlin zu verfahren."

Die Kontakte der Seelsorger zu den Patienten
und auch die Benutzung der Räume für Andachten oder Gottesdienste waren ab jetzt von
der Bereitschaft der Stationsschwestern und
Stationsärzte abhängig. die selbst wiederum
nicht frei entscheiden konnten. sondern häufig
politisch unter Druck gesetzt wurden.

Kurz darauf folgte am 5.2.58 eine Mitteilung
des Ärztlichen Direktors, „daß in den Universitätskliniken nur noch Nottaufen stattfinden
dürfen". Die regelmäßig stattfindenden Tauf-
gottesdienste (nicht selten mit 10 Täuflingen
oder mehr) in der Universitäts-Frauenklinik in
der Tucholskystraße waren damit verboten.

Die Konsequenz, die diese „Mitteilung" hatte,
läßt sich ablesen im evangelischen Taufregister. 1957 waren dort noch 337 Taufen verzeichnet. Die weitere Statistik zeigt:

1958 bis Ende Ja- nuar	19 Taufen
12. April	1 Nottaufe
19. November	1 Taufe in der Klinik
25. Dezember	1 Taufe im Elternhaus.

In den folgenden Jahren bleibt es bei ganz wenigen einzelnen Taufen bzw. Nottaufen, die
dann 1973 mit einer Taufe. gehalten von Pf.
Holtz. ganz aufhören.

Das katholische Taufregister verzeichnet weiterhin ca. zwei bis vier Taufen jährlich.

Im Schreiben der Humboldt-Universität. Charité-Direktion an das Evang. Konsistorium
werden am 11. 6. 58 die Bestimmungen der
„Bekanntmachung vom 6. 8. 57" noch einmal
präzisiert und ergänzt:

1. Den Geistlichen beider Konfessionen sowie den
zugelassenen Religionsgemeinschaften ist der Besuch der Patienten während der offiziellen Besuchszeit gestattet. Die die Universitätskliniken
aufsuchenden Geistlichen sind durch die zuständigen Kirchenbehörden der Verwaltung der Medizinischen Fakultät namentlich bekanntzugeben.

2. Wünscht ein Patient einen seelsorgerischen Zuspruch. so ist dies der Verwaltungsleitung bekanntzugeben. Der beauftragte Mitarbeiter der
Verwaltung teilt diese Wünsche den Geistlichen
mit und gibt die Erlaubnis. diese Patienten aufzu-
suchen.

3. Bei lebensbedrohlichen Zuständen kann geistlicher Zuspruch jederzeit auch außerhalb der Besuchszeit erfolgen. soweit er von Patienten gewünscht wird und ärztliche Zustimmung hierfür
vorliegt.
Wird eine Nottaufe gewünscht. so sind die Möglichkeiten zur Durchführung zu schaffen.

4. Die Verteilung von Literatur durch die Geistlichen
ist mit Genehmigung der Verwaltungsleitung gestattet. Die Genehmigung kann erteilt werden:
a) wenn es sich um Literatur handelt. die von den
Behörden der DDR lizensiert bzw. genehmigt
wurde:
b) wenn es der Gesundheitszustand der Patienten
erlaubt. diesbezügliche Literatur zu lesen.

Damit war auch in der Krankenhausseelsorge
spürbar. daß das Verhältnis zwischen Staat
und Kirche allgemein auf einem Nullpunkt angelangt war. Äußerlich war diese Zeit gekennzeichnet durch den Arbeiteraufstand am 17.
Juni 1953 und den Bau der Berliner Mauer am
13. August 1961. die nicht nur ein Volk. sondern auch die Menschen einer Stadt voneinander trennte.

Unmittelbar an der nordöstlichen Seite der
Charité verlief jetzt die Staatsgrenze der DDR
zur sogenannten „besonderen politischen Einheit Westberlin" mit innerer Mauer. einer zweiten Drahtzaunmauer. dem Todesstreifen und
schließlich der eigentlichen dritten hohen
Mauer. Die Aufnahme für Abbildung 8 konnte
erst nach Öffnung der Mauer. also nach dem
9.11.1989 gemacht werden. Sie zeigt hinter
einem Drahtzaun die innere Mauer. Unmittelbar hinter dieser ist die Begräbniskapelle der
Charité sichtbar mit dem dahinter gelegenen
Obduktionsgebäude der Pathologie.

Pfarrer *Holtz* schreibt: „Allgemein darf gesagt
werden. daß nach dem August 1961 das Verlangen nach seelsorgerlicher Aussprache und
Betreuung bedeutend gewachsen ist. Sonder-
lich auch die Besuchstätigkeit hat an Umfang
zugenommen. denn aus Westberlin ist schon

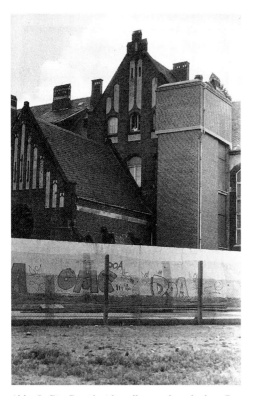

Abb. 8. Die Begräbniskapelle stand nach dem Bau der Mauer am 13. Aug. 1961 im unmittelbaren Grenzgebiet zu Westberlin

oft gemeldet worden bzw. gewünscht worden, die Angehörigen zu besuchen und dann Nachricht zu geben, weil sie sonst keinen Besuch haben könnten." (43)

„Es muß einmal gesagt werden, daß viele alte Menschen, die sonst an den Feiertagen allein gewesen wären, da ihre Angehörigen aus Westberlin nicht kommen konnten, über die Festzeit hinaus in den Kliniken behalten wurden und so vor der großen Einsamkeit an diesen Tagen bewahrt geblieben sind. Daß ich an diesen Tagen mehr Tränen als je zuvor gesehen habe, darf nicht verschwiegen werden." (44)

Das Evang. Konsistorium reagierte notgedrungen auf diese Situation am 27. Sept. 1962 mit einer Neuordnung der Kirchgemeinden und Kirchenkreise. Alle im Ostsektor liegenden Gemeinden (bei dieser Aufstellung ist die Charité noch mit ca. 1 200 Evangelischen angegeben) wurden für die Dauer des Notstandes aus dem Kirchenkreis Berlin Stadt II (West) aus- und gleichzeitig geschlossen in den Kirchenkreis Berlin Stadt III (Ost) eingegliedert (45).

Diese politische Situation blieb nicht ohne Wirkung auf das innere Verhältnis zwischen Patient und Seelsorger. Es wurde zum Teil herzlicher, zum Teil zurückhaltender, weil viele Patienten auch und gerade während ihres Krankenhausaufenthaltes in bewußter innerer Emigration lebten. Krankenhausseelsorge wurde so vielerorts und nicht nur in der Charité zu einer Art „kirchlicher Untergrundbewegung", die nur mit viel Vorsicht erfolgen konnte. Und doch ist trotz aller Behinderungen von Seelsorge in den Jahresberichten der Krankenhausseelsorger auch in diesen Jahren zu lesen: ..... jedoch übersteigen die Möglichkeiten und Notwendigkeiten um ein Vielfaches das, was aus Mangel an Zeit und Kraft geleistet werden kann." Der evang. Charitépfarrer *Holtz* schreibt in seinem Jahresbericht (46):

„In der Karwoche wie in der Bußtagswoche fanden die üblichen Abendmahlsfeiern auf den einzelnen Stationen statt. Im Herbst war die Beteiligung weitaus größer als im Frühjahr, weil in einer Klinik die Oberschwester die einzelnen Stationsschwestern gebeten hatte, persönlich bei der Einladung mitzuwirken.

Im engen Rahmen der einzelnen Stationen konnten wie alljährlich Weihnachtsfeiern gehalten werden, so daß kein Patient die Botschaft der Heiligen Nacht und die vertrauten Weihnachtslieder entbehrte."

Von der Zivilcourage des jeweiligen Klinikdirektors war es abhängig, ob dieser seine evtl. auch christliche Überzeugung nicht verleugnete und dann auch bei den in den einzelnen Häusern noch bis Anfang der 60er Jahre stattfindenden christlichen Weihnachtsfeiern zusammen, mit dem Charitépfarrer vor den Patienten und den Mitarbeitern eine Ansprache hielt.

Die politischen Zwangsbestimmungen brachten es mit sich, daß in der Krankenhausseelsorge immer neu improvisiert werden mußte. Solche Arbeitsweise ließ aber auch neue Möglichkeiten entdecken und brachte auch manche überraschende Begegnung. Pfarrer *Holtz* schreibt (47):

„Direkte Ablehnung erfahre ich bisher noch sehr, sehr wenige. Am Vormittag des vierten Advent gab ich auf der Privatstation wie überall in der II. Med. Klinik die vervielfältigte Andacht zum Weihnachtsfest aus, aber in einem Zimmer wurde mir die Abnahme kalt und schroff verweigert mit den Worten, daß er so etwas nicht benötige. Und das war der Kommentator des Berliner Rundfunks Eduard von Schnitzler.

Im allgemeinen kann ich sagen, daß die Patienten nach dem ersten Besuch der Kontaktaufnahme zugänglicher sind, wenn sie wissen, daß hier jemand kommt, der für sie persönlich Zeit hat."

Wegen der modernen Medizintechnik kamen jetzt immer mehr Patienten nicht nur aus Berlin, sondern auch aus dem Gebiet der DDR zur Spezialbehandlung in die Charité. Damit der Krankenhausseelsorger überhaupt Zugang zu den einzelnen Stationen bekam, war es wichtig, daß die Kirchgemeinden ihre Gemeindeglieder bei einem erforderlichen Aufenthalt in der Charité auch den Charitépfarrern mitteilten. Trotz vieler Anstrengungen auf diesem Gebiet ist jedoch diese „Strategie" nie so richtig zum Zuge gekommen. Bei Schwerstkranken und Sterbenden waren die Barrieren eines Besuches jedoch niemals sehr hoch. Einzelne Ärzte, Schwestern und Pfleger gaben hier gern Hinweise.

Die ideologische Einseitigkeit ging aber andererseits oft so weit, daß christliche Patienten oder christliche Mitarbeiter oder auch die Charitépfarrer selbst für ihre Überzeugung verdeckt oder auch in der Öffentlichkeit verachtet und beleidigt wurden.

Pfarrer *Holtz* formuliert noch sehr vorsichtig (48): „Gewiss wirkt es manchmal deprimierend, sich von solch einer jungen Schwester an der Ausübung seiner Tätigkeit hindern lassen zu müssen, nur weil diese selbst nicht kirchlich ist. Nur wenn ich die Patienten namentlich nenne, die ich besuchen will, dann darf sie mich nicht abweisen."

Demgegenüber war erfreulich, daß trotz aller Bedrängnis gerade in dieser Zeit sich monatlich christliche Schwestern und Fürsorgerinnen zu offenen Abenden in der Wohnung von Pfarrer *Holtz* zusammenfanden und auch unter christlichen Ärzten das Bedürfnis nach gemeinsam gestalteten Wochenenden erwuchs. Solcher Zusammenhalt half, der ideologischen Bedrängnis nicht zu erliegen (49). Indirekt kam Krankenhausseelsorge somit unter stellenweiser Mithilfe des medizinischen Personals ohne großes Aufsehen bis zu den Patienten. Noch einmal Pfarrer *Holtz* (50): „Die Arbeit meines Schwesternkreises wirkt sich gleichbleibend gut auf die seelsorgerliche Betreuung der Kranken aus, indem mir die Schwestern von sich aus stets Patienten nennen, die in erster Linie eines helfenden Wortes bedürfen."

Solcher Kontakt des Seelsorgers zu den Schwestern erfolgte in aller Behutsamkeit, denn „diese können ihm (dem Krankenhausseelsorger) den Weg ebnen, aber auch ganz versperren, wenn sie nur sagen: ‚Herr Pfarrer, es hat niemand ihren Besuch gewünscht!' Das ist durchaus keine Lüge. Die meisten Patienten wissen von sich aus nicht, daß der Seelsorger auf die Stationen kommt. Deshalb fordern sie auch kaum seinen Besuch bzw. trauen sich nicht, diesen zu erbitten. Die Ansprechbarkeit ist bei fast allen Patienten wirklich groß, und es wird immer wieder ein erneuter Besuch gewünscht." (51)

So blieb es auch weiterhin bei der gespannten Lage zwischen offizieller Charitéverwaltung und der ins Abseits gedrängten Krankenhausseelsorge. Erst als 1978 wieder offizielle Gespräche zwischen dem Staat und der Kirche geführt wurden, lockerten sich ganz allmählich auch die vielerlei Einschränkungen. Krankenhausseelsorge in der Charité wurde langsam wieder zur Kenntnis genommen. Pastorin Renate *Wegener* schreibt in ihrem Tätigkeitsbericht (52): „Von der Klinikleitung und den Chefärzten der einzelnen Kliniken habe ich die offizielle Erlaubnis bekommen, die Stationen in Wahrnehmung meiner Pflichten zu betreten. Ich bin berechtigt, auch außerhalb der Besuchszeit Patienten, die dies wünschen, zu betreuen."

Aus den folgenden Jahresberichten wird deutlich, daß die „Arbeit in den einzelnen Kliniken ungehindert verläuft; sie wird sogar teilweise von den MitarbeiterInnen auf den Stationen unterstützt. So nahmen unsere Möglichkeiten zu, ohne daß wir mehr MitarbeiterInnen in der Krankenhausseelsorge wurden."

1980 kam auch in der Charité die von den Mitgliedern des Berliner Krankenseelsorge-Konvents erstellte Ordnung für den Dienst der Krankenseelsorger in der Ev. Kirche in Berlin-Brandenburg zur Geltung: „Sie gilt für Provinzialpfarrer und andere Mitarbeiter, die von der Kirchenleitung oder vom Konsistorium mit der Wahrnehmung der Krankenseelsorge in einem bestimmten Bereich beauftragt sind." Darin wird betont:

„Der Krankenseelsorger übt seinen Dienst im Rahmen der kirchlichen Ordnung aus. Sein Auftrag bezieht sich auf die Seelsorge an Kranken in dem ihm zugewiesenen Bereich. Dieser Dienst geschieht insbesondere durch Besuche, Andachten, Gottesdienste, Amtshandlungen und Kontakt zur Heimatgemeinde des Kranken. Jeder ordinierte Krankenseelsorger erhält einen Predigtauftrag. Der Krankenseelsorger hält Kontakt mit den im Kirchenkreis bestehenden Diensten, insbesondere den diakonischen Arbeitsgruppen. Voraussetzung für den Dienst der Krankenseelsorge ist eine theologische Ausbildung und die seelsorgerliche Qualifizierung KSA (Klinische Seelsorge-Ausbildung)."

In der kirchenpolitisch noch immer schwierigen Situation gab es damit auch für die Krankenhausseelsorger in der Charité wieder ein, wenn auch eingeschränktes, klar umschriebenes Berufsbild. Noch ist vom Krankenseelsorger und noch nicht wieder vom Krankenhausseelsorger die Rede. Noch durfte sich Seelsorge offiziell nur um die Patienten und nicht auch um die Mitarbeiter im Krankenhaus bemühen. De facto waren aber auch hier die Grenzen wieder durchlässiger geworden.

Die Arbeitsgemeinschaft „Arzt und Seelsorger", von Anfang an ökumenisch angelegt, wurde mit neuem Leben erfüllt, um das Gespräch zwischen Medizin und Theologie neu in Gang zu setzen. Schwesternschülerinnen der Charité beteiligten sich neben Ärzten und Seelsorgern an dem von der Evang. Kirche Berlin-Brandenburg jährlich veranstalteten Wochenseminar „Gespräch am Krankenbett". Somit füllte die Kirche auch in den staatlichen medizinischen Einrichtungen immer mehr den ihr vom Staat zugestandenen bzw. abgerungenen Freiraum aus. Ein gutes Ergebnis der jahrzehntelangen Bedrängnis war, daß die Krankenhausseelsorger in der Charité nun unabhängig von der früheren Anstellung durch die Regierung bzw. Bezahlung durch die Charité-Direktion als Angestellte der vom Staat getrennten Institution Kirche ihren Dienst im Krankenhaus tun konnten. Unabhängig von der Leitung des Krankenhauses vollzieht sich nunmehr die Beziehung zwischen PatientIn und SeelsorgerIn.

Ganz langsam und immer noch sehr vorsichtig kamen erste Gespräche zwischen dem Prorektorat der Charité und den Charitépfarrern in Gang. Auf beiden Seiten konnte das durch die jahrelange Bedrängnis entstandene Mißtrauen ausgesprochen werden. Gleichzeitig wurde nach neuen Möglichkeiten der Intensivierung von Krankenhausseelsorge gesucht. Das alles aber immer noch unter dem Vorbehalt, daß im grundsätzlichen Verhalten des Staates gegenüber der Kirche keine Veränderung erfolgen durfte.

Die Patientenzahl in der Charité war nach Errichtung des neuen Bettenhauses schnell wieder auf 2 000 angestiegen, und ein Höchstgrad an Spezialisierung im medizinischen Bereich machte die Charité wieder im In- und Ausland bekannt. Als notwendige Ergänzung der medizinischen Spezialisierung wurde auch der Krankenhausseelsorge – zwar immer noch unter vielen Vorbehalten – die seelsorgerliche Begleitung und Betreuung aller Patienten zwar nicht offiziell, doch aber in der Praxis zugestanden und nicht mehr die Zugehörigkeit des Patienten zu einer bestimmten Konfession zur Voraussetzung der seelsorgerlichen Begleitung gemacht. So konnten sowohl die beiden evangelischen als auch der katholische Charitépfarrer weitestgehend uneingeschränkt ihre Arbeit tun und als Gesprächspartner und Begleiter allen Patienten zur Verfügung stehen, unabhängig ob sie Christen, Atheisten oder Angehörige anderer Religionen waren.

Das, was in manchen konfessionellen Krankenhäusern schon über Jahre hinweg möglich war und praktiziert wurde, begann jetzt auch in der Charité – zunächst noch sehr zaghaft und oft von der menschlichen Beziehung zwischen Krankenhausseelsorger und den Ärzten und Schwestern auf der Station abhängig –, daß nämlich die Charitépfarrer im Interesse einer verbesserten Betreuung der Patienten während ihres Krankenhausaufenthaltes als zum „therapeutischen Team" gehörig in die Arbeit auf manchen Stationen einbezogen wurden. Um diesen erhöhten Anforderungen in der Krankenhausseelsorge gerecht zu werden, trafen sich die beiden evangelischen und der katholische Charitépfarrer nun zu regelmäßigen Arbeitsgesprächen.

Einzelne Plakate und Hinweise auf die Möglichkeit der Inanspruchnahme von Krankenhausseelsorge durften in einem Schaukasten am Kellerausgang der Zentralen Poliklinik und auch direkt am Eingang der Zentralen Poliklinik angebracht werden. Dieser unmittelbar am Eingang der Zentralen Poliklinik angebrachte Hinweis auf die sonntäglichen Gottesdienste und das Angebot einer wöchentlich stattfindenden Sprechstunde der Charitépfarrer mußten dann aber plötzlich wieder entfernt werden, weil von „unbekannter Seite" eine Beschwerde eingegangen war.

Nach Gesprächen mit der jeweiligen Klinikleitung konnte seit 1986 sowohl in der Nervenklinik als auch in der Hautklinik vom Charitépfarrer ein Raum für Beratungsgespräche stundenweise genutzt werden. Eine wöchentliche Seelsorge-Sprechstunde boten die drei Charitépfarrer von sich aus 1988 in dem kleinen Nebenraum zum „gottesdienstlichen Hörsaal" in der Zentralen Poliklinik an. Auf katholischer Seite wurde ein ehrenamtlicher Besuchsdienst ins Leben gerufen, der sich besonders um die vielen in der Charité betreuten ausländischen Patienten bemühte. Für alle diese ehrenamtlichen Mitarbeiter gibt es bis zur Stunde einen monatlichen Treff, bei dem neben gemeinsamem Gebet die Gelegenheit besteht, über die Eindrücke bei den Patientenbesuchen zu sprechen; einige suchen weitere Ausbildung in Gesprächsführung. Unter den Ausländern nehmen gelegentlich auch orthodoxe Christen oder Muslime den Besuch des Pfarrers dankbar an.

Neuanfänge nach dem 9. November 1989

Durch die politischen Veränderungen und die Öffnung der Berliner Mauer mit gleichzeitiger Öffnung der innerdeutschen Grenze im November 1989 kam auch plötzlich eine grundsätzliche Wende in der Arbeit der Krankenhausseelsorge in Sicht. Für die Krankenhausseelsorge in der Charité konnte jetzt zur Grundlage werden, was im gesamten Krankenseelsorge-Konvent der Berlin-Brandenburgischen Kirche schon kurz vor der Wende als gemeinsame Konzeption erarbeitet worden war (53):
„KrankenhausseelsorgerInnen stehen im Dienst ihrer Kirchen. Sie begleiten Menschen während ihrer Zeit ihres Krankenhausaufenthaltes. Diese Begleitung geschieht durch Gespräch, Gottesdienst, Gebet und Abendmahlsfeier und gilt als Angebot allen Patienten, ihren Angehörigen und den Mitarbeitern der Einrichtungen im Geltungsbereich dieser Ordnung. Seelsorgerinnen und Seelsorger gehören mit ihrer beruflichen Aufgabe im Interesse des Patienten zum therapeutischen Team. Die Einrichtungen ermöglichen öffentliche Hinweise auf die Krankenseelsorge und in Absprache die Bereitstellung angemessener Räume."
Seitdem sind intensive Gespräche zwischen der Krankenhausleitung und den Charitépfarrern in Gang gekommen. Die gegenseitigen Beziehungen sind wieder geprägt von Aufgeschlossenheit und Entgegenkommen für die Mitarbeit der Krankenhausseelsorge im Gesamtgefüge dieser medizinischen Einrichtung.

Nach der Beschädigung der Charitékirche im Dezember 1943 und dem späteren Abriß dieses Gebäudes wird jetzt für die Arbeit der Krankenhausseelsorge nach fast 50 Jahren häufiger Improvisation ein eigener Raum im zentral gelegenen Bettenhochhaus von der Charitéleitung zur Verfügung gestellt, der für Patientengespräche und Beratung dienen soll.
Noch wohnen die Charitépfarrer entfernt vom Krankenhausgelände; noch gibt es keine „Charitékirche" wieder, also einen Raum, der schon rein äußerlich einlädt zu Stille und Gebet und für alle interessierten Patienten und Mitarbeiter des Krankenhauses für gottesdienstliche Zusammenkünfte zur Verfügung stünde. Noch ist die wegen der Zerstörung des Virchow-Museums im II. Weltkrieg mit Präparaten vollgestellte Begräbniskapelle für Trauerfeiern nicht benutzbar. Zu sehr noch drückt die Last der Vergangenheit.
Die Zukunft wird zeigen, ob Krankenhausseelsorge in der Charité wieder ihren Platz findet, um im Gesamtgefüge des heutigen modernen Klinikums das von seinen Begründern gesetzte Vermächtnis zu erfüllen:
„charité zu erweisen", d. h. ein sichtbares Zeichen christlicher Nächstenliebe und Barmherzigkeit zu sein.

Anmerkungen

(1) *Scheibe:* Zweihundert Jahre des Charité-Krankenhauses zu Berlin. Charité-Annalen 1910, II. S. 4. – (2) das. S. 8. – (3) das. S. 9. – (4) das. S. 16. – (5) das. S. 20. – (6) das. S. 20. – (7) Beiträge zur Berliner Kirchengeschichte, hrsg. von G. *Wirth*, S. 44ff. – (8) *Scheibe*, das. S. 20ff. – (9) Evangelisches Pfarrerbuch für die Mark Brandenburg seit der Reformation. 1. Band 1941, S. 13. – (10) Annalen des Charité-Krankenhauses zu Berlin 1850, I. S. 5f. – (11) *Scheibe*, das. S. 31. – (12) Evangelisches Zentralarchiv A 2542 8/43. – (13) das. A 2542 8/43, S. 00109. – (14) Annalen 1850, das. I. S. 6. – (15) *Scheibe*, das. S. 56f. – (16) *Prahmer*, W. Einige Worte über die Berlinische Charité, zur Beherzigung aller Menschenfreunde. – (17) Annalen des Charité-Krankenhauses 1853/54. Fünfter Jahrg., 1. Heft 1854, S. 61f. – (18) Kurt *Nowak*: Schleiermacher als Prediger am Charité-Krankenhaus in Berlin 1796–1802, S. 401. – (19) das. – (20) das. S. 402. – (21) das. S. 404f. – (22) das. S. 405. – (23) Deutsche Kirchen. Die evang. Kirchen in Berlin. Band 1, S. 59. – (24) Evang. Zentralarchiv Acta II. 1, 3541, 29.11.1851–16.4.1908. – (25) das. – (26) das. 14/3541. – (27) Annalen 1850, das. I. S. 36f. – (28) *Scheibe*, das. S. 138. – (29) das. S. 139. – (30) das.

S. 155. – (31) *Scheibe*: Die große Heilanstalt der Charité, S. 330. – (32) Deutsche Kirchen. Die evang. Kirchen in Berlin, das. S. 59f. – (33) Charité-Annalen 1905. Anhang S. 19. – (34) Charité-Annalen 1906, Anhang S. 11. – (35) Verwaltungsbericht. Kriegschronik der Königl. Charité. S. 49. – (36) Evang. Zentralarchiv 7 / Pers. S. 20. – (37) das., Schreiben vom 12. Dez. 1938. – (38) D. Dr. *Dibelius* am 6.12.46 „An alle in der Krankenhaus-Seelsorge tätigen Geistlichen". – (39) Festschrift zur 250-Jahrfeier der Charité, S. 73. – (40) Evang. Zentralarchiv: Die Pfarrstellen an der Charité-Kirche. Inst. 36 a. – (41) *Holtz*, Jahresbericht 1956. – (42) Evang. Zentralarchiv. Inst. 36. – (43) *Holtz*, Jahresbericht 1962. – (44) *Holtz*, Jahresbericht 1966. – (45) Evang. Zentralarchiv. Inst. 36. – (46) *Holtz*, Jahresbericht 1965. – (47) *Holtz*, Jahresbericht 1957. – (48) *Holtz*, Jahresbericht 1961. – (49) *Holtz*, Jahresberichte 1963 und 1968. – (50) *Holtz*, Jahresbericht 1967. – (51) das. – (52) Archiv im Evang. Konsistorium, Bachstr., I a, Akte 224 4-01 K 19-11. – (53) Textneufassung zur Rahmenkrankenhausordnung. Letzte Fassung März 1990.

Literatur

Annalen des Charité-Krankenhauses zu Berlin. I 1850. Th. Chr. Fr. Enslin. Berlin 1850.

Annalen des Charité-Krankenhauses und der übrigen Königlichen medizinisch-chirurgischen Lehr- und Kranken-Anstalten zu Berlin, Vierter und Fünfter Jahrgang. Th. Chr. Fr. Enslin. Berlin 1853/1854.

Archiv im Evang. Konsistorium, Berlin-West. Bachstr. Akten 14/3536, 37, 38, 39, 40, 41, 42, 43 und 7/11391.

Beiträge zur Berliner Kirchengeschichte. Hrsgeg. von Günther *Wirth*. Union Verlag. Berlin 1987.

Bücher der Kath. Charité-Seelsorge in St. Adalbert. Berlin-Mitte.

Charité-Annalen, 22. Jahrg., Berlin 1897.

Charité-Annalen, 25. Jahrg., Berlin 1900.

Charité-Annalen 1905.

Charité-Annalen 1906.

Charité-Annalen N. F. 1981, 1983, 1986, 1987. Akademie-Verlag. Berlin.

Deutsche Kirchen. Die evang. Kirchen in Berlin, Band 1 (Alte Stadt). Hrsgeg. von W. *Lütkemann*, Verlag für Volksliteratur, Berlin 1926.

Dibelius, D. Dr., Schreiben vom 6.12.46 „An alle in der Krankenhaus-Seelsorge tätigen Geistlichen".

Evangelisches Pfarrerbuch für die Mark Branden-burg seit der Reformation. Hrsgeg. vom Brandenburgischen Provinzialsynodalverband, 1. Band. E. S. Mittler und Sohn, Berlin 1941.

Evangelisches Zentralarchiv in Berlin-West, Jebenstraße, Acta II, 1.
 a) Taufkartei ab 6.5.1727–24.1.1875 8 / 1
 b) Trauungen Mai 1735–2.5.1874 8 / 1
 c) Bestattungen 12.1.1727–30.9.1874 8 / 45
 d) Konfirmationen 1744–1804 8 / 43
 f) Abendmahlsteilnehmer 1805–1806 8 / 125 ref.
 s) Statistik 1727–1750 8 / 1
 s) Prediger Verzeichnis 1727–1811 8 / 43
 s) Verzeichnis der in Hospital und Lazarett Anwesenden 1765–1772 8 / 125 ref.

Festschrift zur 250-Jahrfeier der Charité, Berlin 1960.

Nowak, K., Schleiermacher als Prediger am Charité-Krankenhaus in Berlin 1796–1802. Theol. Zeitschrift, hrsgeg. von der Theol. Fakultät der Universität Basel, Jahrgang 41, 1985. Separatdruck Friedrich Reinhardt Verlag, Basel.

Prahmer, W., Einige Worte über die Berlinische Charité, zur Beherzigung aller Menschenfreunde. Belitz und Braun, Berlin 1798.

Scheibe, O., Die große Heilanstalt der Charité. Medizinische Anstalten auf dem Gebiet der Volksgesundheitspflege in Preußen. In: XIV. Int. Kongr. für Hygiene und Demographie. Festschrift, dargeboten von dem Preussischen Minister der Geistlichen, Unterrichts und Medizinal Angelegenheiten. Berlin 1907.

Scheibe, O., Zweihundert Jahre des Charité-Krankenhauses zu Berlin. Mitteilungen aus der Geschichte und Entwicklung der Anstalt von ihrer Gründung bis zur Gegenwart. In: Charité-Annalen. XXXIV. Jahrgang, Teil II. August Hirschwald, Berlin 1910.

Textneufassung zur Rahmenkrankenhausordnung im Krankenhausseelsorgekonvent der Evang. Kirche Berlin-Brandenburg. Letzte Fassung, März 1990.

Verwaltungsbericht. Kriegschronik der Königl. Charité, bearb. von E. *Pütter*.

Anschrift der Autoren:
M. *Petzoldt*, evang. Charitépfarrer, Schwedter Str. 231, O-1058 Berlin; Dr. N. *Timpe*, kath. Charitépfarrer, W.-Pieck-Str. 168, O-1040 Berlin; J. *Meyke*, evang. Charitépfarrer, Stralauer Platz 32, O-1017 Berlin.

Selmar Aschheim

Von G. Hinz

Institut für Experimentelle Endokrinologie, Medizinische Fakultät (Charité) der Humboldt-Universität zu Berlin

Vor 25 Jahren, am 15.2.1965, verstarb in Paris einer der großen Pioniere der Hormonforschung: Selmar *Aschheim* (1–3).

Aschheim wurde am 4.10.1878 in Berlin als Sohn des jüdischen Kaufmanns Heymann *Aschheim* und seiner Ehefrau Ernestine, geb. *Hirschberg*, geboren. Er besuchte das Askanische Gymnasium und legte 1896 die Reifeprüfung ab. Anschließend studierte er in Berlin und Freiburg Medizin (1896–1901). In Freiburg erhielt er 1901 die Approbation und promovierte dort am 5.2.1902 zum Dr. med. mit dem Thema „Zur Kenntnis der Erythrozytenbildung". Die im Archiv für mikroskopische Anatomie (4) veröffentlichte Dissertation war zugleich seine erste wissenschaftliche Publikation.

Aschheim absolvierte seine Fachausbildung in Geburtshilfe und Gynäkologie in der Privatklinik von Dr. Richard *Schaeffer* in Berlin (1901–1903), in der Universitäts-Frauenklinik München bei Prof. *von Winckel* (1903–1904), in der Privatklinik von Dr. *Prochownick* in Hamburg (1904–1905) und in der Städtischen Frauenklinik und Entbindungsanstalt Berlin-Charlottenburg bei Prof. *Keller* (1905–1908) (5).

Bereits 1905 ließ sich *Aschheim* als „Specialarzt für Frauenkrankheiten und Geburtshilfe" (6) in Berlin-Charlottenburg in der Berliner Straße 128/Ecke Krumme Straße nieder, wo er eine Kassenpraxis eröffnete.

Neben der ärztlich-praktischen Tätigkeit, in der ihn „gütiges Verstehen und eine geschickte Hand" auszeichneten (8), galt seine Liebe der Forschung. Schon als Student hatte er sich während der Ferien mit histologischen Fragestellungen bei Prof. *Weigert* in Frankfurt/M. und bei Prof. *Pick* in Berlin beschäftigt. So wurde *Aschheim*, als sich die Gelegenheit dazu bot, am 1.4.1908 Volontärassistent im Histopathologischen und Bakteriologischen Labora-

torium der Universitätsfrauenklinik des Königlichen Charité-Krankenhauses zu Berlin (6). Als Volontärassistent (bzw. Volontärarzt) bezog er, wie es damals üblich war, keinerlei Remuneration, sondern arbeitete unentgeltlich in dem Laboratorium, das von dem berühmten Histopathologen Prof. Robert *Meyer* geleitet wurde. Das Laboratorium war 1905 beim Umbau des am Alexander-Ufer gelegenen „Gynäkologischen Pavillons" zur Gynäkologischen Klinik im Dachgeschoß des Südflügels eingerichtet worden (9). Die Leitung der Charité-Frauenklinik hatte zu dieser Zeit Geheimrat Prof. E. *Bumm* inne.

Als R. *Meyer* 1912 zur Universitäts-Frauenklinik in der Artilleriestraße (heute: Tucholskystraße) überwechselte, wurde *Aschheim* zu seinem Nachfolger berufen. Von Mai 1912 bis November 1935 war *Aschheim* Planmäßiger (besoldeter) Wissenschaftlicher Assistent der Charité-Frauenklinik und zugleich Vorstand des Histologisch-Pathologischen und Bakteriologischen (später: Endokrinologisch-Biologischen) Laboratoriums.

Zu den Obliegenheiten des Wissenschaftlichen Assistenten gehörten u. a.: tägliche bakteriologische Untersuchungen (z. B. bei fiebernden Wöchnerinnen), regelmäßige mikroskopische Inspektion von Probeausschabungen und exzidierten Geschwulstpartikeln zwecks Klärung einer eventuellen Operationsindikation, Konservierung wissenschaftlich wertvoller Präparate, Betreuung der Bibliothek der Klinik sowie Unterstützung der Studierenden bei der Anfertigung von Doktorarbeiten (10).

Durch Publikationen, die zwischen 1906 und 1915 erschienen (11), insbesondere durch seine histochemischen Untersuchungen über die zyklusbedingten Veränderungen des Glycogen- und Lipidgehaltes der Uterusschleimhaut, deren Ergebnisse er von 1911 bis 1915 publizierte, wurde *Aschheim* in breiteren Fachkrei-

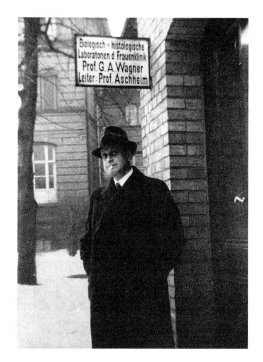

Aschheim vor dem Eingang der alten Entbindungsanstalt (30), dem heutigen Institut für Experimentelle Endokrinologie

sen bekannt. Wie er später einmal bemerkte,
betrachtete er in seinen histologischen Untersuchungen die Verbindung zwischen Morphologie und Funktion, also die Histophysiologie,
als wesentlich (8).
Der I. Weltkrieg bedeutete auch für sein Wirken eine Zäsur. *Aschheim* wurde zunächst als
Leiter der Gynäkologischen Poliklinik eingesetzt (August 1914–April 1915), dann aber,
wie viele seiner Kollegen, als Frontkämpfer
eingezogen. Von 1915 bis 1917 war er Chef-
arzt einer Sanitätsmission in Konstantinopel
sowie Sanitätsmajor (Truppenarzt) der Türki-
schen Armee an der Irak-Front und diente von
1917 bis Kriegsende als Truppenarzt an der
Westfront (5).
Nach dem Kriege nahm *Aschheim* seine wissenschaftliche Tätigkeit an der Charité-Frauenklinik wieder auf. Zwischen 1921 und 1925 veröffentlichte er weitere Arbeiten zu den verschiedensten Themen der gynäkologischen Pathologie und Therapie (11), bis er sich dann,
gemeinsam mit seinem Kollegen Bernhard
Zondek, der 1919 in die Klinik eingetreten
war, endokrinologischen Problemen zuwandte.

Aschheim arbeitete halbtägig (vormittags) im
Laboratorium, nachmittags betreute er seine
Praxis in Charlottenburg (7). Die dem Laboratorium vor dem I. Weltkrieg „zugebilligte"
Technische Laborassistentin hatte er (wie
schon sein Vorgänger R. *Meyer*) jahrelang aus
eigener Tasche bezahlen müssen (6). Erst von
1920 ab war die Annahme einer planmäßigen
besoldeten Assistentin von der Charité-Direktion genehmigt worden.
1919 ging *Aschheim* die Ehe mit Eva *Fließ* ein,
und 1921 wurde der Sohn Helmut (Pierre)
geboren (6).
1924 trat *Aschheim* der Deutschen Gesellschaft
für Gynäkologie und Geburtshilfe bei, an deren
wissenschaftlichen Veranstaltungen er regen
Anteil nahm.
1925 veröffentlichte *Aschheim* gemeinsam mit
Bernhard *Zondek* in der Klinischen Wochenschrift (Vorläufige Mitteilung) bzw. im Archiv
für Gynäkologie eine Arbeit „Experimentelle
Untersuchungen über die Funktion und das
Hormon des Ovariums" (12). Diese Publikation war der Beginn einer äußerst fruchtbaren
(allerdings später getrübten) Zusammenarbeit
der beiden Forscher, deren Ergebnisse, zwischen 1925 und 1928 publiziert, zur Entdek-
kung der Gonadotropine und zur Entwicklung
des ersten biologischen Frühschwangerschafts-
tests führten. Durch diese Pionierleistungen
auf dem Gebiete der Sexualendokrinologie er-
langten *Aschheim* und *Zondek* Weltruhm, und
es wurde zugleich auch der Ort dieser grundlegenden Entdeckungen, das Histologisch-Endokrinologische Laboratorium der Charité-Frauenklinik, im In- und Ausland schlagartig bekannt und berühmt.
Den ersten Bericht über „Das Vorkommen der
Hormone im Harn der Schwangeren" gab
Aschheim im Juni 1927 auf dem XX. Gynäko-
logenkongreß in Bonn (13). Seine Mitteilung
ließ die Fachwelt aufhorchen. Die erste Publikation über die Aschheim-Zondek-Reaktion
erschien 1928 in der Klinischen Wochenschrift
(14). Es folgte eine Reihe von Veröffentlichungen, die detaillierte methodische Angaben sowie Aussagen zur Treffsicherheit des Tests, die
bei über 95 % lag, enthielten.
Durch ausgedehnte Implantationsversuche an
Mäuseweibchen gelang *Aschheim* und *Zondek*
zunächst die grundlegende Entdeckung, daß
der Hypophysenvorderlappen als übergeord-
nete Drüse die Funktion der Ovarien reguliert
und diese zur Produktion von weiblichem Se-

xualhormon („Folliculin") anregt. Die Forscher bezeichneten deshalb den Hypophysenvorderlappen als „Motor der Sexualfunktion" (15, 16).

Zum Nachweis der Hypophysenvorderlappenhormon-Aktivität arbeiteten sie ein spezifisches Testverfahren an der infantilen Maus aus. Sie sprachen anfangs von *dem* Hypophysenvorderlappenhormon, unterschieden später jedoch ein „Prolan A", das im Ovar Follikelreifung bewirkt (= FSH, Follikelstimulierendes Hormon), und ein „Prolan B", das die herangereiften Follikel zur Ovulation und Corpus-luteum-Bildung anregt (= LH, Luteinisierendes Hormon).

Mittels ihres Testverfahrens wiesen *Aschheim* und *Zondek* dann in der menschlichen Plazenta und im Harn schwangerer Frauen große Mengen „des Hypophysenvorderlappenhormons" – wie sie zunächst annahmen – nach und bauten darauf ihren berühmten Schwangerschaftstest auf („Aschheim-Zondek-Reaktion"). Der Test erfolgte durch direkte Injektion des zu prüfenden Harns in infantile Mäuseweibchen.

Wie sich später ergab, war das im Schwangerenharn aufgefundene Gonadotropin jedoch nicht hypophysärer, sondern plazentärer Herkunft; es erhielt deshalb den Namen „Menschliches Choriongonadotropin" (= hCG). Entscheidend war, daß das im fetalen Anteil der Plazenta gebildete hCG in der Wirkung dem hypophysären LH entspricht, obwohl es sich in der chemischen Struktur deutlich von diesem unterscheidet.

Es ist heute kaum vorstellbar, unter welch einfachen Bedingungen *Aschheim* und *Zondek* ihre Forschungsergebnisse erzielten. Das aus zwei nebeneinander liegenden, relativ kleinen Räumen bestehende Laboratorium war nur mit den allernotwendigsten Arbeitsmitteln ausgestattet. *Zondek* berichtet hierüber: „Sie [seine Technische Assistentin] führte hauptsächlich die Arbeiten an den Versuchstieren durch, d. h., sie arbeitete in meinem 'Biologischen Laboratorium'. Dieses Laboratorium war in Wirklichkeit ein Tisch, der tagsüber für Experimente an Tieren benutzt und an den Abenden in ein 'Chemisches Laboratorium' umgewandelt wurde, um die Extraktion des östrogenen Materials vornehmen zu können" (17: S. 7). Ergänzt wird dieser Bericht durch eine Mitteilung von C. *Kaufmann*, dem späteren Oberarzt und Direktor der Charité-Frauenklinik, der

Augenzeuge der damaligen Verhältnisse war: „Jeden auswärtigen Besucher führte Zondek mit Stolz in die ... beschriebenen kleinen Laborräume im Südflügel [der Gynäkologischen Klinik]. Er zeigte einen verhältnismäßig alten Kochtopf und einen Bunsenbrenner und sagte dabei: 'Das sind die Laborgeräte, welche uns zur Verfügung standen'" (7).

Der namhafte Gynäkologe W. *Stoeckel* maß seinen Kollegen *Aschheim* und *Zondek* eine historische Rolle zu (18: S. 597). In seinen „Erinnerungen" sagte er: „Die Erkennung der Schwangerschaft durch die biologische Probe, die nach den beiden Frauenärzten benannte 'Aschheim-Zondeksche Reaktion', ist ein Markstein von der Empirie zur Naturwissenschaft."

Zu den weiteren Forschungsergebnissen *Aschheims* gehörte die Aufdeckung der hormonalen Genese der Luteinzysten (19). Er war es auch, der durch Extraktion und Testversuche den steilen Konzentrationsanstieg des Follikelhormons im Schwangerenharn während der letzten Monate der Gravidität feststellte. Auf Grund dieser Entdeckung konnten im Hormonlaboratorium der Schering-AG Berlin unter Beteiligung von W. *Hohlweg* hochgereinigte Schwangerenharnextrakte gewonnen werden, aus denen dann A. *Butenandt* 1929 das erste Östrogen, das Östron, in kristallisierter Form darstellte (1).

1933 gelang *Aschheim* gemeinsam mit H. *Gesenius* der Nachweis einer außerordentlich schnellen Wirkung der Östrogene auf den Uterusstoffwechsel (20). Ebenfalls 1933 erschien die zusammen mit W. *Hohlweg* verfaßte Mitteilung über das Vorkommen von östrogenen Wirkstoffen in Bitumen (21). Wie *Hohlweg* berichtet, war *Aschheim* ein äußerst scharfer Beobachter. Er hatte nach Anwendung von Vaginalsuppositorien Epithelreaktionen gesehen, die darauf hinwiesen, daß in der aus einer bituminösen Substanz bestehenden Trägermasse Follikelhormon enthalten sein müsse, und hatte *Hohlweg* davon unterrichtet. Ein gemeinsames Versuchsprogramm förderte dann auch in Erdwachs, Asphalt, Erdöl, Kohle und Bademooren einen z. T. recht hohen Gehalt an Östrogenen vom biologischen Charakter des Follikelhormons zutage. „Diese Entdeckung erregte so großes Aufsehen, daß englische Reporter nach Berlin flogen, um die German Scientists zu interviewen!" (1).

Neben seiner ärztlichen und wissenschaftlichen

Tätigkeit arbeitete *Aschheim* auch im Gerichts-medizinischen Ausschuß der Stadt Berlin mit, dem er als Mitglied seit 1928 angehörte (6).

Die wissenschaftlichen Verdienste *Aschheims* wurden erst relativ spät durch seine Ernennung zum Honorarprofessor gewürdigt. Als ihm diese Ehrung am 8.5.1931 zuteil wurde, war er bereits 52 Jahre alt. Geheimrat Prof. *K. Franz*, der als Nachfolger von Prof. *Bumm* die Charité-Frauenklinik von 1910 bis 1926 leitete, hatte *Aschheim* seinerzeit versprochen, eine Professur für ihn zu erwirken, da eine Habilitation deshalb nicht in Frage kam, weil *Franz* zunächst seine von Halle nach Berlin mitgebrachten klinischen Assistenten habilitieren wollte. Der Antrag auf eine Professur war jedoch, bedingt durch den I. Weltkrieg, versäumt worden. Erst Professor *G. A. Wagner*, der von 1928 bis 1945 Direktor der Frauenklinik war, gelang es, die Professur für *Aschheim* durchzusetzen. Der Titel (nichtbeamteter) „Honorarprofessor" stellte insofern ein Kuriosum dar, als *Aschheim* keinerlei Professorenhonorar erhielt, da er außer seinem Assistentengehalt bereits Honorar für den ihm am 18.2.1930 erteilten „Lehrauftrag für biologische Forschung in der Gynäkologie" bezog. In dem entsprechenden Briefwechsel zwischen Prof. *Wagner* und Prof. *Stoeckel*, dem damaligen Dekan der Medizinischen Fakultät, heißt es hierzu: „Bei Aschheim würde sich also das Paradoxon wiederholen wie bei Semmelweis, der in Budapest zum ‚unbesoldeten Honorarprofessor' ernannt worden war" (6).

Die Vorlesungen *Aschheims* erfreuten sich nach dem Zeugnis von Prof. *Wagner* eines regen Zuspruchs. Zahlreiche Fachkollegen aus dem In- und Ausland besuchten *Aschheim* in seinem Laboratorium, um die von ihm ausgearbeiteten endokrinologisch-biologischen Methoden an Ort und Stelle zu studieren. So stattete ihm beispielsweise 1934 der amerikanische Forscher *H. Evans* einen Besuch ab, bei dem auch *Hohlweg* zugegen war (22). Der Japaner *M. Itoh* berichtete 1937 in Wort und Bild über das berühmte Laboratorium im Anschluß an seinen dortigen Besuch (23); er hatte *Aschheim* jedoch nicht mehr angetroffen (vergl. unten). 1932 waren die beiden Räume des Laboratoriums in der Gynäkologischen Klinik aufgegeben worden. Statt dessen hatte man *Aschheim* in der 1. Etage der benachbarten alten Entbindungsanstalt ein neues Laboratorium nebst Arbeitszimmer eingerichtet (9), in denen er je-

doch nur noch wenige Jahre arbeiten durfte. Nach 27jähriger Tätigkeit an der Charité-Frauenklinik wurde dem so verdienstvollen Wirken *Aschheims* wegen dessen jüdischer Abstammung durch die Nazis ein Ende gesetzt. Auf Grund des nationalsozialistischen „Reichsbürgergesetzes" vom 15.9.1935 beurlaubte man ihn zunächst am 16.10.1935 von der Frauenklinik und am 13.11.1935 von der Friedrich-Wilhelms-Universität zu Berlin (5). Am 22.2.1936 wurde Prof. *Aschheim* dann rückwirkend (!) mit Ablauf des 31.12.1935 die Lehrbefugnis entzogen. In entwürdigender Weise teilte man ihm bei diesem Anlaß mit, daß der Titel Honorarprofessor bis auf weiteres weitergeführt werden dürfe, jedoch mit dem Zusatz „früherer Honorarprofessor in der Medizinischen Fakultät der Universität Berlin" (6).

Bis zu diesem Zeitpunkt (1935) weist *Aschheims* Publikationsliste 80 Titel auf (11). Darunter befinden sich ein Handbuchbeitrag (mit *Wolff-Eisner*) über „Experimentelle Grundlagen der Therapie mit Ovarial- und Hypophysenvorderlappenhormonen in der Gynäkologie" (1931), eine Arbeit „Über die Wirkungsart gonadotroper Stoffe auf den Eierstock" im Archiv für Gynäkologie (1933) sowie zwei Übersichtsarbeiten über Schwangerschaftsdiagnose in Spanisch (Madrid, 1935) bzw. Englisch (JAMA, 1935); ferner Veröffentlichungen von Vorträgen über Vorkommen und Wirkung der Hypophysen- und Ovarialhormone, die *Aschheim* u. a. vor Studenten und Ärzten im Dezember 1933 in London, Birmingham und Edinburgh gehalten hat.

Aschheim verließ 1936 mit seiner Familie Deutschland und emigrierte nach Paris, wo er dank der Hilfe guter Freunde weiterarbeiten konnte (11, 24). Bereits 1937 erhielten er und seine Angehörigen die französische Staatsbürgerschaft. Frankreich rechnete es sich zur Ehre an, einen so hervorragenden Wissenschaftler aufzunehmen.

In Paris fand *Aschheim* zunächst eine Wirkungsstätte am College de France und am Krankenhaus „Beaujon", später an der Gynäkologisch-Geburtshilflichen Universitätsklinik „Maternité de Port 'Royal'", wo er jeweils in den Laboratorien arbeitete. Er wurde bald Maître, dann Directeur de Recherche am „Centré National de la Recherche Scientifique" (24), einer staatlichen Institution für Grundlagenforschung (5). Wie vorher in Berlin führte er weiterhin histopathologische, endokrinologische und tierexperimentelle Untersuchungen durch, hielt jedoch keine eigene Praxis ab (5). Mehr als 15 Veröffentlichungen bis zum Beginn des II. Weltkrieges (mit bekannten Forschern wie *Portes*, *Brocq*, *Mayer* und *Varangot*) zeugen von seiner ungebrochenen Arbeitskraft (11).

Durch während der deutschen Besetzung erlassene Nazigesetze wurde *Aschheims* wissenschaftliche Tätigkeit erneut unterbrochen. Nach der Befreiung von Paris (1944) nahm er diese wieder auf. Obwohl er 1951 (mit 72 Jahren) in den Ruhestand versetzt wurde, arbeitete er ehrenhalber noch bis etwa 1961 (5). Aus dieser Zeit (1944–1956) stammen weitere 20 Veröffentlichungen, womit eine Gesamtzahl von 135 Publikationen resultierte (11).

1946 holte *Aschheim* seine umfangreiche Sammlung histopathologisch-gynäkologischer Präparate, die zwischen 1912 und 1935 entstanden war, aus der Charité nach Paris und arbeitete dieses Material noch einmal durch (5), was ein bezeichnendes Licht auf seine gewissenhafte, verantwortungsbewußte und disziplinierte Arbeitsweise wirft. Daneben beschäftigte er sich u. a. mit „verkannten

Schwangerschaften" (25) und der Haltbarkeit der gonadotropen Hormone in ihren Produktionsstätten (26). Letzteres originales Experiment veröffentlichte er im Alter von 78 Jahren. Anläßlich seines 75. Geburtstages veranstaltete die Französische Akademie der Wissenschaften 1953 zu seinen Ehren eine Festsitzung, in der R. *Courrier* die Laudatio auf den Jubilar hielt (24). *Aschheim* dankte mit der ihm eigenen Bescheidenheit in einer Erwiderung (11).

1960, aus Anlaß der Jubiläumsfeierlichkeiten zum 250jährigen Bestehen des Charité-Krankenhauses und 150jährigen Bestehen der Berliner Universität, konnte *Aschheim* die ihm von der Humboldt-Universität verliehene Ehrendoktorwürde (27) aus der Hand des Dekans Prof. L.-H. *Kettler* entgegennehmen. Die Alma Mater Berolinensis versuchte mit diesem symbolischen Akt, wenigstens einen kleinen Teil der ihm von den Nazis zugefügten Schmach wiedergutzumachen.

1961 besuchte *Aschheim* erneut Berlin. Ein Foto, das während der Feier des 80. Geburtstages von Prof. W. *Schoeller*, dem früheren Leiter des Hauptforschungslaboratoriums der Schering-AG, aufgenommen wurde, zeigt ihn im Kreise namhafter Pioniere der Hormonfor-

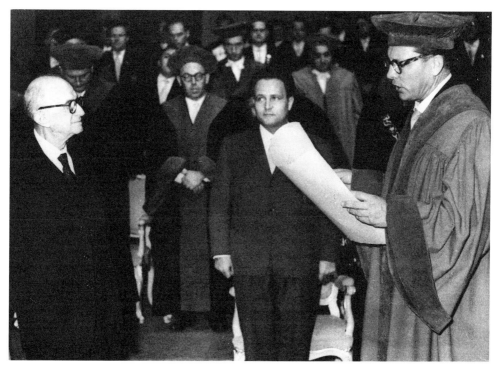

Ehrenpromotion von Aschheim. Festakt in der Berliner Staatsoper/Unter den Linden (31)

schung (C. *Kaufmann*, W. *Hohlweg*, C. *Dodds*, *Schoeller*, A. *Butenandt*; 29).

Übereinstimmend werden von den Zeitgenossen *Aschheims* dessen menschliche Integrität, Bescheidenheit und Hilfsbereitschaft hervorgehoben, die sich mit gütigem Arzttum und selbstkritischem Forschergeist paarten. Diese Eigenschaften sind es, die *Aschheim* den Schülern der „zweiten und dritten Generation" zum Vorbild werden ließen.

Als Zeichen der Wertschätzung für Selmar *Aschheim* wurde seit 1978 jährlich von der Gesellschaft für Endokrinologie und Stoffwechselkrankheiten der DDR an Mitglieder sowie Ehrenmitglieder der Gesellschaft für hervorragende Leistungen auf dem Gebiete der Endokrinologie die Aschheim-Medaille verliehen.

Aschheim war Ehrenmitglied der Königlichen Gesellschaft für Medizin, Sektion Geburtshilfe und Gynäkologie, London (1934); der Gynäkologischen Gesellschaft, Edinburgh (1934); der Deutschen Gesellschaft für Gynäkologie, Göttingen; der Gesellschaft für Gynäkologie, Berlin; der Deutschen Gesellschaft für Endokrinologie, Hamburg; der Rudolf-Virchow-Gesellschaft für Medizin, New York, und Korrespondierendes Mitglied der Deutschen Akademie der Wissenschaften, Berlin, sowie Inhaber des Ernest-Déchelle-Preises und des Jaffé-Preises der Französischen Akademie der Wissenschaften (28).

Quellen und Literatur

1. *Hohlweg*, W. (1965). Zbl. Gynäk. **87**. 1025.
2. *Ravina*, A. (1965). Presse Medicale **73**. 1375.
3. R. D. [*Deanesley*, R.] (1966). J. Reprod. Fertil. **11**. 165.
4. *Aschheim*, S. (1902). Arch. mikrosk. Anat. Entw.-gesch. **60**. 261.
5. *Aschheim*, P. (1990). Briefl. Mitt.
6. Univ.-Archiv Humboldt-Univ. Berlin, Univ.-Kurator. Personalia Nr. 96.
7. *Kaufmann*, C. (1974). Briefl. Mitt.
8. *Müller*, H. A. (1958). Z. ärztl. Fortbildung **47**. Jg., N. F. **1**. Jg.
9. *Hinz*, G. (1986). Charité-Annalen. N. F. **5**. 317.
10. Univ.-Archiv Humboldt-Univ. Berlin. Charité-Direktion. Nr. 905. Bl. 100–101.
11. *Aschheim*, S. (1954). Ann. Endocrinol. **15**. 247.
12. *Zondek*, B., *Aschheim*, S. (1925). Klin. Wschr. **4**, 1388; Arch. Gynäk. **127**. 250.
13. *Aschheim*, S. (1927). Arch. Gynäk. **132**. 179.
14. *Aschheim*, S., *Zondek*, B. (1928). Klin. Wschr. **7**. 8.
15. *Zondek*, B., *Aschheim*, S. (1927). Klin. Wschr. **6**, 248.
16. *Zondek*, B., *Aschheim*, S. (1928). Klin. Wschr. **7**, 831.
17. *Finkelstein*, M. (1966). J. Reprod. Fertil. **12**. 3.
18. *Borgelt*, H. (Hrsg.) (1966). Walter Stoeckel. Erinnerungen eines Frauenarztes. Kindler-Verlag. München.
19. *Aschheim*, S. (1928). Zbl. Gynäk. **52**. 602.
20. *Aschheim*, S., *Gesenius*, H. (1933). Arch. Gynäk. **153**. 434.
21. *Aschheim*, S., *Hohlweg*, W. (1933). Dtsch. med. Wschr. **59**. 12.
22. *Hohlweg*, W. (1976). Briefl. Mitt.
23. *Itoh*, M. (1937). Looking over Endocrine Societies in Europe and United States of America. Teikokusha zoukiy Kenkusho, Kawasaki (Japanisch).
24. *Courrier*, R. (1954). Ann. Endocrinol. **15**. 243.
25. *Aschheim*, S., *Varangot*, J. (1952). Arch. Gynäk. **183**. 275.
26. *Aschheim*, S. (1956). Compt. Rend. Acad. Sci. **242**. 3115.
27. Anonym. (1981). Charité-Annalen. N. F. **1**, 272.
28. *Aschheim*, P. (1965). Briefl. Mitt.
29. Anonym (1961). Med. Mitt. **22**. S. 13.
30. Foto: *Aschheim*, P. (Dez. 1935). (Archiv G. Hinz).
31. Foto: Archiv Zentr. Foto Abteilung Charité

Zur Erinnerung an Robert Rössle anläßlich seines 25. Todestages

Von H. *David*

Institut für Pathologie. Medizinische Fakultät (Charité) der Humboldt-Universität zu Berlin

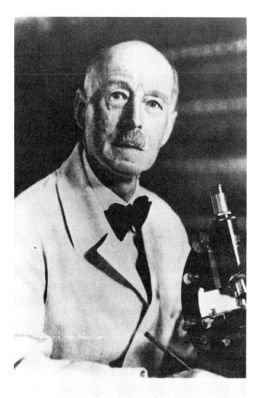

Nach *Orth* (1902–1917) und *Lubarsch* (1917–1928) wurde Robert *Rössle* als 3. Nachfolger *Virchows* 1929 auf den Lehrstuhl für Pathologie und als Direktor des Instituts für Pathologie der Charité berufen. Damit folgte einer der angesehensten medizinischen Wissenschaftler und profiliertesten Hochschullehrer diesem Ruf, der schon als Direktor der Institute in Jena und Basel hatte Erfahrungen sammeln können.

Robert *Rössle* (Dr. med. vet. h.c., Dr. rer. nat. h.c., Dr. med. h.c., ordentliches Mitglied der Preußischen Akademie der Wissenschaften seit 1934) wurde am 19.8.1876 in Augsburg geboren und starb am 21.11.1956 in Berlin. Er studierte in Kiel, Straßburg und München, war Assistent bei *Heller* (Kiel), dem Biologen Richard *Hertwig* und dem Serologen Max *von Gruber* (München) und habilitierte sich 1904 in Kiel. Von 1906 an war er Assistent bei dem vergleichenden Pathologen Otto *von Bollinger* in München. 1909 wurde er Prosektor und a.o. Professor. 1911 übernahm er den Lehrstuhl für Pathologische Anatomie in Jena, 1922 in Basel und 1929 in Berlin. Dem Berliner Institut stand er 20 Jahre vor. In dieser Zeit führte er die auseinanderweichenden Spezialabteilungen des Instituts wieder zu einer Einheit zusammen und lenkte sie auf einheitliche Forschungsaufgaben. Im Jahre 1949 erfolgte auf eigenen Wunsch seine Emeritierung. Noch bis 1953 war er Prosektor des Städtischen Krankenhauses Berlin-Tempelhof und arbeitete danach wissenschaftlich bis zu seinem Tode.

Der Nachweis der Einheit von Struktur und Funktion sowie von deren dynamischem Zusammenwirken war eines der Hauptanliegen *Rössles*. In seinem Gesamtwerk hat er zu fast allen Problemen der Allgemeinen und Speziellen Pathologie Stellung genommen. Sein besonderes Interesse galt Fragen des Stoffwechsels, des Wachstums und Alterns, der Pathologie der Entzündung, der Vererbung, des Rheumatismus, der Tumorpathologie, der verschiedenen Formen der Embolie, der quantitativen Pathologie, der Geschichte der Medizin sowie allgemeinärztlichen Fragen.

Für die Breite des Spektrums seines wissenschaftlichen Werkes, das 230 Veröffentlichungen umfaßt, darunter zahlreiche Monographien, zeugen Titel jeweils einer der ersten und letzten Publikationen seiner verschiedenen Schaffensperioden: *München und Kiel:* Störungen der Regeneration von Nierenepithelien (1902); Pathologisch-anatomische Beiträge zur Lehre vom Trauma (1911). *Jena:* Innere Krankheitsursachen (1911); Allgemeine Pathologie der Zelle (1911); Beiträge zum Altersproblem (1922). *Basel:* Referat zur Entzündung (1923); Die mechanische Prüfung menschlicher Gewebe (1930). *Berlin:* Die Entzündungen der Leber (1930); Die pathologische Anatomie der allergischen Krankheiten des Menschen (1957).

Wie alle Nachfolger *Virchows* auf dem von diesem gegründeten Lehrstuhl beschäftigte sich auch *Rössle* mit von *Virchow* aufgeworfenen Fragen und Themen, wobei die schon viel früher begonnene Bearbeitung solcher Problemkomplexe wie der Zellularpathologie, aber auch „Rudolf Virchow und die Konstitutionspathologie" (1921) hervorzuheben sind. Sie war möglicherweise ein Grund für die Berufung an das Institut in der Charité. In den Jahren von 1929 bis 1957 waren Rudolf *Virchow* und seine Stellung zu zahlreichen Problemen der Medizin immer wieder Thema von Vorträgen und Publikationen. Kurz nach seiner Berufung an das Berliner Pathologische Institut war Robert *Rössle* Gastgeber der 25. Tagung der Deutschen Pathologischen Gesellschaft 1930, die ihre Jubiläumsveranstaltung in den Räumen abhielt, die anläßlich des 80. Geburtstages Rudolf *Virchows* im Jahre 1901 eingeweiht worden waren. Im besonderen ging er in einer kritischen Würdigung auf das Werk *Virchows* in seiner Eröffnungsansprache zu dieser Tagung ein:

„Ein Tag der Gedächtnisse, der eines Mannes wie Virchow würdig sein soll, kann nicht ausgefüllt sein mit Ruhmredigkeit und zufriedener Selbstbespiegelung, sondern soll die Geister in neuen Brennpunkten zusammenfassen und soll in besinnlicher Kritik das Aufleuchten neuer Ziele zuweisen. Aber diese neuen Ziele sind alte Ziele, von unserem großen Meister selbst erkannt und gestellt. Soll unser Fach ferner der Mittelpunkt der Krankheitslehre bleiben, so müssen wir die Zeichen der Zeit verstehen und als unverrückbaren Zielpunkt den Ausbau einer funktionellen Pathologie im Auge behalten. Freilich zu glauben, daß pathologische Physiologie eine aufs krankhafte angewandte normale Physiologie ist, heißt verkehrt. Ihre Fragestellungen und Methoden müssen sich aus ihr selbst ergeben; Krankheiten kann man nicht erfinden: Albrecht von Haller hat mit Recht gesagt: Pathologia physiologiam illustrat, d. h. die erkrankte Natur ist es, die uns ihre Fragen stellt, Fragen, die wir mit Hilfe der anatomischen, chemischen und funktionellen Analyse, d. h. im wesentlichen mit Hilfe des Experiments lösen müssen.

Nur wenn wir dieses Ziel nicht aus dem Auge verlie-

ren, hüten wir treu das größte der Vermächtnisse Rudolf Virchows. Lassen sie mich schließen mit dem herrlichen Wahlspruch Virchows, dem Wahlspruch, der mich zu diesen Ausführungen ermutigt hat:
Die höchste Pflicht ist die Pflicht gegen das Recht und das höchste Recht ist das Recht der Wahrheit."

Rössle war ein konsequenter Vertreter der Bedeutung der Zelle und der Zellularpathologie, wobei er sich jedoch kritisch mit einigen Fragen dieses Prinzips auseinandersetzte. Er charakterisierte die Zellularpathologie als die vorläufig „letzte Fassung des anatomischen Gedankens der Medizin". Dennoch war er der Meinung: „Es gibt aber ein größeres und unsterbliches Vermächtnis Virchows: es ist die Anwendung der Naturwissenschaft auf die Medizin".

Hochschullehrer zu sein war eine der wichtigsten Verpflichtungen *Rössles*. Allein in seiner Berliner Zeit hat er über 2 000 Examina durchgeführt, und viele Ärzte des damaligen Deutschland waren letztendlich seine Schüler. Zur feierlichen Eröffnung des neuen Pathologischen Instituts in Jena (1913) hielt er eine Festrede „Die erzieherische Bedeutung der Pathologie für den zukünftigen Arzt", in der er zum Problem des Neubaus wissenschaftlicher Institute Stellung nahm:

„Die ... Forderung zu erfüllen, nämlich für die Zukunft Raum und für die künftigen Methoden Arbeitsplatz zu schaffen, ist natürlich immer das schwierigste. Man muß als Bauherr immer fürchten, der nächsten großen Erfindung keine Stätte bereitet zu haben; aber im Allgemeinen wird es doch genügen, überhaupt im Sinne der bisherigen allgemeinsten Entwicklung unserer wissenschaftlichen Institute vorzusorgen, nämlich den Bauplan gleich breit anzulegen und den Bau aufnahmefähig zu gestalten, so daß er eine lange Reihe von Jahrzehnten ... Nachfolgern, die noch nicht geboren sind, genügt."

Glücklich ist sicher der Bauherr, dem es wie ihm gelingt, gegen finanzielle und andere Zwänge diese Vorstellungen zu realisieren, und es mutet fast wie in der Gegenwart formuliert an, wenn er weiter ausführt:

„Unsere jungen Mediziner sind heutzutage auf der Universität zu übermäßig und so unakademisch belastet, daß wir in der größten Gefahr sind, zu Medizinschulen herabzusinken, wenn die obligatorischen Spezialfächer sich dauernd vermehren; da ist es dringend notwendig, daß die bisherigen großen Fächer ein Gegengewicht bilden und vor allem, daß die Pathologie so gelehrt wird, daß sie ihre kaum zu überschätzenden pädagogischen Eigenschaften voll entfaltet."

In seiner Antrittsvorlesung im Berliner Pathologischen Institut sagte *Rössle* 1929 vor den Studenten:

„Ich will mein Bestes dazu tun, Ihnen die Begriffe über das Wesen der Krankheit, ihre Ursachen und Erscheinungsformen zu vermitteln, zu Ihrer ärztlichen Bildung somit einen der wichtigsten Grundsteine legen und ich will gleichzeitig versuchen, sie zur Freiheit und zum ärztlichen Denken zu erziehen."

Robert *Rössle* nahm zu vielen auch heute noch weiterwirkenden wissenschaftlichen Fragen Stellung.

Von grundsätzlicher Bedeutung sind seine Vorstellungen über die Entzündung. Aufbauend auf der Lehre von *Metschnikoff* untersuchte er die Ontogenese und Phylogenese des Entzündungsprozesses und konnte feststellen, daß der Entzündungsvorgang erst dann auftritt, wenn in der Tierreihe zum ersten Mal mesodermales Gewebe zwischen dem Endoderm und Ektoderm entwickelt ist, wie das bei den Coelenteraten der Fall ist. *Rössle* schließt daraus, daß die Entzündung ein grundsätzliches Prinzip der natürlich verdauenden Fähigkeit des Bindegewebes sei, also ein natürlicher Prozeß, und daß das Krankhafte des Entzündungsvorganges nur darin liegt, daß die physiologischen verdauenden Eigenschaften des Bindegewebes während der Entzündung in der Zeit gegenüber der Norm wesentlich gesteigert sind. Der krankhafte Vorgang der Entzündung wird von ihm als ein „Diätfehler des Bindegewebes" charakterisiert und als eine natürliche Grundfunktion bezeichnet.

Unter dieser Blickrichtung ist auch der Begriff der „physiologischen" Entzündung zu sehen. *Rössle* versteht darunter die Reaktion des Bindegewebes im Verlauf der tierischen Metamorphose, wenn Gewebebezirke zugrunde gehen, verdaut und durch neue Gewebe ersetzt werden. Alle Eigenschaften und Prozesse der Entzündung laufen auch bei der physiologischen Entzündung ebenso wie bei der krankhaften ab, nur in einem wesentlich verlangsamten Tempo.

Unsere heutigen Kenntnisse auf dem Gebiet der zellulären Pathologie, so z. B. hinsichtlich der Bedeutung und des Ablaufs lysosomaler Prozesse, bestätigen die Vorstellungen *Rössles* besonders in der Richtung der prinzipiellen Gleichartigkeit vieler normaler und pathologischer Prozesse. Die Ergebnisse seiner Forschung über das Verhalten des Blutflusses und der Gefäßwand bei der Entzündung führten

zum Begriff der „serösen Entzündung". Seine Vorstellungen zur allergischen Entzündung, zum Rheumatismus und zur Bedeutung immunologischer Vorgänge erweitern diesen Wissenschaftskomplex, der als ein wesentliches Konzept der Pathologie nach *Virchow* angesehen wurde.

Diese Vorstellungen fanden auch in der Bearbeitung von Fragen der Speziellen Pathologie ihren Niederschlag, wobei sich *Rössle* besonders mit dem Begriff der „Hepatitis" und „Hepatose" in der Leberpathologie auseinandersetzte. Die Gesamtproblematik stellte er in einem Beitrag (Entzündungen der Leber) des großen Handbuches von *Henke* und *Lubarsch* dar, in dem das damalige Wissen über Ätiologie, Pathogenese, Morphologie und die Folgen, besonders auch hinsichtlich der Zirrhose, niedergelegt sind.

In seinem „Referat über Entzündung" (1923) versuchte er auch die ausufernden kontroversen Vorstellungen auf eine wissenschaftliche Basis zurückzuführen: „Die Meinungsverschiedenheiten über die Entzündungsfrage sind an einem Punkt angelangt, wie er sich bei Gesprächen philosophischer Art zuletzt zu ergeben pflegt; es scheint eine Verständigung der Gegner ausgeschlossen, weil Grundfragen angeschnitten sind, deren Beantwortung nicht nur von der persönlichen Schulung und Erfahrung, sondern von der gesamten geistigen Struktur der Beteiligten abhängig ist."

Auch auf dem Gebiet des bösartigen Wachstums zeigte *Rössle*, daß diese Prozesse ihr Beispiel in physiologischen Prozessen wie der Plazentation besitzen, daß also auch das destruktive Wachstum eine Parallele im normalen Leben findet. Wachstumstyp wie auch der Charakter der bösartigen Gewächse werden in Beziehung gesetzt zu der normalen Plazentation. *Rössle* hat in seiner Publikation „Versuch einer natürlichen Ordnung der Geschwülste" (1950) ein heute z. T. als Hauptthema großer Kongresse aufgenommenes Problem zur Diskussion gestellt. Der jetzt als „Dignität" bezeichnete Begriff wird von ihm als Problem aufgegriffen, wenn er schreibt, daß die Einteilung der Geschwülste in gutartige und bösartige Formen zwar für den studentischen Anfänger brauchbar sei, aber im Grunde weder den praktischen Bedürfnissen noch den naturwissenschaftlichen Tatsachen gerecht würde. Seine Arbeiten zu den „Stufen der Malignität" sind die ersten Vorstellungen über eine heute die Tumorpathologie beeinflussende Problematik. Auch solche Fragen, wie die des Oberflächenkarzinoms des Magens, beschäftigten ihn Jahrzehnte vor einer weltweiten Diskussion dieser Problematik.

Als einer der ersten griff *Rössle* in umfassender Weise das Problem der Quantität und ihrer Wechselwirkung mit den qualitativen Veränderungen auf. In seiner gemeinsam mit *Roulet* 1932 publizierten Monographie „Maß und Zahl in der Pathologie" legte er die Grundlagen für eine exakte Beurteilung pathologischer Prozesse, die nach jahrzehntelanger nur geringer Beachtung heute in der modernen quantitativen Erfassung von pathologischen Prozessen ihre Wiedergeburt feiern kann. Wir stimmen aber *Rössle* völlig zu, wenn er schreibt:

„Freilich hat, das dürfen wir nicht verkennen, die Feststellung von Größe bzw. Volumen und Gewicht, hinsichtlich der daraus gezogenen Schlüsse ihre Grenzen. ... Bei einem zahlenmäßig festgestellten absoluten oder relativen Übermaß eines Organs, etwa einer Drüse, erhebt sich natürlich sofort die Frage, was diese Feststellung bedeutet. Es kann sich um eine Anomalie, um eine Anpassung (Hypertrophie), um eine krankhafte Vergrößerung etwa durch abnormen Blut- und Saftreichtum oder durch pathologische Ablagerungen handeln. Diese, die wesentlich qualitative Bewertung des Befundes, bleibt dann Sache der wissenschaftlichen Erfahrung: mit anderen Worten: Zahlen haben nur im Zusammenhang mit anderen Feststellungen für uns Wert."

Über die speziellen Fragen der Pathologie hinaus war Robert *Rössle* ein bekannter und angesehener Wissenschaftstheoretiker der Medizin. Er behandelte Themen wie „Die medizinische Wissenschaft und ihr Verhältnis zur ärztlichen Praxis" (1922), „Über Verwaltungssektionen" (1922), „Über den Tod" (1925), „Hat die Universität die Aufgabe, den Studierenden im erzieherischen Sinne Führer zu sein oder soll sie nur Wissen vermitteln?" (1930), „Die Bedeutung der Anamnese für die Pathologie" (1930), „Über Mythos und Pathologie" (1942).

Auch während des Krieges von 1939 bis 1945 hielt *Rössle* die Ausbildung der Studenten aufrecht und führte seine Forschungsarbeiten fort. Herwig *Hamperl* veröffentlichte Briefe Robert *Rössles* (Robert Rössle in seinem letzten Lebensjahrzehnt 1946–1956) an ihn. Aus dem ersten Brief vom 7.5.1946 seien Auszüge zitiert, die neben der Situationsschilderung als Zeitdokument auch die Betroffenheit über den Krieg und seine Folgen für die Wissenschaft,

die Studentenausbildung, aber auch für die Charité sichtbar machen:

„Durch den wahnsinnigen Widerstand, den die SS auf dem Gebiet der Charité noch nach Einstellung der übrigen Kämpfe leistete, ist das Institut in den letzten Tagen der Eroberung Berlins noch endgültig zu ⁹/₁₀ zerstört worden. Wie Sie wissen, war ja das Museum schon durch Luftangriffe weitgehend beschädigt und auch sein Inhalt verringert worden. Jetzt ist dieses Gebäude, samt dem noch kürzlich in einem Sturm eingestürzten großen Hörsaal, eine traurige Ruine und vollkommen unbrauchbar. Am Hauptgebäude sind, außer dem Haupteingang die beiden Ecken völlig zertrümmert, d. h. also von oben nach unten in der einen Ecke der Mikroskopiersaal, das Ausländerlaboratorium, meine vier Räume und die Wohnung Philipp. ... In der anderen Ecke sind von oben nach unten vernichtet die Chemische Abteilung, die Bakteriologische, die Experimentelle und die Kellerräume, in denen die gesamten Angestellten des Instituts ihre Habseligkeiten gesichert glaubten. Dort wurde auch das gesamte mikro-fotografische und fotografische Instrumentarium sowie eine große Anzahl gerade der besten Mikroskope vernichtet. Im Prosekturgebäude ist nur das Stockwerk mit den Sektionsräumen erhalten. Dort sind wir alle beisammen. ... Zwei Sektionsräume haben wir noch: der Sektionshörsaal ist vernichtet, auch die Nebenräume. Studenten sind ... höchstens 30 da. In meinen eigenen Räumen habe ich meine ganze mikroskopische und meine ganze Separata-Sammlung verloren. Sie liegen noch unter den Trümmern. Schreibtisch zerrissen, Akten unauffindbar, angefangene Arbeiten desgleichen. Ich habe kein mikroskopisches Präparat für die Prüfungen gehabt. ..."

Es muß für Robert *Rössle* ein erschütterndes Ereignis gewesen sein, eine Entwicklung zu erleben vom stolzen ersten Hausherrn eines neuerbauten Instituts in Jena bis zur dokumentarischen Beschreibung der Zerstörung des Instituts in Berlin, dessen Direktor er bis zu seiner Emeritierung 20 Jahre lang war.

„Alles Individuelle ist bis zu einem bestimmten Grade abnorm, aber es kann, nur scheinbar pathologisch, die Keime des Fortschritts in sich tragen." (1913) Und später formulierte er in seinem Werk „Die pathologische Anatomie der Familie", in dem er 1940 nach 35jährigem Studium die Ergebnisse seiner vergleichenden Untersuchungen von Erkrankungen an 2 495 Zwillingen und Verwandten darlegte, „Jeder Mensch ist ein Original". Wie nur wenige Wissenschaftler hat er diese Originalität repräsentiert und sie in den Dienst der medizinischen Wissenschaft und Forschung gestellt. Die Freude am Beobachten und Ordnen von Material, verbunden mit hohem Intellekt und großer Produktivität auf der einen Seite, sowie ein Ausbildungsgang, der die Möglichkeit einer breit fundierten wissenschaftlichen Schau gab, waren die Voraussetzung für sein auch heute noch fortwirkendes Werk und seine Ideen.

Robert *Rössle* war ein vielseitig gebildeter Mensch, in der Musik, Dichtung und Malerei ebenso dem Neuen, Modernen zugewandt, wie in der Wissenschaft. Immer hatte er als Pathologe aber auch eine besondere Freude am Normalen und der körperlichen und geistigen Gesundheit. In einem „biologischen Nachruf" auf Bernhard Sigismund *Schultze* und Ernst *Haeck-* *kel* formulierte er in diesem Sinne: „Wenn es einerseits heute am Platze ist, Bewunderung wahrer Größe zu lehren, so ist es auch am Platze, einmal seine wissenschaftliche Freude an exemplarischer Normalität und Gesundheit zu äußern."

Wer wie ich noch als junger Assistent in medizinisch-wissenschaftlichen Sitzungen Mitte der 50er Jahre in Berlin die Logik und geistige Schärfe des wohl wissenschaftlich kreativsten und international bekanntesten Nachfolgers auf dem Lehrstuhl Rudolf *Virchows* erleben konnte, könnte das Zitat auch als von Robert *Rössle* für Robert *Rössle* geschrieben ansehen.